AF469341

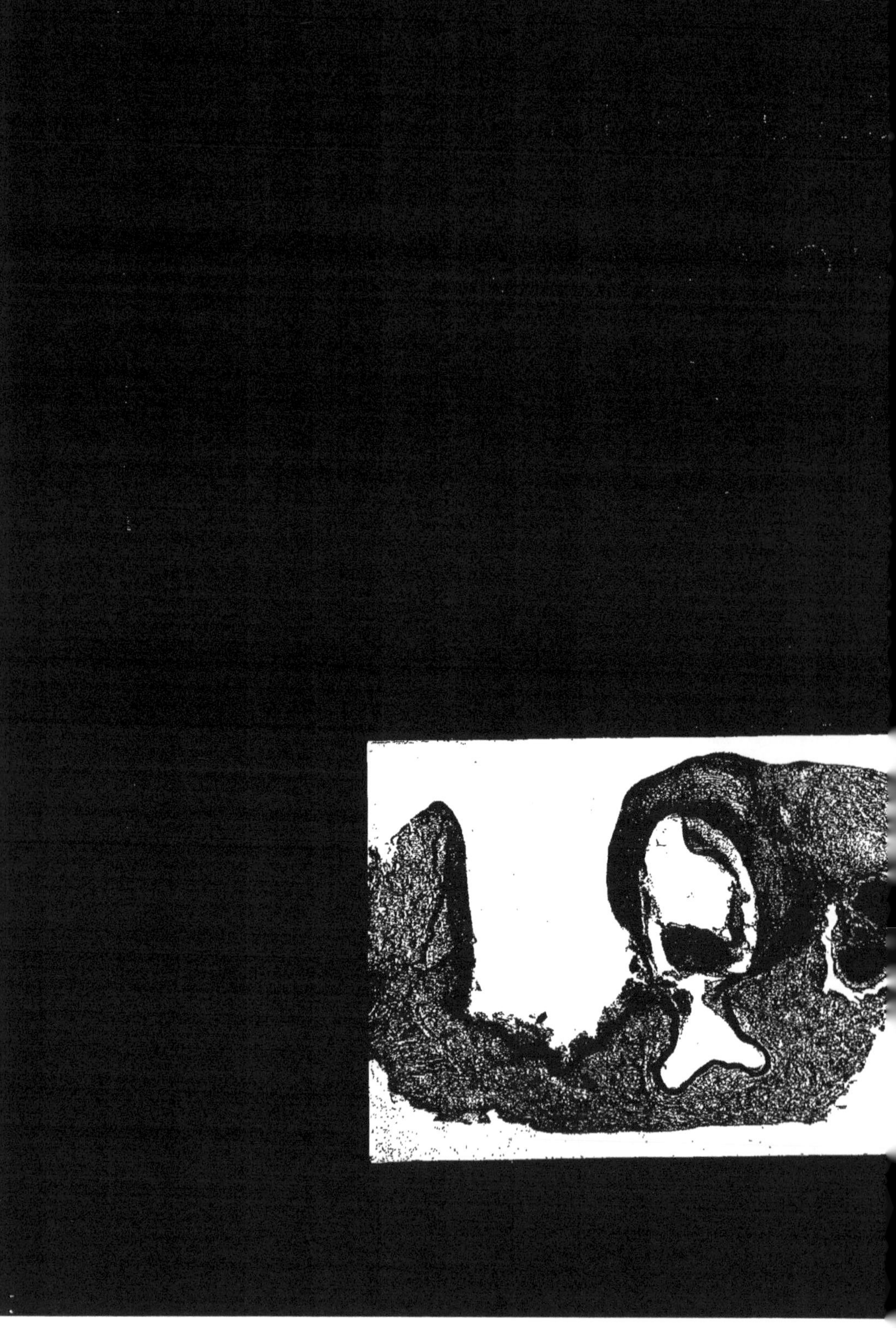

LA

TUBERCULOSE PLEURO-PULMONAIRE

BIBLIOTHÈQUE NATIONALE RF IMPRIMÉS

4° Td 97
1120

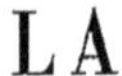

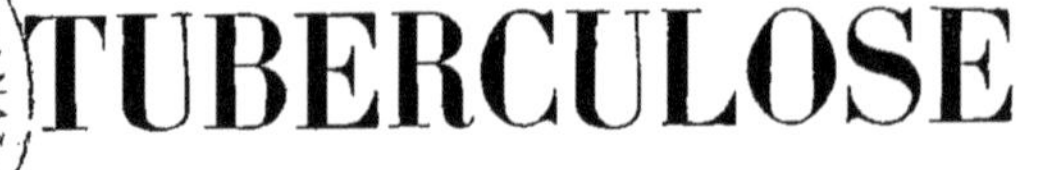

LA TUBERCULOSE PLEURO-PULMONAIRE

BIBLIOTHÈQUE NATIONALE IMPRIMÉS
RF

DON
157898

CENT SEPT PLANCHES AUTOCHROMES

PAR

Maurice LETULLE

DE L'ACADÉMIE DE MÉDECINE
PROFESSEUR A LA FACULTÉ DE MÉDECINE DE PARIS
MÉDECIN DE L'HOPITAL BOUCICAUT

A. MALOINE ET FILS, ÉDITEURS
27, RUE DE L'ÉCOLE-DE-MÉDECINE, 27
PARIS, 1916

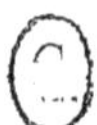

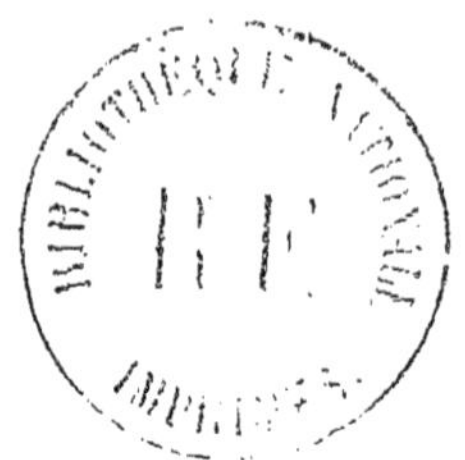

PRÉFACE

La connaissance approfondie des altérations matérielles causées par le Bacille Tuberculeux dans l'organisme humain est la base fondamentale de toute description nosographique, de tout essai thérapeutique et même de la prophylaxie générale de la Tuberculose, la plus terrible des maladies infectieuses qui déciment l'Humanité.

L'ouvrage que nous livrons aujourd'hui au public aborde, au moyen de procédés nouveaux, l'étude méthodique des principales lésions tuberculeuses de l'appareil pulmonaire et de son enveloppe pleurale. Les **107** Planches composant le volume reproduisent, avec une scrupuleuse exactitude, la forme et les couleurs de ces désordres, qui sont exposés dans leurs détails, macroscopiques et microscopiques. Jusqu'à ces temps derniers, un pareil travail était, pour ainsi dire, irréalisable : aucune reproduction *en couleurs* de lésions anatomo-pathologiques ne pouvait se passer de la main d'un intermédiaire. L'artiste le plus consciencieux et le plus expérimenté, tel, par exemple, notre ami Karmanski, a beau s'efforcer de se rapprocher, le plus possible, de son modèle; il est obligé d'interpréter les préparations qui lui sont confiées; puis, il lui faut encore retracer, de seconde main, sur la pierre lithographique, les lignes de ces figures et leurs diverses teintes décomposées.

En apportant à la Science la merveilleuse invention de ses plaques autochromes, M. Lumière a ouvert une voie nouvelle à l'Anatomie pathologique. Il nous donne un moyen, aussi sûr que pratique, de photographier sur-le-champ, sans aucun intermédiaire et sans la moindre retouche, toutes les altérations du corps humain, avec la gamme de leurs couleurs naturelles, et cela, à n'importe quel grossissement. De son côté, la trichromie, grâce à ses procédés techniques simplifiés, nous permet de reproduire sur Planches, avec les dimensions les plus favorables, toute image obtenue sur plaque autochrome.

L'art consistera, dorénavant, à savoir choisir les lésions anatomo-pathologiques, à les bien présenter devant les plaques sensibilisées, à mettre en valeur, pendant le temps nécessaire, les pièces fraîches et les coupes microscopiques jugées d'une importance décisive.

Pourvu de ces deux moyens précieux, aidé par l'habileté technique et l'inlassable dévouement de mon collaborateur M. Eugène Normand, nous avons entrepris de fixer, sur plaques autochromes, l'ensemble des lésions de la Tuberculose pleuro-pulmonaire. La série des faits publiés, ici, nous met à même de décrire la Maladie dans ses grandes lignes, et la richesse des détails accumulés dans nos figures est, nous semble-t-il, suffisante pour satisfaire l'observateur le plus méticuleux.

MM. Demoulin Frères, photograveurs émérites, nous ont prodigué leur grande expérience de la trichromie. Ils ont su mettre au point, avec une rare habileté, les multiples tonalités des Planches formant le corps même du présent ouvrage. Je ne saurais trop les remercier pour leur dévouée collaboration : le fini de notre édition est leur œuvre.

***

Le plan suivi pour mener à bien ce laborieux travail s'appuie sur une longue observation anatomo-clinique de la Tuberculose des voies respiratoires. La Tuberculose miliaire, la Tuberculose nodulaire, la Pneumonie caséeuse et la Broncho-pneumonie bacillaire, les Cavernes tuberculeuses du poumon, sont étudiées, à tour de rôle, dans les quatre premiers chapitres, illustrés, chacun, de nombreuses Planches. Chaque Planche représente un tableau complet, pourvu d'explications précises et détaillées ; elle est précédée d'un court commentaire. Trouvant groupés de la sorte, dans un ordre méthodique, les caractères principaux de lésions qui s'enchaînent, le lecteur acquiert, sans efforts, une notion complète de la Tuberculose pulmonaire et de ses formes habituelles.

Un cinquième chapitre est consacré aux Pleuropathies tuberculeuses. L'étude des pleurésies procède des mêmes principes : les observations anatomo-pathologiques figurées sur ces 28 dernières Planches ont été choisies avec un soin rigoureux ; elles forment une riche collection de matériaux inédits qui facilitent l'étude des Pleurites bacillaires et leur description.

Il nous paraît que cette façon d'utiliser les enseignements découlant des faits met, seule, à l'abri des erreurs. La méthode analytique laisse, le moins possible, place aux hypothèses, mais elle permet d'étayer, sur une base inébranlable, un corps de doctrine véritablement scientifique.

Ce Livre, que nous offrons au monde médical, n'est ni un Traité dogmatique, ni un Manuel, non plus qu'un Précis des lésions anatomo-pathologiques de la Tuberculose pleuro-pulmonaire, chez l'homme. C'est, à proprement parler, plus et mieux : un premier ATLAS DE LA TUBERCULOSE, dont les altérations sont figurées sur plaques autochromes, reproduites en trichromie, étudiées en ordre et commentées avec soin.

Cette formule est nouvelle ; elle répond au désir, très justifié, de l'esprit scientifique médical actuel, qui demande à connaître, de la façon la plus exacte, telles qu'elles sont et non telles qu'on voudrait les voir, les lésions du corps humain. Elle met en lumière la gravité et l'étendue des désastres et, pour ce qui est, du moins, de la Tuberculose pulmonaire, elle fait mieux comprendre le redoutable problème imposé par le Bacille de Koch aux Collectivités sociales et à ceux qui ont assumé la haute mission de les protéger.

MAURICE LETULLE

Paris, le 2 août 1915.

I

LA TUBERCULOSE FOLLICULAIRE

LE TUBERCULE MILIAIRE

BIBLIOTHÈQUE NATIONALE

(Planches I à XXIII. Consultez aussi les Planches XXV, XXVI, XXVII et XXXI).

Lorsqu'on incise un poumon atteint de Tuberculose miliaire aiguë étendue (V. Pl. I.), l'impression d'ensemble est si nette, qu'aucune erreur de diagnostic n'est guère possible, tant la lésion apparaît, à première vue, caractéristique. Le tissu pulmonaire se montre criblé d'innombrables petites masses, ou « grains » dont Bayle donna, le premier, une description saisissante, quoique fort succincte, en les dénommant *tubercules miliaires*. « Formés, dit-il, par une substance homogène, toujours opaque, de couleur blanche, ou d'un blanc sale, tantôt jaunâtre, tantôt grisâtre, les uns sont seulement contigus au poumon et enveloppés d'une membrane bien distincte ; les autres adhèrent au tissu pulmonaire, par continuité de substance. Leur volume varie depuis celui d'un grain de millet jusqu'à celui d'une châtaigne. »

Il était difficile de caractériser mieux l'aspect macroscopique d'une telle altération. Laënnec, après Bayle, apporta à la description des tubercules miliaires certains détails complémentaires cités, depuis, par tous les auteurs. Pour Laënnec, en effet, les tubercules miliaires ont l'aspect de « petits grains *gris* et demi-transparents, quelquefois même *presque diaphanes et incolores* ; leur consistance est « un peu moindre que celles des cartilages ». Il restreint leur volume, qui, d'un grain de millet, ne dépasse pas celui d'un grain de chènevis. Examinant de plus près, à la loupe, la forme de ces sortes de corps étrangers « obronds » inclus dans le poumon, il établit qu'elle est moins régulière ; certains d'entre eux paraissent même quelquefois un peu *anguleux*; ils se développeraient par intus-susception et se réunissent par groupes. Mais « avant cette réunion, le centre de chacun de ces tubercules miliaires est envahi par une *matière jaune*, qui progresse vers la périphérie » ; si bien qu' « au bout d'un certain temps, la masse tout entière devient homogène, jaune blanchâtre, d'une texture un peu moins ferme et plus humide que celle des cartilages » : c'est le « *tubercule jaune cru*, ou *tubercule cru* », qui « acquiert quelquefois le volume d'un noyau de cerise, d'une aveline, ou même d'une amande ».

A côté de ces deux variétés typiques de *tubercules* pulmonaires, le tubercule *miliaire* et le tubercule *cru*, Laënnec en décrit une troisième, la GRANULATION tuberculeuse, isolée pour la première fois, par Bayle, du chaos des lésions anatomo-pathologiques du poumon et qui constituait, pour ce savant observateur, la deuxième des six espèces de Phtisie pulmonaire [1].

La *granulation miliaire*, de Bayle, lui paraissait une masse de consistance et de nature cartilagineuse, son volume variant « depuis la grosseur d'un grain de millet à celle d'un grain de blé ; elles sont transparentes, luisantes, quelquefois marquetées de points noirs et brillants ; *elles ne sont jamais opaques et ne se fondent pas* ». A cette description, d'une précision remarquable, Laënnec ajoute quelques détails qui parfont l'œuvre de Bayle et, en même temps, la troublent, comme nous le verrons plus loin, à propos de l'histologie pathologique des tubercules dits « de guérison ». Laënnec montre la forme exactement arrondie ou ovoïde des granulations miliaires de Bayle, l'uniformité de leur volume, leur *transparence incolore*. Après avoir ainsi rendu

1. On sait que Bayle rangeait dans la *Phtisie pulmonaire* « toute lésion du poumon qui, livrée à elle-même, produit une désorganisation progressive de ce viscère, à la suite de laquelle surviennent son ulcération et enfin, la mort ». Il décrivit six espèces, qui étaient : la phtisie *tuberculeuse*, la phtisie *granuleuse* ; la phtisie *avec mélanose*, la phtisie *ulcéreuse* ; la phtisie *calculeuse*, la phtisie *cancéreuse*.

un public hommage à la science de son meilleur et plus fidèle ami, Laënnec redresse une double erreur de Bayle, qui voyait dans la granulation miliaire « une espèce de production accidentelle différente des tubercules, et, surtout, la considérait comme un cartilage accidentel ».

Laënnec, étudiant donc avec soin les granulations de Bayle, montre que « les plus diaphanes et tout à fait incolores » présentent, quelquefois, « une légère teinte grisâtre, qui ne permet plus de les distinguer des *tubercules* ordinaires, ou un reflet opalin. En les incisant, on trouve, au centre, un point *jaune* et *opaque* »

Ayant, ainsi indiqué les transitions insensibles qui conduisent, de la granulation miliaire, au tubercule miliaire, Laennec unifie, à juste titre, ces deux sortes de lésions et les inscrit au compte de la Tuberculose. Toutefois, il commet, à son tour, une erreur, toute d'interprétation, à la vérité, et autrement vénielle, car il considère la granulation de Bayle, tissu cicatriciel indiscutable, comme un élément « commençant » sa transformation en tubercule. Et sa célèbre comparaison, entre les granulations miliaires et les tubercules miliaires : « il n'y a d'autre différence entre les uns et les autres que celle qui existe entre un fruit mûr et un fruit vert », tombe, précisément, à faux puisqu'elle devrait être inversée. La granulation de Bayle est une *fin* du tubercule miliaire.

Ces détails rétrospectifs méritaient d'être rappelés. Ils montrent le degré auquel les deux illustres fondateurs de la Phtisiologie moderne avaient porté la Science d'observation et le scrupuleux souci d'exactitude mis par eux dans leurs descriptions.

La *Tuberculose miliaire* dite « aiguë » présente, dans le poumon, les caractères habituels suivants. Sur une coupe passant, par exemple, par toute la hauteur de l'organe (Pl. I). le tissu respiratoire apparaît farci d'un nombre considérable de petites masses blanc jaunâtres, « tubercules miliaires », de Bayle, assez caractéristiques pour être reconnues à première vue. Aucune autre lésion pulmonaire ne leur ressemble, pas même la « carcinose miliaire métastatique » du poumon, dont les nodules emboliques atteignent toujours des dimensions plus considérables.

La *couleur* des tubercules miliaires pulmonaires affecte une tonalité générale pâle, qui varie du gris blanchâtre (grains *gris*, semi-transparents, de Laënnec) au blanc jaunâtre terne ou même au jaune sale du fromage. Autant il est exceptionnel d'en observer quelques-uns « presque diaphanes et incolores », conformes à la description de Laënnec, autant leur opacité jaunâtre, souvent mouchetée de points noirs attribués judicieusement, par Laënnec, à l'anthracose [1], est, pour ainsi dire, de règle. Les « granulations miliaires », que Bayle avait pris soin de séparer des « tubercules miliaires », n'en diffèrent, en réalité, que par un aspect brillant, une transparence incolore (maintes fois ponctuée de points gris ou de points noirs), caractères aujourd'hui reconnus comme propres à la transformation fibroïde, à la « sclérose cicatricielle » des îlots tuberculeux. Les « granulations de Bayle » ne figureront donc, dans nos descriptions, qu'à l'état de variété des tubercules miliaires, parmi les tubercules fibreux ou « de guérison ».

Le *volume* des tubercules miliaires varie d'une façon très notable; on peut s'en rendre compte en parcourant les dix premières Planches de ce livre. Certains, on pourrait dire le plus grand nombre, dans les cas de tuberculose miliaire aiguë, dans la « granulie » d'Empis, se rapprochent sensiblement des dimensions, et même de la forme des grains de millet. Aujourd'hui, les termes de comparaison, en anatomie pathologique, font place à des mensurations précises. Le grain de millet correspond à 2 ou 2 millimètres et demi. Les gros tubercules miliaires, pour Laënnec, pouvaient atteindre au grain de chènevis, c'est-à-dire 4 ou 5 millimètres. Entre ces deux dimensions, tous les intermédiaires sont d'une observation courante, sur la même préparation. Depuis longtemps d'ailleurs, les observateurs ont remarqué combien souvent les tubercules miliaires (appelées, de nos jours, par presque tous les auteurs, *granulations* miliaires), ont des dimensions inférieures à 2 millimètres ; d'où la terminologie, nouvelle,

1. On sait que Laënnec imputait à la matière charbonneuse la coloration *grise* du tubercule miliaire encore « dans son premier état de crudité transparente ». Ce détail revêt un intérêt capital.

de tubercules ou de granulations *sub-miliaires*, employée pour désigner les petits îlots nodulaires plus ténus et pouvant ne pas dépasser un millimètre, voire un demi-millimètre de diamètre. Le microscope nous en révélera de plus petits encore, en voie de formation dans le parenchyme pulmonaire.

Au-dessus de 5 millimètres, au contraire, on ne désigne plus guère sous le terme de granulations miliaires les foyers tuberculeux : la lésion prend rang parmi les NODULES tuberculeux. Nous verrons plus loin la série de lésions disparates auxquelles correspond la « Tuberculose nodulaire ».

Pour terminer cette esquisse des « tubercules miliaires », qui furent la base même de la connaissance de la maladie, rappelons les autres caractères microscopiques permettant de les spécifier.

Le *relief* formé par le tubercule miliaire, à la surface de la section du poumon, est toujours très marqué ; il est fort appréciable à la vue ; le toucher permet même d'y trouver de plus petites granulations sub-miliaires à peine visibles, mais dont la *consistance* ferme et la résistance à la pression sont aussi caractéristiques que pour les plus volumineux tubercules. Comparaison classique : le tubercule miliaire présente une dureté cartilaginiforme, avec cette restriction, toutefois, que sa portion centrale, caséifiée, si minime soit-elle, s'effrite sous l'ongle et peut être écrasée par une pression modérée.

La *forme* « obronde » du tubercule miliaire est, plus souvent, irrégulière ; selon l'observation de Laënnec, la loupe en montre même la surface comme *anguleuse*. Ces saillies de la surface, le microscope nous les révélera constituées par des prolongements, par des « pointes » envoyées par le tissu tuberculeux dans le parenchyme respiratoire. Ce fait corrobore l'observation de Bayle et de Laënnec qui constataient l'intime adhésion du tubercule au tissu pulmonaire « par continuité[1] de substance ». L'irrégularité de la forme des tubercules miliaires s'accuse davantage encore lorsque plusieurs petits foyers coalescents (Pl. III) donnent à l'œil

1. Bayle allait même plus loin dans la description de l'altération, qu'il observait à l'œil nu. Ses tubercules *enkystés* « enveloppés d'une membrane bien distincte » sont, pour nous, des îlots déjà anciens, en voie de cicatrisation. Seule donc, la coordination chronologique des lésions avait échappé à Bayle.

nu l'illusion d'un tubercule unique, enclavé au sein d'un parenchyme encore normal.

La *répartition* des tubercules miliaires dans l'épaisseur du tissu pulmonaire est des plus désordonnées ; elle semble, de prime abord, due au pur hasard. On peut avancer qu'aucune région, aucun îlot du parenchyme respiratoire n'est, en principe, à l'abri de la lésion. La généralisation d'une « poussée granulique » peut être totale. Toutefois, il s'en faut que, même alors, elle apparaisse toujours uniforme. Le groupement des granulations n'a rien, non plus, de régulier. Certaines parties d'un lobe pulmonaire sont, par exemple, farcies d'innombrables granulations miliaires confluentes, rapprochées les unes des autres au point qu'on a peine à distinguer les minces espaces de tissu respiratoire intercalaires. Ailleurs, et sur la même coupe, le semis des granulations sera assez discret pour avoir respecté quelques champs parenchymateux d'une étendue notable et dont l'intégrité peut être, ici, presque complète, ou même, là, absolue.

A côté du désordre anarchique qui semble présider à la distribution de ces milliers de granulations pulmonaires, on voit, pourtant, quelquefois, s'esquisser, de place en place, une sorte de mise en ordre systématique. C'est ainsi que la partie la plus superficielle, sous-pleurale, du tissu pulmonaire cortical, surtout au niveau des feuillets de la plèvre scissuraire ou inter-lobaire, peut avoir été (*gsp*, Pl. I) une région d'appel pour les tubercules miliaires : on les y voit accumulés en amas serrés, dessinant, sur la coupe, un fin liséré, une ligne granitée, jaunâtre, ininterrompue. Il est facile de constater que cette mince bordure sous-pleurale n'est qu'une suite régulière de tubercules sub-miliaires, remarquables par l'uniformité quasi-schématique de leurs caractères macroscopiques. Le microscope nous fournira d'autres exemples de cette tendance aux localisations méthodiques des lésions granuliques.

Le *nombre* des tubercules miliaires, dans les cas les plus étendus, est, à proprement parler, incalculable ; c'est par millions qu'il faudrait compter pour estimer, d'une manière encore très approximative, l'extraordinaire multiplicité des petits foyers nodulaires accumulés dans les deux poumons. Quand la poussée miliaire n'a été que l'ultime complication d'une phthisie pulmonaire ulcéreuse (*gmc*, Pl. LXXIV), il est possible de ne trouver, disséminées dans le lobe inférieur de l'un ou des deux poumons, qu'un nombre restreint de granulations miliaires. On peut même, dans certains cas, découvrir un minime cercle de ces tubercules miliaires au pourtour d'un tubercule (*grtb*, Pl. XXV) en voie de cicatrisation avancée. Cette « granulie partielle », secondaire à un foyer circonscrit, nous aidera à suivre de près le mode pathogénique de la Tuberculose « folliculaire ».

Il est important de signaler que, dans toute tuberculose miliaire aiguë, genéralisée ou partielle, la *plèvre* viscérale et pariétale peut demeurer indemne. Maintes fois cependant, le feuillet viscéral apparaît ponctué de rares granulations, très fines, semi-transparentes et presque incolores. La « tuberculose miliaire pleurale générale », coïncidant avec une granulie pulmonaire très étendue, est des plus rares.

Structure microscopique des Tubercules miliaires. — Une coupe perpendiculaire à la surface du poumon et examinée à un faible grossissement (Pl. III) fournit, déjà, des détails précieux sur la situation topographique et la conformation des granulations tuberculeuses. La lésion se manifeste sous l'aspect de petits *nodules* tranchant, par leur grande opacité, sur la clarté finement dentelée du tissu pulmonaire intercalaire, lequel paraît souvent, à peu de chose près, normal. Ces nodules, dont les dimensions sont loin d'être uniformes, semblent semés sans ordre dans l'épaisseur des lobules pulmonaires. On les y rencontre aussi bien à la périphérie des acini, au-dessous de la plèvre, qu'au contact des cloisons inter-lobulaires ou inter-acineuses ; les conduits vasculaires et les canaux bronchiques de toute division, les infundibula eux-mêmes peuvent servir également de centres d'attraction ou de « terrains » favorables au développement de ces lésions caractéristiques.

Si l'on peut donc affirmer, d'emblée, qu'aucune des parties constitutives du lobule pulmonaire n'est à l'abri de la formation d'une granulation tuberculeuse et qu'il n'y existe pas davantage de zones privilégiées, un fait, toutefois, apparaît évident : c'est la très grande proportion des granulations qui, sur n'importe quelle coupe microscopique, reposent *contre* les diverses variétés des « cloisons interstitielles » (Pl. II et III); cependant, il est exceptionnel de voir une granulation empiéter d'un lobule sur un autre, à travers la cloison inter-lobulaire (*clil'*, Pl. IV); de même, on ne trouve, presque jamais, de tubercule sub-miliaire logé et enclavé d'une manière manifeste dans l'un des « grands espaces conjonctivo-vasculaires interstitiels » du poumon.

La forme régulière, circulaire (*folt*, Pl. IX), des tubercules miliaires est l'exception; leur aspect polygonal, anguleux (*infl*, Pl. XVII) est même quasiment la règle, surtout dans les poumons atteints de lésions granuliques aiguës. Presque tous ces petits foyers se montrent délimités par une ligne onduleuse, coupée de dépressions, d'« encoches » alternant avec des petites saillies anguleuses, véritables « pointes » (*gmcv*, Pl. III) de tissu inflammatoire, simples ou dentelées, voire arborescentes (*gsmi*, Pl. III), d'une irrégularité de forme échappant à toute description. Les dépressions qui découpent ainsi la surface d'une granulation tuberculeuse répondent, chacune, à une cavité aérienne vide et dont la paroi, plus ou moins altérée, se trouve au contact direct du foyer tuberculeux; les « pointes intercalaires » révèlent le mode d'extension des lésions bacillifères et en mesurent la puissance envahissante.

Le faible grossissement utilisé pour l'étude des préparations microscopiques permet d'apprécier deux autres détails, d'un réel intérêt : le point de départ initial d'un certain nombre de granulations tuberculeuses, et la défectueuse vitalité du tissu pathologique qui les constitue.

Il n'est pas rare de rencontrer des tubercules miliaires, même fort peu volumineux, dont la masse apparaît comme creusée à l'emporte-pièce (*gsmfb*, Pl. III), d'un orifice circulaire et régulier dont le diagnostic n'offre aucune difficulté : il s'agit de la coupe, transversale ou légèrement oblique, d'une petite bronche, selon toute probabilité d'une bronchiole acineuse. De plus forts grossissements confirmeront cette impression et feront connaître les altérations subies par les parois bronchiques ainsi englobées en pleine matière tuberculeuse. Ces granulations « perforées », comme il vient d'être dit, peuvent posséder non pas une, mais plusieurs cavités aériennes, qui découpent tantôt le centre et tantôt la périphérie de la masse néoplasique (Pl. III). Suivant les cas, ces cavités intra-granuliques appartiennent à des bronchioles ou à des alvéoles pulmonaires. Ailleurs, la préparation microscopique coupe une bronchiole acineuse ou un canal alvéolaire parallèlement à son axe, et l'on peut voir (*calv*, Pl. III) un tubercule miliaire, sectionné de même dans sa longueur, dessiner, autour de ce conduit aérien, une double bordure, irrégulière et dentelée, révélant, de la sorte, son origine *péri-bronchique*. Parfois enfin, le foyer tuberculeux s'est, à coup sûr, développé au pourtour d'un vaisseau sanguin (*gsmi*, Pl. III), d'où il irradie le long des interstices conjonctivo-vasculaires inter-infundibulaires adjacents (nodule *péri-vasculaire*).

Ces divers cas démontrent la prédilection incontestable des granulations miliaires pour la gangue interstitielle du poumon; ils permettent de déterminer la voie de pénétration suivie par les bacilles : la Tuberculose miliaire pulmonaire est une infection d'origine sanguine.

Une seconde donnée intéressante résulte de l'examen des coupes à un faible grossissement : le tubercule miliaire n'a qu'une vitalité précaire. Pour peu, en effet, qu'une granulation atteigne à peine un millimètre de diamètre, elle montre déjà une partie notable du tissu dense, opaque et richement nucléé qui la compose en train de se désorganiser à fond; si bien, qu'en général, sur les coupes colorées à souhait (Pl. III), l'aspect des parties est caractéristique : la granulation tuberculeuse affecte une disposition en « cocarde », avec sa portion centrale, d'une coloration rouge brique (par hématéine-éosine), sa zone intermédiaire, en rose violâtre assez pâle, et sa bordure périphérique, anguleuse et découpée, d'un ton violet intense.

De plus forts grossissements, joints à des colorations appropriées, permettent de mieux décomposer la granulation tuberculeuse et de caractériser les désordres pulmonaires qui lui correspondent. On voit, tout d'abord, que l'aspect « en cocarde » répond à un état de désintégration *caséeuse* centrale déjà fort avancé (*cas*, Pl. VIII) du tissu tuberculeux. En outre, les granulations plus jeunes et dont la structure initiale est encore reconnaissable (*clga*, Pl. V) se montrent composées par un nombre variable d'îlots arrondis, bien distincts : ce sont des *follicules tuberculeux primitifs* conglomérés (*folcg*, Pl. VI).

Le *follicule primitif* résume et identifie la tuberculose miliaire. Nous n'avons pas à décrire ici, en détails, la tuberculose « folliculaire » et son prototype le follicule bacillifère primitif. Il nous suffira d'en citer les traits principaux. Le centre du follicule primitif est occupé par une *cellule géante* (Pl. XII) dont la masse, composée de « matière caséeuse », contient les germes pathogènes, les *bacilles tuberculeux*, cause unique de tous les désastres (Pl. XIII et XIV); une « couronne » ou, pour être plus précis, une « couche de noyaux » irréguliers, déformés, tout prêts à la désintégration caséogène (à laquelle, cependant, ils échapperont peut-être) encercle le bloc caséeux, sans parvenir à s'opposer à l'issue centrifuge des bacilles (*bkp*, Pl. XIV); une mince couche, fort irrégulière, de protoplasma borde le tout et complète, tant bien que mal, l'élément giganti-cellulaire. Tout autour de la cellule géante, s'étale un placard d'éléments cellulaires polymorphes, pâles, granuleux ou même vitreux (*zepi*, Pl. XII), dont les noyaux, raréfiés, mal colorables, montrent les signes d'une déchéance déjà avancée : c'est la zone des éléments dits *épithélioïdes*; ces cellules et la gangue interstitielle qui les soutient sont voués à une mort prochaine par les bacilles et leurs produits de sécrétion (toxines bacillaires); elles formeront, à leur tour, un bloc dense et tassé de matière anhiste granulo-graisseuse, *caséeuse*, dans lequel disparaîtra la cellule géante centrale, lésion initiale du follicule primitif. Sur les bonnes préparations, la « zone épithélioïde » en question montre encore des reliquats du tissu pulmonaire désorganisé par l'invasion bacillaire : quelques lambeaux du squelette élastique (*elas*, Pl. XII) atrophié, mutilé, s'y peuvent difficilement colorer, mais toute trace des vaisseaux, sanguins ou lymphatiques, a disparu. Les éléments fondamentaux, cellules connectives et endothéliums, toutes les cellules migratrices accourues pour la défense de l'organe, ont pris le même aspect uniforme épithélioïde, dans cette zone labourée par les bacilles et en passe de mortification caséeuse. Seuls, quelques rares lymphocytes, récents immigrés, s'insinuent, çà et là, parmi les sortes de tourbillons formés par les amas des cellules épithélioïdes (*folcg*, Pl. VI).

A la périphérie du follicule primitif, les lymphocytes s'accumulent en désordre et dessinent, dans l'épaisseur du tissu pulmonaire enflammé et méconnaissable, une bordure assez épaisse (*zlf*, Pl. XII); c'est la bordure ou « zone lymphocytaire », signe révélateur de la marche extensive, centrifuge, de l'infection bacillaire, et preuve quasi-pathognomonique de la réaction défensive, anti-bacillaire, de nos tissus.

Tel est, résumé à larges traits, le follicule tuberculeux primitif; sa seule spécificité réside dans la présence des bacilles de Koch, colorables à l'intérieur de ses diverses parties constitutives. De la même façon, d'ailleurs, et toutes proportions gardées, le « follicule syphilitique primitif » nous révélera son caractère distinctif absolu dans les réactions tinctoriales qui mettent en lumière les spirochœtes de Schaudinn inclus parmi les éléments altérés de la gomme folliculaire.

La *granulation tuberculeuse* n'est qu'un agrégat de ces follicules primitifs, produits par des embolies bacillaires et groupés (Pl. V) en une masse plus ou moins régulièrement caséifiée (*cas*, Pl. VIII et Pl. XXI). Somme toute, le tubercule miliaire n'est autre qu'un *nodule infectieux multi-folliculaire*, dont les éléments constitutifs, les follicules bacillifères, se sont fondus en un placard caséeux plus ou moins central (*cas*, Pl. VIII et Pl. IX). Ce bloc caséeux constitue, pour le tubercule miliaire, une sorte d'énorme cellule géante bacillifère, circonscrite par un vaste cercle de noyaux cellulaires altérés (*cas*, Pl. VI). Au pourtour de cet amas mortifié, le tissu pulmonaire forme, souvent, un large placard intermédiaire, clair, *épithélioïde* (*zep*, Pl. XV), identique, comme structure, à la zone épithélioïde du follicule primitif. Enfin, il n'est pas jusqu'à la zone lymphocytaire qu'on ne puisse retrouver (*zlf*. Pl. XXI), maintes fois, à la périphérie des tubercules sub-miliaires en voie d'accroissement.

Ainsi comprise, la granulation miliaire devient d'une description facile. Les nombreuses figures que nous lui avons consacrées dans le présent ouvrage la mettent bien en valeur, croyons-nous, dans ses manifestations multiples. Les détails explicatifs des Planches en complètent la démonstration.

D'une façon générale, le tubercule miliaire demande à être observé sur de nombreuses préparations diversement colorées. Les coupes à l'hématéine-éosine et celles dans lesquelles on a mis en valeur l'armature élastique du poumon (nous avons donné la préférence à l'orcéine) se complètent les unes les autres, par comparaison. On peut, pour simplifier les choses, considérer deux parties dans le tubercule miliaire, sa région *centrale* et sa zone *périphérique*.

Le centre d'une granulation récente n'est pas forcément déjà caséifié. Les follicules primitifs (on n'observe pour ainsi parler, jamais, dans le poumon humain, une granulation représentée par un *seul* follicule primitif) y sont quelquefois encore bien distincts (Pl. V) ; accolées les unes aux autres, leurs zones épithélioïdes, étalées en cercles contigus, peuvent constituer la presque totalité de la granulation sub-miliaire. D'ordinaire, l'inverse a lieu, et plusieurs des follicules primitifs, *y compris leurs cellules géantes*, paraissent en train de se fondre (*clgt*, Pl. IX) ou se sont même déjà fondus en un bloc central de matière caséeuse dont la forme, arrondie ou polygonale (*casc*, Pl. XVIII), et les dimensions n'ont rien de réglé. On peut, toutefois, établir, que, sur la coupe d'un tubercule miliaire, passant, à peu de chose près, par sa partie moyenne, la surface occupée par le placard caséifié atteint, maintes fois, le tiers et dépasse rarement la moitié du volume total de la masse granulique. Quant à la topographie exacte, de cet amas caséeux, elle est loin d'être régulièrement centrale. Souvent même (*cas*, fig. XIII), on voit l'une des cavités aériennes bordant la granulation (ici, canal alvéolaire, là, bronchiole acineuse) découper, en l'encochant à fond, le foyer caséeux (Tuberculose miliaire *ouverte*). Cette simple constatation microscopique éclaire d'un jour précis l'allure clinique de certaines tuberculoses miliaires aiguës, au cours desquelles les bacilles, apparaissant dans les crachats, ont pu faire penser, à tort, à l'existence de cavernes pulmonaires ulcéreuses (Phtisie granuleuse, de Bayle).

La *matière caséeuse* se différencie par sa coloration élective :

l'éosine lui donne une teinte rouge brique (plus ou moins sale, plus ou moins brûlée) facile à distinguer de la fibrine. Elle se compose d'une substance homogène, sèche, friable à la façon du fromage, et dans laquelle se sont désagrégés les éléments cellulaires et la gangue interstitielle. A peine reconnaît-on, çà et là, quelques silhouettes de cellules mortifiées, et des fragments de l'armature élastique fondamentale du poumon ou de ses appareils vasculaires (*casel*, Pl. X). Au sein de ces vastes plages de substance anhiste et granuleuse, l'hématéine colore encore (surtout à la périphérie de bloc caséeux) des débris de matière nucléaire, dernières traces de nombreux noyaux cellulaires pulvérisés (caryorrhexie), et l'osmium teint en noir de très nombreuses granulations graisseuses. Les meilleures colorations électives isolent difficilement les bacilles de Koch dans ce magma granulo-graisseux central. Il arrive que le centre du foyer caséeux devienne le siège d'un ramollissement, d'une « liquéfaction puriforme » favorisée par l'arrivée de nombreux lymphocytes : la matière s'émiette, s'effondre et s'évacue dans la bronchiole voisine (*ftc*, Pl. VII). Ce ramollissement cavitaire microscopique synthétise, de la façon la plus complète, la fonte caverneuse des gros foyers tuberculeux.

Le reste de la granulation miliaire est constitué par un tissu inflammatoire particulier ; on y doit distinguer, tout d'abord, une zone péri-caséeuse, de tous points comparable à la zone épithélioïde décrite pour le follicule primitif. Même aspect clair, vitreux, des gros éléments cellulaires polygonaux, même invascularité, en un mot, même caséification menaçante. Néanmoins, il est commun de découvrir, au milieu de ces placards parfois fort étendus (*lela*, Pl. XVIII), les signes d'un effort réactionnel, d'un essai de « circonscription cicatricielle » par enkystement du foyer caséeux : de longues cellules connectives, des fibroblastes récents, des fibrilles rigides, de graciles capillaires y esquissent un feutrage, une « bordure », trop souvent déjà elle-même disloquée par les progrès envahissants de l'infiltration caséeuse. Cette portion claire de la granulation miliaire (*zep*, Pl. XV) sera sa *zone d'enkystement*, une fois la victoire définitive obtenue.

En attendant cette guérison toute locale, et tant que les

colonies de bacilles tuberculeux conservent quelque puissance extensive, le tubercule miliaire encore actif se délimite, à sa périphérie, par une zone bordante ou périphérique, d'un aspect fort variable, déjà signalé à propos de l'examen des coupes vues à un faible grossissement. Autant, en effet, il est rare d'observer une granulation miliaire régulièrement circonscrite (*folt*, Pl. IX) comme fixée par quelques-uns des cloisonnements fondamentaux du poumon, voire même par un organe propre à l'appareil respiratoire (*brac*, Pl. VI), autant il est fréquent de voir les produits inflammatoires bacillifères détruire, en progressant au hasard et par contiguïté de tissus, les différentes pièces constitutives du lobule pulmonaire. Ici, les alvéoles pulmonaires (*alvt*, Pl. XVIII) apparaissent entamés, défoncés, de proche en proche, par un tissu inflammatoire très particulier; ses cellules nombreuses, tassées, mononucléaires, assez mal colorables pour la plupart, ne permettent guère de distinguer, dans les étroits interstices qui les séparent, les vaisseaux capillaires et les fibrilles ténues qui, d'ordinaire, composent la gangue d'un tissu néoformé végétant. Cependant, à la périphérie de la granulation, on peut noter une infiltration de petits lymphocytes, dont les noyaux, vivement teintés, marquent la limite extrême de la « zone d'invasion » du tissu granulique (*zlf*, Pl. XXI) : c'est la zone lymphocytaire du tubercule miliaire; elle poursuit ses progrès par les « pointes d'accroissement » qu'elle envoie le long des cloisons interstitielles, inter-alvéolaires, inter-infundibulaires (*inft*, Pl. XV) voire inter-acineuses (*fel*, Pl. XXII) du voisinage. Les bacilles tuberculeux y sont moins difficiles à bien colorer que dans le foyer caséeux central lui-même.

Les méfaits de la zone d'extension des tubercules miliaires ne se circonscrivent pas toujours aux pièces constitutives de l'acinus et, par lui, du lobule respiratoire proprement dit. Trop souvent, l'invasion bacillifère entame, de même, les canaux vecteurs de l'air : les bronches (*efpb*, Pl. XVIII), intra-lobulaires aussi bien que sus-lobulaires, voient leurs parois céder et disparaître sous la poussée caséifiante (*efel*, Pl. XIX) d'un minime foyer sub-miliaire. Les thrombus caséeux intra-bronchiques qui en résultent (*brca*, Pl. XX) oblitèrent le conduit, tuberculisent sa muqueuse et peuvent, de plus, être le point de départ d' « embolies bacillifères aériennes » qui vont, au loin, coloniser des régions pulmonaires jusque-là indemnes. Les mêmes procédés d'effraction pariétale sont, en même temps, réalisés parfois par les tubercules miliaires au contact des vaisseaux sanguins, plus particulièrement des veines pulmonaires (*pfbt*, Pl. XX) : le tissu inflammatoire dissocie, de dehors en dedans, les parois membraneuses de la veine : la péri-phlébite commence, tôt suivie de méso-phlébite, puis d'endo-phlébite, grâce à laquelle le foyer bacillaire arrive enfin au contact direct du torrent sanguin. Suivant les cas, le bourgeon endo-phlébitique se contentera d'oblitérer la lumière vasculaire (*trfc*, Pl. XXIII) et la granulation miliaire poursuivra par ailleurs son évolution ; ou bien, la « phlébite tuberculeuse » deviendra le point de départ de nouvelles embolies bacillaires, qui sèmeront dans le reste de l'organisme, par les voies artérielles, de nouveaux foyers granuliques secondaires, ostéo-articulaires, par exemple, ou rénaux, et même méningés.

Telle est, résumée dans ses grandes lignes, la physionomie générale de la GRANULATION TUBERCULEUSE. Elle serait incomplète, si l'on ne signalait, en terminant cette esquisse, la coïncidence, très fréquente, de lésions inflammatoires alvéolaires, d' « alvéolites bacillaires » développées au pourtour de la lésion folliculaire spécifique (*alfb*, Pl. VIII). Ces bandes de « broncho-pneumonie tuberculeuse péri-granulique », qu'on pourrait considérer, au besoin, comme une complication locale de la « Tuberculose folliculaire » (*brat*, Pl. X), nous serviront de transition entre cette première manifestation de l'infection bacillaire et les deux autres, décrites, par les auteurs, sous les termes de « Pneumonie caséeuse » et de « Broncho-pneumonie tuberculeuse ». Qu'il nous suffise de les avoir notées, ici, au passage ; nous les retrouverons en détails, dans les chapitres suivants.

I

TUBERCULOSE MILIAIRE

PLANCHE I

Tranche verticale d'un poumon atteint de Tuberculose miliaire aiguë. (Granulie pulmonaire).

Le tissu pulmonaire paraît, dans son ensemble, plutôt un peu pâle. La surface de coupe est comme mouchetée d'un nombre incalculable de petites masses, arrondies, à première vue, faisant un relief appréciable et attirant l'attention à cause de leur couleur blanc-grisâtre tirant quelque peu sur le jaune, et de la quasi-uniformité de leur volume : ce sont des *tubercules miliaires*, de Bayle.

A un examen plus détaillé, on peut constater certaines différences dans ces petits « grains » de matière tuberculeuse. Ainsi, leur *coloration* est loin d'être uniforme : ici, la substance résistante, assez ferme, qui compose l'amas tuberculeux est d'une tonalité gris blanchâtre; là, quelques tubercules miliaires, plus ternes, virent nettement au blanc jaunâtre.

Il en est de même pour le *volume* des tubercules miliaires. Certaines masses répondent exactement à la comparaison, classique depuis Laënnec, faite avec le « grain de millet » (dont les dimensions oscillent entre 2 et 2,5 millimètres); mais, à côté, combien de tubercules miliaires qui, saisis, ici, par la photographie en couleurs, sont loin d'en approcher la grosseur; combien d'autres s'éloignent de la forme et des dimensions de cette graine. Aussi, pour les plus minimes de ces îlots, le terme de *granulations sub-miliaires* a-t-il pu être proposé. Par contre, d'autres tubercules plus gros se peuvent observer, de place en place (surtout vers le centre de la figure 1) : ils se rapprochent davantage, selon la comparaison de Laënnec, du « grain de chènevis » (dont les dimensions varient, à l'état habituel, de 4 à 5 millimètres).

Les mêmes remarques s'adressent à la *forme* générale des granulations miliaires infiltrant le parenchyme pulmonaire : à côté de petits grains grisâtres, obronds, on en voit qui apparaissent, même à l'œil nu, anguleux, irréguliers certes, et, à vrai dire, polygonaux. Déjà Laënnec, *en utilisant la loupe*, avait constaté ces irrégularités dans la forme des tubercules miliaires. Le microscope nous en fournira, plus loin, les raisons anatomo-pathologiques fondamentales.

La *répartition* de ces tubercules miliaires dans le tissu du poumon mérite quelque attention; elle est des plus irrégulières et paraît due au hasard. A côté de régions où (comme au-dessous de *pls*), le semis de granulations se montre assez discret pour laisser quelques placards du tissu respiratoire à peu près intacts, sinon même indemnes (voy. *pn*), on voit des points (vers la base, au-dessous de *pn*, par exemple) infiltrés de granulations confluentes; là, on peut, sans exagération, avancer qu'il n'y a, pour ainsi parler, plus de poumon perméable à l'air : Ce parenchyme est, tout entier, bourré, en cet endroit, des petits « grains gris, semi-transparents », décrits par Laënnec avec la lumineuse simplicité qui immortalisa son nom.

Dans le désordre de la distribution des granulations miliaires, il est bon de noter, parfois cependant, un semblant de prédilection, une sorte de systématisation : au contact de la scissure inter-lobaire (*gsp*, *gif*), le feuillet inférieur de la plèvre inter-lobaire apparaît comme bordé par un fin liseré, granité, jaunâtre, presque ininterrompu; on se rend compte, sans peine, que cette ligne est formée par une suite de petits tubercules miliaires, d'une régularité et d'une uniformité de volume presque schématiques. Cette « tuberculose miliaire sous-pleurale » ne manque pas d'intérêt; on la découvre assez fréquente, mais alors associée à une pleurésie tuberculeuse inter-lobaire, dans certaines formes de tuberculose subaiguë pleuro-pulmonaire, secondaires à une infiltration caséeuse des ganglions lymphatiques péri-bronchiques (adénopathie caséeuse sous-trachéo-bronchique).

L'état du parenchyme pulmonaire, qui représente le terrain dans l'épaisseur duquel se sont formés ces milliers de minimes foyers tuberculeux, n'est pas, non plus, partout semblable. Si, comme nous l'avons noté au début, l'organe affecte, dans son ensemble, une certaine pâleur générale, encore accrue par la multiplicité des petits îlots de tubercules blanc jaunâtres qui s'y sont incrustés, quelques zones sont atteintes d'un état congestif souvent accentué.

---

p. l. s. La plèvre viscérale est, partout, intacte; aucune adhérence n'existe au sommet.

g. m. Tubercules miliaires, épars dans le parenchyme du lobe supérieur.

g. s. p. Granulations miliaires, conglomérées, en bordure régulière, immédiatement au-dessous de la plèvre inter-lobaire.

p. n. Petit îlot de parenchyme pulmonaire à peu près normal, vers la partie moyenne du lobe inférieur.

v. l. d. Face diaphragmatique de la plèvre viscérale, normale.

g. i. f. Ilots de tubercules miliaires, conglomérés dans le parenchyme du lobe inférieur.

TUBERCULOSE MILIAIRE

Planche I

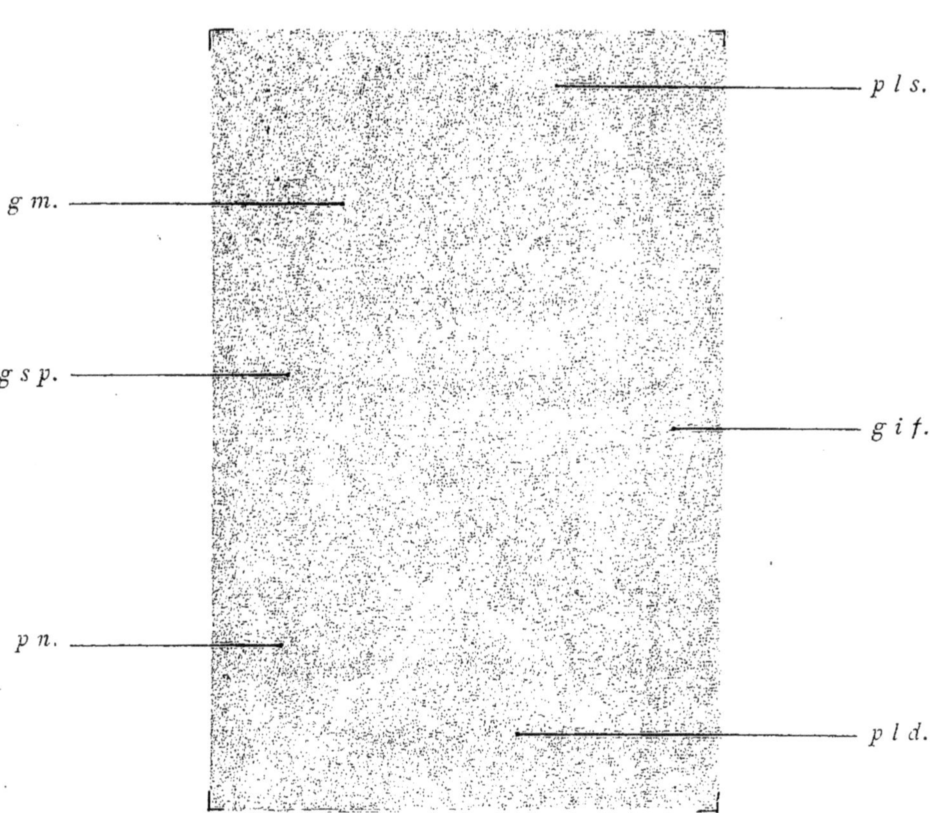

Granulie pulmonaire.
Le parenchyme respiratoire est infiltré d'innombrables granulations tuberculeuses de forme et de dimensions à peu près identiques
(Tuberculose miliaire aiguë typique.)

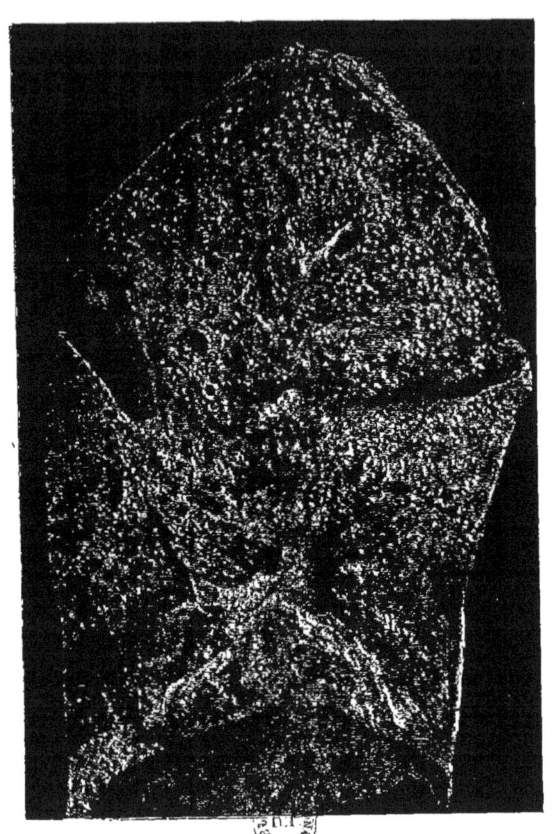

TUBERCULOSE MILIAIRE

PLANCHE II

Tuberculose pleuro-pulmonaire. Dissémination lymphangitique de la tuberculose miliaire à la surface externe du feuillet pariétal de la plèvre droite.

Trop souvent, au cours des autopsies les plus méthodiques, l'état pathologique de la plèvre pariétale est négligé, ou passe inaperçu. La pratique de l'*Eviscération totale*, par laquelle on enlève, d'un seul bloc, tous les tissus et organes contenus dans la cavité thoraco-abdominale, met en valeur les deux feuillets pleuraux.

La Planche II le prouve.

Le feuillet pariétal, très épaissi, adhère à la plèvre viscérale, par le fait d'une symphyse fibro-caséeuse étendue; il a été décollé de la face interne des côtes et enlevé en même temps que la masse des viscères intra-thoraciques. Il s'étale, à droite de l'aorte thoracique (*aoth*) et de l'œsophage (*œs*), sous l'aspect d'un large lambeau rouge-brun vif, tatoué d'innombrables taches blanc jaunâtres : ce sont autant de formations tuberculeuses (*grtb*), tubercules miliaires ou sub-miliaires, confluents par place, ou même agglomérés en placards.

A la surface de ce tissu sous-pleural mis à nu, la disposition des tubercules miliaires est fort variable. En *grtb*, par exemple, ils se répartissent par séries linéaires, en bandes irrégulières qui rappellent, jusqu'à un certain point, la direction des côtes et des espaces intercostaux, et ponctuent les voies suivies par les vaisseaux lymphatiques de la plèvre. Ici, les tubercules miliaires, bien qu'agminés, pourraient encore être dénombrés, par centimètre carré.

Au-dessous de *spm*, la concentration des tubercules s'accentue davantage et donne, çà et là, de véritables placards grumeleux, ou granités, presque tous blanchâtres : les unités « miliaires » ne laissent presque plus voir, dans leurs intervalles, le tissu fondamental de la séreuse. Quelques plaques tuberculeuses forment même, non loin de là, deux ou trois bandelettes parallèles, opaques, jaunâtres, au niveau desquelles l'infection tuberculeuse tend à réaliser l'apparence d'une « infiltration » diffuse de la membrane séreuse.

A la partie la plus inférieure du feuillet, vers *plpr*, la conglomération des tubercules sub-miliaires atteint son maximum : le tissu pleural est d'un gris jaunâtre à peu près uniforme, d'aspect pulpeux : des milliers de fines colonies caséo-tuberculeuses s'y sont accumulées en cohortes serrées; et, sur les bords dentelés qui limitent, à gauche, ce vaste champ de granulations agglomérées, se dessinent des lignes de tubercules miliaires mieux individualisés, simplement cohérents.

De place en place, au dessus de *grtb* et à la hauteur de *plvs*, le tissu sous-pleural apparaît hypérémié, mais à peu près indemne de tuberculose. Cette succession de zones saines et de bandes tuberculisées dessine, d'une façon assez ordinaire, les saillies et les dépressions alternatives du gril costal; les bandes intactes répondent aux empreintes formées par la face interne des côtes.

Cette tuberculose miliaire aiguë de la plèvre pariétale était secondaire à une symphyse scléro-caséeuse déjà ancienne et fort étendue de la séreuse.

Le poumon sous-jacent était creusé de vastes cavernes.

---

o. e. s. Portion de l'œsophage sectionné suivant sa longueur.

c. r. a. o. Portion terminale de la crosse de l'aorte.

a. o. t. h. Aorte thoracique, sectionnée le long de sa face postérieure; on distingue nettement les origines des artères intercostales.

a. t. h. r. Petit îlot athéromateux, saillant, concentrique à l'origine d'un rameau artériel.

p. l. p. r. Surface externe de la plèvre pariétale; les granulations tuberculeuses s'y sont accumulées sous forme de longs placards jaunâtres granités, saillants à la surface du feuillet membraneux épaissi.

p. l. v. s. Surface de la plèvre viscérale du lobe inférieur, visible grâce à une incision verticale qui a mis à nu la cavité pleurale; la plèvre viscérale, non symphysée en cet endroit, présente quelques granulations tuberculeuses reconnaissables, au fond de l'échancrure.

g. r. t. b. Traînées de granulations tuberculeuses, conglomérées dans l'épaisseur et à la surface du feuillet pariétal de la plèvre droite; en ce point, les tubercules font un relief plus notable que dans la région voisine de l'œsophage; l'infiltration granulique de la plèvre symphysée s'est effectuée le long des vaisseaux lymphatiques de la région.

s. n. p. l. Portion de la surface externe de la plèvre pariétale, encore intacte, sous forme d'une échancrure transversale correspondant exactement à la saillie et à la direction d'une côte; plusieurs de ces échancrures partielles se dessinent, superposées et parallèles, dans le reste de la figure.

s. p. m. Sommet du poumon, complètement coiffé par la plèvre pariétale, tuberculisée (granulique) et symphysée.

TUBERCULOSE MILIAIRE

Planche II

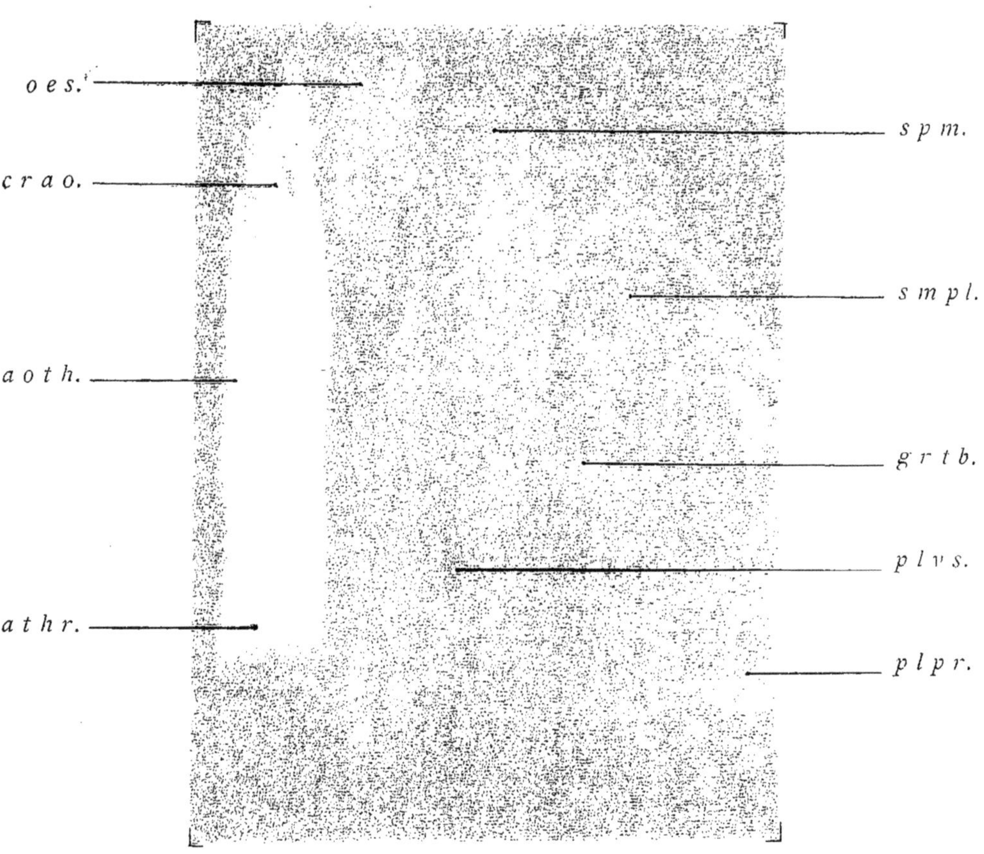

Tuberculose pleuro-pulmonaire.
Dissémination lymphangitique des granulations tuberculeuses miliaires à la surface externe de la plèvre pariétale droite (Granulie péri-pleurale).

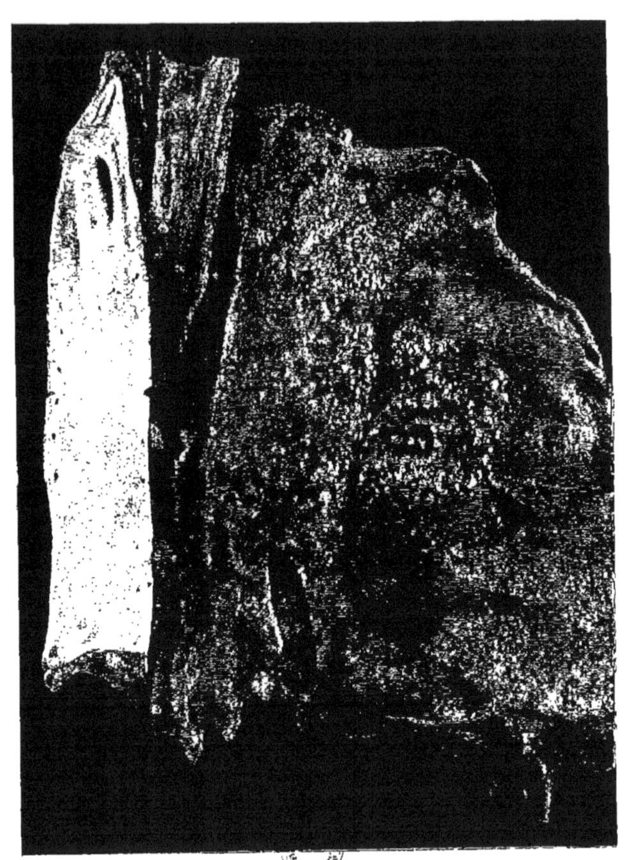

TUBERCULOSE MILIAIRE

PLANCHE III

Tuberculose miliaire aiguë du poumon (Granulie, d'Empis).

Coloration : hématéine, éosine. — Grossissement 5:1.

Ce faible grossissement permet de constater la plupart des caractères propres aux *tubercules miliaires* du poumon.

1° On reconnaît la grande irrégularité qui préside à la répartition des granulations bacillifères ; aucune trace n'existe d'une prédilection quelconque de ces petits foyers pour l'une des parties constitutives du parenchyme respiratoire.

2° L'inégalité du volume des tubercules miliaires est évidente. Comparer, à cet égard, *gsm*, petit tubercule « sub-miliaire » (et non le plus minime, sur cette coupe), à *gmpb*, tubercule dont les dimensions normales dépassent celles d'un grain de millet. La grande majorité des tubercules saisis par la photographie n'atteint ni le volume, ni la forme de cette graine.

3° La forme « obronde » des foyers tuberculeux est des plus rares (*gmsp*) ; leurs bords sont, d'ordinaire, anguleux (*gmcv*, *gsm*), voire même étoilés, arborescents (*gsmi*) ; on verra, plus loin, les raisons de ces « pointes interstitielles », intercalées aux cavités aériennes.

4° Certaines granulations sont creusées de cavités vides ; presque tous ces trous sont des bronchioles enchâssées dans la masse tuberculeuse et normales encore, ou déjà corrodées par elle.

5° Maintes fois, les tubercules sub-miliaires se présentent réunis, soit deux à deux, comme en *gmcv* (granulations géminées), soit par amas de 4 à 6 foyers cohérents, à la façon de *gsil* et de *gmcg*.

6° La structure du tubercule miliaire, vue à ce faible grossissement, esquisse, déjà ses trois zones distinctes : un centre (rouge brique) caséeux, une bande intermédiaire (rose terne pâle), zone épithélioïde, enfin un anneau périphérique (violet foncé), zone lymphocytaire, « zone d'augment » de la colonie bacillaire.

---

c. l. i. l. Mince *cloison inter-lobulaire*, normale.

c. a. l. v. *Canal alvéolaire*, entouré par deux îlots tuberculeux miliaires. L'îlot inférieur constitue une granulation sub-miliaire, de forme vaguement quadrangulaire ; l'îlot supérieur, transversal, affecte une disposition fusiforme.

g. s. i. l. *Grand espace inter-lobulaire*, dans lequel apparaissent plusieurs coupes de gros troncs veineux pulmonaires.

g. m. s. p. *Tubercule miliaire*, situé immédiatement au-dessous de la plèvre viscérale, qu'il soulève; le centre de cette granulation est déjà nettement caséeux.

g. m. a. g. *Granulation sub-miliaire*, de forme anguleuse, et logée en plein acinus pulmonaire; les deux encoches semi-lunaires qui limitent le bord gauche de la granulation appartiennent, chacune, à un canal alvéolaire, dont la moitié droite est tuberculisée.

b. r. s. l. Coupe d'une *bronchiole sus-lobulaire*, obliquement sectionnée, ainsi que l'artère pulmonaire satellite située à sa droite; une granulation sub-miliaire affleure le bord gauche de la bronchiole.

g. m. c. v. Deux granulations tuberculeuses *géminées*, montrant, chacune, leur centre caséifié, coiffent la moitié supérieure d'un canal alvéolaire.

m. s. i. l. *Moyen espace inter-lobulaire*, normal, parcouru par une veinule pulmonaire; le lobule sous-jacent, quadrangulaire, bien délimité, paraît à peu près sain; le lobule sus-jacent, à gauche, est, au contraire, largement infecté.

g. m. c. g. Ilots de granulations miliaires *conglomérées*, groupés en bordure le long d'une cloison inter-lobulaire congestionnée; le placard infectieux ainsi formé englobe de nombreux alvéoles pulmonaires dont quelques-uns apparaissent encore perméables, sous forme d'orifice arrondis creusés à l'emporte-pièce dans la matière opaque (en violet), tuberculeuse.

b. r. i. l. *Bronchiole intra-lobulaire*, normale.

c. l. i. l. *Cloison inter-lobulaire*, se détachant nettement d'une traînée conjonctivo-vasculaire partie de la plèvre, au haut de la préparation : elle délimite, à droite, un lobule pulmonaire sous-pleural.

g. m. p. b. Gros tubercule miliaire, irrégulier, à peine caséifié et dont le bord droit refoule et envahit la paroi d'une *bronchiole acineuse* obliquement sectionnée.

g. s. m. i. Granulation sub-miliaire, déchiquetée, d'aspect étoilé (six branches), refoulant, tout autour d'elle, cinq ou six infundibula, dont elle constitue, en partie, la paroi.

g. s. m. f. b. Granulation sub-miliaire, tangente à la cloison inter-lobulaire et entourant presque entièrement la lumière d'un canalicule respiratoire; l'infundibulum sous-jacent, déjà dilaté, montre trois de ses alvéoles pariétaux envahis par la tuberculose.

g. s. m. Granulation sub-miliaire, non encore caséifiée à son centre et logée en plein acinus; ce foyer surplombe, à droite, un placard tuberculeux immédiatement sous-pleural, beaucoup plus polymorphe que tous les précédents et encerclant le fond d'un infundibulum sous-pleural.

p. l. v. Feuillet de la *plèvre viscérale*, normal; au-dessous de ce point, commence une cloison inter-lobulaire que l'on voit parcourir les deux tiers de la préparation.

TUBERCULOSE MILIAIRE

Panche III

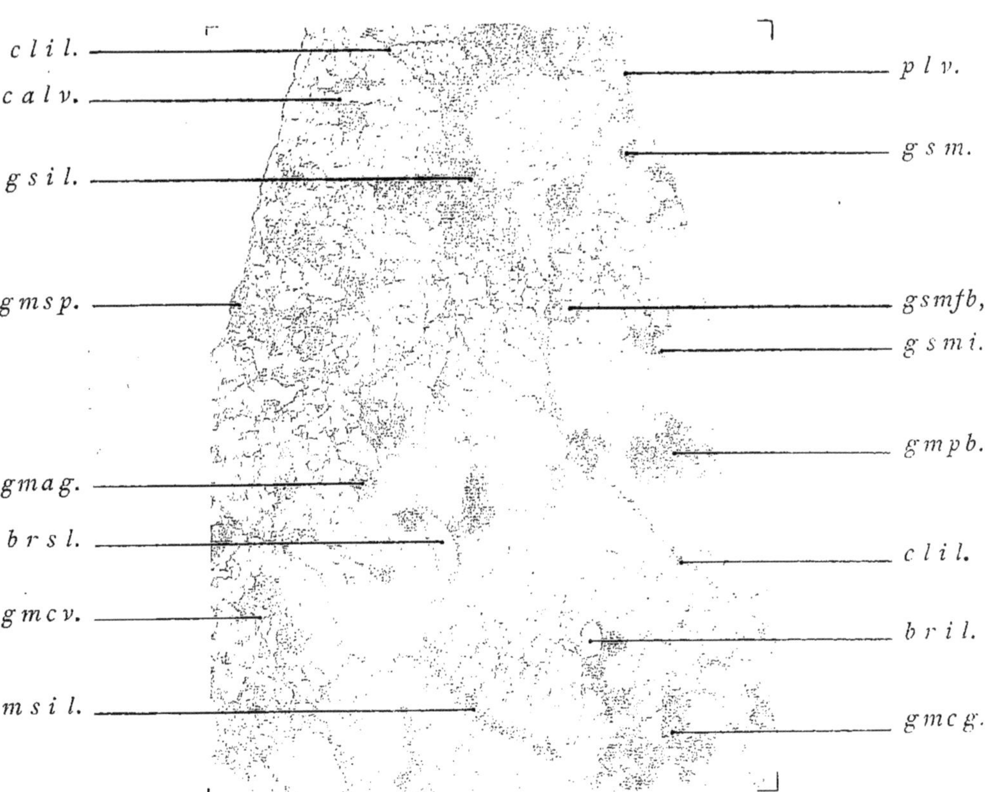

Tuberculose miliaire aiguë du poumon.
Tuberculose granulique (Granulie d'Empis).

(Coloration : hématéine, éosine.)

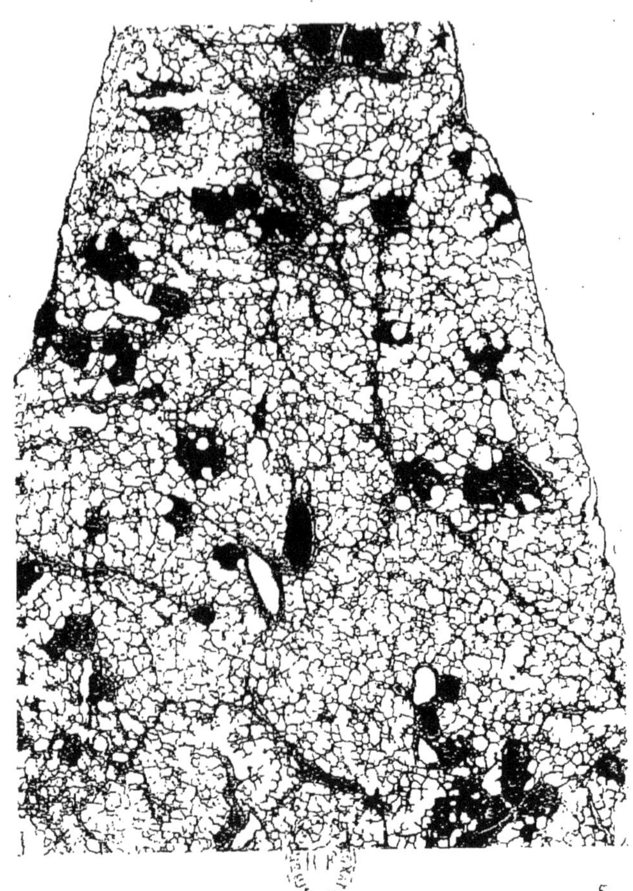

Grossissement $\frac{5}{1}$

TUBERCULOSE MILIAIRE

PLANCHE IV

Tuberculose miliaire aiguë du poumon.

Coloration : hématéine, orcéine, éosine. — Grossissement 15 : 1.

Une dizaine de granulations tuberculeuses, ou, pour employer le terme exact, quoiqu'aujourd'hui inusité, de « tubercules miliaires », parsèment la préparation. Tous, à l'exception de *gmg*, affectent une forme anguleuse plutôt qu'arrondie. Leur surface apparaît découpée d'échancrures plus ou moins profondes, mais régulières. Déjà, à ce grossissement (15 diamètres), on reconnaît que ces dépressions font partie de cavités respiratoires, alvéoles pulmonaires ou bronchioles acineuses, accolées au tubercule miliaire. Il semble même qu'à ce niveau, la paroi aérienne soit constituée par la matière bacillifère elle-même. En *gmc*, en *calvt.* aucun doute n'est, à cet égard, possible.

Cette disposition structurale pathologique mettrait, de la sorte, au contact direct de la colonne aérienne, une partie, au moins, du tubercule miliaire. Les préparations microscopiques de plus en plus détaillées qui suivent, justifieront la conception de Bayle, considérant le tubercule miliaire comme une cause de *Phtisie pulmonaire*, au même titre que la caverne.

La présente préparation a été choisie pour montrer un carrefour où 4 lobules pulmonaires se trouvent au contact les uns des autres. Les cloisons inter-lobulaires y forment une sorte d'H renversé ; le fragment du lobule de gauche (*clia*) est indemne. Le lobule de droite (*calvt*) est, au contraire, envahi par 6 tubercules miliaires. Bien que les granulations y soient comme semées au hasard, cinq d'entre elles cependant se sont développées à la périphérie du lobule, *au contact même de ses cloisons inter-lobulaires*. On peut même constater que la plus élevée de ces cloisons (*clil'*) a été entamée par une granulation (la plus haute dans cette figure), puisqu'un alvéole infundibulaire terminal appartenant au lobule de *brms* forme la bordure extrême du foyer tuberculeux en question. Ce détail établit que les limites des parties constitutives du poumon ne sauraient apporter un obstacle à la progression des lésions tuberculeuses, même aussi circonscrites que celles-ci.

L'*état caséeux* (bien reconnaissable, à sa teinte rouge-brique sale) frappe chaque granulation; le siège, la forme et les dimensions de ces îlots dégénératifs varient quelque peu; la caséification est presque toujours centrale, sauf en *calf*, où un canal alvéolaire se trouve précisément bordé, sur sa droite, par un bloc caséeux excentrique; la forme des îlots caséeux est rarement arrondie; bien plus souvent, elle apparaît polygonale, ou anguleuse; leurs dimensions ne dépassent guère le quart ou le tiers de la masse de la granulation.

L'état du tissu pulmonaire intercalé entre les granulations miliaires paraît, souvent, remarquable par son intégrité. On en peut juger, sur la figure IV, par les zones comprises entre *clil*, par exemple, et l'artériole pulmonaire *ap*. Les coupes des canaux alvéolaires, des alvéoles et des vaisseaux sont normales. Il s'en faut qu'il en soit toujours ainsi. Les Planches suivantes en font foi.

---

b. r. m. s. *Bronche* musculaire sus-lobulaire, normale.

a. l. v. *Alvéoles pulmonaires*, normaux.

c. l. i. a. *Cloison inter-acineuse*, se détachant, à angle droit, d'une cloison inter-lobulaire (quelque peu dilacérée par le montage de la coupe dans le baume); une grosse veinule, obliquement coupée, s'élève dans l'épaisseur de cette cloison.

c. l. i. l. *Cloison inter-lobulaire*, transversale, atrophiée et sur laquelle s'insèrent, de part et d'autre, des infundibula emphysémateux.

g. m. c. *Granulation miliaire*, polygonale, en voie de caséification centrale.

g. m. g. Deux tubercules miliaires réunis l'un à l'autre, mais présentant, chacun, leur centre caséifié largement.

b. r. i. l. *Bronche intra-lobulaire*, accompagnée de son artère pulmonaire et dont la partie inférieure est au contact d'un foyer d'infiltration tuberculeuse.

c. a. l. f. *Canal alvéolaire* et *infundibulum* bordés par une grosse granulation tuberculeuse miliaire, caséifiée d'une manière excentrique.

g. m. d. Tubercule miliaire, au centre très caséifié et dont le bord est échancré par de nombreuses cavités alvéolaires adjacentes.

c. a. l. v. t. Canal alvéolaire, envahi par une granulation tuberculeuse.

b. r. a. c. *Bronchiole acineuse*, aux deux tiers engainée par une granulation tuberculeuse sub-miliaire.

a. p. Artériole pulmonaire, coupée transversalement. La bronchiole qu'elle accompagne se trouvait à droite, en dehors de la préparation.

c. l. i. l.' Cloison inter-lobulaire, dans l'épaisseur de laquelle on reconnaît une petite veinule pulmonaire.

TUBERCULOSE MILIAIRE

PLANCHE IV

Tuberculose miliaire aiguë du poumon.

(Coloration : hématéine, éosine, orcéine.)

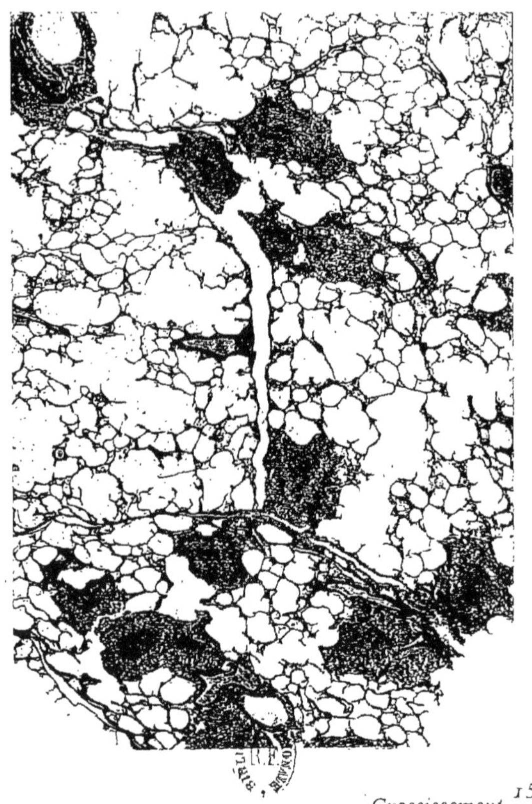

Grossissement $\frac{15}{1}$

TUBERCULOSE MILIAIRE

PLANCHE V

Le Tubercule miliaire.

Coloration : hématéine, éosine. — Grossissement 42 : 1.

Cette granulation tuberculeuse miliaire mesure, à l'œil nu, un millimètre de diamètre. La préparation permet d'y suivre le mode de formation d'un tubercule miliaire : trois *follicules primitifs* (*clga*, *eff* et *folc*) se sont agminés et accrus, chacun pour son compte, d'une manière centrifuge, jusqu'à l'heure présente, où ils sont encore en voie d'extension.

Au centre de chaque follicule, apparaît une « cellule géante » déjà en déchéance caséeuse; en *folc*, l'élément giganti-cellulaire, centre formateur du follicule, est détruit, mais une couronne très belle, de cellules épithélioïdes, non encore caséifiées, circonscrit le champ occupé, naguère, par la *cellule géante bacillifère*.

Autour de ces trois centres, les éléments cellulaires, tout en dessinant de vagues tourbillons concentriques, commencent à devenir troubles, mal colorables, vitreux : c'est le début de la nécrose caséifiante.

A la périphérie de cet îlot folliculaire tri-géminé, s'esquisse une bordure de petits éléments, lymphocytes colorés en violet foncé : bordure lymphocytaire, « zone d'augment » de tout foyer tuberculeux en évolution envahissante. Entre les deux follicules supérieurs (*clga* et *folc*), la zone de lymphocytes, qui s'insinue dans le tissu interstitiel, était appelée, elle aussi, à se fondre dans la dégénérescence caséeuse menaçant le centre de la granulation.

Les contours de ce tubercule « actif » méritent quelque attention. En aucun point, on n'y trouve trace d'une tendance des tissus à « enkyster » les lésions en marche; le tissu tuberculeux, sur les 4/5es de sa surface, s'arrête brusquement, taillé à pic par sept cavités, qu'il est aisé de reconnaître comme appartenant à l'appareil aérien. La technique utilisée pour colorer cette coupe impose, pour l'ensemble de ces « encoches », l'impression qu'elles sont circonscrites par le tissu tuberculeux lui-même. S'il était possible d'établir que les dépressions formées par les alvéoles pulmonaires (*alv* et *cglt*) à la surface du tubercule résultent de la « pression » exercée par la colonne aérienne sur la paroi alvéolaire tuberculisée, on aurait la clef de plusieurs problèmes anatomo-pathologiques. Par exemple, une première question : à savoir si la *Tuberculose miliaire aiguë* peut être rangée parmi les tuberculoses « ouvertes », ne semble pas, à en juger par cette figure V, laisser place au doute.

Au-dessous de *lymf*, le parenchyme pulmonaire, infiltré de nombreux leucocytes, est devenu méconnaissable; la tuberculose s'y propageait en comblant les cavités aériennes d'éléments cellulaires d'ordres divers, difficiles à spécifier, à ce faible grossissement.

Cette région inféro-latérale de la granulation miliaire correspond à sa zone d'extension, fort active, puisqu'elle était en train de doubler le volume du foyer bacillifère.

---

c. l. i. a. — *Cloison inter-alvéolaire*, d'apparence normale.

c. l. g. t. — Portion d'une *paroi alvéolaire*, envahie par le processus tuberculeux et servant de limite à la granulation tuberculeuse sous-jacente.

c. l. g. a. — *Cellule géante*, pâle, mal colorable, en voie de nécrose caséifiante; cet élément occupe à peu près le centre de l'un des trois gros *follicules tuberculeux primitifs* dont la coalescence a produit la granulation miliaire.

a. l. v. — Autre alvéole pulmonaire, dont la moitié supérieure délimite directement, sans aucune interposition de tissu pulmonaire, la surface de la granulation miliaire.

i. n. f. d. — Trois alvéoles infundibulaires, couchés parallèlement à la granulation miliaire et entourés d'un certain degré d'œdème interstitiel.

l. y. m. f. — Larges bandes de *lymphocytes* bordant, par en bas aussi bien que par en haut, d'ailleurs, les trois follicules tuberculeux coalescents qui constituent le tubercule miliaire.

c. f. f. — Centre d'un des follicules tuberculeux, en voie d'effritement; la cellule géante centrale s'y montre déformée, mal colorable; les éléments dits « épithélioïdes » qui l'entourent sont disloqués, en voie de caséification.

f. o. l. c. — Le troisième *follicule primitif* formant la granulation miliaire; son centre est nettement caséeux: la masse amorphe, nécrobiotique, s'y montre entourée d'une sorte de couronne d'*éléments épithélioïdes*, allongés, fusiformes, encore assez bien nucléés et disposés en rayons divergents; tout autour de cette couronne épithélioïde assez vivement teintée, la matière tuberculeuse apparaît terne, granitée, en marche vers la caséification. Ce follicule tuberculeux primitif, encore bien séparé, sur sa gauche, du premier follicule élémentaire (par une mince bande de lymphocytes), se fusionne, en bas, presque entièrement, avec le second follicule élémentaire.

Dans ce cas, la granulation miliaire apparaît nettement tri-lobée.

TUBERCULOSE MILIAIRE

PLANCHE V

c l i a.

c l g t.

c l g a.

f o l c.

e f f.

a l v.

l y m f

i n f d.

Le Tubercule miliaire.

(Coloration : hématéine, éosine.)

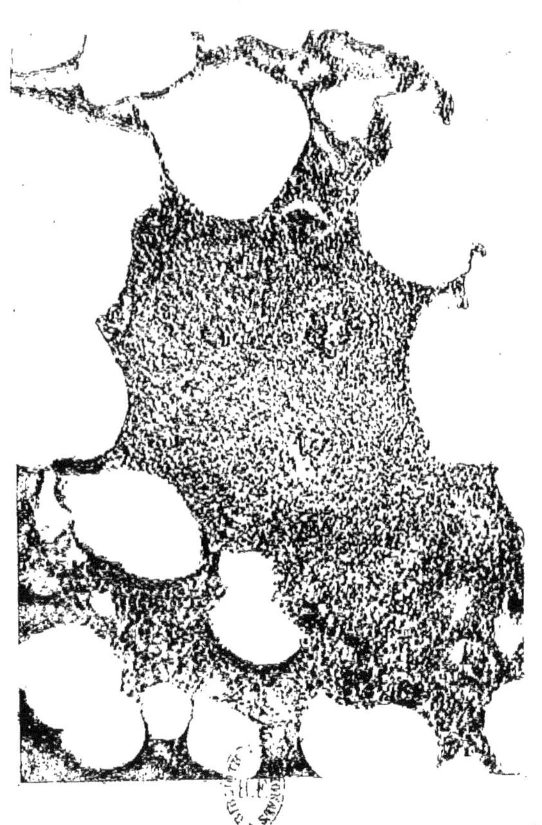

Grossissement $\frac{42}{1}$

TUBERCULOSE MILIAIRE

PLANCHE VI

Deux tubercules miliaires géminés.

Coloration : hématéine, orcéine. — Grossissement 32 : 1.

Cette lésion qui, vue à l'œil nu, passerait pour un *tubercule miliaire* de forte taille, est, en réalité, formée de deux granulations miliaires coalescentes. L'accouplement des foyers bacillifères s'est accompli d'une manière intime, à cause, sans doute, de leur commune origine « lymphangitique » péri-bronchique. Les centres de caséification suffisent pour individualiser les deux foyers; ils ont évolué, chacun, à sa façon : le bloc supérieur, densifié, (rouge brique) d'aspect fibrinoïde, est entouré d'une auréole de noyaux cellulaires, en bordure, comme le ferait une gigantesque cellule géante dont les dimensions auraient été centuplées ; le bloc inférieur est, au contraire, lâche ; ses éléments, en voie de désagrégation caséeuse, contiennent encore quelques lymphocytes bien colorés ; deux cellules géantes, placées pour ainsi dire aux deux pôles de l'îlot primitif central, permettent de le repérer. Tout autour, se succèdent une demi-douzaine de « follicules tuberculeux primitifs » disposés en cercle et dessinés, chacun, par un « tourbillon » de *cellules* dites *épithélioïdes* déjà désagrégées ; presque tous ces follicules primitifs ne laissent plus voir leur cellule géante centrale, à coup sur déjà détruite par la nécrose caséifiante.

Le mode de circonscription n'est pas tout à fait le même pour les deux granulations géminées : le tubercule inférieur (*folcg*), considéré de gauche à droite, s'appuie, en haut, sur la paroi d'une bronche acineuse, puis sur le tissu péri-bronchique, et, enfin, sur les tractus connectifs entourant l'artériole pulmonaire (*vpm*) satellite de la bronche acineuse ; il tend, de la sorte, à « s'enkyster » sur une partie de sa surface. Le tubercule supérieur, dans son segment le plus élevé, s'est infiltré dans les cavités aériennes voisines ; le point *alpn*, du moins, en fournit une preuve toute partielle, mais évidente. L'« enkystement » des lésions tuberculeuses constitue l'un des chapitres les plus intéressants de leur étude anatomo-pathologique. Il suffit de le signaler, ici, en passant.

Il faut noter l'insuffisance de la méthode colorante utilisée pour cette préparation, qui ne peut fournir à l'observateur les repères, si précieux, provenant de la mise en vedette du *squelette élastique du poumon.* Néanmoins, la distance anormale qui sépare la bronche (*brac*) de son artère pulmonaire satellite (*vpm*) permet d'apprécier la déformation des parties (due à l'interposition des deux foyers tuberculeux). On devine, de même, les désordres qui, pendant la vie, résultaient de l'immobilisation de ces organes, glissant, à l'état normal, dans les mailles d'un tissu interstitiel doué d'une grande laxité.

L'enrobement de la moitié droite de la bronche *brac* par les tubercules explique la rudesse des bruits respiratoires, pendant la vie.

---

a. l. v. Un *alvéole pulmonaire* en bordure, au contact même de la zone lymphocytaire (zone d'extension) de la granulation miliaire.

a. l. p. n. Un petit alvéole, englobé dans la zone de diffusion de la granulation miliaire et rempli de leucocytes conglomérés (*alvéolite périgranulique*).

c. a. s. Large *placard caséeux*, de forme vaguement piriforme, occupant le tiers de la granulation, dont il représente le centre même : les follicules primitifs, dont la coalescence a formé ce *tubercule miliaire*, se sont fondus dans le bloc de matière amorphe; une bordure épaisse de lymphocytes (vivement colorés en violet) circonscrit, de tous côtés, l'amas caséeux; tout autour de la bordure lymphocytaire, une zone inflammatoire leucocytaire s'étale en cercle, limitée elle-même, dans presque toute son étendue, par des cavités respiratoires.

b. r. a. c. Fragment d'une *bronchiole acineuse*, contiguë, en haut et en bas, aux deux tubercules géminés.

f. o. l. c. g. *Granulation miliaire*, constituée par la coalescence d'au moins six follicules tuberculeux primitifs, encore assez distincts; la plupart d'entre eux se reconnaissent à la disposition en « tourbillons » des cellules épithélioïdes brillantes, vitreuses, lamelliformes, qui les composent; chaque follicule est, en outre, à peu près encerclé (au moins à la périphérie de la granulation miliaire) par une zone assez épaisse d'éléments lymphocytaires, reconnaissables à leur coloration violette; le centre de la granulation, plus fortement désagrégé, montre au moins deux cellules géantes.

l. f. c. Zone lymphocytaire marginale (*zone d'extension*), bordant la granulation miliaire et s'infiltrant dans le tissu cellulaire péri-acineux.

v. p. m. *Artériole pulmonaire*, interposée entre les deux granulations tuberculeuses, et dont les parois commencent à s'infiltrer d'éléments lymphocytaires.

z. o. g. Zone d'augment péri granulique, constituée par une infiltration abondante de leucocytes dans le tissu cellulaire inter-acineux.

c. l. i. a. Cloison inter-infundibulaire, normale, dont le pied d'insertion s'attache à la périphérie d'un tubercule miliaire caséifié.

TUBERCULOSE MILIAIRE

PLANCHE VI

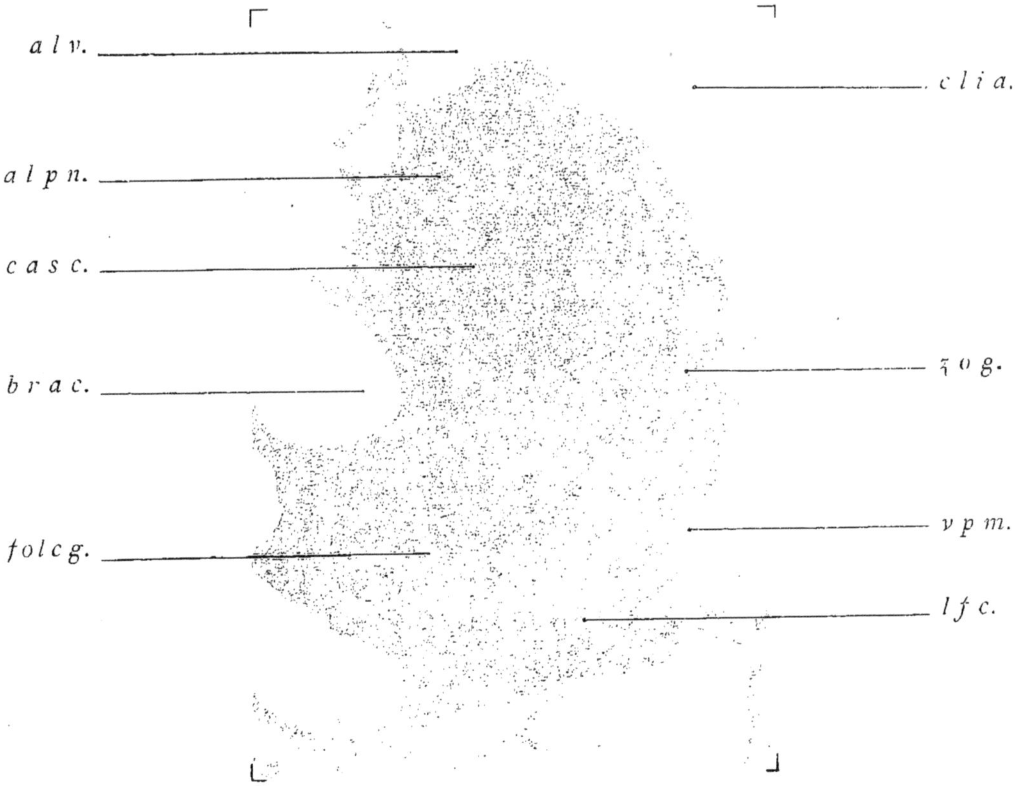

a l v.

c l i a.

a l p n.

c a s c.

z o g.

b r a c.

v p m.

f o l c g.

l f c.

Deux tubercules miliaires géminés.

(Coloration : hématéine, éosine.)

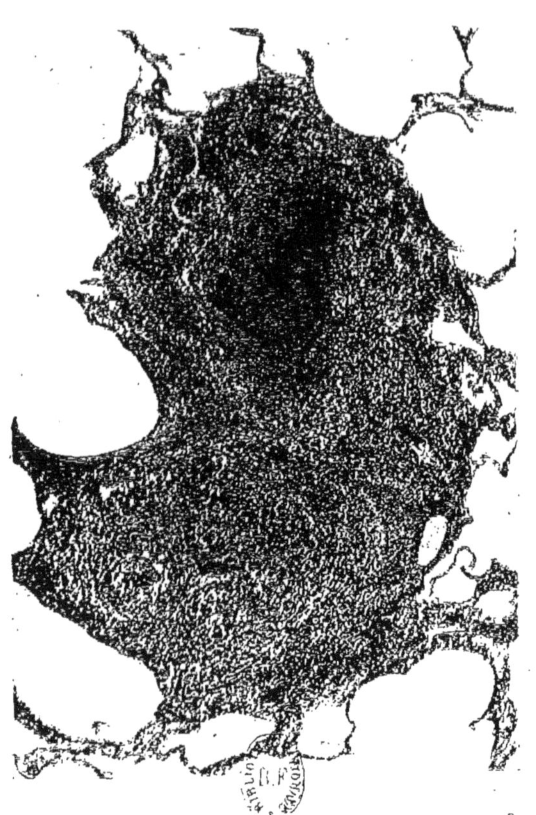

BIBLIOTHÈQUE B.F.

Grossissement $\frac{32}{1}$

TUBERCULOSE MILIAIRE

PLANCHE VII

Ramollissement central et liquéfaction d'une granulation sub-miliaire.

Coloration : hématéine, éosine. — Grossissement 28 : 1.

La vieillesse d'une granulation miliaire s'apprécie au degré des altérations régressives subies par sa portion caséifiée. La liquéfaction des détritus, nécrobiosés sous l'action des toxines caséifiantes secrétés par les bacilles, est l'un des premiers signes de la sénescence d'un foyer tuberculeux. La Planche VII en montre un exemple typique. Alors que la périphérie de ce tubercule sub-miliaire est le siège d'une série de poussées subaiguës envahissantes, qui frappent, d'une façon simultanée, aussi bien le tissu interstitiel (*zlf*) que les cavités aériennes (*pnpn*), le centre de l'îlot caséeux s'effondre; il se laisse infiltrer par des lymphocytes migrateurs, qui nagent au sein d'un liquide louche, granuleux; bientôt, arrivera un moment où, suivant les circonstances, une cavité aérienne voisine sera mise en communication directe avec la poche ramollie et y façonnera une cavernule.

---

b. l. a. c. Coupe transversale d'une *bronchiole acineuse* normale; plusieurs alvéoles, également normaux, s'insèrent sur ses parois.

c. n. a. l. *Canal alvéolaire*, dont plus de la moitié est envahie par les lésions de la tuberculose miliaire: la plupart des alvéoles qui prenaient jour dans ce conduit ont disparu, comblés par de nombreux éléments inflammatoires en voie de vitrification; tout le côté droit de ce conduit délimite la granulation sub-miliaire qui l'a envahie; et l'on retrouve encore, ici, ces dépressions concaves formées par la matière tuberculeuse en contact direct avec l'air atmosphérique; à un plus fort grossissement, on pourrait constater que cette bordure est uniquement constituée par des éléments nécrobiotiques vitrifiés associés à des lymphocytes pour la plupart encore bien vivants; le bas de ce canal alvéolaire correspond à deux alvéoles pariétaux totalement comblés par des gros éléments macrophages, vésiculeux ou, déjà, presque tous vitrifiés.

f. t. c. Le centre de la granulation sub-miliaire est constitué par un amas caséeux qui occupe au moins la moitié de la granulation; sur plusieurs points, cette matière caséeuse a perdu son aspect compact: elle est moins dense, plus molle, semble-t-il; enfin, presqu'à sa partie centrale, apparaît une grande lacune claire, au niveau de laquelle la matière caséeuse semble infiltrée de liquide trouble dans lequel nage un assez grand nombre de leucocytes mononucléaires, petits lymphocytes, pour le plus grand nombre ; ce foyer central de fonte, de *liquéfaction* de la matière caséeuse est un signe indiscutable de sénescence pour la granulation miliaire; en ce point, la matière tuberculeuse a vieilli, elle se ramollit, sans, pour cela, être sur le point de s'évacuer dans une des cavités aériennes voisines; il ne s'agit nullement donc d'une suppuration secondaire de la matière caséeuse.

z. l. f. Zone lymphocytaire, zone d'extension de la granulation sub-miliaire ; cette ligne, formée par des lymphocytes, borde sur presque toute son étendue la granulation miliaire; elle est plus marquée le long du bord inférieur et elle se prolonge, à droite, jusqu'autour de la veine pulmonaire, dont on voit la section au ras de la figure; cette ligne lymphocytaire longe, en réalité, une *cloison inter-acineuse* étendue transversalement, depuis les confins de la veine pulmonaire, jusqu'au bord gauche de la préparation.

c. l. a. c. *Cloison inter-acineuse*, montant perpendiculairement vers la granulation miliaire et contenant dans son épaisseur quelques veinules diversement sectionnées ; les lymphocytes commencent à envahir, de haut en bas, le tissu conjonctif de cette cloison.

f. a. l. v. Deux ou trois *alvéoles pulmonaires* contigus montrent, ici, leur paroi, coupée tangentiellement à la surface; il en résulte que l'on peut voir, de face, les minces membranes composant la paroi alvéolaire et constater leur pauvreté en éléments cellulaires; cette disposition normale, à proximité de la zone d'extension d'une granulation tuberculeuse, mérite d'être signalée.

a. l. v. c. Deux alvéoles pulmonaires voisins, petits, remplis de gros éléments vésiculeux en voie de vitrification; nombre de ces éléments sont chargés encore de pigment et de débris de noyaux à l'état pycnotique (*alvéolite catarrhale*, des auteurs anciens); tous ces éléments macrophages sont voués à une prochaine caséification; quelques alvéoles voisins contiennent un assez grand nombre de globules rouges.

c. a. s. La *matière caséeuse*, bien reconnaissable à sa teinte rouge brique; en ce point, le bloc caséeux apparaît bordé par un nombre assez considérable d'éléments allongés, dont les noyaux fusiformes et le protoplasma ovalaire permettent d'établir la nature connective; cette ligne de fibroblastes s'efforçait, en cet endroit, de limiter l'extension des colonies bacillaires; toutefois, elle était déjà débordée, ainsi que le montre l'encoche concave formée par la matière tuberculeuse (plus à droite), aux dépens d'une bronchiole acineuse.

p. n. p. n. « Bande de pneumonie dite catarrhale », associée à une inflammation interstitielle des parois alvéolaires et représentant, par en haut, une zone d'extension du tubercule miliaire : ici, les lésions progressent par poussées alvéolaires; en bas, l'extension se faisait par poussées interstitielles lymphocytaires.

c. l. a. v. Cloison inter-alvéolaire, normale.

TUBERCULOSE MILIAIRE

PLANCHE VII

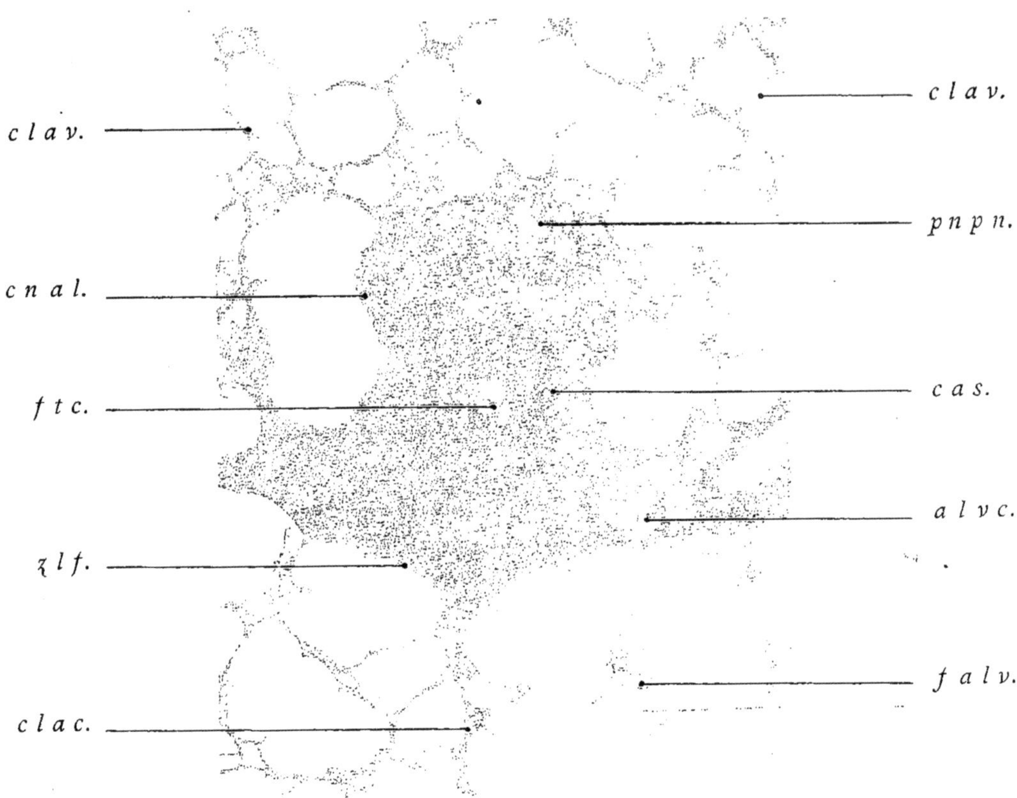

Ramollissement central et liquéfaction d'une granulation sub-miliaire.

(Coloration : hématéine, éosine.)

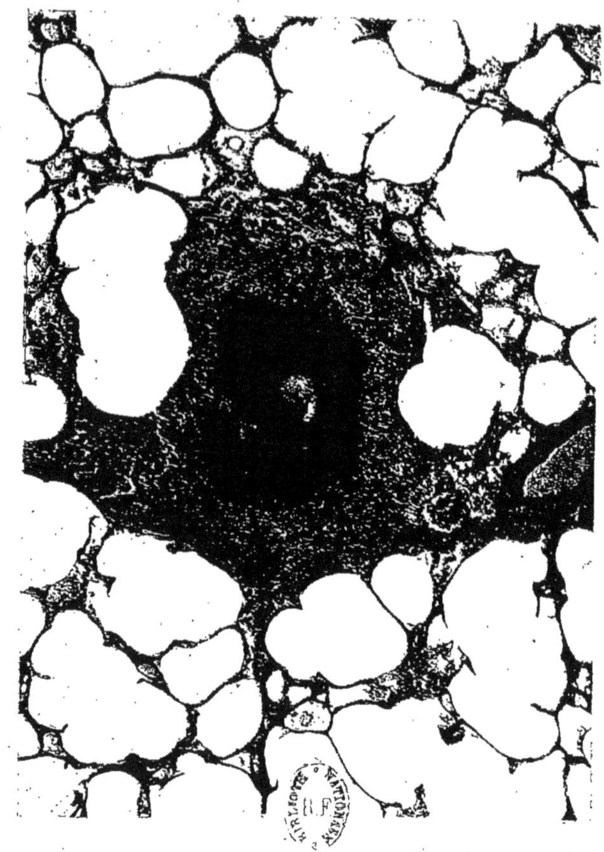
BIBLIOTHÈQUE NATIONALE R.F.

Grossissement $\frac{28}{1}$

TUBERCULOSE MILIAIRE

PLANCHE VIII

La Granulation tuberculeuse et les réactions inflammatoires péri-granuliques.

Coloration : hématéine, éosine. — Grossissement 25 : 1.

Ce *tubercule miliaire*, aux bords finement dentelés, apparaît découpé, de place en place, par des cavités aériennes vidées des éléments cellulaires qui y flottaient avant l'emploi de la technique nécessaire à la préparation de la pièce anatomo-pathologique.

La lésion se décompose, en somme, en deux parties : la première, centrale (rouge-brique), de forme à peu près quadrangulaire, est un magma opaque, dense, presque anhiste, mais dont la limite, au contraire, se ponctue de nombreux noyaux (violet foncé) qui dessinent une bordure très nette entre la matière caséeuse et la zone périphérique. Cette seconde partie de la granulation miliaire est, tout entière, formée d'alvéoles pulmonaires retrécis et, de plus, comblés par un exsudat d'aspect fibrinoïde ; on saisit, sur le fait, un travail inflammatoire péri-caséeux, preuve d'une tendance de l'organisme à limiter les progrès du foyer infectieux. Une étude plus détaillée de ces lésions les montrerait constituées par un exsudat fibrino-leucocytaire « pneumonique », dont la cause déterminante est, précisément, la même que celle à laquelle se rattache la nécrose caséeuse centrale : le Bacille tuberculeux.

D'autre part, la gangue interstitielle, si délicate à l'état sain (*clial*) s'est, dans la dite région péri-caséeuse, épaissie et infiltrée d'éléments cellulaires, pour la plupart encore bien colorés.

On assiste, ici, à l'ébauche d'un *enkystement* d'une colonie tuberculeuse fixée dans l'intimité du poumon. Le procédé réactionnel utilisé est double, à la fois « interstitiel » (par l'épaississement des cloisons inter-alvéolaires) et « parenchymateux » (par l'alvéolite exsudative pneumonique). Toutefois, la lutte est engagée dans des conditions défavorables : on peut constater (en *alfb*, par exemple) que certains exsudats alvéolaires commencent, déjà, à subir une désintégration caséifiante qui entame, autour d'elle, les bandes de tissu inflammatoire interstitiel.

Enfin, et là est le danger immédiat, quelques-unes des cavités aériennes qui découpent la granulation (comme à droite de *canlv*) s'accolent, de la façon la plus intime, à la matière caséeuse centrale de la granulation miliaire et donnent un large accès à l'irruption des produits désagrégés, bacillifères, dans les voies aériennes : source de nouvelles infections tuberculeuses, emboliques, menaçant des régions pulmonaires jusque-là, peut-être, indemnes.

En mettant donc au mieux les choses, et dans l'hypothèse, très favorable, que le tissu inflammatoire aurait pu organiser, ici, un placard suffisant de pneumonie chronique péri-tuberculeuse, la granulation miliaire était appelée à demeurer, quand même, un foyer caséeux partiellement « ouvert » et contaminant.

Le canal alvéolaire, *canlv* qui borde, du côté gauche, le tubercule miliaire, dans près de la moitié de sa hauteur, est la voie naturelle et nullement protégée, de l'évacuation de la matière caséeuse ramollie et des bacilles qui l'infiltrent. C'est à ce niveau que se produiraient les premiers râles sous-crépitants fins révélant, à l'auscultation, le commencement du *deuxième degré* de la Phtisie.

---

a. l. v. Quelques alvéoles pulmonaires normaux.

i. n. f. d. *Infundibulum pulmonaire*, dont le fond s'appuie sur une zone de tissu inflammatoire réactionnel péri-granulique ; un de ses alvéoles est encadré par la zone inflammatoire en question.

c. a. n. l. v. *Canal alvéolaire*, dont les culs-de-sac pariétaux, encore vides, s'incrustent dans le tissu inflammatoire tuberculeux ; la granulation miliaire, dans sa portion caséifiée, s'excave même, à droite, au pourtour du canal alvéolaire.

i. l. t. b. Ilot tuberculeux, sorte de granulation linéaire, déchiquetée, de toutes parts, par les cavités respiratoires.

a. l. v. p. Un *alvéole pulmonaire*, rétréci, comblé par des leucocytes altérés, est logé en plein tissu inflammatoire péri-caséeux.

c. a. s. La granulation tuberculeuse miliaire, représentée par un bloc caséeux anguleux, de forme vaguement quadrangulaire ; la zone lymphocytaire péri-caséeuse est, ici, irrégulière et incomplète ; les alvéoles pulmonaires adjacents sont remplis de nombreux éléments en voie de désintégration déjà manifeste.

a. l. f. b. Ilot d'alvéoles pulmonaires petits, tassés, remplis et comblés par un exsudat fibrino-leucocytaire abondant, déjà en voie de caséification *(alvéolite aiguë fibrineuse bacillaire péri-granulique)*.

c. l. i. a. l. *Cloison inter-alvéolaire*, normale, insérée, en haut, sur un petit espace de tissu conjonctif interstitiel inter-acineux.

TUBERCULOSE MILIAIRE

PLANCHE VIII

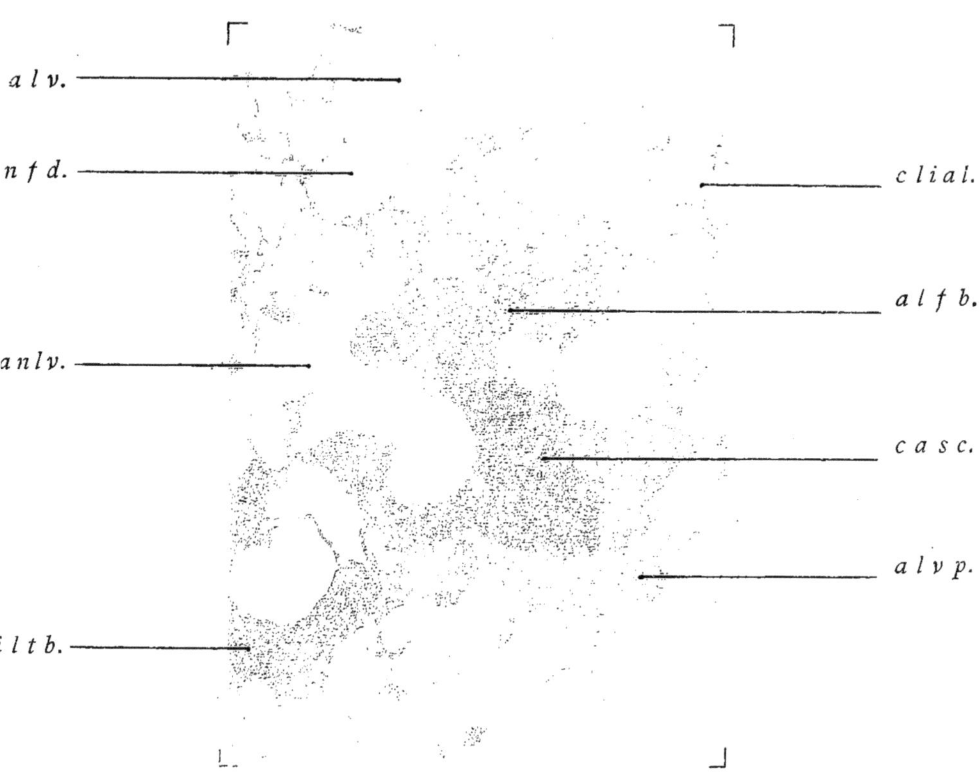

La granulation tuberculeuse miliaire et les réactions inflammatoires péri-granuliques.

(Coloration : hématéine, éosine.)

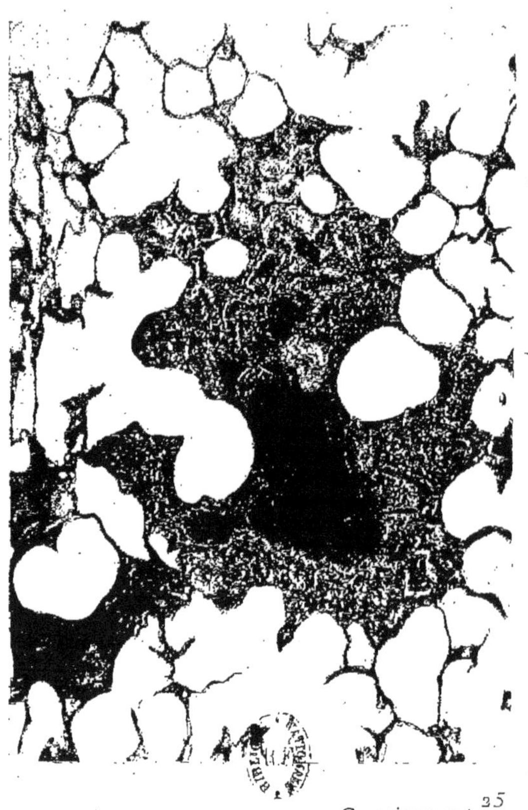

Grossissement $\frac{25}{1}$

TUBERCULOSE MILIAIRE

PLANCHE IX

Les granulations tuberculeuses et l'Armature élastique du poumon; une bronchiole acineuse caséifiée.

Coloration : hématéine, éosine. — Grossissement 22 : 1.

La mise en valeur de l'*Armature élastique du poumon* par une méthode colorante spécifique (telle que l'orcéine) fournit des données précieuses pour l'étude de la Tuberculose pulmonaire.

Les deux granulations de la Pl. IX peuvent servir d'exemple. La plus inférieure, comprise entre *folt* et *alvn*, est obronde; trois follicules agminés, contenant encore quelques cellules géantes (*clgt, folt*), y dessinent leurs tourbillons dégénérés (envahis par la caséification); de rares tronçons de fibres élastiques (reconnaissables à leur coloration brun-violet foncé) sont encore visibles, surtout à la périphérie de la granulation. En s'adjoignant aux tractus conjonctifs attachés aux conduits respiratoires non envahis qui entourent, de toutes parts, le tubercule, les débris élastiques contribuent à donner l'impression d'un « enkystement microscopique » de la masse granulique; l'intégrité des cavités adjacentes confirme cette notion.

L'autre granulation miliaire, comprise entre *tbp* et *infp*, apporte d'autres précisions, plus importantes. La masse affecte une forme quelque peu quadrangulaire; elle mesure, à l'œil nu, 2 mm. 6. Sa partie centrale est, seule, caséifiée à fond et l'orcéine montre qu'il s'agit, à n'en pas douter, du contenu d'une *bronchiole acineuse*, obstruée et, d'ailleurs, largement détruite par la tuberculose. Les tronçons de fibres élastiques qui se succèdent, en un cercle irrégulier autant qu'incomplet, autour du bloc caséeux dessinent le reliquat de la paroi bronchiolique. Par quel mécanisme ce conduit aérien a-t-il été, ainsi, envahi? Dans cette granulation, les colonies bacillaires les plus anciennes, les seules déjà caséifiées, *semblent* occuper la lumière de la bronche; mais il faut tenir en suspicion les « apparences » fournies par une seule surface de coupe. Le véritable centre de ce foyer caséeux est, sans doute, ailleurs situé, plus haut, ou plus bas. Un seul fait certain est la destruction parcellaire, mais profonde et réitérée, de la paroi bronchique par des colonies tuberculeuses. Le microscope ne peut, ici, rien dire de plus.

Un autre détail consiste en ceci : la masse caséeuse centrale intrabronchiolique est « ouverte », car elle forme, dans la lumière même des cavités aériennes adjacentes (en *cas*), une échancrure concave.

---

a. l. v. d. *Alvéole pulmonaire*, dilaté, emphysémateux, sur les confins d'une granulation tuberculeuse; la paroi de l'alvéole est, de place en place, manifestement atrophiée.

c. l. b. r. Tronçon de fibres élastiques denses appartenant à l'armature d'une *bronchiole acineuse* englobée au centre de la granulation tuberculeuse; d'autres tronçons, à la suite, esquissent encore la forme de la bronchiole, atrophiée, mutilée et oblitérée par la matière caséeuse.

c. a. s. *Placard caséeux*, représentant le centre de la granulation et sa région la plus ancienne; le caséum a distendu la bronche tuberculisée et se trouve, à gauche, au contact direct de la colonne aérienne : en ce point donc, la granulation tuberculeuse est, histologiquement parlant, *ouverte*.

i. n. f. p. Portion, non encore caséifiée, de la granulation tuberculeuse centrée autour d'une bronchiole acineuse. Dans ce placard inflammatoire tuberculeux péri-caséeux, on ne voit plus que quelques rares traces de fibres élastiques (colorées en brun violet foncé).

v. n. p. i. Petite veinule inter-infundibulaire, reconnaissable à son armure élastique conservée; le vaisseau, totalement oblitéré, fait partie du tissu de la granulation tuberculeuse; seule, l'orcéine a permis de l'y déceler.

f. o. l. t. *Amas folliculaire tuberculeux*, faisant partie d'une granulation miliaire et reconnaissable à la présence de deux moyennes cellules géantes, bien colorées.

c. l. g. t. Grosse *cellule géante*, anguleuse, logée au centre d'un amas folliculaire formant, avec les précédents, la granulation miliaire; le tissu tuberculeux voisin est en voie de caséification.

a. l. v. n. Alvéole pulmonaire, normal quant à ses dimensions, et en bordure de la granulation miliaire; quelques fibres élastiques pariétales y sont encore reconnaissables, sur le bord de la granulation.

e. l. m. Tronçon de fibres élastiques mutilées, sur la marge de la granulation miliaire (*dislocation mutilante de l'armature élastique du poumon*).

e. p. i. Petit éperon, normal, appartenant à un *canal alvéolaire* obliquement sectionné; la partie supérieure de la paroi de ce canal est formée par la matière tuberculeuse, qui y semble en contact direct avec l'arbre respiratoire.

t. b. p. Tissu tuberculeux de la granulation, au contact de la paroi d'une *artériole pulmonaire* intra-lobulaire obliquement sectionnée, mais reconnaissable à son armature élastique épaisse.

o. r. p. Orifice d'entrée d'un alvéole pulmonaire pariétal, sain; le squelette élastique s'y montre sous l'aspect d'une petite tache brune, régulièrement dessinée.

TUBERCULOSE MILIAIRE

Planche IX

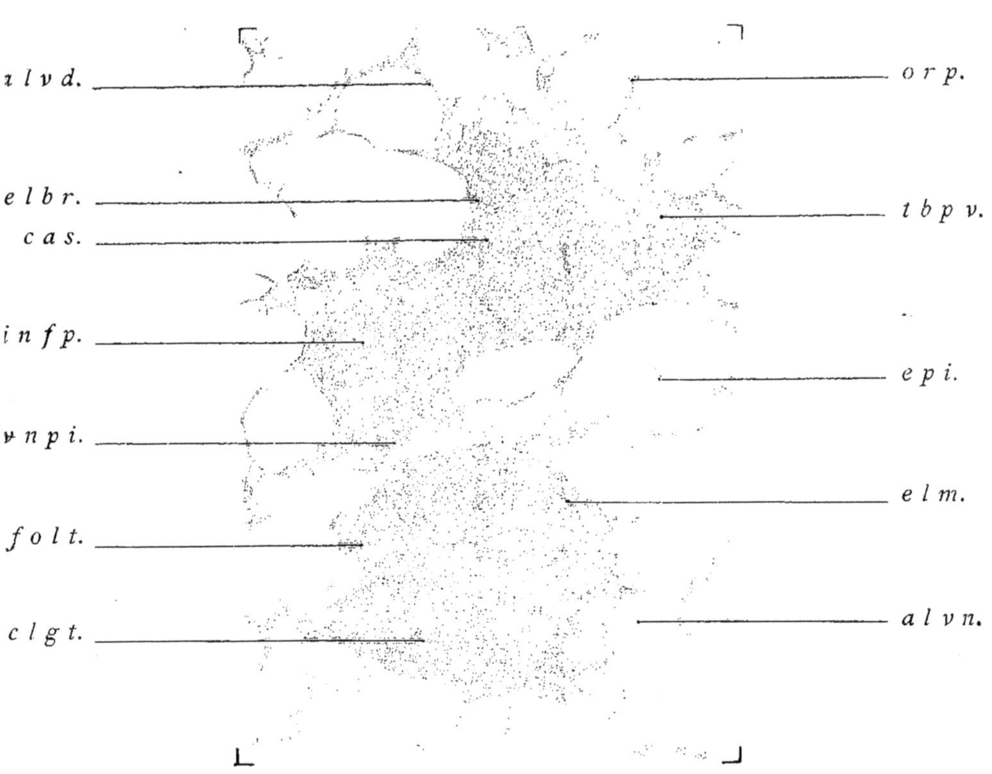

Les granulations tuberculeuses et l'armature élastique du poumon.
Une bronchiole acineuse caséifiée.

(Coloration : hématéine, orcéine, éosine.)

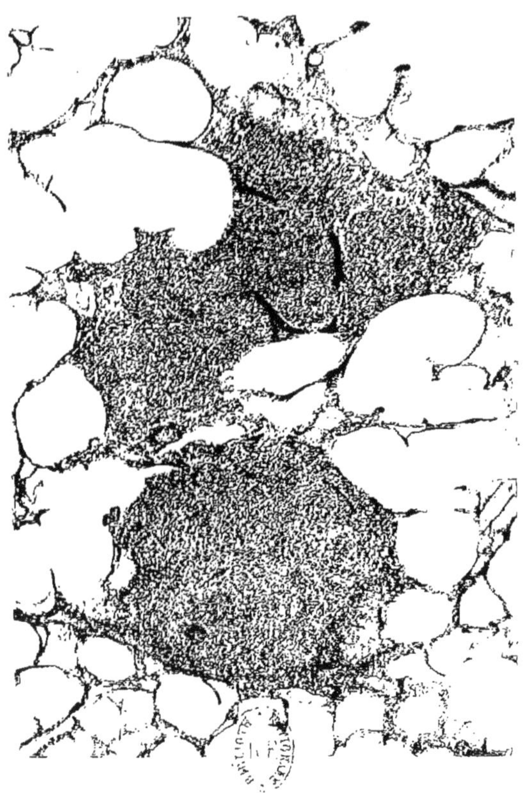

Grossissement $\frac{22}{1}$

TUBERCULOSE MILIAIRE

PLANCHE X

Le Tubercule miliaire; la diffusion inflammatoire péri-granulique et les lésions de l'armature élastique.

Coloration : hémateine, orcéine, éosine. — Grossissement 28 : 1.

Cette granulation miliaire mesurait, à l'œil nu, 2 millimètres. Sa forme, à peu près triangulaire, est due à ce que la « zone d'extension » a progressé, par en haut, aux dépens d'une bronchiole acineuse (*pbad*) et des tissus qui l'entouraient (lésions péri-bronchiques).

Dans le cas présent, le foyer constituant le « tubercule miliaire » est saisi en pleine activité envahissante. Autour (et surtout au-dessus) du foyer bacillifère initial, qui est en état de caséification notoire (placard rouge-orangé brique sale), les cavités aériennes, sans exception, ont été, de proche en proche, envahies; les éléments inflammatoires qui les comblent (et parmi lesquels nulle trace n'existe d'exsudats fibrineux) sont, en général, mal colorables, en voie de dégénérescence vitreuse bien évidente.

L'orcéine, en découvrant dans l'intérieur de cette masse condensée, opaque, quelques reliquats de l'armature élastique du poumon, permet de suivre l'extension centrifuge des processus tuberculeux. Cette technique colorante montre aussi la force destructive, la puissance d'effraction exercée par les colonies tuberculeuses contre des organes en apparence aussi résistants qu'une bronchiole acineuse, telle que *brat* et *pbad*. De même, les deux moignons élastiques mis en valeur en *epel* et au-dessus signalent, grâce à l'orcéine, *l'ulcération complète d'une bronchiole acineuse*, sur le bord gauche de la granulation miliaire et, par conséquent, l'évacuation possible, sinon certaine, des produits tuberculeux par cette voie latérale, grande ouverte.

L'orcéine donne, enfin, le moyen de repérer, en pleine masse granulique, les contours des alvéoles pulmonaires englobés, ou, tout au moins d'évaluer le degré de la destruction de leurs parois. Il en est de même, d'ailleurs, pour les vaisseaux sanguins, plus particulièrement pour les veinules pulmonaires saisies par les progrès de la tuberculisation de l'appareil respiratoire et de ses vaisseaux tributaires (*vnl*) et (*cavo*).

On peut même, jusqu'à un certain point, prévoir, déjà à ce faible grossissement, le mécanisme de l'obstruction du système veineux pulmonaire et de sa destruction progressive.

---

a. l. v. t. Bronchiole, tassée, en section oblique.

p. b. a. d. Lambeaux élastiques épais, reliquats d'une *bronchiole acineuse* oblitérée par les fusées leucocytaires de l'inflammation tuberculeuse. Le canal a été distendu et disloqué pendant que les fibres élastiques disparaissaient en grande partie; quelques trousseaux élastiques dessinent encore, dans le voisinage, la silhouette de la bronchiole tuberculisée.

a. l. v. d. Un *alvéole pulmonaire* dilaté et, en grande partie, tuberculisé; le tiers de la paroi, à sa partie inférieure, apparaît, encore reconnaissable, aminci, étiré, mais, en ce point, muni de fibres élastiques; tout le reste de la cavité, à droite et en haut, est limité par un tissu inflammatoire, leucocytaire, nettement tuberculeux; ici encore, la tuberculose apparaît manifestement *ouverte*, au point de vue histologique.

c. a. v. o. En plein tissu tuberculeux, un îlot de trousseaux élastiques, déjà fort atrophiés, dessine un cercle irrégulier sur lequel s'insère une bande élastique, en forme d'Y; il s'agit, peut-être, d'une veinule pulmonaire envahie et comblée par le processus inflammatoire tuberculeux, et qui passerait inaperçue, sans la coloration élective du tissu élastique (par l'orcéine).

e. p. e. l. Éperon élastique, reliquat de l'armature fondamentale d'une *bronchiole acineuse* entièrement détruite par la granulation tuberculeuse; ici encore, le foyer granulique est au contact des cavités aériennes, dont il constitue, à lui seul, la paroi ulcérée.

b. r. a. d. Tronçons élastiques disloqués, appartenant à l'armature d'une *bronche acineuse* dilatée, et dont on ne voit, sur la figure, qu'un segment; l'inflammation tuberculeuse s'est arrêtée exactement contre cette paroi bronchique, et l'a mutilée.

c. a. s. e. l. *Caséification centrale* de la granulation miliaire; plusieurs fragments de fibres élastiques sont épars, mais encore bien colorables, au sein de la masse caséeuse; leur dislocation atrophique et leur segmentation ne permettent plus de déterminer l'organe auquel ils appartenaient.

b. r. a. t. Coupe transversale d'une *bronchiole acineuse*, dont l'armature élastique, bien que disloquée et en voie d'atrophie, est encore reconnaissable; toute la partie gauche de la paroi bronchiolique a disparu en se fondant dans le tissu tuberculeux péri-granulique; la lumière bronchique est comblée par des éléments inflammatoires en voie de mortification vitreuse.

v. n. l. *Veinule pulmonaire* inter-acineuse, comblée par les produits tuberculeux; l'armature élastique du vaisseau est encore, en partie, conservée.

c. l. i. l. *Cloison inter-lobulaire* riche en tissu élastique et dans l'épaisseur de laquelle on aperçoit la coupe (oblique) d'une veinule pulmonaire normale.

TUBERCULE MILIAIRE

PLANCHE X

Le tubrcule miliaire.
Les diffusions inflammatoires péri-grauliques et les lésions de l'armature élastique.

(Coloration : hématéine, éosine, orcéine.)

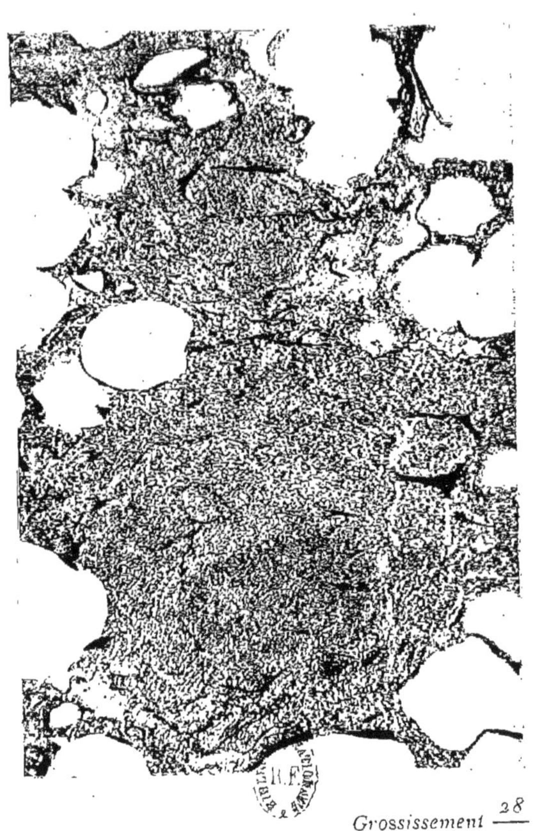

BIBLIOTHÈQUE NATIONALE R.F.

Grossissement $\frac{28}{1}$

TUBERCULOSE MILIAIRE

PLANCHE XI

Le Tubercule miliaire; les réactions dites « péri-granuliques » de l'alvéole pulmonaire.

Coloration : hématéine, éosine. — Grossissement 200:1.

Le *Tubercule miliaire*, que nous avons vu (Pl. V, VI et IX) composé par un conglomérat de « follicules tuberculeux primitifs » en voie de dégénérescence caséeuse, montre, ici, à un fort grossissement, une partie très circonscrite de sa bordure ; le tissu élastique n'y a pas été différencié.

On reconnaît, sans peine, de gauche à droite : la partie la plus excentrique du magma caséeux central (avec sa teinte rouge brique brûlée); puis, en bordure même, deux *cellules géantes*, dont l'une (la supérieure), encore en pleine activité phagocytaire; l'autre, au contraire, (l'inférieure), est en partie dégénérée et va disparaître dans la nécrose caséifiante qui, déjà, l'a débordée; plus en dehors, enfin, apparaît une large collerette de *lymphocytes*, bien caractérisés par leurs minimes dimensions et par la vive affinité de leur unique noyau pour les colorants basiques (violet noir foncé).

Cellules géantes en bordure excentrique, plages lymphocytaires, composent la « zone d'extension » de ce tubercule miliaire : on le voit, dans ce cas, menacer trois alvéoles pulmonaires accolés à lui. De ces cavités, deux (*tif* et *macf*) sont comblées à peu près par des éléments cellulaires; la troisième (*alvt*) est presque vide. Toutes trois manifestent de différentes façons leur état pathologique : ici, c'est un afflux (abondant, en *macf*) de leucocytes mononucléaires vésiculeux, remarquables par la teinte rouge-orangé de leur protoplasma et par l'état contracté, quasi pycnotique, de leur petit noyau; là, ce sont de vastes placards de globules rouges, révélant une fluxion hémorrhagipare ayant comme infarci les voies aériennes au pourtour des foyers granuliques, peu de temps avant la mort (*apoplexie bronchio-alvéolaire péri-granulique*); ailleurs, ce sont des infiltrats de lymphocytes, sous forme de fusées dans le tissu interstitiel. Ces lésions correspondent à des désordres morbides bien connus des cliniciens et décrits, en Pathologie humaine, sous les termes de « bronchite catarrhale péri-tuberculeuse », de « congestion pulmonaire », d' « hémoptysies congestives ». La *Phthisis ab hæmoptoe* des Anciens y trouvait son substratum anatomo-pathologique. Les phtisiologues de la seconde moitié du siècle dernier y reconnaissaient leur « bronchite capillaire » et leur « pneumonie catarrhale des tuberculeux ». Les histo-pathologistes et les bactériologistes contemporains, en y colorant des bacilles tuberculeux libres ou englobés dans les phagocytes, y suivent l'extension diffusante du germe pathogène : en fait, par delà la multiplicité des réactions inflammatoires, ils établissent l'*unicité* de la cause morbifique et son immutabilité.

---

t. i. f. *Tissu inflammatoire péri-granulique*; les leucocytes mononucléaires forment un placard dense, étalé, au contact d'un alvéole rempli de globules rouges et de leucocytes.

z. l. p. g. *Zone lymphocytaire*, enserrant un foyer caséeux granulique; les lymphocytes, petits, nombreux et tassés, se mêlent, çà et là, à des leucocytes plus volumineux, mononucléaires.

c. l. g. t. *Grosse cellule géante*, en bordure le long de la masse caséeuse; une couronne complète de noyaux, débordée par un protaplasma granuleux, caractérise cet élément (la préparation microscopique a décollé la matière nécrosique caséeuse qui l'entourait).

m. c. a. *Magma caséeux central* de la granulation tuberculeuse; une mince bande seulement apparaît sur cette préparation; à droite d'elle, on reconnaît un certain nombre d'éléments, anguleux, friables, d'aspect vitreux, zone dite *épithélioïde*; plus à droite, la *zone lymphocytaire*, signalée plus haut, s'est manifestement étendue jusqu'au contact d'une paroi alvéolaire (*a. l. v. t.*), elle aussi en voie de tuberculisation.

a. l. v. t. *Alvéole pulmonaire*, vide, mais dont la paroi paraît uniquement constituée par un tissu inflammatoire tuberculeux.

c. l. i. a. Cloison inter-alvéolaire, en section oblique.

m. a. c. f. Ilot de *macrophages vésiculeux*, accumulés, en amas abondants, dans un alvéole pulmonaire en voie de tuberculisation; ces gros éléments vésiculeux sont remarquables par leur coloration rose brique et par l'état déjà atrophique de leur noyau; ils flottent dans la cavité alvéolaire, en compagnie d'innombrables globules rouges qui comblent le reste de la lumière alvéolaire (alvéolite dite « catharrale »).

c. l. i. a. *Cloison inter-alvéolaire*, remarquable par le grand nombre de ses capillaires distendus (*congestion alvéolaire péri-tuberculeuse*); la partie inférieure de cette cloison se perd dans la zone lymphocytaire péri-granulique décrite plus haut; cette zone entame profondément, plus bas, l'alvéole lui-même, montrant ainsi un des modes d'envahissement des voies aériennes par le processus tuberculeux.

v. p. m. Coupe transversale d'une veinule pulmonaire encore normale.

TUBERCULOSE MILIAIRE

PLANCHE XI

t i f.

v p m.

c l i a.

z l p g.

m a c f.

c l g t.

c l i a.

a l v t.

n c a.

Le Tubercule miliaire.
Les réactions dites « péri-granuliques » de l'alvéole pulmonaire.

(Coloration : hématéine, éosine.)

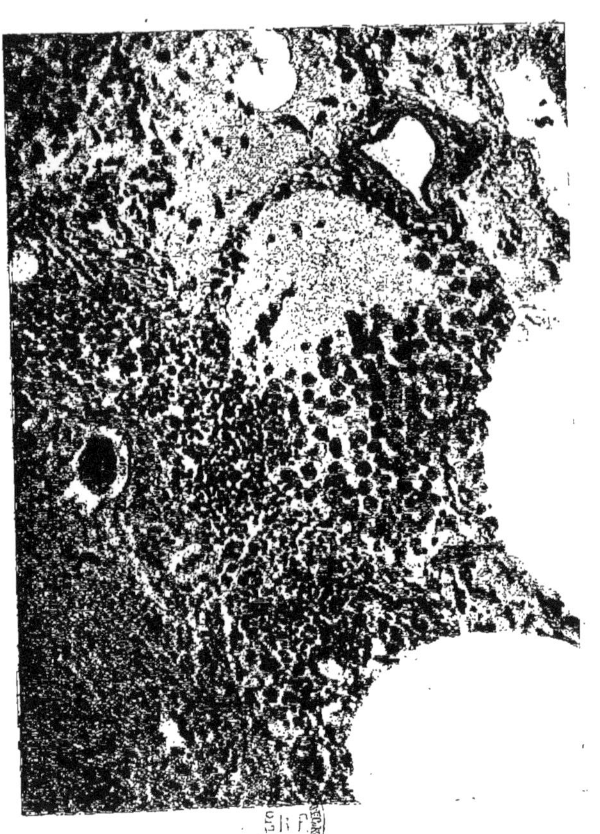

BIBLIOTHÈQUE NATIONALE

Grossissement $\frac{200}{1}$

TUBERCULOSE MILIAIRE

PLANCHE XII

Le « Follicule tuberculeux primitif » : sa cellule géante centrale; sa zone épithélioïde; sa zone lymphocytaire.

Coloration : hématoxyline, orcéine, éosine. — Grossissement 190:1.

Le « follicule primitif » est l'altération essentielle et, pour certains auteurs, le prototype des manifestations tuberculeuses. Au point de vue microscopique, il consiste. comme le montre la Pl. XII, en un îlot arrondi, sphéroïde (il a la même forme, dans tous les plans de section); son centre est occupé par une *cellule géante*, que les techniques appropriées montrent *bacillifère* (Pl. XIII et XIV). Autour de cet élément, de forme et de dimensions fort variables (*clmn*, *clgn*), se dessine une bande, moins vivement colorée, dans laquelle les éléments cellulaires ont, tous, un aspect singulier, comme vitreux ; c'est la zone dite « épithélioïde », bordée elle-même par des tissus infiltrés d'éléments vivement teintés, mais fort petits et munis d'un seul noyau ; ces éléments, qui dominent ainsi la scène, à la périphérie du follicule, en formant un cercle plus ou moins large et plus ou moins complet, sont des *lymphocytes*, variété de leucocytes que l'on voit foisonner, en abondance, à proximité de tout foyer tuberculeux. La zone, ainsi délimitée par eux, a été, pour ce fait, dénommée « zone lymphocytaire ».

La cellule géante est, en résumé, un petit bloc de matière caséeuse farcie de bacilles tuberculeux et enserrée par une couche, trop souvent discontinue, de noyaux, autrement dit d'éléments cellulaires fondus ensemble, ligués pour former, autour de la colonie bacillaire, un « système de défense collectif ».

Il arrive, rarement à la vérité, que cet « encerclement cellulaire « des bacilles tuberculeux soit effectif et suffisant : dans ce cas, le follicule primitif se réduit à sa plus simple expression primordiale, à la cellule géante isolée.

La règle presque constante est, au contraire, la formation d'une seconde ligne, ou zone épithélioïde (*zepi*); les éléments cellulaires y prennent une disposition tourmentée, souvent en « tourbillons », et montrent les signes d'une vitalité affaiblie : les bacilles et leurs toxines les ont frappés au passage ; la nécrose caséeuse commence à les atteindre. Ici, la lutte est perdue pour l'organisme, et les bacilles tuberculeux gagnent les tissus circonvoisins, en détruisant tout sur leur chemin (*elas* et *elasf*).

Dans la zone lymphocytaire, le combat n'est point encore fini. L'organisme tend (*zlf*) à y englober les bacilles immigrés; il accumulera ses moyens de défense, multipliera ses éléments connectifs; il appelle à l'aide ses phagocytes et se hâte d'élaborer une barrière fibreuse, qui devrait être infranchissable....

Un foyer tuberculeux constitué par un simple follicule tuberculeux « enkysté » au milieu de placards cicatriciels, est d'une rareté exceptionnelle. D'ordinaire, en effet, les lésions s'étendent, les follicules se multiplient, côte à côte, et forment des *nodules tuberculeux*.

---

c. l. m. n. Cellule multi-nucléée (petite cellule géante) en voie de nécrose, à la périphérie d'un follicule primitif (*zone d'accroissement*).

c. l. g. *Cellule géante vitrifiée*, en état de destruction caséeuse, au milieu d'un placard de matière presque anhiste, ou, du moins, très pauvre en cellules, toutes, d'ailleurs, atrophiées, elles aussi.

c. l. g. n. Belle *cellule géante vacuolaire*, de forme ovalaire, formant le centre d'un *follicule tuberculeux primitif*; les noyaux multiples de l'élément ne sont qu'en petit nombre bien au point; ils dessinent, à gauche, une bordure violette opaque; la technique a décollé la cellule géante des éléments épithélioïdes qui l'entourent.

z. e. p. i. *Zone* dite *épithélioïde*; les éléments qui la composent sont anguleux, fripés, avec un aspect vitreux; un grand nombre ont perdu leur noyau et forment, par coalescence, des placards irréguliers, plus ou moins arrondis, imposant ainsi à la zone épithélioïde une sorte de contour polycyclique, en « tourbillons ».

e. l. a. s. Tronçon de fibres élastiques en voie d'atrophie, perdues au milieu des éléments vitreux de la zone épithélioïde.

z. l. f. *Zone lymphocytaire du follicule primitif*; les éléments, petits, mononucléaires, dessinent, autour de la zone épithélioïde, un anneau régulier; par place, des leucocytes mononucléaires plus gros, à protoplasma granuleux (phagocytes), s'intercalent entre les lymphocytes.

e. l. a. s. f. Fibres élastiques, fragmentées, disséquées par les lymphocytes; elles sont le reliquat de l'armature élastique du poumon.

i. n. v. La nécrose élémentaire, caractérisant la zone épithélioïde, progresse, de gauche à droite, dans l'épaisseur de la zone lymphocytaire; en ce point, les noyaux sont moins nombreux, les cellules se sont mortifiées et prennent un aspect jaune-rosâtre : *îlot d'accroissement*, par où débordent les bacilles tuberculeux, et dans lequel la caséification totale des tissus s'annonce imminente.

TUBERCULOSE MILIAIRE

Planche XII

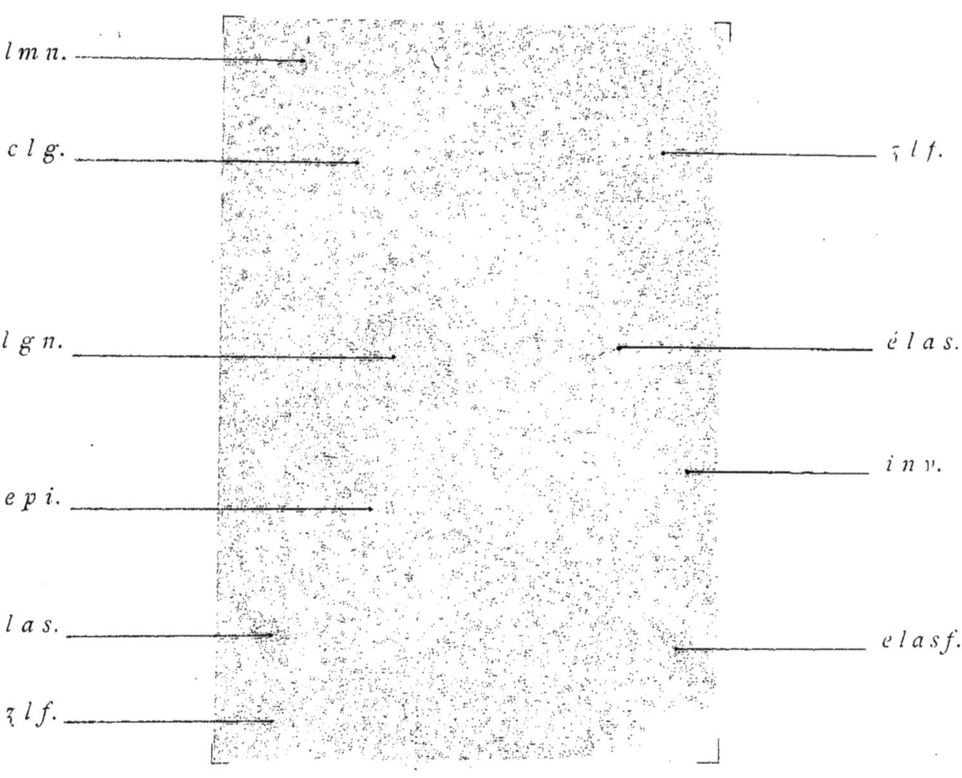

Le « follicule tuberculeux primitif ».
Sa cellule géante centrale.
Sa zone épithélioïde.
Sa zone lymphocytaire.

(Coloration : hématoxyline, orcéine, éosine.)

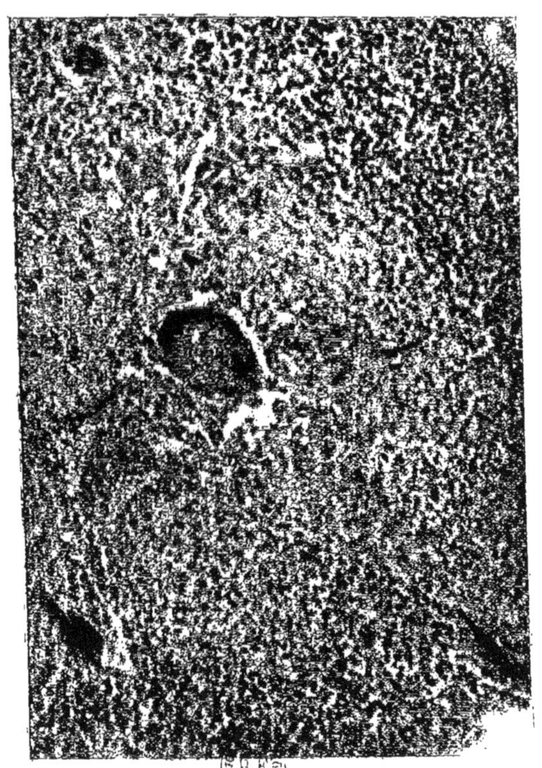

B.N.

Grossissement $\frac{190}{1}$

TUBERCULOSE MILIAIRE

PLANCHE XIII

La Cellule géante tuberculeuse bacillifère.
Ses noyaux, son bloc central et ses bacilles de Koch.

Coloration : Ziehl, hématéine, orange. — Grossissement 900 : 1.

Les Planches XIII et XIV méritent quelque attention. Deux *cellules géantes tuberculeuses*, bien colorées, grossies 900 fois, y figurent, sans aucune retouche, et les bacilles qu'elles contiennent s'y laissent voir, en nombre.

Le volume et la forme des cellules géantes bacillifères sont fort variables. Les quelques exemples qui ont déjà passé dans les figures précédentes (v. Planches V, VI, IX, XI et XII) montrent qu'il y a d'énormes cellules géantes, comme aussi des moyennes et même des petites ; tout dépend de la matière mortifiée occupant le centre de l'élément giganti-cellulaire. Si bien qu'en réalité, la cellule géante doit être considérée moins comme une « cellule », mais plutôt comme un agrégat d'éléments fusionnés autour d'un magma de substance nécrosique caséeuse infiltré de nombreux bacilles tuberculeux.

Ainsi comprise, la cellule géante offre à étudier sa matière centrale (*bk*, Pl. XIII et *bkc*, Pl. XIV), sa couche de noyaux (*noy*, *cor*) périphériques, et son protoplasma cortical (*prot*, Pl. XIV).

Le *bloc central* offre tous les caractères tinctoriaux et histochimiques de la MATIÈRE CASÉEUSE : une substance amorphe, granitée, sèche et d'une grande densité, le compose ; elle est dépourvue de noyaux, ou, du moins, les quelques noyaux qu'on y trouve, parfois, (comme près de *cor*, Pl. XIV) sont-ils accidentels et imputables à de rares phagocytes ayant pu pénétrer par effraction pariétale, et destinés, selon toute vraisemblance, à une mortification caséeuse prochaine. Certaines fois, cependant, la matière centrale laisse encore apercevoir, en elle, quelques lignes onduleuses ou arrondies (Pl. XIII, entre *bk* et *cor*) qui semblent bien être les linéaments, les squelettes d'éléments ou de noyaux caséifiés.

Les bonnes techniques colorant le bacille de Koch, en particulier la méthode de Ziehl, établissent que le bloc central de la cellule géante est, par-dessus tout, un « foyer bacillifère ». Trop souvent, les microbes, reconnaissables à leur minceur (*bk*, *bkc*) gracile et légèrement incurvée, n'y sont colorés qu'en petit nombre; à cet égard, nos deux figures XIII et XIV sont privilégiées. Maintes fois, en effet, la fuchsine phéniquée ne parvient à fixer qu'un ou deux bacilles, par cellule géante; aussi, la question se pose-t-elle de savoir si cette apparente rareté de germes pathogènes, à l'intérieur des éléments giganti-cellulaires tuberculeux, provient de l'insuffisance de nos techniques, ou résulte d'un état particulier des bacilles emprisonnés dans la masse caséeuse. Nombre de données doivent intervenir dans ce problème, ne serait-ce que l'âge de la lésion. Une vieille cellule géante montre sa masse centrale assez souvent creusée de vacuoles (*clgn*, Pl. XII); plus souvent encore, dans le poumon aussi bien, d'ailleurs, que dans les ganglions lymphatiques péri-bronchiques, les cellules géantes se laissent envahir par des poussières de charbon, et cette « anthracose giganti-cellulaire » a quelque chose de méthodique : les fines particules noires du charbon s'incrustent à la périphérie de la masse centrale, autour et en dedans de la couronne des noyaux, souvent même en dessinant une simple ou une double ligne ponctuée, parallèle à la surface; la masse giganti-cellulaire peut, au surplus, finir par être « tatouée » en totalité.

La cellule géante ne résiste pas mieux que tous les éléments ou tissus à la nécrose caséifiante. La planche XII en donne un remarquable exemple.

---

m. c. a. — *Matière caséeuse*, dans laquelle on aperçoit encore quelques noyaux pâles, déformés.

n. o. y. — Amas de noyaux, disposés en demi-cercle, à la périphérie de la cellule géante; en ce point, l'obliquité de la coupe amplifie, en apparence du moins, le nombre des noyaux, que l'on voit, plus bas et à gauche, moins abondants, fermer la couronne nucléaire de la cellule géante.

b. k. — *Bacilles de Koch*, incrustés, au centre de la cellule géante, dans une substance granuleuse, amorphe, caséeuse.

c. o. r. — Noyaux de la cellule géante terminant la couronne nucléaire; au dessous et en dehors d'eux, la matière tuberculeuse montre quelques noyaux clairs, déformés, appartenant à la zone épithélioïde du follicule primitif.

z e. p. — *Zone épithélioïde*, effritée, rompue par la technique microscopique.

l. a. c. — Lacune artificielle, due à la technique, et ayant décollé la cellule géante et son protoplasma, en écartant d'elle le tissu tuberculeux; quelques éléments, dits épithélioïdes, bordent cette lacune, en bas et en haut.

m. c. a. — Matière caséeuse, desséchée, friable, presque partout anhiste.

TUBERCULOSE MILIAIRE

Planche XIII

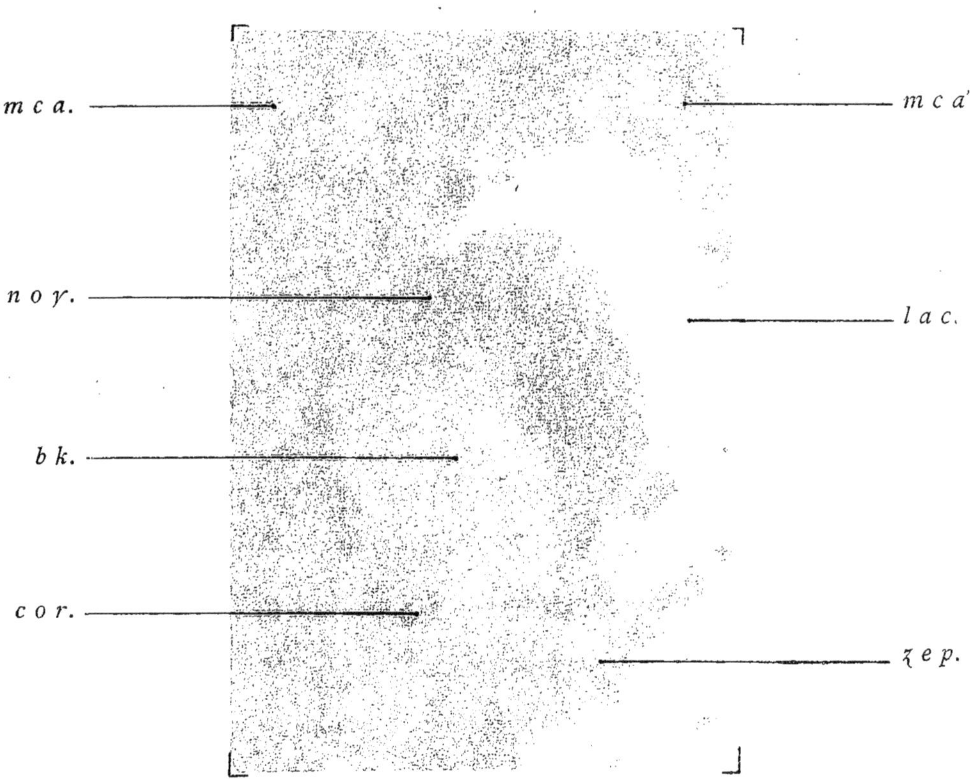

La cellule géante bacillifère.
Ses noyaux. Son bloc central.
Ses bacilles de Koch.

(Coloration : Ziehl, hématéine, orange.)

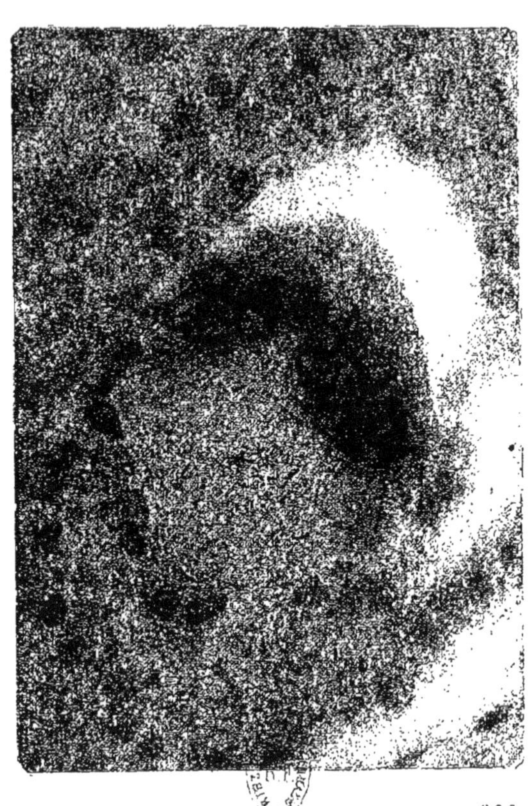

Grossissement $\frac{900}{1}$

TUBERCULOSE MILIAIRE

PLANCHE XIV

La Cellule géante tuberculeuse. Son protoplasma, sa couronne de noyaux, ses bacilles.

Coloration : Ziehl, bleu de méthylène. — Grossissement 900:1.

La *couche des noyaux* (*noy*, *cor*) enserre le bloc central bacillifère. Suivant le point où la cellule a été sectionnée par le rasoir, suivant aussi sa forme, sphéroïde ou ovoïde, l'aspect de la bordure de noyaux diffère du tout au tout : cela peut être une « couronne » (Pl. XIV) traçant un cercle, régulier comme forme, sinon comme épaisseur, à cause de certaines obliquités latérales ; moins souvent, la coupe a été tangentielle à la surface de la cellule géante et montre un champ entièrement nucléaire, ou mi-partie caséeux et mi-partie nucléaire (Pl. XIII).

L'observation démontre, en outre, que cette muraille de noyaux n'est ni toujours, ni partout complète, surtout lorsque la nécrose caséeuse commence à entamer, par îlots, la série des éléments cellulaires conglomérés à la surface du bloc bacillifère. Étudiés à un grossissement suffisant, les noyaux de la cellule géante en activité caséifiante se montrent irréguliers, déformés ; bien loin de donner la preuve d'une vitalité active hyperplasique, leur matière nucléaire pâlit, s'étire et se déforme, signes précurseurs d'une mort prochaine. Les bacilles tuberculeux (*bkp*) s'insinuent dans la couche des noyaux et suivent les fusées de matière caséeuse qui désagrègent cette barrière vivante enrobant les colonies microbiennes. Une fois libéré, le bacille franchit, sans peine, la zone des cellules épithélioïdes géantes : il va porter plus loin ses coups, dans les lignes de la zone lymphocytaire, où de nouveaux englobements l'attendent.

Le *protoplasma cortical* de la cellule géante (*prot*) en représente la minime partie. Souvent même, il est difficile à isoler des éléments ou de la matière caséeuse qui l'entourent. Il envoie, de toutes parts, de courts prolongements, effilés ou obtus. Par lui, se nourrit et lutte la colonie d'éléments cellulaires appelés à défendre, sur un point circonscrit, l'organe tuberculisé ; par lui, sans doute, s'exercent les phénomènes de chimiotaxie, appelant à l'aide les leucocytes doués du pouvoir phagocytaire ; et, le jour où les toxines caséifiantes l'emportent et tuent la cellule géante (*clg*, Pl. XII), c'est, semble-t-il, ce lambeau protoplasmique qui, *ultimum moriens*, succombe le dernier.

La Planche XIV permet de compter six bacilles de Koch, bien colorés. On remarquera que trois d'entre eux sont au contact de la couronne de noyaux; l'un même, *bkp*, est, déjà, enclavé au milieu des noyaux; il déborde même leur ligne : on peut le considérer comme ayant définitivement franchi l'obstacle qui s'opposait à sa sortie. L'extension centrifuge des colonies bacillaires est, par cet exemple, mise en évidence.

---

z. e. p. Tissu tuberculeux, en voie de nécrose caséeuse, contenant encore quelques noyaux pâles, déformés.

c. o. r. La *couronne de noyaux* de la grosse cellule géante; les noyaux sont accumulés en une couche serrée, qui donne un certain flou bleuâtre à l'image.

c. o. r. b. En ce point, les noyaux de la couronne sont plus espacés, mieux distincts; un bacille de Koch (vivement teinté en rouge) apparaît, logé dans l'épaisseur même de cette zone nucléaire; il en est de même pour un autre bacille, que l'on voit au bas de la cellule géante.

p. r. o. t. *Pointe protoplasmique*, étalée, bordant la cellule géante et montrant bien que la couronne de noyaux se trouve, normalement, incluse à l'intérieur du protoplasma giganti-cellulaire : quelques lymphocytes et quelques leucocytes mononucléaires entourent cette pointe protoplasmique.

l. f. c. Un *leucocyte mononucléaire*, qui aborde le protoplasma de la cellule géante.

n. o. y. La couronne de noyaux est, ici, obliquement sectionnée, ce qui donne à la coupe un aspect irrégulier et flou, par endroits; plusieurs noyaux compris dans la coupe se montrent irréguliers, allongés, déformés, en voie de déchéance manifeste.

b. k. c. Plusieurs *bacilles de Koch*, bien colorés, sont incrustés dans le protoplasma central, déjà manifestement caséeux et anhiste; seul, un noyau leucocytaire englobé a été encore coloré, en plein protoplasma central, en haut et à gauche, tout contre un bacille de Koch, de forme incurvée.

b. k. p. Un bacille de Koch, incrusté en pleine couronne nucléaire, au sommet d'une pointe de matière caséeuse insinuée entre les masses de la couronne nucléaire.

TUBERCULOSE MILIAIRE

PLANCHE XIV

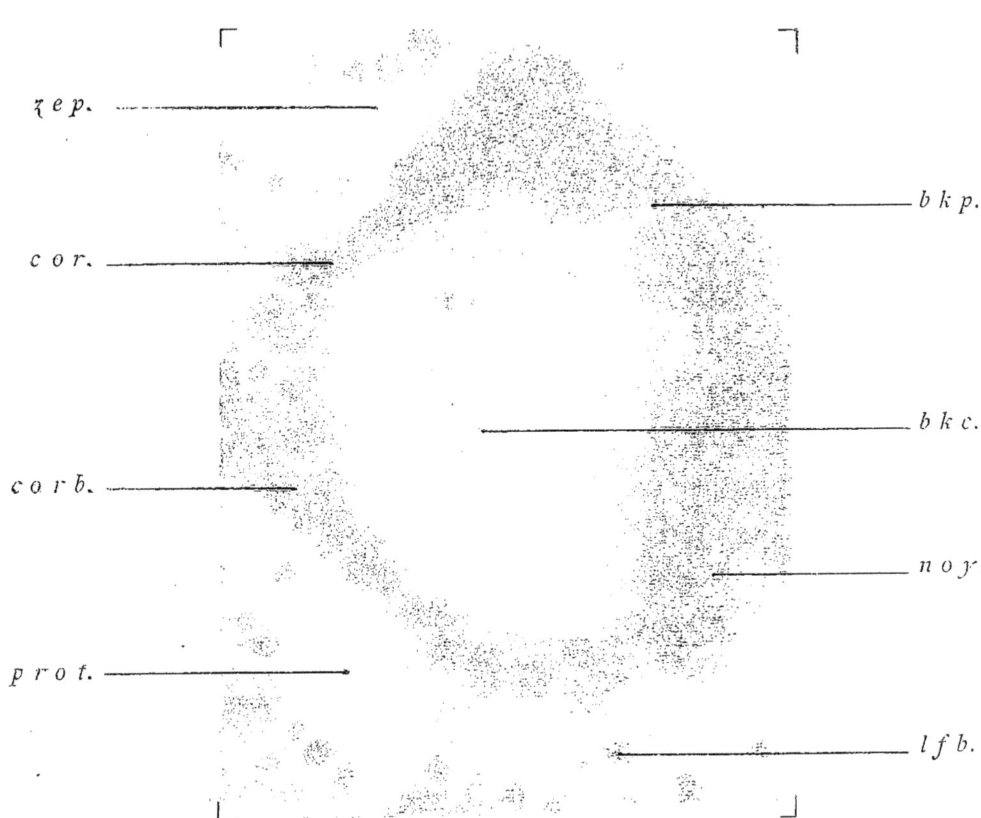

La cellule géante tuberculeuse.
Son protoplasma.
Sa couronne de noyaux.
Ses bacilles.

(Coloration : Ziehl et bleu de méthylène.)

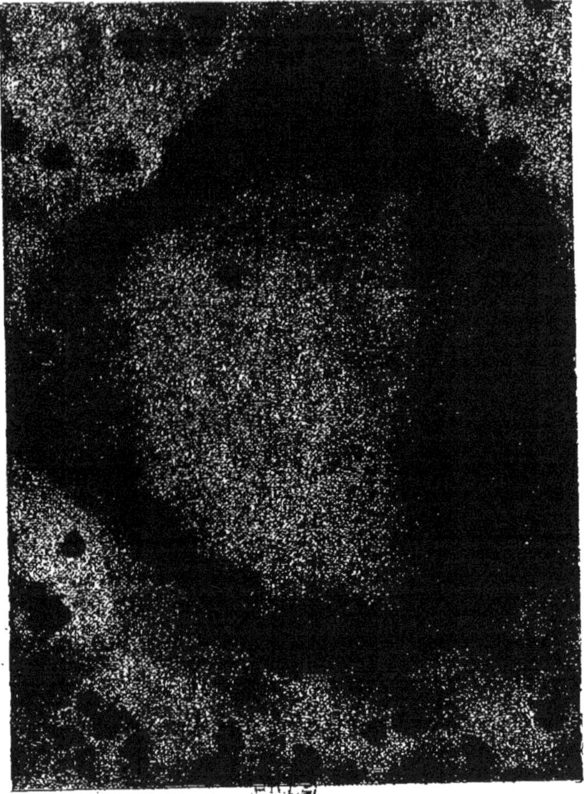

Grossissement $\frac{900}{1}$

TUBERCULOSE MILIAIRE

PLANCHE XV

L'invasion des voies aériennes, dans la Tuberculeuse miliaire; lésions du canal alvéolaire et de l'infundibulum.

Coloration : hématéine, éosine. — Grossissement 22:1.

Les 14 figures précédentes étaient destinées à l'étude du « Tubercule miliaire », considéré dans son ensemble et dans ses parties constitutives essentielles, représentées par le *follicule tuberculeux primitif*, avec sa cause génératrice, *le bacille de Koch*.

Les 8 figures suivantes exposeront les désordres produits par la Tuberculose miliaire dans les *voies aériennes* et dans l'*appareil circulatoire* du poumon.

La Planche XV montre les lésions subies par les parties terminales de l'arbre respiratoire, l'infundibulum et le canal alvéolaire qui lui a donné naissance. La cavité vide qui commence un peu au-dessus de *cnalv* et descend, verticale, jusqu'à *alvcs*, représente un canal alvéolaire suivi d'un infundibulum. Sur presque toute son étendue, cette longue poche, aux cloisons comme soufflées de dépressions alvéolaires en général déformées (*infl*), apparaît immobilisée, empâtée, par suite de l'épaississement pour ainsi dire ininterrompu de sa paroi. La plupart des dépressions ampullaires (alvéoles pariétaux et terminaux) qui, à l'état sain, la bosselaient de toutes parts, ont, sinon disparu, du moins réduit à l'extrême leurs cavités : dans toute la région de *alvcs*, qui, comprenait la série des culs-de-sac terminaux de l'infundibulum, on peut constater un infarcissement complet de cinq ou six alvéoles.

Les matériaux qui comblent, de la sorte, les alvéoles infundibulaires terminaux ne ressemblent ni aux exsudats fibrineux de l' « alvéolite pneumonique », ni aux leucocytes et aux épithéliums desquamés de la « splénisation alvéolaire »; encore moins rappellent-ils les poly-nucléaires d'une broncho-pneumonie suppurée. La masse forme un bloc, dense, opaque, mal colorable par places, terne, jaune rougeâtre, malgré un semis de noyaux leucocytaires (d'un violet sale); tous ces caractères rappellent ceux des produits inflammatoires tuberculeux, déjà étudiés, plus haut, à la périphérie du tubercule miliaire (*alvp*, *alfb*. Pl. VIII). Bref, c'est un foyer d'*alvéolite tuberculeuse para-granulique* et la bande de lymphocytes (violet foncé) qui sous-tend ces lésions (au-dessus et à gauche de *clil*) en fournit la preuve ; bien colorés, les bacilles de Koch s'y montreraient à foison.

---

c. l. i. a l. *Cloison inter-alvéolaire*, normale, mais sectionnée obliquement.

c. l. i. n. f. *Cloison inter-infundibulaire*, normale et dans l'épaisseur de laquelle on reconnaît la coupe de deux petites veinules pulmonaires.

c. n. a. l. v. Un *canal alvéolaire*, dont le bord droit est au contact direct d'une granulation tuberculeuse miliaire ; deux de ses alvéoles montrent leur paroi infiltrée de lymphocytes et servant de limite à la granulation tuberculeuse.

i. n. f. t. *Infundibulum*, dont les alvéoles pariétaux sont, en totalité, infiltrés de lésions inflammatoires tuberculeuses ; cette *alvéolite tuberculeuse* comble, en partie, la lumière infundibulaire et la déforme profondément.

a. l. v. t. Coupe transversale d'un alvéole rétréci, entouré, de toutes parts, par les produits inflammatoires tuberculeux, mais lui-même non comblé.

a. l. v. c. s. Alvéoles terminaux de l'infundibulum précédent, totalement remplis par des produits inflammatoires fibrinoïdes et leucocytaires déjà en voie de nécrose caséeuse (*alvéolite tuberculeuse paragranulique*).

c. l. i. l. *Cloison inter-lobulaire*, contenant une veine pulmonaire et dont la partie gauche, au bas de la préparation, apparaît gorgée de leucocytes mononucléaires ; la bande leucocytaire formée de la sorte sous-tend, pour ainsi parler, le fond des culs-de-sac des alvéoles infundibulaires frappés d'alvéolite tuberculeuse ; elle schématise, à vrai dire la « zone lymphocytaire péri-folliculaire » satellite de tout foyer tuberculeux primitif, en évolution ; elle représente, en somme, la zone d'extension des colonies bacillaires.

v. p. Grosse *veine pulmonaire*, gorgée de sang, logée dans la cloison inter-lobulaire ; on remarquera l'épaississement, déjà notable, des cloisons inter-alvéolaires qui s'insèrent au voisinage de la couche adventice de cette veine.

a. l. v. p. *Alvéole pariétal d'un canal alvéolaire*, envahi par la couche périphérique (lymphocytaire) d'une granulation tuberculeuse ; en ce point, la cavité aérienne est comblée par des lésions bacillaires.

z. l. f. *Zone lymphocytaire*, encerclant, de ses éléments violets, toute la périphérie de la granulation miliaire.

z. e. p. Zone intermédiaire de la granulation, remarquable, par sa coloration gris-rosâtre et son aspect fibrillaire ; les tissus y ont une tendance manifeste à l'organisation fibreuse.

c. a. s. c. *Placard caséeux central*, de forme vaguement trilobée et dont la bordure apparaît hachée d'innombrables traînées (d'un violet foncé) en rapport avec la présence d'éléments cellulaires, leucocytaires et connectifs, qui s'efforcent de circonscrire le processus caséeux (essai d'enkystement d'un tubercule miliaire).

TUBERCULOSE MILIAIRE

Planche XV

c l i a l. — *ʒ l f.*

c a s c.

c l i n f. — *ʒ e p.*

c n a l v. — *ʒ l f.*

a l v p.

i n f t.

a l v t. — *v p.*

a l v c s.

c l i l.

L'invasion des voies aériennes, dans la Tuberculose miliaire.
Les lésions du canal alvéolaire et de l'infundibulum.

(Coloration : hématéine, éosine.)

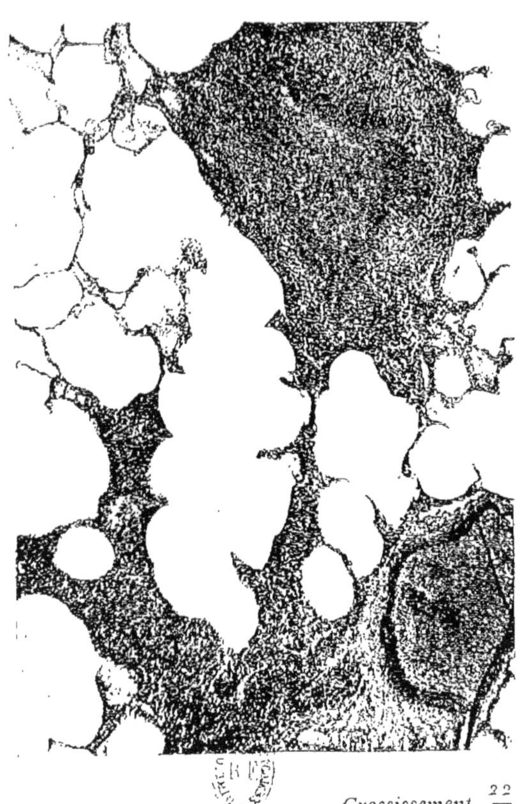

BN

Grossissement $\frac{22}{1}$

TUBERCULOSE MILIAIRE

PLANCHE XVI

L'invasion des voies aériennes, dans la Tuberculose miliaire; mutilation et effondrement de la bronchiole acineuse.

Coloration : hématéine, orcéine, éosine. — Grossissement 25:1.

Dans ce tubercule « sub-miliaire », qui paraît découpé comme à l'emporte-pièce, on suit, pas à pas, le mal de destruction parcellaire et progressive des *bronchioles acineuses* mises, par le fait du hasard, au contact d'un îlot granulique : *bracm* et *bract* sont les coupes, à peu près transversales, de deux bronchioles acineuses.

La masse tuberculeuse, d'un brun grisâtre, moucheté de placards rouge brique sale, couvre une surface à peu près triangulaire; ses bords sont échancrés par de nombreuses poches aériennes, déjà altérées. Certaines, comme *alvif*, sont des alvéoles infundibulaires ulcérés et dilatés à cause de l'atrophie de leur armature élastique corrodée par les toxines tuberculeuses; d'autres, comme *bracm*, représentent la lumière d'une bronchiole acineuse englobée, presque en entier, dans le foyer tuberculeux granulique.

On reconnaît, grâce à la coloration élective du tissu élastique, que la solide armature de la bronche a, en grande partie, disparu : sur trois points au moins, ses fibres élastiques, si bien caractérisées par leur rigidité, leur cohésion et leur ton brun violet foncé, ont cédé tout à coup. Qu'elles se soient ou résorbées, ou rompues, par l'influence des lésions inflammatoires péri-bronchioliques et sous la pression de la colonne d'air inspiratoire, elles sont disloquées, dissociées même et la lumière du conduit en paraît élargie d'autant. Tel est, sans doute, le début des *bronchectasies* de tous ordres, si fréquentes dans la Tuberculose pulmonaire chronique fibreuse.

La même impression est fournie par le segment de bronchiole acineuse marqué *bract*, à droite de la préparation. Ici, toutefois, les désordres s'aggravent de ce fait que le fond de la paroi, dans sa partie concave, répond au tissu tuberculeux lui-même, sans nul intermédiaire, sans aucune protection pour la cavité respiratoire. Aussi peut-on affirmer qu'en ce point tout au moins, les détritus caséifiés et les bacilles qu'ils contiennent pouvaient, pour ne pas dire devaient être évacués, pendant la vie, dans les voies aériennes correspondantes.

Il est, peut-être, utile de se reporter, pour comparer et rapprocher les lésions, à la Pl. VIII, qui montre une granulation sub-miliaire (sans coloration élective) dont les bords mettent, de même, en contact direct matière caséeuse et conduits respiratoires.

Dans le cas présent, la tuberculose miliaire a déterminé des lésions péri-bronchiques, d'abord, puis pariétales (ou méso-bronchiques).

Nous avons vu (Pl. IX, *cas*, *elbr*) l'inverse avoir lieu et occasionner une bronchiolite caséeuse *oblitérante* (endo-bronchiolite tuberculeuse).

On doit conclure de ce qui précède qu'au cours de la Tuberculose miliaire dite aiguë, les bronchioles acineuses sont tout autant atteintes que les canaux alvéolaires et les infundibula.

---

v. p. i. a. *Veinule pulmonaire*, bien sectionnée transversalement, logée dans une cloison inter-acineuse.

a. l. v. i. f. Alvéole terminal d'un infundibulum; la cavité aérienne est dilatée, et son armature élastique, mutilée, a cédé devant le tissu inflammatoire tuberculeux infiltré au-dessous d'elle.

i. n. f. l. Placards de tissu inflammatoire tuberculeux, voisin d'une granulation tuberculeuse (non visible sur la préparation); les lésions leucocytaires ont défoncé le fond des alvéoles contigus; on aperçoit encore, çà et là, quelques fragments de leur armature élastique; une cloison inter-alvéolaire, visible à ce niveau, se montre épaissie d'une façon très notable.

b r. a. c. m. *Bronchiole acineuse*, profondément mutilée par les lésions tuberculeuses qui l'entourent; l'armature élastique de ce conduit, dense et continue, à l'état normal, a presque complètement disparu; le tissu inflammatoire tuberculeux attaquait la bronche, par trois côtés au moins : en haut (à gauche), en bas, puis à droite; quelques trousseaux élastiques intercalaires (*elas*) sont encore bien colorés.

a. p. *Artériole pulmonaire*, sectionnée obliquement, bien reconnaissable à sa riche armature élastique, normale.

e. l. a. s. Segment de l'armature élastique de la bronchiole acineuse, en voie de dislocation et d'effondrement atrophique.

a. l. v. t. Alvéoles pulmonaires, atteints d'inflammation tuberculeuse et comblés par des produits déjà en voie de nécrose caséeuse.

b. r. a. c. t. *Bronchiole acineuse*, dont la paroi, du côté gauche, ne possède plus trace de tissu élastique : l'alvéolite tuberculeuse du voisinage a détruit l'armature élastique commune à la bronche et aux parois alvéolaires voisines.

t. r. e. l. a. s. Tractus élastique, épais, dense, déjà en partie entamé (à gauche et en bas) par la tuberculose; ce « moignon » élastique semble appartenir à la paroi d'un vaisseau effleuré, seulement, par la présente coupe microscopique.

TUBERCULOSE MILIAIRE

Planche XVI

v p i a.

a l v i f.

i n f t.

brac m.

a p.

trélas.

b r ac t.

a l v t.

é l a s.

L'invasion des voies aériennes, dans la Tuberculose miliaire.
Mutilation et effondrement de la bronchiole acineuse.

(Coloration : hématéine, orcéine, éosine.)

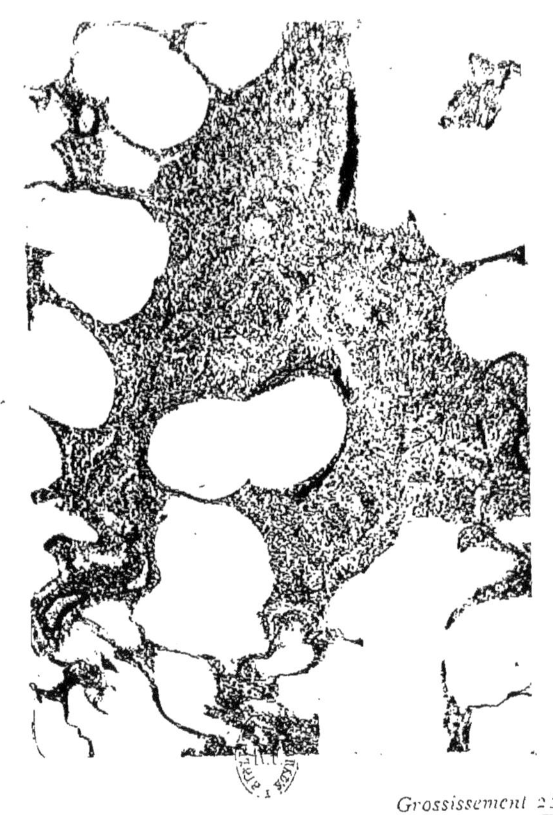

Grossissement $\frac{25}{1}$

TUBERCULOSE MILIAIRE

PLANCHE XVII

L'invasion des voies aériennes, dans la Tuberculose miliaire; mutilation ectasiante de la bronche acineuse par l'infiltration tuberculeuse péri-granulique.

Coloration : hématéine, éosine, orcéine. — Grossissement 22:1.

Trois détails, d'une importance réelle, fixent ici, l'attention. Un foyer inflammatoire, *tuberculeux* mais *non folliculaire*, infiltre une région particulière du poumon ; il s'agit d'un espace inter-bronchiolique, véritable « carrefour conjonctivo-vasculaire », correspondant au point où une bronche intra-lobulaire vient de donner naissance à trois bronchioles acineuses, lesquelles sont, en conséquence, simultanément touchées par les lésions bacillifères.

Cet îlot infectieux, de forme à peu près quadrangulaire, paraît composé par un amas d'éléments cellulaires trop espacés, du fait qu'un grand nombre ne sont plus accessibles aux matières colorantes. Dans ce tissu « de mauvaise nature » qui ne rappelle plus le « tissu de granulation » ou de « bourgeons charnus » ordinaire (richement gorgé de cellules connectives, de leucocytes et de vaisseaux naissants), sont épars quelques rares et courts tronçons de fibres élastiques en voie d'atrophie.

A tout bien considérer, cette altération ne peut guère ressortir qu'à la Tuberculose ou à la Syphilis : Les colorations électives y décèlent la bacille de Koch. On y constate l'absence de cellules géantes, de follicules primitifs et de placards caséeux ; bref, c'est un placard *d'inflammation tuberculeuse*, dans lequel la mortification caséeuse ne frappait encore que quelques individualités cellulaires. Cette nécrose parcellaire du tissu inflammatoire était, ici, péri-granulique et représentait la « zone d'extension » d'un tubercule miliaire sous-jacent.

Des trois bronchioles acineuses affectées par la proximité de l'îlot en question, l'une, *brac*, sous-tend, par le tiers de sa paroi, la zone d'infiltration bacillaire; son armature élastique est fort amincie en cet endroit ; loin d'être repoussée vers la cavité aérienne, elle semble, au contraire, s'étaler, élargir son segment de cercle ; en d'autres termes, la bronchiole est atteinte d'une atrophie partielle de ses tissus et d'une ectasie correspondante de son calibre. La seconde bronchiole, *brat*, a plus souffert : les 2/3, à peu près, de sa paroi ont perdu leur moyen de défense ; les fibres élastiques y ont disparu et la bronche, en ces points, n'existe, à vrai dire, plus qu'à l'état de « cavité » bordée par le tissu tuberculeux (qui envoie, en *cltb*, une pointe atrophiante dans la cloison inter-alvéolo-bronchiolique).

Quant à la troisième bronchiole, *a l b r*, la destruction partielle de sa paroi semble bien être allée jusqu'à l'ulcération, à en juger d'après les minimes fragments des fibres élastiques encore reconnaissables sur le bord irrégulier, déchiqueté, de l'excavation (formation des *cavernules bronchioliques*, par effondrement parcellaire du tissu pulmonaire tuberculisé.

---

b. r. a. c. — *Bronchiole acineuse*, dont le tiers inférieur est au contact direct d'un foyer d'infiltration tuberculeuse ayant détruit toutes les cavités respiratoires de la région; une très fine bordure de tissu élastique (coloré en brun violet foncé) sépare encore le foyer tuberculeux de la cavité bronchiolique; en haut et à gauche, la paroi élastique de la bronchiole apparaît intacte.

v. p. t. b. — *Veinule pulmonaire*, bien sectionnée en travers, *distendue* et totalement *oblitérée* par les infiltrats tuberculeux; seule, l'armature élastique du vaisseau, bien qu'atrophiée, a permis de reconnaître le canal vasculaire, perdu au milieu du foyer tuberculeux.

a. l. b. r. — Tronçon élastique, en bordure de l'infiltration tuberculeuse; ici encore, il s'agit d'une *bronchiole acineuse*, mutilée, peut-être même ulcérée par le foyer tuberculeux développé dans un espace péri-bronchique.

i. n. f. t. — Foyer d'*infiltration tuberculeuse*, dépourvu de follicules primitifs et non encore caséifié; il semble bien que cette masse tuberculeuse (voisine d'une granulation miliaire, non visible sur la coupe) se soit insinuée dans un espace conjonctivo-vasculaire péri-bronchique, qui séparait plusieurs bronchioles acineuses (au moins trois) nées d'une même bronche intra lobulaire.

v. p. n. — Veinule pulmonaire; au contact du foyer d'infiltration tuberculeuse, son armature élastique disparaît.

b. r. a. t. — Troisième *bronchiole acineuse*, attenante au foyer tuberculeux; les deux tiers, au moins, de la paroi bronchique ont été détruits par le processus tuberculeux et l'armature élastique ne reste encore, à peu près normale, que sur le côté droit de la préparation.

c. l. t. b. — Mince cloison séparant la bronchiole acineuse des cavités respiratoires voisines; à ce niveau, toute trace de l'anneau élastique bronchique a disparu, et les leucocytes mononucléaires infiltrent, déjà, de proche en proche, la paroi.

TUBERCULOSE MILIAIRE

Planche XVII

L'invasion des voies aériennes, dans la Tuberculose miliaire.
Mutilation ectasiante de la bronchiole acineuse par l'infiltration tuberculeuse péri-granulique.

(Coloration : hématéine, éosine, orcéine.)

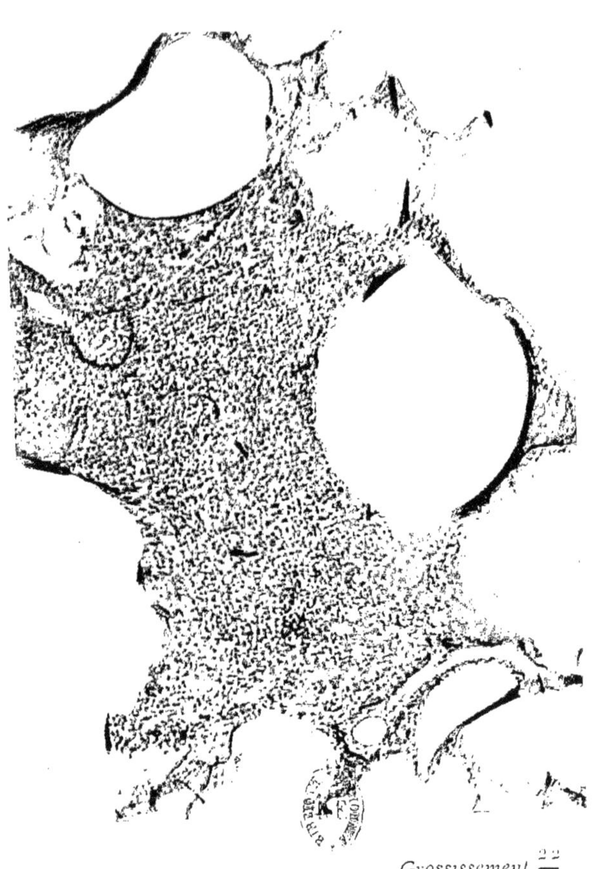

Grossissement $\frac{22}{1}$

TUBERCULOSE MILIAIRE

PLANCHE XVIII

L'invasion des voies aériennes, dans la Tuberculose miliaire; effraction de la paroi bronchique (bronche intra-lobulaire) par les infiltrats tuberculeux péri-granuliques.

Coloration : hématéine, éosine, orcéine. — Grossissement 52:1.

Les figures précédentes étaient choisies pour faire connaître les désordres exercés par la Tuberculose miliaire aiguë sur les parties *terminales* de l'arbre respiratoire : l'alvéole pulmonaire, l'infundibulum, le canal alvéolaire et la bronchiole acineuse payent le plus large tribut aux colonies de bacilles enserrées dans la « granulation tuberculeuse », ce « conglomérat » de follicules primitifs fondus en un bloc central caséifié.

Pour terminer l'étude iconographique de la Tuberculose granulique, abordons les BRONCHES proprement dites, intra-lobulaires et extra-lobulaires, et cherchons-y les méfaits imputables à cette première forme de la Bacillose pulmonaire, au Tubercule miliaire de Laennec.

La planche XVIII met en valeur une élégante granulation miliaire d'à peine un millimètre de diamètre, vue à l'œil nu. Cette petite sphère de tissu tuberculeux est entourée d'alvéoles pulmonaires infiltrés d'éléments bacillifères et à peu près privés de leur paroi élastique et vasculaire (*pnal*).

Au bas de la préparation, en bordure et longeant la surface de la granulation miliaire, apparaît une *bronche*, riche en tissus musculaire et élastique. Or, la « zone d'accroissement » de la granulation tuberculeuse a, déjà, corrodé une partie de la paroi bronchique (*efpb*) et cette usure de l'armature du conduit fait prévoir sa prochaine perforation, sous l'action térébrante des bacilles tuberculeux.

La matière caséeuse est encore loin de la bronche ; la plupart des nombreux leucocytes qui infiltrent le tissu péri-bronchique paraissent encore bien colorés ; mais, déjà, s'y révèle la friabilité grande des masses inflammatoires et le jour est proche où l'îlot, caséifié en masse, viendra se déverser dans la cavité bronchique, en ce point tuberculisée.

L'invasion des conduits aériens, par effraction latérale de leurs parois, est un des caractères pathognomoniques de la Bacillose miliaire aiguë.

---

v. n. p. *Veinule pulmonaire inter-acineuse*, encore normale, bien qu'au bout d'une « pointe de progression » de l'infiltrat tuberculeux péri-granulique.

l. e. l. a. Lambeau de fibres élastiques disloquées, atrophiées, incluses dans le tissu tuberculeux, au niveau de la zone périphérique de la granulation miliaire; au-dessus de ces fibres (qui appartenaient peut-être à l'armature d'alvéoles pulmonaires), l'infiltrat tuberculeux enserre, à la façon d'un croissant, le fond de plusieurs alvéoles, dont il détruit, par morcellement, l'armature élastique.

a. l. v. t. Un de ces *alvéoles* ainsi morcelés par la périphérie de la granulation tuberculeuse; l'échancrure dessinée à ce niveau possède encore quelques petits moignons élastiques; l'arc de cercle de la cavité alvéolaire est plus grand que normalement (*emphysème alvéolaire tuberculeux*); en ces points, la tuberculose est, histologiquement parlant, « ouverte ».

a. p. *Artériole pulmonaire*, satellite de la bronche intra-lobulaire; le vaisseau, bien reconnaissable à sa double armature élastique et à sa bande musculaire, est distendu par le sang; une partie de sa circonférence, à droite, montre la péri-artère épaissie, renforcée par une bande assez dense de lymphocytes (colorés en violet foncé).

v. n. b. *Veinule bronchique*, annexée à la bronche et, comme elle, en section oblique; distendue par le sang, elle est encore normale.

m. r. s. La *bronche intra-lobulaire* et sa couche de fibres musculaires coupées, ici, en long (muscles de Reissessen); la lumière de la bronche est occupée par la couche épithéliale plissée, festonnée, en grande partie décollée du chorion, par suite des techniques de fixation et d'inclusion.

e. f. p. b. Après avoir infiltré les alvéoles pulmonaires insérés, normalement, sur le tissu cellulaire péri-bronchique, le bloc tuberculeux péri-granulique est en train de détruire, ici, l'armature musculo-élastique de la bronche; cette « tuberculose par effraction » des parois bronchiques montre la façon de procéder des foyers bacillaires installés dans le poumon : la *péri-bronchite* précède la *méso-bronchite*, qui se terminera par l'ulcération de la muqueuse; tout ce travail, progressif, s'effectue *de dehors en dedans*.

p. n. a. l. Plusieurs *alvéoles pulmonaires* péri-bronchiques, oblitérés par les infiltrats tuberculeux; les parois alvéolaires ont, de même, été envahies, et toute trace de tissu élastique y a disparu (alvéolite tuberculeuse péri-granulique; *péri-bronchite tuberculeuse*).

c. a. s. c. Masse centrale, caséeuse, entourée d'un cercle d'éléments nucléaires très abondants, parmi lesquels on distingue quelques trousseaux élastiques disloqués.

La granulation miliaire est enchâssée d'un anneau complet d'alvéoles enflammés, (*pneumonie tuberculeuse péri-granulique*); de plus, les lésions progressent par « pointes », infiltrées dans les espaces inter-alvéolaires. La diffusion des lésions tuberculeuses se propage, d'une manière excentrique, sur toute la surface de la granulation miliaire; la paroi de la bronche cède à son tour.

TUBERCULOSE MILIAIRE

Planche XVIII

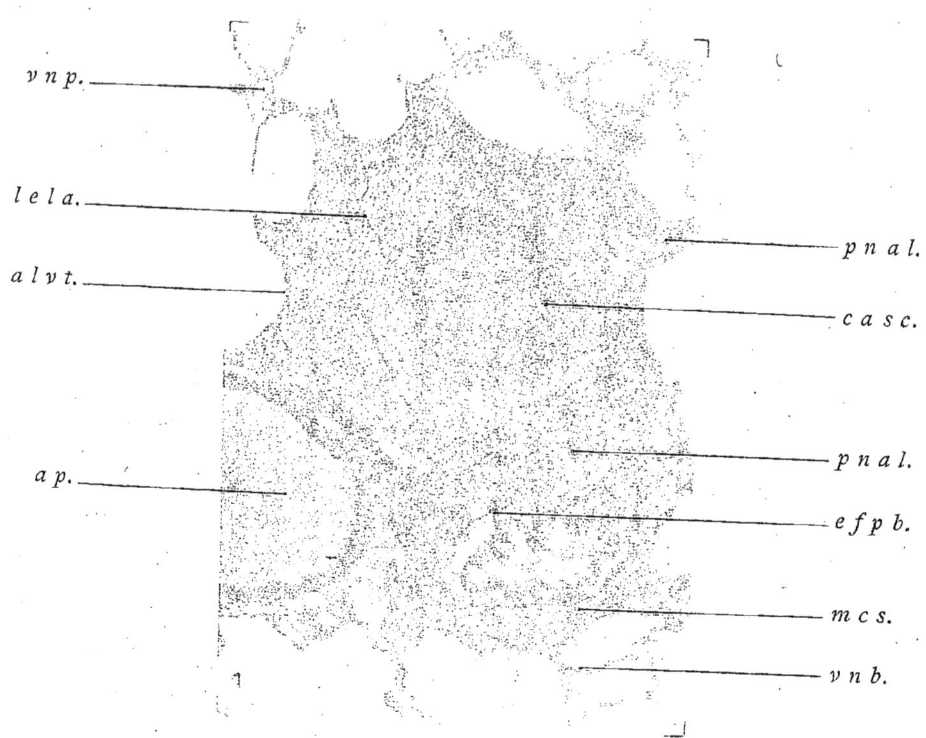

L'invasion des voies aériennes, dans la Tuberculose miliaire.
Effraction de la paroi bronchique (bronche intra-lobulaire) par les infiltrats tuberculeux péri-granuliques.

(Coloration : hématéine, éosine, orcéine.)

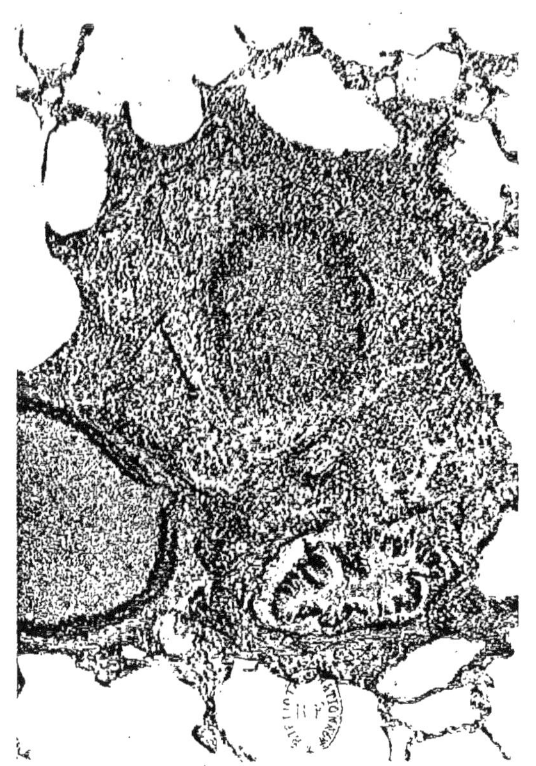

Grossissement $\frac{52}{1}$

TUBERCULOSE MILIAIRE

PLANCHE XIX

L'invasion des voies aériennes, dans la Tuberculose miliaire; effondrement pariétal (par effraction) d'une bronche intralobulaire.

Coloration : hématoxyline, orcéine. Grossissement 40:1.

La préparation a été choisie dans le but de montrer le mode d'accès des produits tuberculeux dans les bronches dites « musculaires » et de fixer le mécanisme de cette « effraction » pariétale, circonscrite à une partie de la surface du conduit aérien.

La coupe de la bronche est quelque peu oblique, mais singulièrement favorable à la démonstration (de *efel*, jusqu'à *mqbr*). La granulation tuberculeuse, cause de tout le mal, mesure, à l'œil nu, un millimètre, dans sa plus grande largeur, et à peine la moitié, sur l'autre diamètre : c'était une *petite* granulation « sub-miliaire ». Mais, détail capital, cet îlot bacillifère s'était presque en entier caséifié.

Il avait su détruire, de dehors en dedans, les parois de la bronche contre laquelle il avait pris naissance; il avait pu, ensuite, végéter à l'intérieur de la bronche, en y développant une masse pédiculisée, sorte de « bourgeon charnu caséeux », que l'on voit, en *clgc*, obstruer le conduit aérien.

La puissance infectante de la colonie bacillaire a même permis à ce tissu parasite d'arriver au contact de la muqueuse bronchique, sur la face opposée à la perforation, et d'en inoculer le chorion; il a pu s'établir une fusion intime entre la végétation bacillifère et le tissu conjonctivo-vasculaire fondamental, contaminé par « contiguïté » et non par continuité de tissus. En dernier terme, l'*endo-bronchite caséeuse insulaire* a déterminé une oblitération presque complète de la cavité aérienne.

Un pareil exemple est assez rare, sur les coupes de Tuberculose miliaire aiguë. Il explique, selon nous, certaines figures plutôt paradoxales (comme *cas*, Pl. IX) où l'on pourrait croire, à première vue, à la caséification *primitive* d'une bronchiole logée au centre d'une granulation miliaire. L'origine « vasculaire », et non pas « aérienne » de la *granulie* est, en effet, acceptée par l'ensemble des observateurs.

---

b. r. i. l. Portion d'une *bronche intra-lobulaire*, en section oblique, mais dont on reconnaît l'armature musculo-élastique et le chorion.

p. a. r. t. *Tissu cellulo-vasculaire péri-artériel*, épaissi, infiltré de nombreuses fusées leucocytaires : ces lésions de *péri-artérite tuberculeuse* sont en rapport avec la présence de lésions tuberculeuses granuliques, dans le voisinage; elles occupent le siège des vaisseaux lymphatiques.

c. l. i. a. l. Une *cloison inter-alvéolaire*, normale, avec son armature élastique; les alvéoles, qui semblent s'insérer sur la péri-artère, montrent leur cul-de-sac doublé d'une couche épaisse de leucocytes; cette *péri-alvéolite* est tuberculeuse; elle représente le début même de l'invasion de la paroi alvéolaire par les infiltrats bacillifères.

a. p. *Artériole pulmonaire*, satellite de la bronche intra-lobulaire.

a. p'. Autre section de l'artériole pulmonaire, sous-jacente à la précédente et, comme elle, normale, en section oblique : les fusées leucocytaires péri-artérielles s'observent encore à ce niveau.

c. a. s. *Amas tuberculeux* , infiltré autour d'une *bronche intra-lobulaire*; quelques rares fragments de fibres élastiques se reconnaissent au milieu de ces détritus en voie de caséification; l'armature élastique de la bronche elle-même commence à être entamée, de dehors en dedans.

m. q. b. r. La matière tuberculeuse, qui a envahi, plus haut, *par effraction*, la cavité brònchique vient, ici, au contact même de la muqueuse, sur la paroi opposée à l'ulcération caséeuse de la bronche : la coalescence établie entre le tissu tuberculeux et la muqueuse bronchique altérée y est manifeste; elle a produit une oblitération partielle du conduit aérien.

c. l. g. c. Le « bourgeon caséeux », après avoir détruit le tiers de la paroi bronchique (dont il a pris la place), proémine à l'intérieur de la bronche; une *cellule géante* volumineuse, disposée en cône vertical, se trouve à la périphérie du petit foyer caséeux; en s'associant à la bande d'éléments leucocytaires qui forment, à l'intérieur de la bronche, la zone périphérique de ce placard tuberculeux, la cellule géante complète le schéma d'une « granulation miliaire » qui serait, à la fois, à cheval sur la paroi de la bronche et saillante dans sa cavité (*péri-méso-endo-bronchite granulique*).

e. f. e. l. *Tissu tuberculeux*, ayant totalement transformé la paroi de la bronche et dans lequel on ne trouve plus trace de l'armature élastique du conduit aérien: cette armature est, au contraire, remarquablement intacte sur toute la moitié gauche (ou artérielle) de la paroi : la bronche est donc *à demi-tuberculisée.*

a. p." Troisième coupe de l'artériole pulmonaire satellite de la bronche intra-lobulaire; ici encore, l'artère est saine, mais le tissu cellulo-vasculaire péri-artériel et péri-bronchique apparaît gorgé d'éléments leucocytaires, en rapport avec les désordres infectieux, *lymphangitiques* sans aucun doute, qui accompagnaient, dans ce cas, la granulie pulmonaire.

TUBERCULOSE MILIAIRE

Planche XIX

b r i l.
p a r t.
c l i a l.
a p.
a p'.
a p''.
c f e l.
c l g c.
m g b r.
c a s.

L'invasion des voies aériennes dans la Tuberculose miliaire.
Effondrement pariétal, par effraction, de la bronchiole intra-lobulaire.

(Coloration : hématéine, éosine, orcéine.)

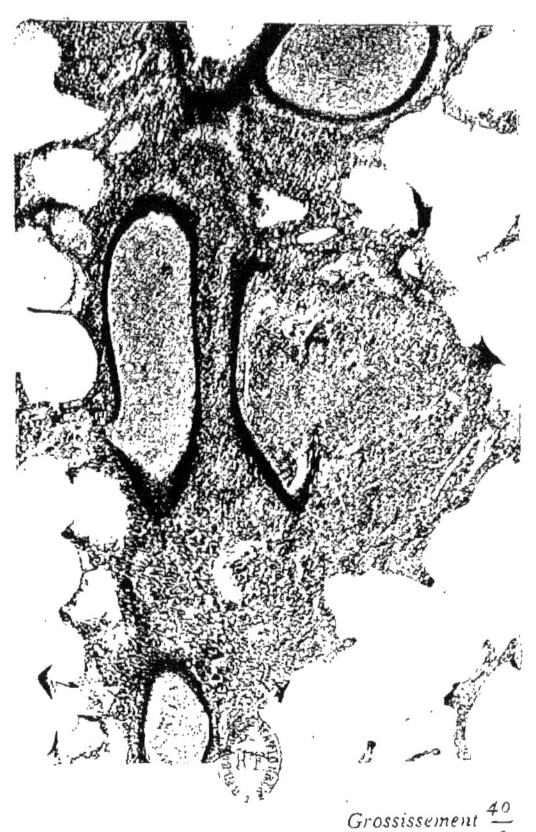

Grossissement $\frac{40}{1}$

TUBERCULOSE MILIAIRE

PLANCHE XX

Lésions des bronches, dans la Tuberculose nodulaire.

Coloration : hématéine, éosine, orcéine. — Grossissement 15:1.

Pour montrer, par comparaison, la façon dont les bronches musculaires sont envahies quand la tuberculose procède, non plus par granulations miliaires, mais par masses nodulaires, nous avons placé, ici, (Pl. XX), un exemple saisissant de caséification bronchique, (*bronchite caséeuse diffuse*). On verra que les procédés d'invasion et d'oblitération bronchique y sont, toutes proportions gardées, à peu près identiques.

---

a. l. v. c. Placard *d'alvéolite* dite « catarrhale » développée au voisinage d'îlots d'infiltration tuberculeuse; les cloisons alvéolaires et les vaisseaux veineux qu'elles contiennent sont encore bien reconnaissables; les cavités respiratoires sont remplies d'éléments cellulaires non encore franchement caséifiés (macrophages vésiculeux en voie de vitrification); ces lésions correspondent à une des formes de l'infiltration tuberculeuse aiguë (voy. Pl. LII à LVI).

b. r. e. l. Paroi d'une *bronche musculaire*, coupée obliquement au niveau d'une bifurcation bronchique; en ce point, le squelette élastique de la bronche commence à être disloqué par les lésions du voisinage; le chorion de la muqueuse est déjà altéré et la couche d'épithéliums cylindriques est désquamée, au-dessus comme au-dessous; les deux rameaux de la bronche, obliquement coupés, sont atteints de lésions tuberculeuses variées.

e. p. t. h. La lumière de la bronche est presque complètement oblitérée, dans cette région, par des *bouchons de mucus* contenant une quantité considérable de cellules épithéliales cylindriques, les unes, à l'état isolé, les autres, plus nombreuses encore, réunies en lambeaux (violet marron foncé); au-dessous de *e. p. t. h.*, commence une oblitération totale de la bronche par un volumineux bloc caséeux.

b. r. c. a. *Caséification totale du rameau inférieur de la bronche b. r. e. l*; la cavité respiratoire apparaît presque entièrement comblée par une large bande, d'apparence piriforme, opaque, d'un rouge brique très caractéristique; ce bloc caséeux n'adhère pas encore partout à la paroi bronchique : à gauche et un peu au-dessus de *b. r. c. a*, on reconnaît encore une mince bande de la muqueuse bronchique recouverte par un épithélium atrophié, et s'appuyant sur une armature élastique assez bien constituée; par contre, à droite de *b. r. c. a.*, la paroi bronchique a totalement disparu.

c. a. s. En ce point, le *bloc caséeux intra-bronchique* se continue directement avec un large placard d'infiltration tuberculeuse du poumon tout à fait caséifié : toute trace de la paroi élastique a disparu, et l'on doit se demander si l'on n'est point en face d'une des régions où la paroi bronchique a cédé devant l'envahissement de la tuberculose pulmonaire péri-bronchique; l'opinion inverse, qui voudrait faire envahir le poumon par la bronche caséifiée, paraît, pour le cas actuel, difficile à défendre.

a. r. t. Coupe à peu près transversale de l'*artère pulmonaire* satellite du rameau inférieur de la bronche caséifiée; l'état pathologique de cette artère doit être signalé, à cause de l'infiltration générale de la péri-artère et de la mésartère par des lésions tuberculeuses diffuses, non folliculaires : la limitante élastique interne ne paraît pas encore avoir été touchée par la réaction inflammatoire; il en est de même pour la membrane interne; d'où il résulte que la lumière du vaisseau n'a pas été modifiée; en somme, on assiste, ici, à une *péri-mésartérite tuberculeuse subaiguë*, lésion plutôt rare au cours de la Tuberculose aiguë; les fusées inflammatoires leucocytaires glissent au-dessous de cette artère et se continuent jusqu'à une petite ramification, bien transversalement coupée, au bas de la préparation.

n. d. t. Amas de granulations tuberculeuses coalescentes formant un *nodule* beaucoup plus irrégulier que le nodule, d'aspect quadrifolié, que l'on voit à la même hauteur, à droite, en plein acinus pulmonaire; ce « conglomérat de granulations miliaires » est remarquable par le fait qu'il est presque entièrement entouré d'une zone d'infiltration leucocytaire, presque confondue avec la bande d'éléments épithélioïdes encerclant la masse caséeuse; à gauche, l'îlot en question entame vigoureusement la paroi bronchique, sur une grande longueur; l'armature élastique de la bronche, découpée, atrophiée, disparaît et les îlots péri-bronchiques se confondent insensiblement avec le trombus caséeux oblitérant la lumière aérienne.

p. r. b. r. Vaste placard de *péri-bronchite tuberculeuse*, dans lequel on aperçoit un grand nombre d'éléments inflammatoires infiltrés, et ayant détruit le parenchyme pulmonaire; le nodule caséeux qui se trouve, à droite, à moitié coupé par le bord de la préparation, semble bien être l'origine de ces vastes champs inflammatoires dans lesquels le tissu tuberculeux demeurait à l'état *infiltré*, sans donner naissance au moindre foyer folliculaire : aucune cellule géante n'est, en effet, visible sur cette préparation.

c. a. e. p. *Bloc caséeux*, flottant dans le milieu de la ramification supérieure de la bronche et presque entièrement entouré par une couronne de cellules épithéliales cylindriques appartenant à la muqueuse bronchique; en réalité, il s'agit de la coupe presque transversale d'une bifurcation de la bronche *b. r. e. l.*; cette bifurcation, tout comme *b. r. c. a.*, est occupée par un thrombus caséeux obstruant à peu près sa lumière; des coupes en série auraient permis, sans doute, de découvrir le point de départ de cette infiltration caséifiante intra-bronchique (*bronchite caséeuse diffuse*).

TUBERCULOSE MILIAIRE

PLANCHE XX

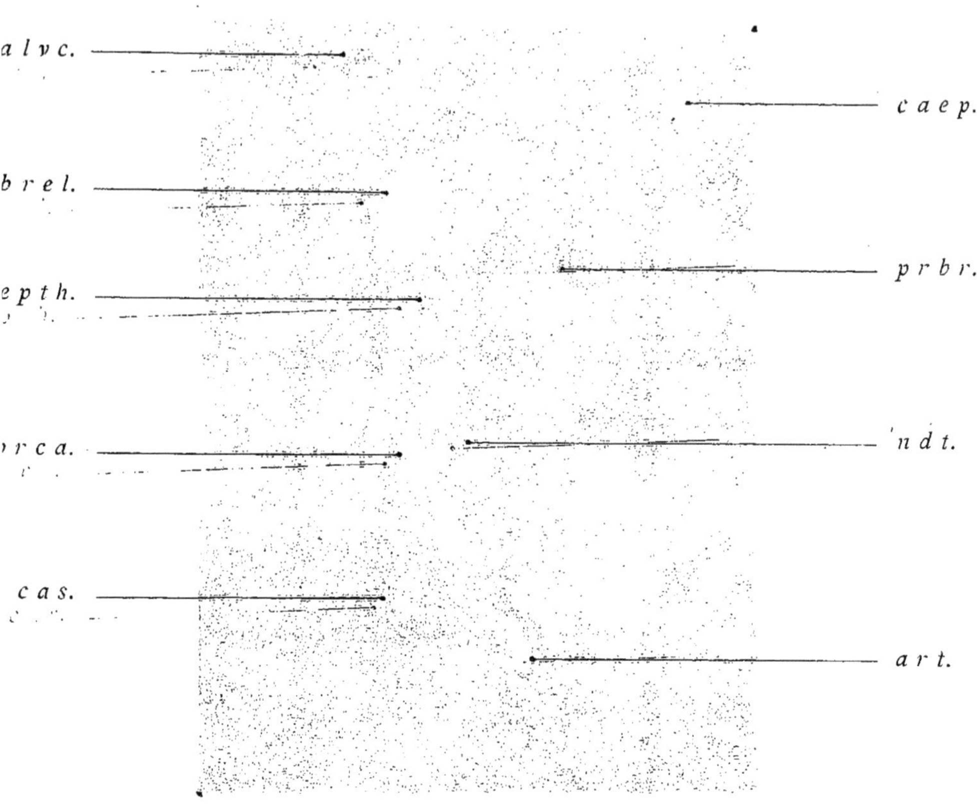

Lésions des bronches dans la Tuberculose nodulaire.

(Coloration : hématéine, orcéine, éosine.)

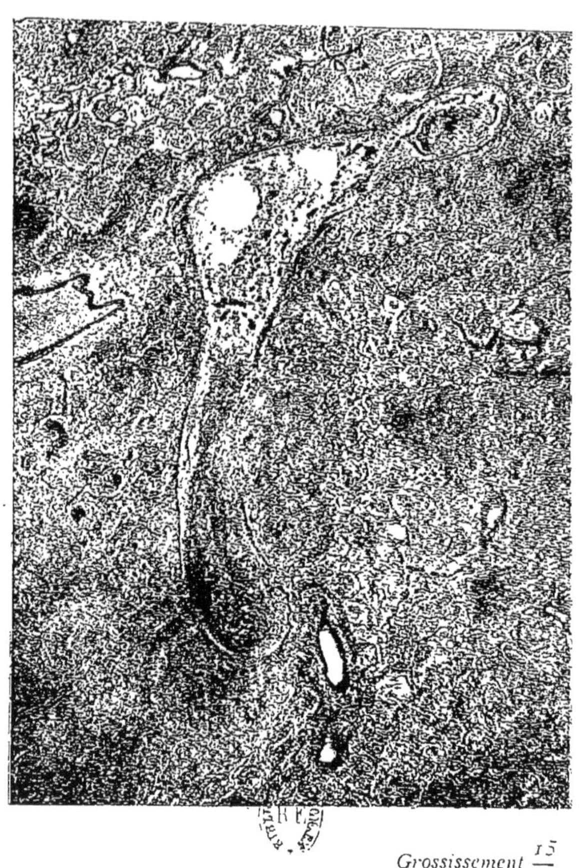

Grossissement $\frac{15}{1}$

TUBERCULOSE MILIAIRE

PLANCHE XXI

L'invasion des voies sanguines, dans la Tuberculose miliaire; infiltration pariétale d'une veine inter-lobulaire.

Coloration : hématoxyline, orcéine, éosine. — Grossissement 32:1.

La prédilection des granulations tuberculeuses pour la périphérie du lobule pulmonaire. et, dans ce lobule même, pour la périphérie des acini est formelle. Sur 36 tubercules miliaires représentés Planche III, plus d'une douzaine, le 1/3 au moins, affleurent, soit à la plèvre, soit à une cloison inter-lobulaire, ou inter-acineuse. La proximité de ces îlots bacillifères et des *veines pulmonaires* est donc commune; elle explique l'extrême fréquence des lésions veineuses, dans la Tuberculose miliaire.

Pour étudier ces altérations, les colorations électives sont indispensables : elles mettent en valeur l'armature élastique des vaisseaux et permettent de la repérer longtemps encore, parmi les champs anhistes des magmas caséeux. La pl. XXI montre une veine inter-lobulaire coupée en long et montant, d'un espace sous-pleural, vers le hile du poumon. Un tubercule miliaire a pris (à droite) possession de la surface d'un lobule pulmonaire; il s'y est développé d'une façon conforme aux descriptions données dans les Planches précédentes; mais sa « zone d'extension », sa bandelette lymphocytaire, après avoir désagrégé, sans peine, quelques-uns des alvéoles périphériques, a atteint l'*espace inter-lobulaire* sous-jacent : y rencontrant une veine pulmonaire, il l'a aussitôt encerclée d'un manchon inflammatoire *bacillifère*. Pas plus que ne l'avait pu faire le tissu cellulaire, lâche, de la cloison inter-lobulaire, les couches de la veine, et, en particulier, son armature élastique, n'ont su arrêter l'invasion des bacilles. Une réaction inflammatoire, végétante à la vérité, mais infectée, dès l'origine, par les microbes tuberculeux, s'est développée : l'*endo-phlébite* a suivi la *méso-phlébite* consécutive, elle-même, à la *péri-phlébite* : Et la tuberculose granulique, « ouverte » dans la lumière vasculaire, s'est créé une voie directe d'évacuation dans le sang pulmonaire artérialisé.

Les embolies de bacilles tuberculeux déversés dans le sang (artériel) des veines pulmonaires, puis (à travers les cavités du cœur gauche) dans le reste des organes, semblent donc être d'une extrême façilité. La protection des parois des veines du poumon est, en vérité, à peu près inexistante.

La *Bacillose aiguë généralisée*, d'origine hématogène, se présente comme une complication assez commune, au cours de la Tuberculose pulmonaire. Il n'est pas toujours aisé d'établir la succession chronologique des désordres, dans la Granulie. Pour les formes les plus rapides (comme évolution clinique), le microscope peut, maintes fois, attribuer aux granulations miliaires du poumon un âge dépassant, de beaucoup, les deux ou trois septenaires que leur assignaient les anamnestiques cliniques. Mais comment fixer, à coup sûr, l'âge comparatif des tubercules miliaires du rein, des méninges, du péritoine? et sur quels caractères se baser pour décider de leur filiation à l'égard de la granulie pulmonaire?

---

v. p. Une *veine pulmonaire*, montant dans une cloison inter-lobulaire; en ce point, la lumière du vaisseau est distendue, remplie de sang; l'armature élastique est bien visible, et saine.

c. l. i. a. Une *cloison inter-alvéolaire*, séparant deux cavités aériennes pariétales infundibulaires.

p. r. i. l. Infiltrats leucocytaires (lymphocytes et mononucléaires) semés dans le tissu cellulaire, épaissi, d'un *espace inter-lobulaire*; ces îlots, de nature tuberculeuse, se rattachent au foyer granulique visible, à droite de la veine.

p. f. b. t. *Bourgeon inflammatoire tuberculeux*, formé aux dépens de la membrane interne de la veine; sous l'influence de la granulation miliaire développée au contact du vaisseau, la limitante élastique du bord droit de la veine apparaît épaissie, disloquée par endroits; elle montre, d'une manière précise, l'épaississement de l'endo-veine, sur toute l'étendue de la granulation miliaire (*endo-phlébite végétante, bacillaire, péri-granulique*).

p. l. v. La *plèvre viscérale*, épaissie; en cet endroit, se détache un *espace inter-lobulaire sous-pleural*, dans lequel prend naissance la veine pulmonaire en partie tuberculisée.

z. l. f. Périphérie de la granulation miliaire; cette « zone lymphocytaire », zone de propagation du foyer tuberculeux, a détruit toutes les cavités aériennes de la région; elle infiltre (en bas et à droite) les parois d'un alvéole, qui apparaissent très épaisses, bordées par un cercle violet foncé.

c. a. s. Masse centrale, caséeuse, de la *granulation miliaire*; dense et sec, ce magma est entouré d'un cercle, radié, de noyaux violets.

a. l. v. t. Un *alvéole pulmonaire infundibulaire* terminal, dont les deux tiers inférieurs sont envahis par le tissu de la granulation miliaire; la cavité respiratoire est élargie (*emphysème alvéolaire tuberculeux*).

c. o. l. a. l. « Collet » d'un alvéole pulmonaire terminal, inséré sur une cloison inter-lobulaire (état normal).

TUBERCULOSE MILIAIRE

PLANCHE XXI

v p.

colal.

alvt.

lia

ril.

cas.

fbt.

zlf.

plv.

L'invasion des voies sanguines, dans la Tuberculose miliaire.
Infiltration pariétale d'une veine inter-lobulaire.

(Coloration : hématoxyline, orcéine, éosine.)

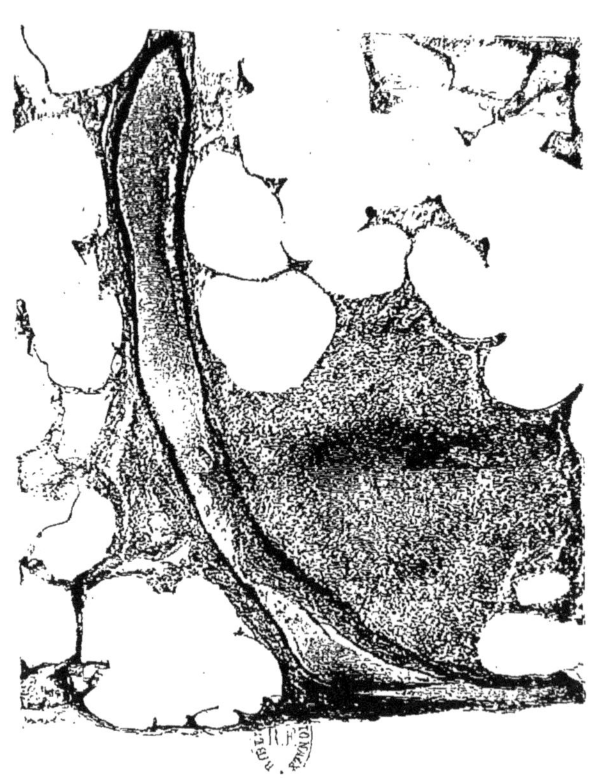

BIBL. NAT.

Grossissement $\frac{32}{1}$

TUBERCULOSE MILIAIRE

PLANCHE XXII

L'invasion des voies sanguines, dans la Tuberculose miliaire; infiltration tuberculeuse (péri-phlébite) et oblitération d'une veinule collatérale; l'endophlébite pulmonaire tuberculeuse.

Coloration : hématéine, orcéine, éosine. — Grossissement 32:1.

La Planche XXII montre l'invasion du système veineux du poumon par les bourgeons inflammatoires bacillifères d'une granulation tuberculeuse. Une *veine inter-lobulaire* s'élève, verticale, dans le champ de la préparation; à sa droite, s'est accolé un îlot « sub-miliaire », dans l'intérieur duquel on ne voit ni follicules primitifs, ni cellules géantes, encore moins de placards caséeux : la lésion est-elle toute jeune encore? ne peut-on pas, plutôt, penser que le rasoir n'a fait qu'effleurer la surface d'un tubercule miliaire, en en respectant la zone centrale? Le fait important est le suivant : la lésion, telle qu'elle est, paraît rattachée à la veine inter-lobulaire par une sorte de pédicule central, transversal, et constitué (l'orcéine le prouve) par une veinule collatérale, *veine inter-acineuse*; engainé par le tissu tuberculeux, ce vaisseau est oblitéré et ses parois, refoulées de part et d'autre, ne sont plus reconnaissables qu'à un mince liseré de fibres élastiques en voie d'atrophie avancée. Or, cette *thrombo-phlébite tuberculeuse oblitérante* a végété au delà de l'embouchure de la veinule inter-acineuse et a formé (en *bgl*) un bourgeon, saillant dans la lumière de la veine inter-lobulaire. Pendant la vie, le sang artériel baignait cet îlot mal organisé et friable; il pouvait emboliser des bacilles ou des détritus caséeux vers le cœur gauche, et, de là, dans la grande circulation.

Cet exemple, choisi parmi tant d'autres, démontre à quels redoutables dangers expose la Tuberculose, concentrée dans le parenchyme pulmonaire, sous forme de lésions miliaires. Non seulement la plus minime granulation peut menacer, à un moment donné, les parties encore intactes du poumon en déversant des produits bacillifères, soit dans la bronchiole acineuse qu'elle enchâsse (Pl. IX, *cas*), soit dans une bronche voisine dont elle rompt, par effraction, les parois (Pl. XIX, *clgc*); mais l'organisme, tout entier, se trouve à la merci d'un îlot à peine visible à l'œil nu, pour peu qu'à côté, une veine pulmonaire soit restée *sans défense* contre un minime bourgeon endophlébitique bacillifère en voie de caséification.

a. l. v. *Alvéole pulmonaire* du fond d'un infundibulum, sectionné tangentiellement : la cavité aérienne paraît plus petite que normalement, si l'on compare ses dimensions à celle des alvéoles sains qui l'entourent.

c. l. i. a. t. *Cloison inter-infundibulaire*, naissant d'un espace péri-veineux : le tissu conjonctif s'y montre trop riche en éléments cellulaires ; le voisinage de la lésion tuberculeuse (située à droite de la veine) semble en être la cause.

b. g. t. *Bourgeon de tissu tuberculeux*, faisant saillie à l'intérieur d'une veine pulmonaire et provenant d'un thrombus inflammatoire tuberculeux ; celui-ci a oblitéré une branche collatérale, inter-acineuse, de la veine pulmonaire verticalement dirigée, sur la figure; cette endo-phlébite pulmonaire tuberculeuse bourgeonnante résulte de l'envahissement d'une veinule pulmonaire par le tissu tuberculeux péri-granulique.

l. b. a. l. v. Lambeau d'un *cul-de-sac alvéolaire infundibulaire*, obliquement sectionné par le rasoir : on peut, à ce faible grossissement, reconnaître la minceur et la transparence de la membrane alvéolaire, recouverte par une simple couche d'épithéliums, dont on aperçoit vaguement les quelques noyaux espacés.

c. l. i. a. Une *cloison inter-acineuse*, coupée obliquement, et normale; plusieurs cloisons se détachent d'elle, à angle droit, délimitant ainsi cinq cavités alvéolaires normales.

f. e. l. Quelques tronçons de fibres élastiques, colorées par l'orcéine, persistent au sein d'un tissu tuberculeux infiltré au pourtour d'une veinule inter-acineuse; on ne trouve, dans ce tissu, ni cellules géantes, ni follicules tuberculeux primitifs, ni placards caséeux : la granulation miliaire est plus profondément cachée au-dessous de la coupe (*infiltration tuberculeuse péri-granulique*).

t. r. f. l. *Thrombo-phlébite oblitérante tuberculeuse* ayant comblé en totalité une branche collatérale, *inter-acineuse*, d'une veine pulmonaire inter-lobulaire; l'armature élastique du vaisseau, bien qu'atrophiée, se reconnaît encore au milieu du tissu d'infiltration tuberculeuse : elle apparaît sous l'aspect de deux lignes horizontales, à peu près parallèles, terminées doucement, à gauche, par un angle obtus, en continuité avec la paroi élastique de la veine inter-lobulaire; le bourgeon tuberculeux (*b. g. t.*), saillant dans cette veine, se trouve exactement au centre de l'espace circonscrit par les parois de la veinule oblitérée. Il semble bien que la cavité vasculaire thrombosée ait été distendue par le processus inflammatoire spécifique.

p. t. i. f. « Pointe de propagation » du tissu d'infiltration tuberculeuse qui tend à enserrer une grande cavité aérienne infundibulaire insérée sur la paroi de la veine pulmonaire : le tissu tuberculeux a commencé à détruire la paroi élastique de la cavité aérienne.

c. l. i. t. Longue et mince *cloison inter-infundibulo-alvéolaire*, en train de subir l'invasion progressive des lymphocytes, qui marquent de bas en haut, les progrès de l'infection bacillaire.

TUBERCULOSE MILIAIRE

Planche XXII

a l v.

c l i t.

p t i f.

c l i a t.

b g t.

t r f l.

l b a l v.

f e l.

c l i a.

L'invasion des voies sanguines, dans la Tuberculose miliaire.
Infiltration tuberculeuse (péri-phlébite) et oblitération d'une veinule collatérale.
L'endophlébite pulmonaire tuberculeuse.

(Coloration : hématéine, orcéine, éosine.)

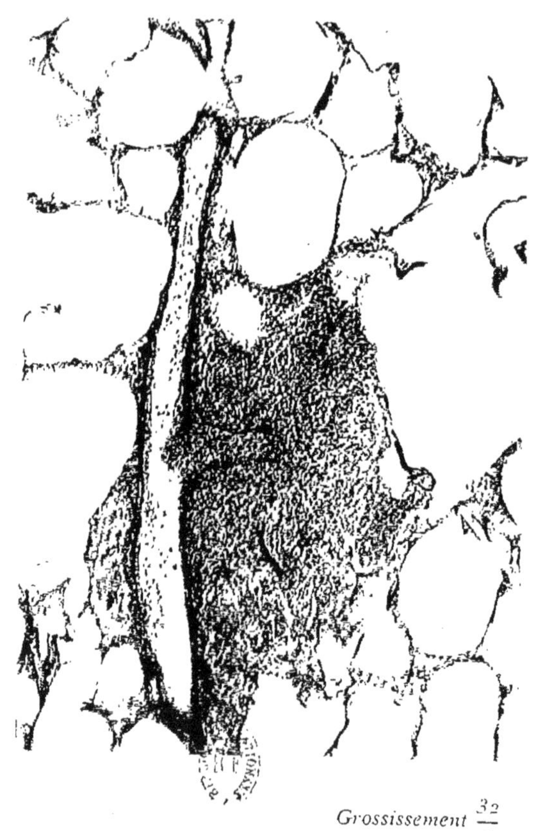

Grossissement $\frac{32}{1}$

TUBERCULOSE MILIAIRE

PLANCHE XXIII

L'invasion des voies sanguines, dans la Tuberculose miliaire. Destruction caséifiante d'une veine inter-lobulaire, par un tubercule granulique.

Coloration : hématoxyline, orcéine, éosine. — Grossissement 35:1.

Les Planches XXI et XXII montraient le début des lésions d'une veine pulmonaire mise au contact d'un tubercule miliaire. La Planche XXIII permet d'apprécier ces désordres arrivés à leur terme et, si l'on peut dire, à un mode de *guérison*, bien aléatoire, certes et cependant possible, si l'obstruction thrombo-phlébitique a été, par bonheur, complète en aval du point soumis, ici, à l'étude.

On voit, se détachant d'un vieux placard de *pleurite chronique symphysaire* (sur lequel nous aurons à revenir à la fin de ce volume), une *cloison inter-lobulaire* (*clil*). Elle est toute déformée, presque méconnaissable, n'était la présence, dans son épaisseur, d'une coupe d'un vaisseau (*trfc*), facile à spécifier, malgré ses lésions : c'est une veine pulmonaire, logée, donc, dans un des nombreux « espaces conjonctivo-vasculaires » qui, normalement, se détachent, à angle droit, du tissu sous-pleural. Ce vaisseau (dont l'armature élastique a été mise en valeur d'une vigoureuse façon) est atteint de deux ordres de lésions, faciles à constater.

Tout d'abord, la lumière vasculaire est comblée par une substance granuleuse, d'un rouge brique sale, mouchetée de traînées plus pâles et de taches violet foncé. Nul doute n'est possible : il s'agit d'un *thrombus intra-vasculaire* et le dit caillot est en voie de *caséification* ; cette altération dégénérative (qu'on ne saurait guère rattacher qu'à la Tuberculose, ou à la Syphilis) s'accuse d'autant plus nette qu'on examine le caillot plus près d'une « brèche » faite dans la continuité de l'anneau élastique circonscrivant la paroi veineuse. Par cette perte de substance, par cette « voie d'effraction », le tissu inflammatoire « spécifique » qui s'est développé, à gauche de la veine, dans la cloison inter-lobulaire, a envahi peu à peu le reste des couches constitutives de la veine. En définitive, dans ce cas, la tuberculose péri-veineuse, représentée par une « granulation miliaire multi-folliculaire » (*foll*), a pris possession de la veine et occasionné (par un mécanisme qui sera étudié plus loin) une *thrombo-phlébite oblitérante*. Par contiguïté de tissus, le thrombus est devenu bacillifère, s'il ne l'était même dès la formation du premier îlot d'endo-phlébite pariétale.

---

t. s. p. l. *Tissu sous-pleural*, épaissi, sclérosé, sous-jacent à un placard de pleurésie chronique.

c. l. i. l. *Cloison inter-lobulaire*, très épaissie, se détachant, à angle droit, du tissu pleural : un placard de fibres élastiques irrégulières, tassées, existe, à l'origine même de la cloison fibrosée; de part et d'autre, on aperçoit des cavités aériennes irrégulières, distendues, mal cloisonnées, qui correspondent à des fonds d'infundibula touchés par le tissu tuberculeux péri-granulique; la cloison s'écarte largement, en donnant insertion à une volumineuse et irrégulière *granulation miliaire*.

f. o. l. t. *Follicules tuberculeux agminés*, bien reconnaissables à leur cellule géante centrale et à la zone claire de cellules en voie de nécrose (zone épithélioïde) qui les encercle; la zone lymphocytaire péri-folliculaire n'est visible qu'à gauche et à droite de ce triple îlot folliculaire; elle propageait, dans le tissu pulmonaire adjacent, l'infection bacillaire.

p. t. t. *Pointe de propagation* (zone d'accroissement) du tissu tuberculeux lymphocytaire, le long d'une cloison inter-infundibulaire; la cloison apparaît cinq ou six fois plus épaisse que normalement et le tissu tuberculeux commence à y subir, de proche en proche, les désintégrations nécrosiques, granuleuses et vitrifiantes, prélude de la caséification.

v. p. i. f. Coupe transversale d'une *veine pulmonaire inter-infundibulaire*, de laquelle se détachent quatre cloisons inter-alvéolaires, normales.

i. n. f. t. *Infiltrat tuberculeux* (encore riche en éléments leucocytaires) ayant envahi le tissu conjonctivo-vasculaire de la cloison inter-lobulaire (zone d'extension de l'infiltration péri-granulique). La granulation miliaire semble ainsi se terminer, à sa partie inférieure, par deux larges bandes de matière tuberculeuse infiltrée dans les espaces inter-infundibulaires correspondants.

t. r. f. c. Grosse *veine pulmonaire inter-lobulaire*, incrustée dans l'épaisseur de la granulation miliaire et atteinte de *trombo-phlébite caséeuse oblitérante*. La technique colorante, en mettant en relief l'armature élastique de la veine, a permis d'établir, à la fois, la part prise par le vaisseau à la formation de la granulation miliaire, et l'envahissement des parois vasculaires secondaire à la tuberculisation de l'espace inter-lobulaire; on voit, en effet, à gauche, qu'une partie de l'armature élastique de la veine a été détruite par effraction, le tissu tuberculeux agissant de dehors en dedans : la thrombo-phlébite caséeuse s'est développée par contiguïté de tissus.

c. l. i. f. Cloison inter-infundibulaire, très épaissie (par hypérémie vasculaire et œdème interstitiel).

TUBERCULOSE MILIAIRE

Planche XXIII

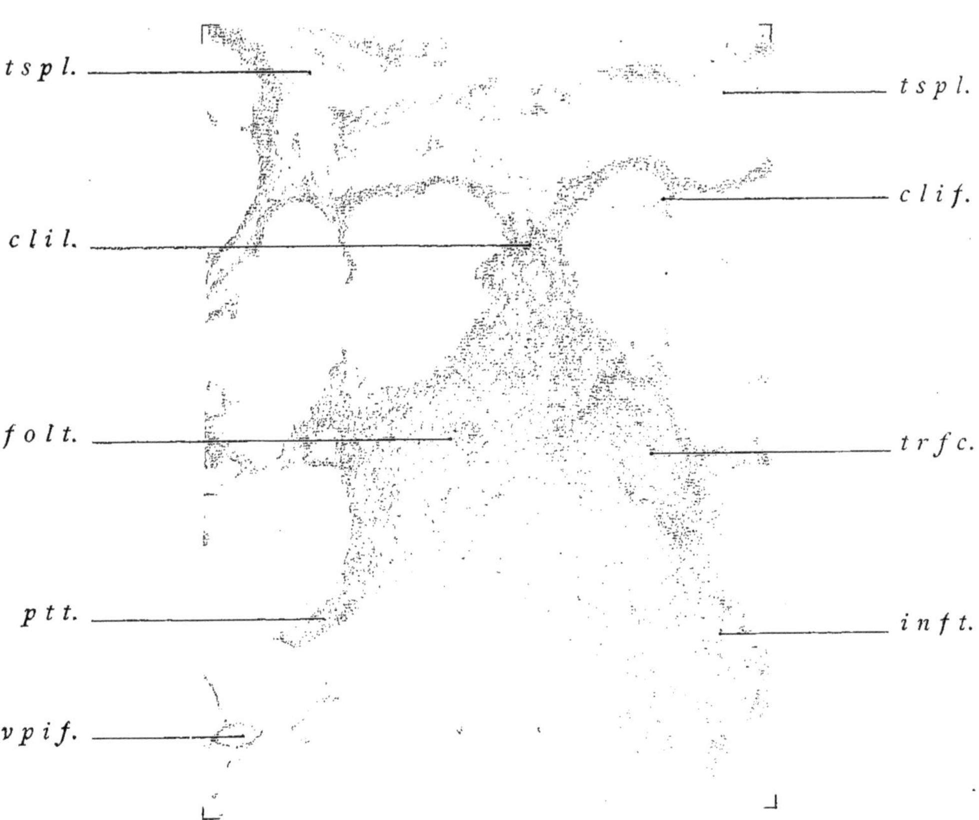

L'invasion des voies sanguines, dans la Tuberculose miliaire.
Destruction caséifiante d'une veine inter-lobulaire par un tubercule granulique.

(Coloration : hématoxyline, orcéine, éosine.)

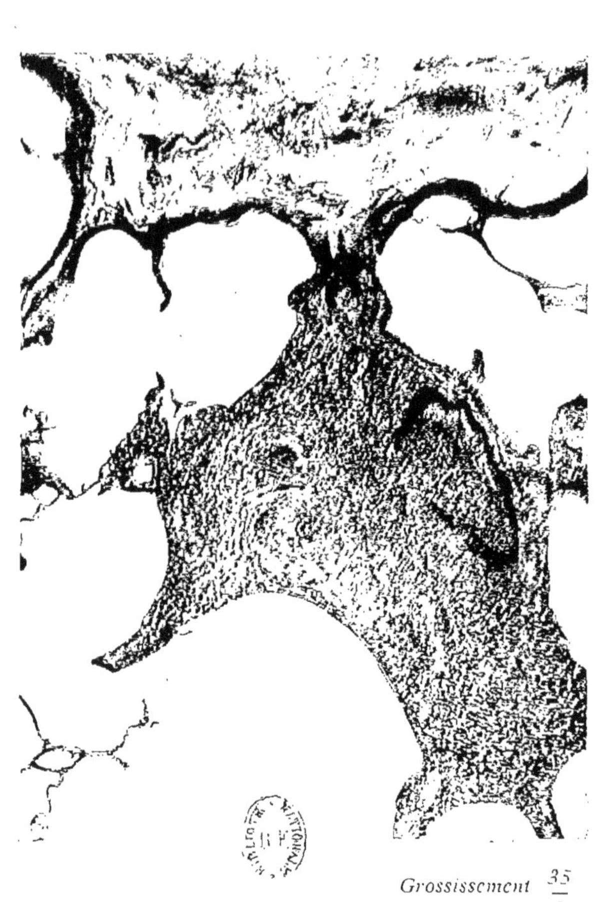

BIBLIOTHÈQUE NATIONALE R.F.

Grossissement $\frac{35}{1}$

II

LES NODULES TUBERCULEUX

(Planches XXIV à XXXV. Consultez aussi les Planches XLI, LIV, LVII, LXVII, LXIX, XCVI, XCIX, CII et CVII).

La distinction que nous nous efforçons d'établir entre les tubercules ou granulations miliaires et les *Nodules tuberculeux* ne se base pas sur les seules dimensions comparatives de ces deux sortes d'îlots bacillifères; elle relève surtout de leur étude histo-pathogénique. Le gros tubercule *cru*, de Laënnec, n'est pas toujours, comme on le croyait autrefois, un simple conglomérat de granulations miliaires agminées, accru par intussusception et caséifié en masse ; il s'agit aussi, maintes fois, d'une « infiltration tuberculeuse », sans rapport aucun, quant à son origine, avec le moindre îlot « folliculaire », mais dont le substratum anatomique ressortit à un procédé inflammatoire bien différent, à la « pneumonie tuberculeuse ». Les nodules tuberculeux sont, en outre, remarquables par leur volume et leur enkystement. Comme tels, ils méritent considération. Leur étude, en permettant de compléter l'histoire de la *Tuberculose folliculaire* des voies respiratoires, nous amènera à la seconde espèce des lésions produites par les bacilles de Koch dans le poumon, à la *Tuberculose pneumonique*.

Vu à l'œil nu, le « nodule tuberculeux » consiste en un amas bacillifère encore caséeux (tubercule cru) ou déjà fibrosé (tubercule enkysté) et dont les dimensions sont supérieures à celles des lésions miliaires. Il peut atteindre et même dépasser 2 à 3 centimètres de diamètre. Sa forme, arrondie, ovoïde, ou moins régulière, le relief qu'il fait à la surface d'une coupe du poumon l'y montrent comme enchâtonné dans le parenchyme respiratoire. Le tissu fibroïde, blanchâtre ou ardoisé, qui l'encercle peut être très discrètement réparti tout autour d'un centre caséeux; il peut aussi s'étaler largement dans le voisinage, sans cependant envoyer au loin de très longues traînées cicatricielles. Sa masse centrale, presque toujours caséifiée (*tbnd*, Pl. XXXV) apparaît d'un blanc terne, amorphe, sèche et friable (*ndtf*, Pl. XXXII) ou, au contraire, crayeuse, grise ou verdâtre, et infiltrée d'amas calcaires (*tcalc*, Pl. XXXIV); parfois aussi, elle se compose d'un tissu fibroïde, cicatriciel, plus ou moins tatoué de poussières de charbon, et au sein duquel on découvre, maintes fois, un ou plusieurs *calculs* irréguliers, anguleux, d'apparence ossiforme, entourés ou non de grumeaux calcaires et anthracosiques. Ce dernier aspect, assez polymorphe, répond au nodule tuberculeux dit « de guérison ».

Au microscope, les nodules tuberculeux se présentent sous deux aspects fort différents. Les premiers (*amnd*, Pl. XXVI) sont, à n'en pas douter, des granulations « multi-folliculaires » conglomérées ou coalescentes, groupés de diverses façons le long ou même autour des vaisseaux pulmonaires, artériels ou veineux (*ndtb*, Pl. XXXI), comme aussi au voisinage des bronchioles (*ndbr*, Pl. XXIX), ou semés au hasard dans un poumon d'ordinaire emphysémateux (*gndt*, Pl. XXVII). Ces tubercules *multi-folliculaires* se sont fondus en un nodule amorphe, caséifié. La masse caséeuse centrale possède tous les caractères accordés, plus haut, au foyer caséeux central de la granulation miliaire : même matière granulo-graisseuse anhiste, même invascularité, mêmes débris d'éléments cellulaires dégénérés, mêmes tronçons élastiques, enfin mêmes difficultés techniques pour mettre en valeur les bacilles de Koch accumulés au sein de ce magma de mastic caséiforme.

La zone périphérique du nodule tuberculeux nous arrêtera un peu; elle permet de comprendre de quelle incertitude doit s'entourer l'état désigné par les cliniciens sous le terme de « guérison » d'un foyer tuberculeux. Le plus grand nombre des nodules tuberculeux se montrent, à l'autopsie, « enkystés », c'est-à-dire engainés d'une sorte de capsule fibreuse, qui traduit l'effort constant de l'organisme pour immobiliser, pour emprisonner tout foyer bacillifère. Cette capsule cicatricielle (*fibr*, Pl. XXXIV), rarement complète, souvent fissurée, n'est pas toujours assez solide ou assez épaisse pour assurer l'encerclement parfait et définitif de la colonie microbienne. Même dans la vieille « pneumonie ardoisée du sommet », qui constitue cependant, comme on sait (*sclk*, Pl. XXXV), l'exemple le plus typique de la « Tuberculose de guérison », le nodule tuberculeux, quoique entouré d'une large pneumonie fibreuse, montre, souvent encore, sur un ou plusieurs points circonscrits à sa périphérie, les signes d'une activité non éteinte. Les travées fibreuses les plus anciennes, hyalines même (*sclnd*, Pl. XXXII), qui enchâssent le tubercule, apparaissent, par exemple, entamées, de proche en proche, par l'*infiltration caséeuse* (*fbca*, Pl. XXXIII). Ailleurs, ce sera l'apparition de cellules géantes bacillifères, dans l'épaisseur même de la coque fibroïde péri-caséeuse (*clg*, Pl. XXX) ou en dehors d'elle (*clg*, Pl. XXXIII), qui dénoncera la persistance de la nocivité infectieuse d'un nodule fibro-caséeux considéré, autrement, comme arrivé au stade de guérison. Pour d'autres foyers enfin, la démonstration du rôle pathogène du nodule tuberculeux incomplètement guéri est donnée par la présence soit d' « îlots lymphocytaires bacillifères » (*parl*, Pl. XXXV), soit et surtout d'îlots d' « alvéolite aiguë », fibrineuse ou macrophagique (*alvf*, Pl. XXX), auprès de sa coque fibroïde. D'où, cette remarque, formulée à propos de l'une de nos Figures : pour pouvoir être regardé comme guéri à coup sûr, un foyer tuberculeux pulmonaire, quelles qu'en soient les dimensions, doit porter en lui-même sa triple preuve. Il faut que toute trace de matière caséeuse y ait disparu ; ensuite, nul bacille de Koch n'y doit plus persister (après colorations méthodiques et inoculation expérimentale) ; enfin, détail complémentaire capital, au contact de la masse enkystée, aucune trace ne doit subsister d'une réaction inflammatoire subaiguë, tant interstitielle (îlots lymphocytaires) que parenchymateuse (alvéolites aiguës). On sait, depuis longtemps, que l'infiltration calcaire, pas plus que l'anthracose, ne suffisent pour affirmer la mort d'un foyer bacillaire.

La seconde variété de nodules tuberculeux ne correspond plus à des lésions « folliculaires ». Ici, l'infection bacillaire circonscrite s'est développée suivant un mécanisme fort différent. L'appareil aérien, le « parenchyme » proprement dit, est, avant tout, en cause : à son origine, l'affection a été « pneumonique » et elle l'est restée. La pneumonie tuberculeuse, dont nous étudierons tous les caractères dans les chapitres suivants, se résume, se synthétise, si l'on peut ainsi parler, en une série d'altérations bronchio-alvéolaires aussi caractéristiques que peu nombreuses. Certes, le « nodule » tuberculeux, tout aussi bien que la « granulation », s'entoure, maintes fois, d'îlots d'alvéolite, exsudative ou leucocytaire, révélateurs de « fusées » bacillaires péri-folliculaires. Le nodule d'origine multi-folliculaire peut même, s'il évolue avec une certaine lenteur, « bourgeonner » à l'intérieur de quelque cavité, alvéolaire, infundibulaire ou bronchiolique acineuse contiguë, et y former une sorte de « tissu de granulation » bacillifère, un « bourgeon charnu tuberculeux », pourvu ou non de cellules géantes et recouvert, au besoin, d'épithéliums alvéolaires ou bronchioliques hyperplasiés. De tels désordres ne sont que des accidents, à peine des complications locales de la tuberculose folliculaire.

Le *nodule tuberculeux pneumonique* est tout autre. Pour en donner une impression d'ensemble et avant d'aborder le problème des pneumonies bacillaires (voy. p. 97), il nous suffira de signaler deux détails caractéristiques, reproduits (comme le reste), sans la moindre retouche, sur nos Planches XXIX et XXXV. Dans certains cas où les tubercules nodulaires se sont conglomérés et enclavés au milieu de larges champs de sclérose pulmonaire, il est, parfois, possible d'accorder à l'un quelconque de ces îlots caséeux (*trca'*, Pl. XXIX) la topographie, la forme exacte et même les dimensions d'un lobule pulmonaire. Que si l'on recourt à une technique différenciant l'armature élastique du poumon, il est souvent facile alors (*tbnd*, Pl. XXXV) d'imprégner, dans l'un de ces *lobules caséifiés en masse*, l'ensemble du squelette élastique fondamental. Dans ce champ caséeux, amorphe en apparence, l'orcéine a décelé, comme à souhait, la structure microscopique des cavités aériennes et des vaisseaux; elle montre ces divers organes fixés, distendus, infarcis par une matière granulo-graisseuse qui a fait disparaître la totalité des éléments cellulaires et les a remplacés, en comblant toutes les cavités, sans exception, aussi bien aériennes que vasculaires : c'est un bloc de « pneumonie » ou de « broncho-pneumonie caséeuse ».

Autour de ces foyers pneumoniques si particuliers, le tissu pulmonaire a subi diverses perturbations, dont la principale, pour ce qui concerne les nodules tuberculeux, consiste en une inflammation chronique scléreuse. Tantôt banale, c'est-à-dire cicatricielle et mutilante, tantôt et plus souvent peut-être, très particulière, végétante et hyper-élastigène, la sclérose pulmonaire méta-tuberculeuse est une lésion complexe. Il nous faudra en esquisser les caractères à la fin du chapitre suivant, consacré à la Tuberculose pneumonique.

II

TUBERCULOSE NODULAIRE

PLANCHE XXIV

Phtisie aiguë broncho-pneumonique; fonte caséo-puriforme du sommet. Origine « aérienne » des nodules caséeux secondaires.

Les Planches XXIV et XXV ont trait à la *Phtisie ulcéreuse* et seront à rapprocher de la 4e partie du volume consacrée aux « Cavernes pulmonaires ». Nous les avons placées cependant, ici, en tête du chapitre intitulé, par nous, TUBERCULOSE NODULAIRE, afin de servir à différencier cette variété importante de lésions anatomo-pathologiques macroscopiques et microscopiques.

Le *Tubercule nodulaire* est, soit un bloc de granulations miliaires caséifiées en masse, soit un « tubercule miliaire » accru, comme disait Laënnec, par « intus-susception » ; parfois aussi, cela peut être un îlot d' « infiltration tuberculeuse » de Laënnec (décrite, de nos jours, sous le terme de broncho-pneumonie caséeuse), qui, immobilisé dans sa marche extensive et centrifuge, tendait à s'enkyster. Les préparations microscopiques qui vont suivre justifieront, croyons-nous, tour à tour, tous ces dires.

Sur la figure XXIV, on observe une Phtisie aiguë ulcéreuse, broncho-pneumonique, compliquée de fonte puriforme rapide des masses caséeuses accumulées dans le lobe supérieur.

Il y faut chercher, avec soin, et l'on a peine à trouver les quelques îlots tuberculeux arrondis (*nti*) ou anguleux (*nti'*) qu'on serait en droit de décrire comme des « nodules » tuberculeux (*tubercules crus*, de Laënnec).

Mais dans les intervalles qui séparent les larges foyers de ramollissement glaireux, d'aspect gélatiniforme, occupés à ulcérer le lobe supérieur du poumon, on aperçoit de nombreux amas blanc jaunâtre, secs, saillants sur la surface de coupe ; suivant les points, ils pourraient être inscrits, avec Laënnec, dans les lésions de *l'infiltration jaune*, ou rangés parmi les gros « tubercules crus », ou « nodules » tuberculeux : affaire d'impression visuelle et d'appréciation personnelle. Laënnec, auquel il faut toujours revenir, quand on touche à la Pathologie du poumon, notait que les TUBERCULES « sont

« des corps étrangers qui repoussent et refoulent le tissu du poumon « dans tous les sens, plutôt qu'ils ne le pénètrent ». La plupart des îlots de broncho-pneumonie caséeuse saisis par la photographie, sur la figure XXIV, semblent s'enchâtonner dans le parenchyme congestionné qui les entoure ; ils sont saillants ; ils sont caséeux et souvent mouchetés de poussières de charbon; ce sont des « nodules », mais anguleux et, maintes fois, disposés en séries centrifuges, par rapport aux cavernes qui les surplombent.

On peut, sans hésiter, avancer que la Tuberculose qui a pris possession de la presque totalité de ce lobe pulmonaire, procédait surtout par larges îlots d'infiltration, îlots diffusants et voués à un ramollissement suraigu, d'aspect purulent et quasi gélatiniforme. Leurs semailles, les nodules sous-jacents, plus récents (*pac, nti'*), c'est-à-dire secondaires, s'expliquent sans peine, aujourd'hui, par la projection de parcelles de pus caséeux le long des ramifications bronchiques déclives. L'histologie reconnaît et spécifie, à souhait, ces « embolies aériennes » de matière caséeuse. La pathogénie expérimentale en reproduit les altérations caractéristiques, et la présence du bacille, nécessaire et suffisante par elle seule, a fixé, d'une façon définitive, ce chapitre d'histo-pathogénie.

---

n. t. i. *Nodules tuberculeux* isolés.

f. c. a. Fonte liquéfiante d'amas caséeux broncho-pneumoniques.

p. a. c. Progression « aérienne » des îlots broncho-pneumoniques caséeux secondaires (*embolies tuberculeuses aériennes*).

b. r. Coupes de bronches normales du lobe inférieur.

p. n. Lobe inférieur, commençant à être envahi, de haut en bas, par quelques nodules tuberculeux dits broncho-pneumoniques.

n. t. i'. Nodules tuberculeux du lobe inférieur, remarquables par leur petit nombre, leurs faibles dimensions et leur forme stellaire; ces ilôts sont, à coup sûr, « secondaires ».

g. l. a. t. *Ganglions lymphatiques anthracosiques*, du hile pulmonaire.

p. a. c'. Semis broncho-pneumoniques nodulaires, en continuité presque directe avec un foyer tuberculeux atteint de ramollissement crémeux (ou puriforme) au centre du lobe supérieur.

g. l. t. f. Fonte crémeuse, ou puriforme, de multiples foyers broncho-pneumoniques caséeux conglomérés dans le sommet du poumon (*infiltration jaune* et *infiltration gélatiniforme*, de Laënnec, combinées).

s. f. s. *Symphyse pleurale* du sommet.

PLANCHE XXIV

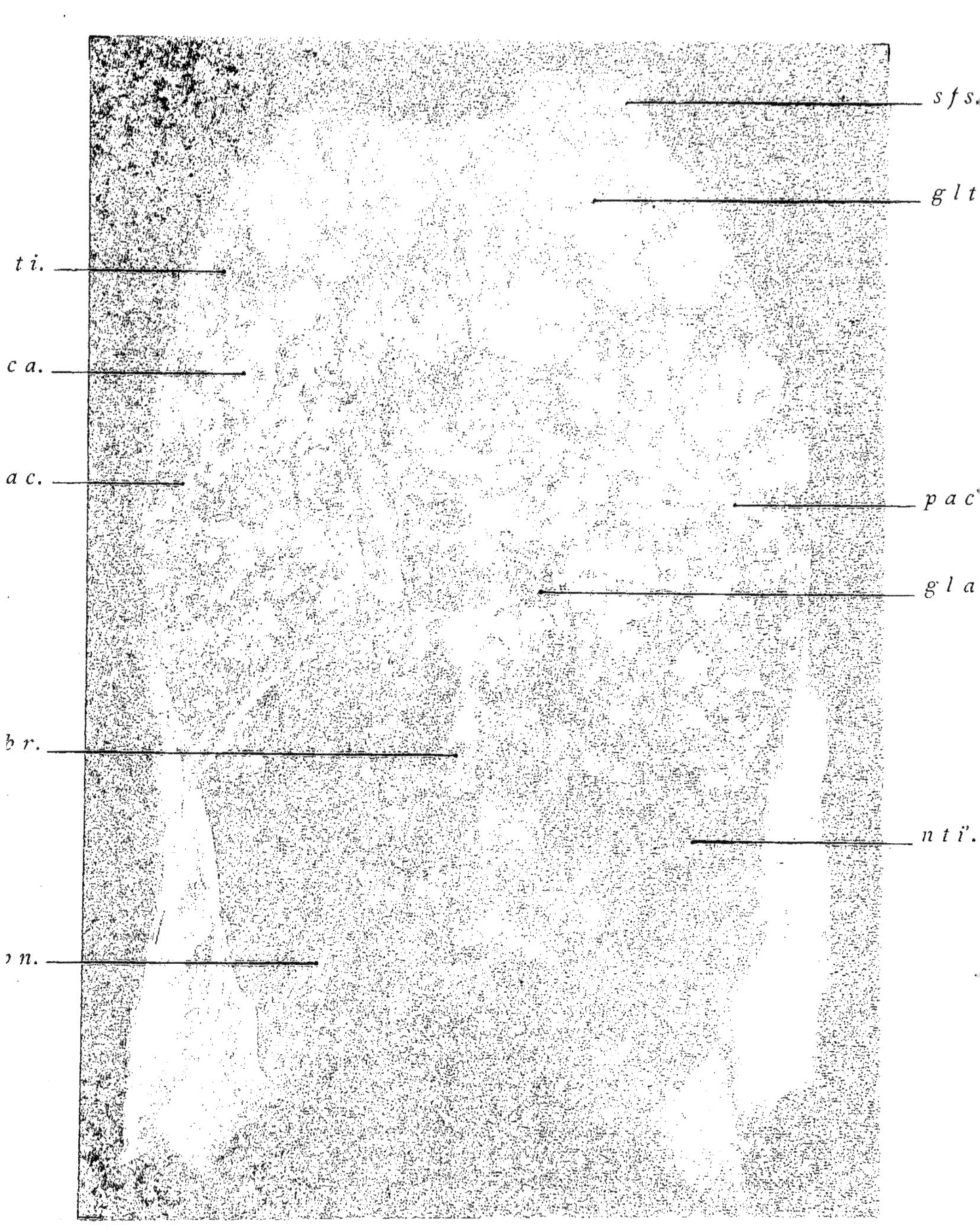

Phtisie aiguë broncho-pueumonique.
Fonte caséo-puriforme du sommet du poumon..
Origine « aérienne » des nodules caséeux secondaires.

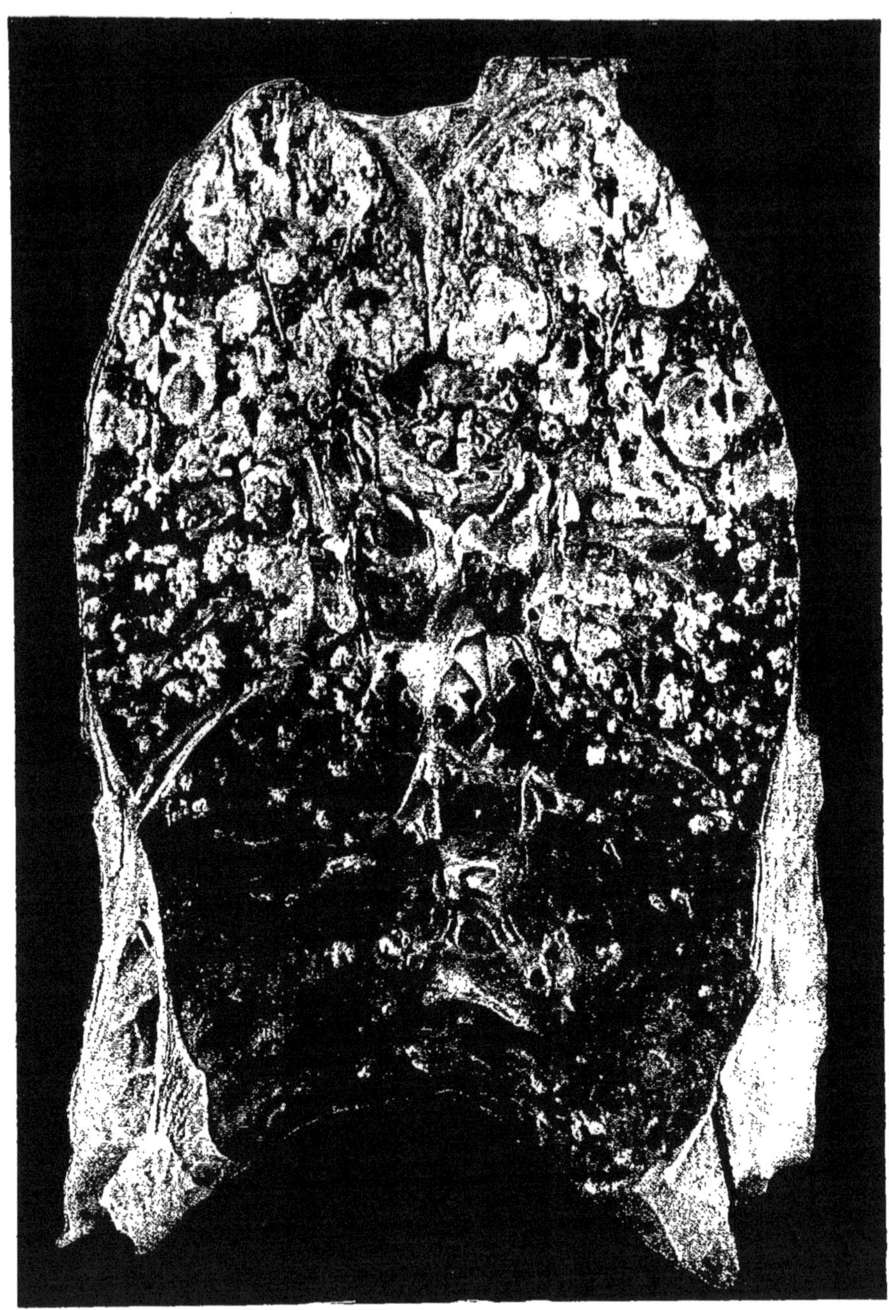

TUBERCULOSE NODULAIRE

PLANCHE XXV

Phtisie chronique ulcéreuse du sommet. Tuberculose anthracosique du lobe inférieur; granulations miliaires et « nodules » tuberculeux; symphyses pleurales inter-lobaires.

Comme pour la Planche précédente, nous ne voulons insister, à propos de cette figure XXV, que sur les caractères des « nodules » tuberculeux et sur leur comparaison avec les granulations miliaires.

Cette planche servira, plus loin, lors de l'étude des « excavations tuberculeuses ». On peut remarquer, toutefois, déjà, la finesse des couleurs et le relief des lésions qui parsèment le poumon atteint de phthisie chronique ulcéreuse. La grande caverne du sommet, les bandes de symphyse pleurale inter-lobaire (*sfpli*), le placard de sclérose, anthracosique et tuberculeuse (*anthr*), qui succède à une caverne fissuraire verticale, sous-pleurale, mènent au point en question : là, les *nodules tuberculeux* semblent s'être accumulés, entre la plèvre viscérale, partiellement adhérente, et la bande de tissu cirrhotique, gris ardoisé, infiltré, lui-même, d'îlots tuberculeux.

Tandis que les « tubercules crus », de forme diverse, s'échelonnent, en désordre, au sein de cette partie du lobe inférieur, ainsi ulcérée, scléreuse et anthracosique, on peut reconnaître et suivre, tout le long du bord interne du bloc ardoisé, un chapelet de fines *granulations miliaires* et *sub-miliaires*. Ces lésions (*grtb*), plus récentes, à coup sûr, que les nodules tuberculeux sous-pleuraux voisins, tracent les étapes prochaines d'une « Granulie partielle » envahissant le poumon encore à peu près sain en cette région.

La partie du lobe inférieur confinant à la pointe anguleuse tracée par le lobe moyen symphysé (en *brpc*)possède un trio de *nodules tuberculeux*, l'un, arrondi, les deux autres, anguleux, en voie de ramollissement central ; l'œil nu permet de classer ces trois amas parmi les « conglomérats » de granulations miliaires ; le centre de ces tubercules nodulaires est, lui aussi, anthracosique et la caséification y semble effectuée en totalité.

En comparant les tubercules nodulaires, ici observés, aux formations caséeuses de la Planche précédente, on obtient une impression suffisante au sujet du polymorphisme des altérations désignées, par les auteurs, sous ce vocable.

Les préparations microscopiques qui suivent compléteront cette première donnée. Elles établiront que la Tuberculose « nodulaire » mérite la place qui lui fut accordée en histo-pathologie.

Dès à présent, on peut concevoir que la Tuberculose nodulaire consiste essentiellement en un foyer bacillaire assez volumineux, plus ou moins bien circonscrit par du tissu cicatriciel (*tubercule enkysté*).

---

c. a. v. c. l. Vaste *caverne* cloisonnée, ayant détruit toute la partie postérieure du lobe supérieur: le sommet proprement dit a échappé à la fonte caséeuse.

b. r. c. a. s. Une des *bronches*, en partie caséifiée, donnant accès dans la caverne *clcv*, au niveau de sa région inféro-interne.

a. n. t. h. r. Vaste *placard anthracosique*, étendu à la moitié supérieure du lobe inférieur, sur le bord postérieur du poumon; ce bloc de *sclérose anthracosique* est infiltré d'innombrables nodules tuberculeux encore caséeux; il commence immédiatement au-dessous d'une caverne fissuraire, verticale, creusée au haut du lobe inférieur, tout contre la plèvre inter-lobaire symphysée.

g. r. t. b. Série de *granulations tuberculeuses*, semées, en bordure, le long des placards anthracosiques; cette ponctuation festonnée, bien visible, à droite comme à gauche de la coupe pulmonaire, dessine la zone d'extension des lésions tuberculeuses dans le parenchyme pulmonaire encore sain.

p. l. d. f. Portion de la face diaphragmatique du lobe inférieur, recouverte par quelques *fausses membranes fibrineuses*, toutes récentes.

p. m. n. Segment de la base du poumon, encore sain.

b. r. p. c. *Nodules* tuberculeux broncho-pneumoniques du lobe inférieur, adjacents à la plèvre inter-lobaire et déjà en voie de ramollissement central; ces nodules sont quelque peu tatoués par l'anthracose.

s. f. p. l. i. *Symphyse* des deux sillons pleuraux inter-lobaires propres au poumon droit; le lobe moyen apparaît, ainsi, au centre de la figure, sous forme d'une surface triangulaire exactement délimitée par de longues bandes d'un tissu fibro-caséeux (*pleurite fibro-caséeuse inter-lobaire*).

c. l. c. v. *Cloisonnements pariétaux de la caverne pulmonaire*, recouverts de matière caséeuse (reliquats de cloisons inter-lobulaires disséquées par l'ulcération tuberculeuse).

s. s. c. l. Sommet du poumon, encapuchonné par la partie correspondante de la plèvre pariétale fixée par une symphyse ancienne.

TUBERCULOSE NODULAIRE

PLANCHE XXV

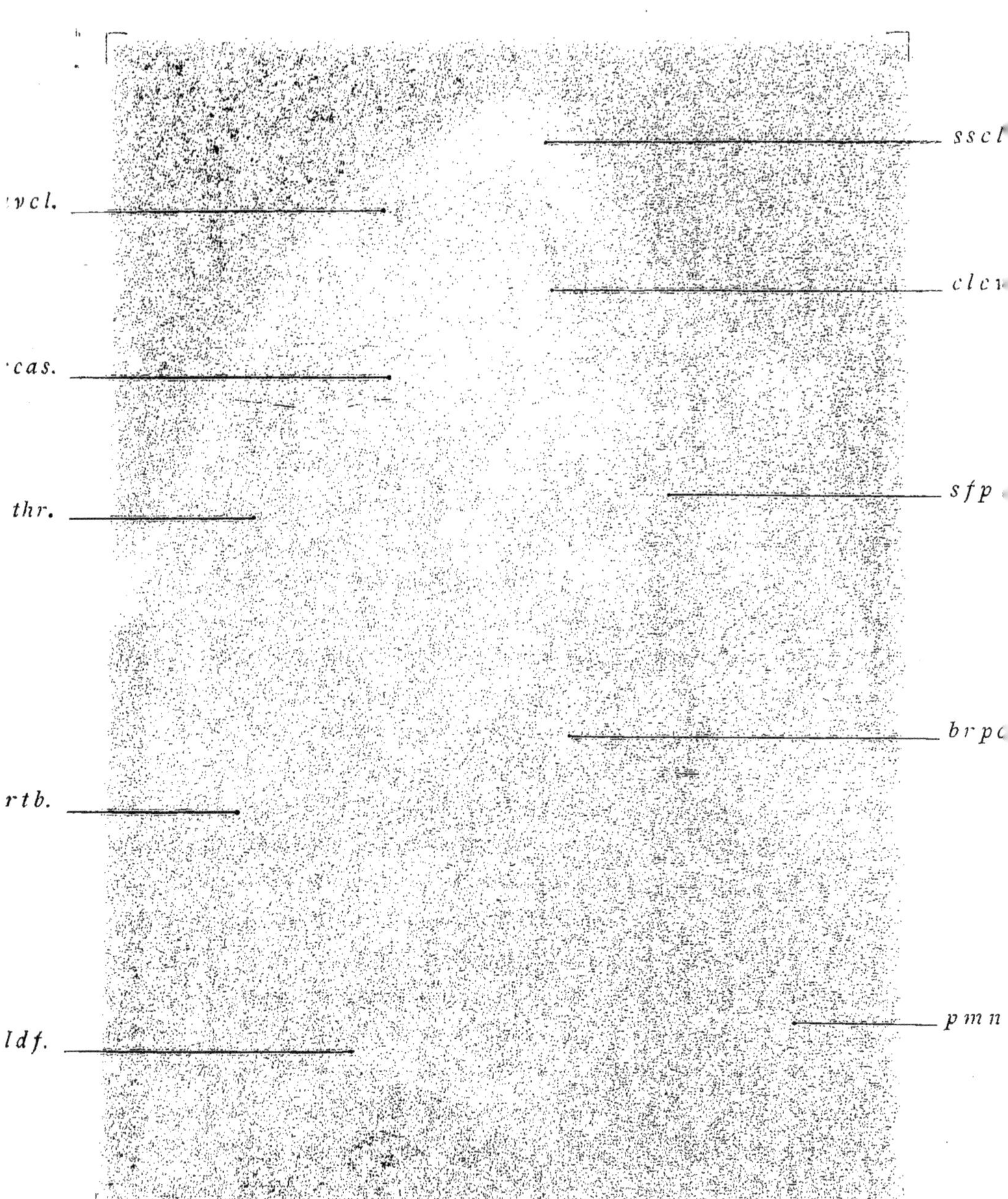

Phtisie chronique ulcéreuse du sommet.
Tuberculose anthracosique du lobe inférieur.
Granulations miliaires et « nodules » tuberculeux.

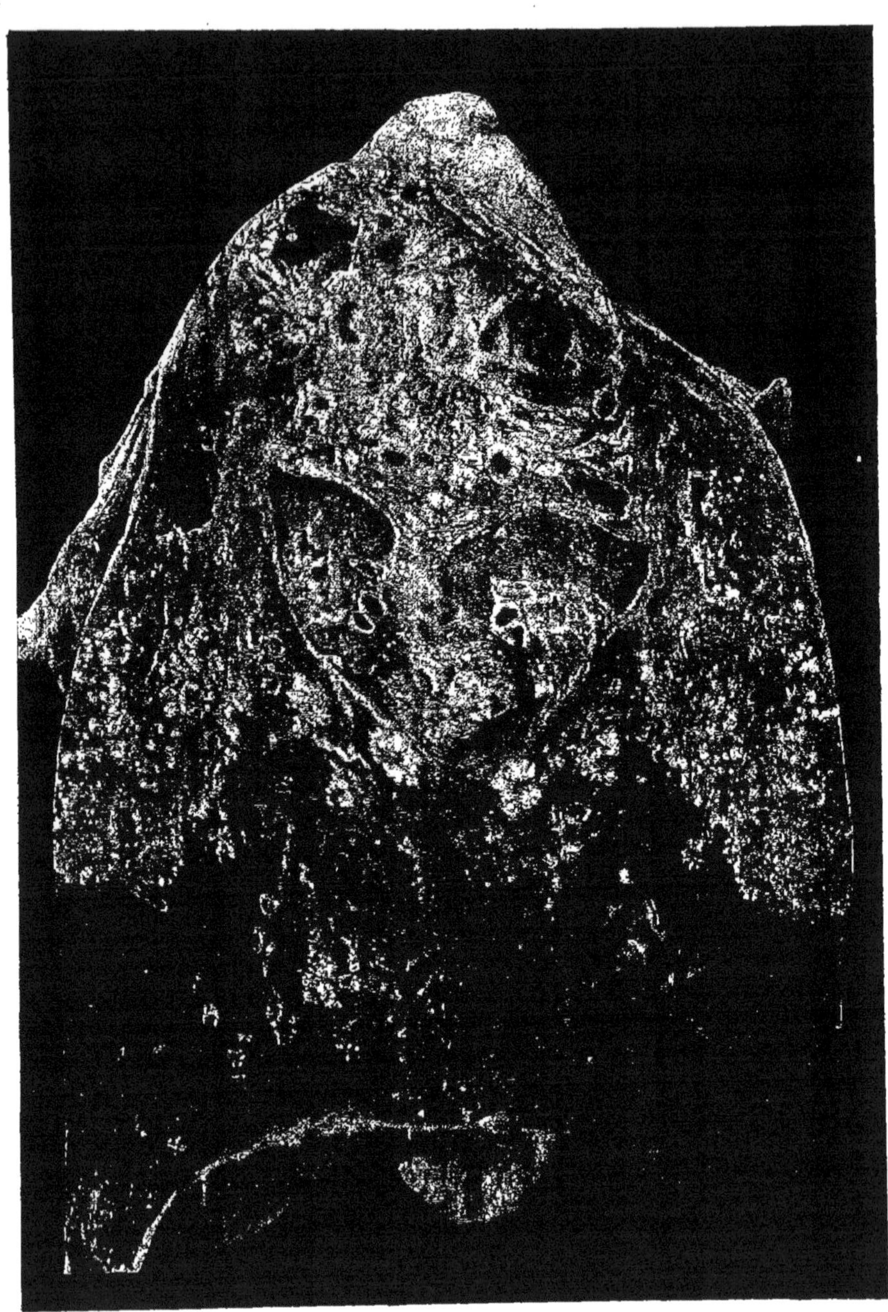

TUBERCULOSE NODULAIRE

PLANCHE XXVI

Nodules tuberculeux conglomérés (associés à des granulations miliaires). Tubercules nodulaires péri-vasculaires et péri-bronchiques; leur origine lymphangitique. (Poumon d'enfant.)

Coloration : hématéine, orcéine, éosine, orange. — Grossissement 14:1.

Voici un premier exemple, typique, de *nodules tuberculeux* incrustés dans un poumon d'enfant. A côté de tubercules miliaires (*ndtb*), et de granulations plus fines encore, remarquables par l'abondance de cellules géantes qui parsèment leur substance en voie de caséification, on voit de grosses masses, non moins tuberculeuses et non moins giganti-cellulaires : *amnd* est le plus beau cas qu'on puisse choisir d'un « nodule tuberculeux ». Sa forme est obronde, pour ne pas dire ovoïde; son volume est cinq ou six fois supérieur à celui d'une granulation miliaire. C'est un tubercule « cru », car la déchéance caséeuse l'envahit de toutes parts; enfin, lui-même entoure, à la façon d'un anneau complet, la coupe d'une artère pulmonaire, satellite de la bronche représentée en *brsl*. On peut, sans crainte d'erreur, établir le mécanisme de la formation de ce nodule bacillifère : un certain nombre de follicules tuberculeux (au moins trois) ont pris naissance dans les couches connectives qui entourent l'artère. Ces îlots ont grossi par formations successives de « follicules primitifs », jusqu'à se rejoindre bout à bout, tout autour de l'artère.

Cette disposition « péri-artérielle » des îlots tuberculeux multi-folliculaires fait soupçonner l'origine « lymphangitique » de pareilles formations. On sait la richesse inouïe du poumon en vaisseaux lymphatiques; on connaît leurs emplacements péri-vasculaires, péri-bronchiques, péri-acineux, péri-lobulaires et sous-pleuraux. Aussi, quand la topographie d'un nodule tuberculeux affecte, comme ici, une allure aussi systématique, une prédilection aussi manifeste pour les vaisseaux (*ndpv*), ou pour les bronches (*ndpbr*), l'impression devient, pour l'observateur, une quasi-certitude.

L'infiltration progressive des parois veineuses (*ndpv*) et bronchioliques (*ndpbr*) par les produits bacillifères, en montrant les méfaits des *nodules tuberculeux péri-canaliculaires*, complète, d'une manière saisissante, l'histoire de cette première variété des lésions de la tuberculose nodulaire : C'est, amplifié, le même cycle que celui parcouru par la tuberculose miliaire. Les exemples suivants apporteront des faits nouveaux. Aux colonies de bacilles groupées en « îlots nodulaires », en « *gommes tuberculeuses* », le parenchyme pulmonaire opposera ses multiples moyens de défense.

---

p. n. g. Placard d'*engouement pulmonaire péri-tuberculeux*; les alvéoles pulmonaires sont, pour la plupart, comblés par des lésions inflammatoires; on ne voit guère de perméables que certains canaux infundibulaires et quelques bronches acineuses.

a. m. n. d. Amas de *nodules tuberculeux conglomérés* et disposés en un « anneau » complet, au pourtour de la coupe d'une artère pulmonaire; quelques cellules géantes ponctuent ees îlots (arrondis) formés surtout de matière caséeuse.

b. r. s. l. *Bronche sus-lobulaire*, coupée obliquement, et presqu'en entier remplie de produits inflammatoires; la masse nodulaire tuberculeuse péri-artérielle affleure aux parois de la bronche (elle en est séparée par un artifice de préparation).

n. d. t. b. *Granulation tuberculeuse*, remarquable par sa forme, assez régulière, par sa masse caséeuse centrale, semée de quelques cellules géantes, et par l'anneau lymphocytaire dense qui la borde, sur toute sa surface.

n. d. p. v. *Tubercule miliaire*, irrégulier de forme, presque quadrangulaire, caséeux et giganti-cellulaire, accolé à la paroi d'une veine pulmonaire remarquable par son tissu élastique encore bien coloré.

a. l. v. Plusieurs *alvéoles pulmonaires*, normaux, au contact d'un vaisseau pulmonaire sain.

c. a. l. v. Plusieurs *canaux alvéolaires*, bien reconnaissables à leurs dimensions et à leurs nids alvéolaires pariétaux; ils s'appuient directement contre une série de nodules tuberculeux; ces amas nodulaires sont ainsi en contact intime avec le tissu pulmonaire.

n. d. p. b. r. Un de ces nodules, de forme à peu près triangulaire, a détruit en totalité (par son angle supérieur) la paroi d'une bronche intralobulaire: cette « effraction bronchique » effectuée par un nodule tuberculeux s'identifie, toutes proportions gardées, avec les granulations miliaires péri-bronchiques décrites plus haut, à propos de la granulie pulmonaire (voir Pl. XIX et XX).

n. d. t. b'. Tubercule miliaire, isolé en plein tissu pulmonaire et remarquable par sa forme polygonale; la couronne lymphocytaire qui l'entoure de toutes parts a épaissi les cloisons inter-alvéolaires du voisinage.

c. a. l. v'. Canal alvéolaire, en contact, par ses deux extrémités, avec deux îlots de pneumonie interstitielle péri-tuberculeuse.

TUBERCULOSE NODULAIRE

Planche XXVI

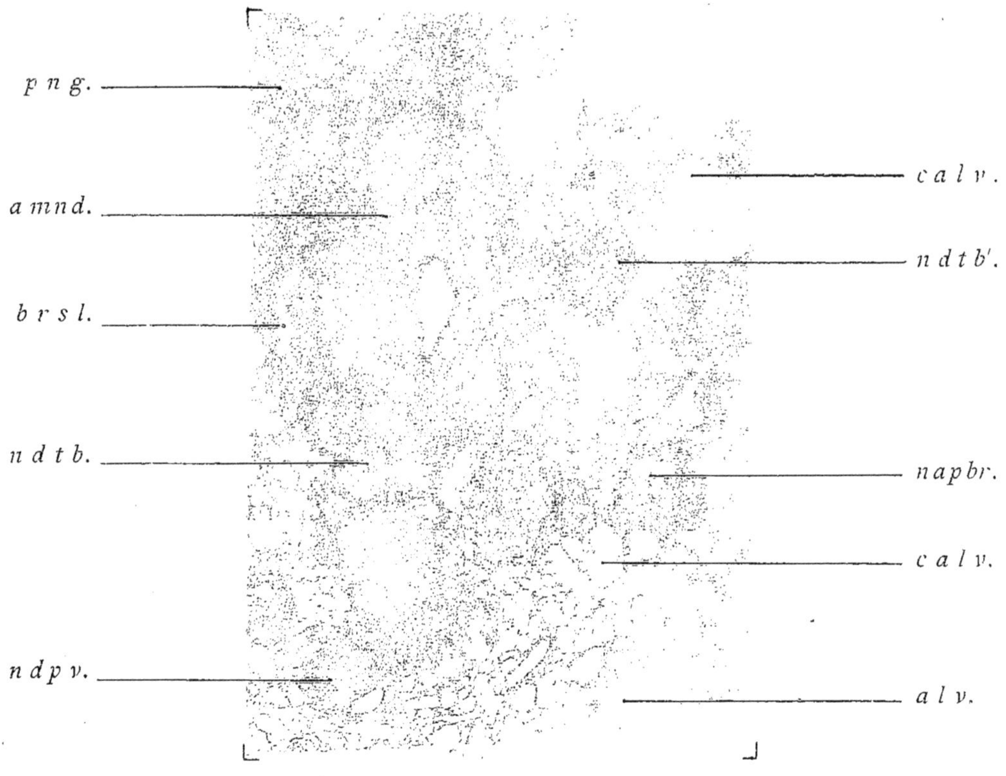

p n g.

a mnd.

b r s l.

n d t b.

n d p v.

c a l v.

n d t b'.

n a p br.

c a l v.

a l v.

Nodules tuberculeux conglomérés (associés à des granulations miliaires).
Tubercules nodulaires péri-vasculaires et péri-bronchiques.
Leur origine lymphangitique. (Poumon d'enfant.)

(Coloration : orcéine, safranine.)

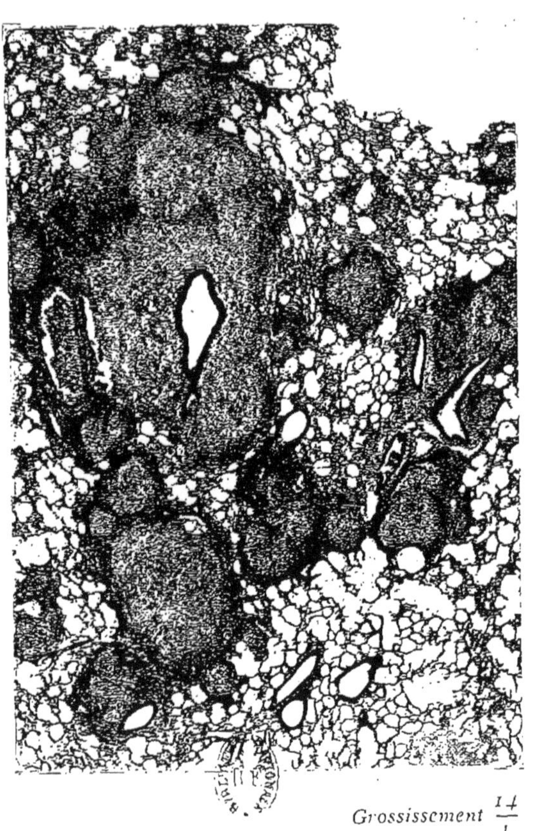

Grossissement $\frac{14}{1}$

TUBERCULOSE NODULAIRE

PLANCHE XXVII

Nodules caséeux semés dans un parenchyme pulmonaire emphysémateux et congestionné; îlots d'apoplexie pulmonaire péri-nodulaire.

Coloration : hématéine, éosine, orcéine. — Grossissement 4:1.

La seconde variété microscopique des *nodules tuberculeux* se caractérise (*ndt*, *ndt'*) par l'apparition, au sein du tissu pulmonaire, de blocs *caséeux*, d'une forme arrondie assez régulière, et entourés d'une atmosphère de *tissu cicatriciel*, d'une « sclérose pulmonaire » tendant à emprisonner les colonies microbiennes, en un mot, à « guérir » la lésion. Nous verrons bientôt que, trop souvent, cet « enkystement » des foyers bacillaires est défectueux, imparfait : tantôt, le tissu scléreux, sera, lui aussi, débordé par la caséification qu'il devait englober, et qui l'englobe à son tour; tantôt, les élaborations de défense, dont l'inflammation pulmonaire péri-nodulaire est la constante manifestation, deviennent excessives : elles s'étendent au loin, causant, dans l'appareil respiratoire, des désordres irréparables (scléro-emphysème méta-tuberculeux).

Les quatre *nodules* (dont un petit, presque miliaire) représentés sur la Planche XXVII sont étudiés, au verso de cette page. Colorés à l'orcéine, *ils ne contiennent aucun lambeau élastique*, ce qui permet d'affirmer leur grande ancienneté, mais, du même coup, empêche de soupçonner leur mode de formation.

Ces *vieux tubercules* sont encerclés dans un anneau fibroïde, pâle, incolorable par l'éosine, preuve que le tissu connectif y a subi une dégénérescence avancée. Autour de ce cercle anhiste, tout prêt pour les infiltrations calcaires, le tissu pulmonaire s'est fibrosé. La *pneumonie chronique péri-nodulaire* s'étale, souvent, sur de vastes surfaces. Nous aurons à voir, plus tard, les raisons déterminantes de ces fusées sclérosantes aussi disproportionnées. Il suffit, ici, de constater leur présence, constante au pourtour des nodules tuberculeux *enkystés*.

Négligeons, pour le moment, les larges placards hémorragiques qui occupent presque la moitié de la surface de la figure, et regardons l'ensemble des cavités aériennes encore accessibles à l'air : nous voyons un nombre considérable de trous, arrondis ou allongés, très larges, trop larges, étant donné le faible grossissement employé (4 diamètres). Toutes ces cavités, distendues par l'air, constituent l'*emphysème pulmonaire péri-tuberculeux*. La plupart ont trait à des bronchioles acineuses ou à des canaux alvéolaires devenus « anévrismatiques », ou même à des infundibula ayant perdu la totalité de leurs cloisonnements inter-alvéolaires. Cette atrophie totale de l'appareil chargé de l'oxygénation du sang ressortit à l'emphysème des tuberculeux. C'est un mode de guérison fort aléatoire, car elle ne s'obtient que par le sacrifice de vastes champs pulmonaires enlevés à l'hématose.

---

e. m. f. Ilots *d'emphysème pulmonaire*, « alvéolaire » et « bronchiolique », au voisinage d'une zone d'apoplexie ayant comblé nombre de cavités aériennes.

v. p. *Veine pulmonaire*, distendue, logée dans une cloison inter-lobulaire bien reconnaissable, un peu épaissie.

n. d. t. Deux *nodules tuberculeux*, de dimensions moyennes ; chaque nodule apparaît encerclé par un halo clair, zone mince et régulière de tissu fibreux cicatriciel.

a. p. *Artère pulmonaire*, sectionnée en long, gorgée de sang.

a. p. o. p. Ilots apoplectiques, développés, les uns, dans le tissu cellulaire péri-artériel, les autres, dans le parenchyme pulmonaire lui-même (*congestion apoplectiforme péri-tuberculeuse*).

g. n. d. t. Gros *nodule tuberculeux enkysté* (dimensions d'une grosse lentille, à l'œil nu); la matière caséeuse qui le constitue, colorée en rose sale, offre un aspect sec, terne et cassant; la coque fibreuse circonscrivant ce tubercule nodulaire (*tubercule cru*, de Laënnec) n'est pas complète sur toute la périphérie de la masse nécrobiotique; à gauche, en effet, un large placard apoplectique semble avoir rompu la surface du tubercule, tout en s'infiltrant dans les cavités respiratoires emphysémateuses voisines.

a. p. o. p'. Foyers apoplectiques péri-nodulaires, étendus dans le lobule et ayant envahi de nombreuses cavités alvéolaires; quelques canaux alvéolaires et plusieurs bronchioles acineuses paraissent cependant être demeurés vides de sang.

n. d. t'. Un nodule tuberculeux, de forme moins régulièrement arrondie que les précédents (et plus gros, à l'œil nu, qu'un grain de chènevis), se montre encerclé par une bande cicatricielle également plus épaisse; toutefois. cette capsule fibreuse tend à disparaître, au niveau de la moitié gauche du tubercule, où elle se fond insensiblement dans un placard de pneumonie chronique, à la fois fibroïde et tuberculeuse; ce placard rejoint, à gauche, les deux tubercules nodulaires décrits en *n. d. t.*

e. m. f. a. Ilot d'*emphysème atrophique péri-nodulaire.* Les cloisons inter-alvéolaires y sont, en grande partie, détruites, ou du moins extrêmement atrophiées.

TUBERCULOSE NODULAIRE

Planche XXVII

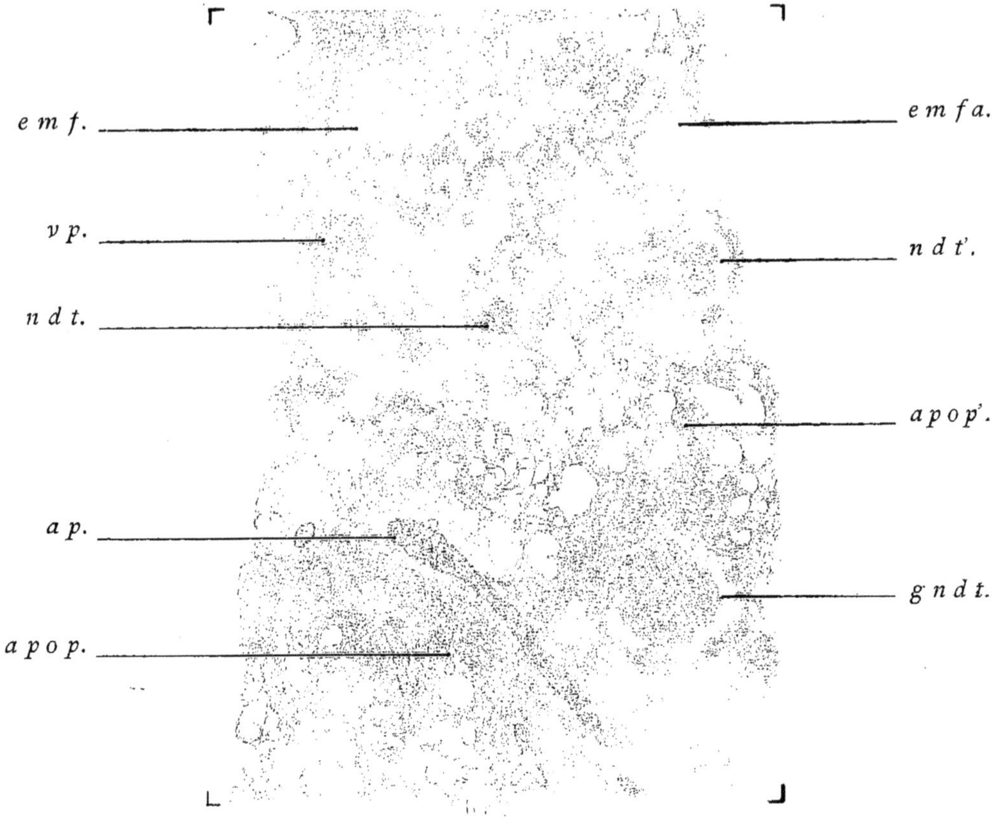

e m f.

e m f a.

v p.

n d t'.

n d t.

a p o p'.

a p.

g n d t.

a p o p.

Nodules caséeux semés dans un parenchyme pulmonaire emphysémateux et congestionné.
Ilots d'apoplexie pulmonaire péri-nodulaire.

(Coloration : hématéine, éosine, orcéine,)

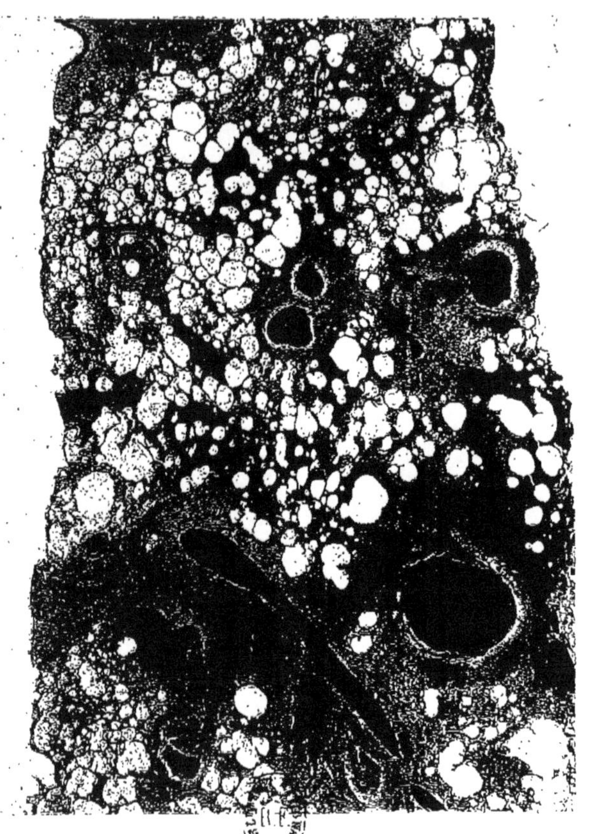

Grossissement $\frac{4}{1}$

TUBERCULOSE NODULAIRE

PLANCHE XXVIII

Tubercules nodulaires caséeux conglomérés ; la pneumonie chronique péri-nodulaire.

Dans une troisième variété d'aspect, que nous offre la Pl. XXVIII, les *tubercules nodulaires* se montrent intimement unis à la sclérose pulmonaire et à l'emphysème. Il semblerait qu'on assiste à une pénétration réciproque des foyers caséeux (*ndtb*) et des placards de tissu cirrhotique oblitérant les cavités aériennes (*scfl*). On se rend compte que l'une et l'autre de ces lésions ressortissent, de la façon la plus directe, à la Bacillose : la présence d'innombrables petits foyers lymphocytaires (*fol*) dans les interstices des travées fibroïdes en fournirait, au besoin, sur le champ, la démonstration.

On voit, en outre, que nombre des *nodules caséeux* se trouvent placés juste en bordure du tissu cirrhotique (*cgnd*, *ndtb*) d'où ils gagnent, visiblement, sur le parenchyme respiratoire adjacent. Dans ces conditions, le nodule tuberculeux, comme la granulation miliaire (Voy. Pl. XXV), constitue une colonne d'invasion centrifuge, une « zone d'accroissement » d'un « foyer tuberculeux ancien », représenté par le placard de sclérose pulmonaire (*scfl*). La lutte soutenue, dans cette région, par le poumon contre les bacilles n'est donc point éteinte; les cicatrices sont insuffisantes et, par les fissures, que la cirrhose n'a pu combler, la Tuberculose poursuivait, sans arrêts, sa marche envahissante.

La partie inférieure de cette préparation bien colorée montre, selon nous, quelque chose de plus. Vers la partie médiane du bord inférieur, entre *sclp* et *brac*, on découvre une pointe de sclérose, moins opaque peut-être, en tout cas, moins dense que plus haut. Le bord gauche de l'angle en question est caséifié : nul doute, à cet égard n'est possible ; mais l'altération est, ici, étalée, disons le mot, *infiltrée*, sans circonscription nodulaire, sans limite précise. Par comparaison, considérons le « placard » caséeux situé plus à droite (entre *brac* et *emf*). Là, de même, la caséification paraît s'effectuer par diffusion, sans cellules géantes, sans follicules primitifs, *dans l'intimité même du tissu scléreux*. On retiendra ces détails, quand arrivera, bientôt, l'étude de la « Tuberculose infiltrée, non folliculaire ».

---

s. f. p. Ancienne *adhérence pleurétique* (symphyse pleurale partielle), dont on ne voit que la portion viscérale; le tissu pleural est, lui-même, très épaissi.

n. d. t. b. Deux *nodules tuberculeux* accouplés, et dont la matière caséeuse s'étale en une couche à peu près uniforme; le nodule supérieur pousse une pointe de tissu inflammatoire tuberculeux jusqu'au contact d'un foyer pleurétique récent; tout le parenchyme pulmonaire adjacent est le siège d'emphysème.

f. o. l. *Ilots inflammatoires*, d'une coloration violet foncé, semés au hasard, dans toute l'épaisseur des placards de pneumonie chronique; développés au pourtour des nodules tuberculeux, ces ilots sont composés d'innombrables lymphocytes; ils sont dépourvus de cellules géantes, *mais sont bacillifères.*

c. g. n. d. Conglomérat de granulations tuberculeuses caséeuses, formant un *amas nodulaire*, irrégulier, de forme à peu près trifoliée; plusieurs de ces nodules sont disposés, comme en bordure, le long du placard de pneumonie chronique; ils en sont la « zone d'extension » vers le parenchyme pulmonaire encore respecté.

n. d. f. b. *Nodule tuberculeux*, de forme triangulaire, et dont la moitié gauche, (entourée d'un croissant fibreux) est en voie d'enkystement cicatriciel; la moitié droite et supérieure s'appuie, au contraire, sur des cavités respiratoires emphysémateuses.

s. c. l. p. Sclérose pulmonaire (*pneumonie chronique dite interstitielle*), en rapport avec un autre foyer de tuberculose nodulaire sous-jacent au précédent; les cavités respiratoires bordant cet ilot scléreux sont emphysémateuses.

b. r. a. c. *Bronchiole acineuse*, dilatée, atrophiée et totalement entourée par le tissu scléreux (*bronchiolectasie péri-tuberculeuse*); un nodule caséeux, de forme quadrangulaire, se trouve non loin de la bronche, au-dessus d'elle.

c. m. f. Ilots emphysémateux, enchâssés en plein tissu fibreux (*lésions scléro-emphysémateuses péri-tuberculeuses*).

s. c. f. l. *Pneumonie chronique scléreuse*, parsemée de nombreux ilots inflammatoires lymphocytaires, en rapport avec une infection tuberculeuse non encore éteinte.

n. d. k. *Nodule tuberculeux caséeux*, totalement enserré par la pneumonie chronique fibreuse: deux ilots lymphocytaires (en violet foncé) circonscrivent ce nodule caséeux à sa partie inférieure; ils démontrent ainsi la nature bacillaire des nombreux autres ilots inflammatoires leucocytaires qui ponctuent les placards de sclérose pulmonaire.

f. m. p. l. *Fausse membrane fibrino-leucocytaire*, accolée à la surface de la plèvre (*pleurite aiguë tuberculeuse*), non loin d'une vieille adhérence symphysaire, signalée en *sfp*.

TUBERCULOSE NODULAIRE

Planche XXVIII

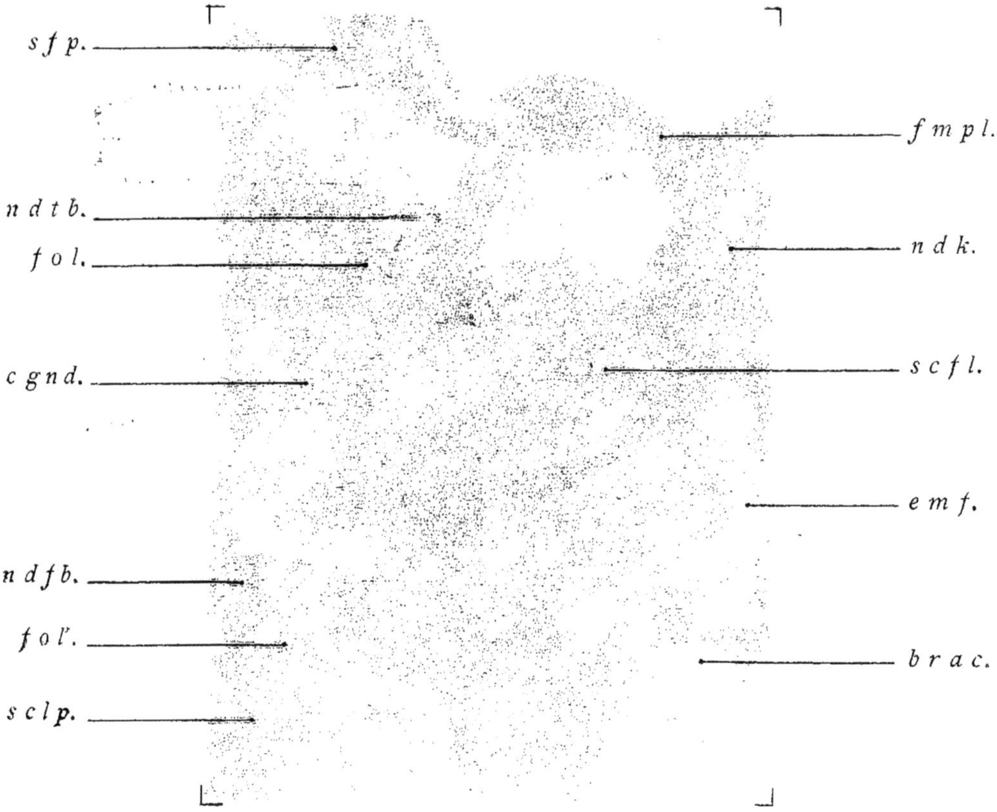

s f p.
f m p l.
n d t b.
f o l.
n d k.
c g n d.
s c f l.
e m f.
n d f b.
f o l'.
b r a c.
s c l p.

Tubercules nodulaires caséeux conglomérés.
La pneumonie chronique péri-nodulaire.

(Coloration : hématéine, éosine.)

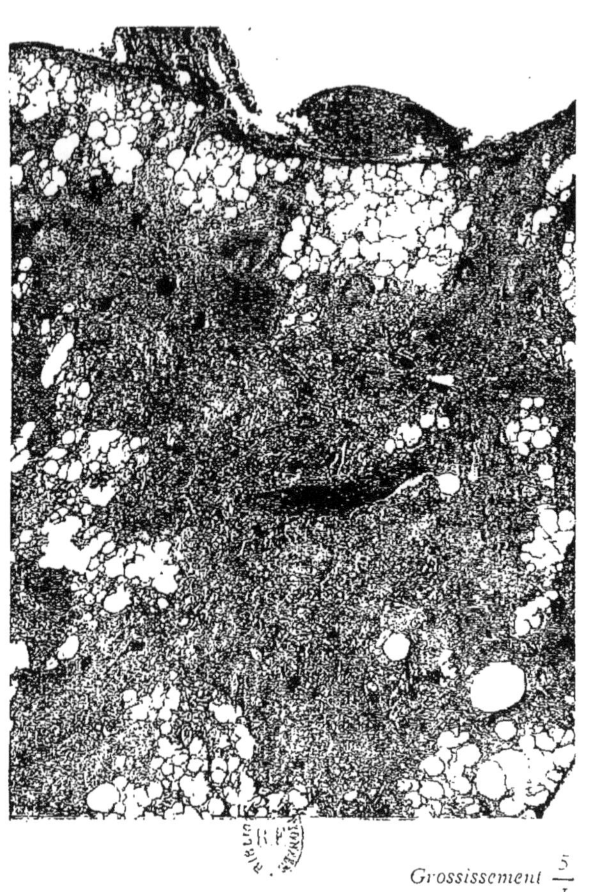

BIBLIOTHÈQUE NATIONALE R.F.

Grossissement $\frac{5}{1}$

TUBERCULOSE NODULAIRE

PLANCHE XXIX

Nodules conglomérés; emphysème péri-tuberculeux; pneumonie chronique péri-nodulaire.

Coloration : hématéine, éosine, orcéine. — Grossissement 10:1.

Les trois triangles superposés composant cette Figure abondent en documents. L'explication mérite d'être étudiée, ligne par ligne.

Pour ce qui est des *nodules tuberculeux*, l'occasion s'offre d'observer deux de leurs modes de formation. D'abord, en *ndbr*, le nodule apparaît centré par une bronchiole, dont l'armature élastique est encore reconnaissable; la lumière est obstruée par la matière tuberculeuse. On pourrait donc caractériser cette lésion par le terme de « bronchite et péri-bronchite caséeuses ».

Ailleurs, en *trca'*, on voit un bloc de matière caséeuse dont la forme, non plus arrondie, affecte une disposition quadrangulaire presque régulière. Le tissu scléreux, non aéré, qui l'entoure, dessine assez bien les linéaments d'un *acinus pulmonaire*, dont la presque totalité se serait fondue dans la masse caséifiée. L'origine « acineuse » de ce nodule enkysté est donc acceptable, sinon certaine.

Ces différents faits autorisent à reconnaître, au moins pour cette variété, une certaine systématisation dans le développement de quelques tubercules nodulaires.

Ainsi, il y aurait lieu d'opposer les nodules « granuliques » dus à la coalescence de tubercules miliaires (*amnd*, Pl. XXVI) aux blocs ou « nodules bronchio-pneumoniques » produits par la tuberculisation diffuse, infiltrante, des régions terminales de l'appareil respiratoire. Cette distinction aura, plus loin, son utilité, pour l'étude comparative de l'inflammation tuberculeuse « folliculaire » et de l'inflammation « diffusante » ou « caséeuse » (*Tuberculose infiltrée*, de Laënnec).

---

c. x. p. l. *Fausse membrane fibrineuse pleurétique*, s'enfonçant, comme un coin, à l'intersection de deux lobes pulmonaires adhérents l'un à l'autre par symphyse pleurale récente; la fibrine exsudée offre une coloration rouge brique remarquable.

n. d. t. b. *Nodules tuberculeux*, enchâssés dans un lobule pulmonaire atteint, en masse, de *pneumonie chronique scléreuse*; les masses tuberculeuses n'ont pas encore pris l'aspect caractéristique de la dégénérescence caséeuse avancée ; leur couleur (rouge violet sale) est due à la présence d'une proportion considérable de leucocytes désagrégés au milieu du tissu en voie de mortification.

s. f. p. l. Symphyse pleurale *inter-lobaire*. totale, mais de date encore récente : les deux lobes mis ainsi en contact intime sont réunis par des adhérences vascularisées, encore riches en amas fibrineux d'apparence lamelliforme (*pleurite inter-lobaire néo-membraneuse tuberculeuse*).

c. m. f. Ilots d'*emphysème pulmonaire*, disposés en croissant au pourtour d'un placard de tubercules nodulaires réunis entre eux par une large bande de pneumonie chronique, elle-même tuberculeuse ; les saillies et les dépressions alternatives qui hérissent, de la sorte, la surface du bloc scléro-tuberculeux nodulaire sont, ici, très caractéristiques.

n. d. b. r. Un de ces *nodules tuberculeux*, dont l'orcéine révèle le mode de formation : un cercle élastique, incomplet, à convexité supérieure, apparaît, tracé au centre du nodule tuberculeux ; il s'agit, à n'en pas douter, de la coupe d'une *bronche intra-lobulaire* distendue par des masses caséeuses et mutilée par le processus tuberculeux ; on voit, à droite de ce nodule, la coupe oblique de l'artériole pulmonaire, satellite de la bronche en question ; en réalité, ce tubercule est un nodule « bronchiolique ».

a. m. n. d. Gros *amas tuberculeux nodulaire*, polygonal et légèrement dentelé sur ses bords ; la partie supérieure de ce nodule tranche, par sa coloration violet sale, sur le ton rougeâtre du segment inférieur ; la proportion de leucocytes émigrés et leurs noyaux pycnotiques expliquent ces différents aspects.

n. c. a. s. *Amas nodulaire*, en voie de caséification avancée ; la matière caséeuse, au voisinage de la plèvre symphysée, offre une coloration variant, du rouge brique sale, au jaune orange.

t. r. c. a. Les amas tuberculeux prennent, ici, l'aspect non plus de nodules, mais de « traînées » ou de « bandes » caséeuses, plus ou moins infiltrées de leucocytes diapédésés.

p. n. t. Ilot de *pneumonie chronique fibreuse* entouré, de toutes parts, par les masses caséeuses et dessinant, ainsi, des sortes de placards de pneumonie chronique insulaire.

t. r. c. a'. Autre aspect des blocs nodulaires de tuberculose déjà moins circonscrits, plus diffus que les nodules tuberculeux proprement dits ; la forme polygonale, quadrangulaire même, des îlots caséeux amène, peu à peu, l'esprit à la notion de la distribution « acineuse », voire même « lobulaire », de certains tubercules circonscrits du poumon.

c. l. i. l. *Cloison inter-lobulaire*, très épaissie, scléreuse, mais ne paraissant point tuberculeuse et dont la base s'insère (au milieu de la préparation) sur la plèvre viscérale inter-lobaire symphysée. On remarque, déjà à ce faible grossissement, un liseré violet foncé qui suit, de part et d'autre, le tissu cellulaire (rosâtre) de la cloison inter-lobulaire sclérosée ; un plus fort grossissement montrerait, en ces points, la multiplication et la tuméfaction des cellules épithéliales des alvéoles marginaux, chroniquement enflammés.

p. n. k. Large placard de pneumonie chronique scléreuse causée par une *bronchio-alvéolite végétante fibroïde*.

TUBERCULOSE NODULAIRE

PLANCHE XXIX

e x p l.
n d t b.
s f p l.
e m f.
n d b r.
a m n d.
p n k.
c l i l.
t r c a'.
p n t.
t r c a.
n c a s.

Nodules conglomérés ; emphysème péri-tuberculeux ;
pneumonie chronique péri-nodulaire.

(Coloration : hématéine, éosine, orcéine.)

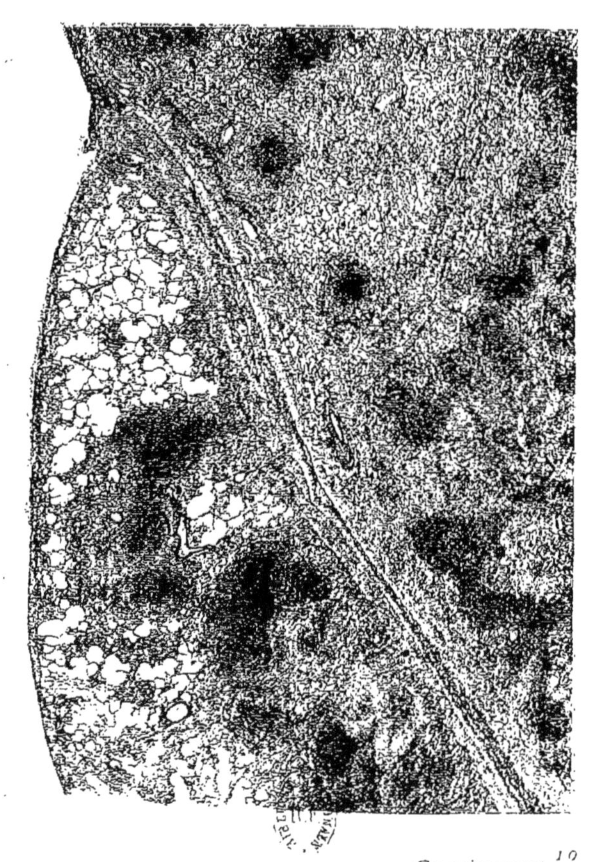

Grossissement $\frac{10}{1}$

TUBERCULOSE NODULAIRE

PLANCHE XXX

Les lésions alvéolaires péri-nodulaires. Enkystement du nodule; alvéolite exsudative (pneumonie alvéolaire); épaississement des parois alvéolaires (pneumonie interstitielle).

Coloration : hématéine, éosine. — Grossissement 55:1.

Les Figures qui termineront ce chapitre sont destinées à mettre en lumière quelques détails de la structure des *nodules tuberculeux.*

Le tubercule représenté dans la Pl. XXX commençait à s' « enkyster ». On remarquera la variété des teintes de la matière caséeuse (*cas*); l'îlot caséeux supérieur est envahi par une sclérose hyaline qui englobe autant, sinon plus, les tissus inflammatoires péri-caséeux que la matière caséeuse elle-même. Dans ces vieilles lésions, l'infiltration calcaire (voy. *tcalc*, Pl. XXXIV) est fréquente.

Autour du bloc caséeux (rouge brique) et dont la forme est presque quadrangulaire, le poumon s'efforce d'organiser une barrière fibreuse (*scln*); les bacilles ont déjà pris pied dans cette ligne de défense et l'organisme a recours à un moyen, infidèle mais rapide, d'englober les germes pathogènes : il élabore une couronne de cellules géantes, à la périphérie du foyer scléro-caséeux.

La lutte est bien compromise, puisqu'en dehors du nodule et malgré l'inflammation hyperplasique des cloisons des alvéoles pulmonaires adjacents, nombre de cavités alvéolaires sont remplies de produits inflammatoires déjà, pour la plupart, voués à la nécrose caséifiante. La pneumonie fibrineuse et la splénisation pulmonaire péri-nodulaires, loin d'arrêter, ici, le mal, le propagent et l'aggravent.

---

s. c. l. p. Épaississement scléreux des cloisons inter-acineuses; le tissu interstitiel du poumon apparait condensé, onduleux, riche en éléments cellulaires (*pneumonie interstitielle*).

a, l. v. f. Les alvéoles pulmonaires voisins du tubercule nodulaire sont, souvent, le siège d'une réaction inflammatoire exsudative fibrino-leucocytaire; l'*alvéolite aiguë* (pneumonie alvéolaire) qui en résulte peut offrir tous les caractères de la « pneumonie fibrineuse aigüe » la plus franche; seul, l'examen bactériologique des produits exsudés permet d'établir, dans ces cas, la nature bacillaire aiguë de la lésion (*pneumonie aiguë tuberculeuse*).

n. c. c. r. Souvent aussi, comme ici, la proximité d'un foyer tuberculeux nodulaire caséifié permet de suivre la destruction nécrobiotique progressive de la paroi alvéolaire épaissie et des exsudats fixés dans la cavité aérienne.

c. l. g. Grosse *cellule géante*, incrustée, semble-t-il, dans le tissu fibro-caséeux qui circonscrit le nodule tuberculeux.

c. a. s. Bloc de matière caséeuse, central, de forme vaguement quadrangulaire et constituant le *nodule tuberculeux enkysté*; cette matière caséeuse se reconnaît à sa coloration rouge brique sale, à son aspect à peu près complètement anhiste, à l'apparence grenue de la substance qui la compose; elle se confond insensiblement, à sa périphérie, avec le tissu fibreux qui tend à l'enkyster : parmi ces vastes champs de matière mortifiée, on ne peut plus reconnaître la moindre trace des tissus et organes qui composaient le poumon.

f. i. b. r. *Zone d'enkystement fibro-caséeux* du tubercule nodulaire; cette bande, qui entoure, d'une manière régulière, le tissu mortifié caséeux, est remarquable : par sa pauvreté en éléments cellulaires et en vaisseaux sanguins, par la tonalité terne, pâle, mal colorable, de ses traînées constitutives qui sont, surtout à leur partie centrale, déjà, elles-mêmes, en partie caséifiées (*tissu scléro-caséeux*). Enfin, un caractère important, dans la figure ci-contre, est fourni par la présence d'un certain nombre de cellules géantes, logées parmi les travées de la capsule fibro-caséeuse en question (*c. l. g.* et, en particulier, *c. l. g'*).

p. n. i. t. *Cloisons alvéolaires*, épaissies, gorgées d'éléments cellulaires, au voisinage du nodule tuberculeux (*pneumonie interstitielle péri-tuberculeuse*). Les alvéoles correspondants sont remplis d'éléments cellulaires, tous assez mal colorables (*splénisation aiguë tuberculeuse*).

z. o. l. *Zone lymphocytaire*, « zone d'augment » du tubercule nodulaire; les lymphocytes infiltrés dans le tissu pulmonaire démontrent la propagation, de ce côté et d'une manière centrifuge, des bacilles tuberculeux mal enkystés dans le nodule sus-jacent.

s. c. l. n. Ici, la *sclérose péri-nodulaire* s'est mieux organisée, semble-t-il, qu'à gauche et en haut; elle est dépourvue de cellules géantes, à la vérité, mais infiltrée de nombreux leucocytes, qui la débordent largement.

c. l. g'. Belle *cellule géante*, remarquable par sa couronne complète de noyaux; cet élément se trouve au contact d'un large placard de tissu fibro-caséeux en état de dégénérescence hyaline très avancée; dans ce placard, la matière caséeuse, beaucoup moins dense qu'au dessous, apparaît fendillée et quasi lamellaire.

a. l. v. e. Alvéoles pulmonaires péri-nodulaires, remplis d'éléments cellulaires mal colorables, en voie de nécrose vitrifiante, et que les colorations montreraient farcis de bacilles de Koch; c'est la *splénisation tuberculeuse*, qu'il faut distinguer de l' « alvéolite végétante bacillifère », lésion beaucoup plus rare.

TUBERCULOSE NODULAIRE

PLANCHE XXX

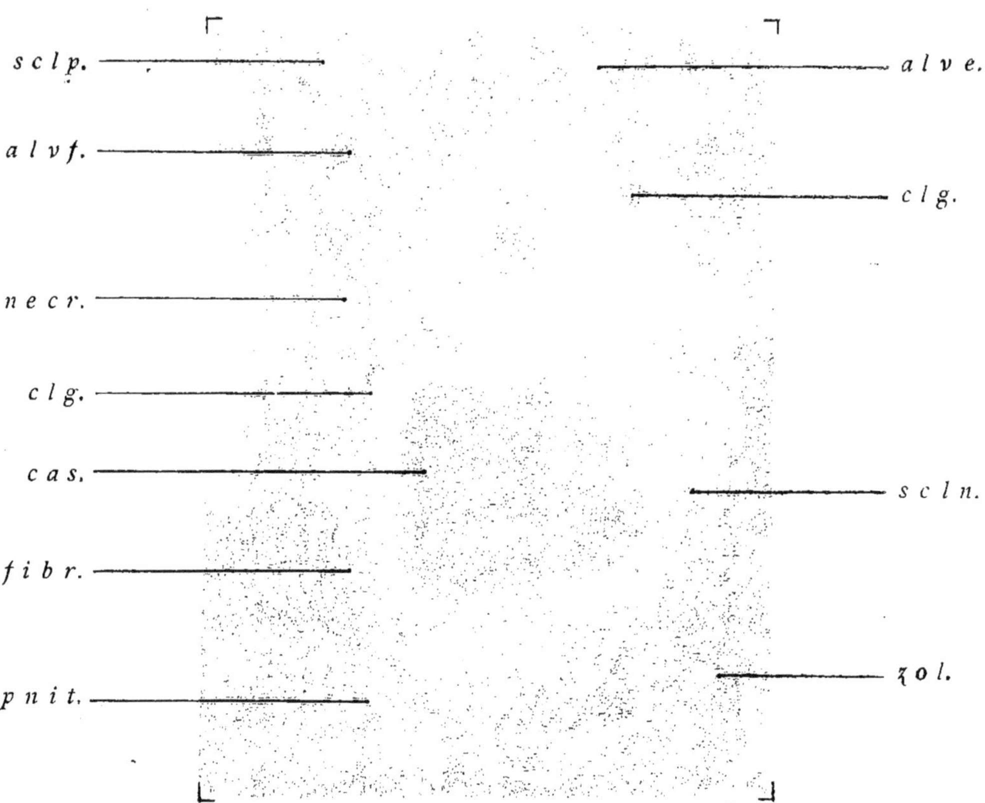

La masse caséeuse. Son enkystement partiel. Apoplexie péri-nodulaire.
Bronchiolectasie et emphysème pulmonaire atrophiques peri-tuberculeux.

(Coloration : hématéine, éosine, orcéine.)

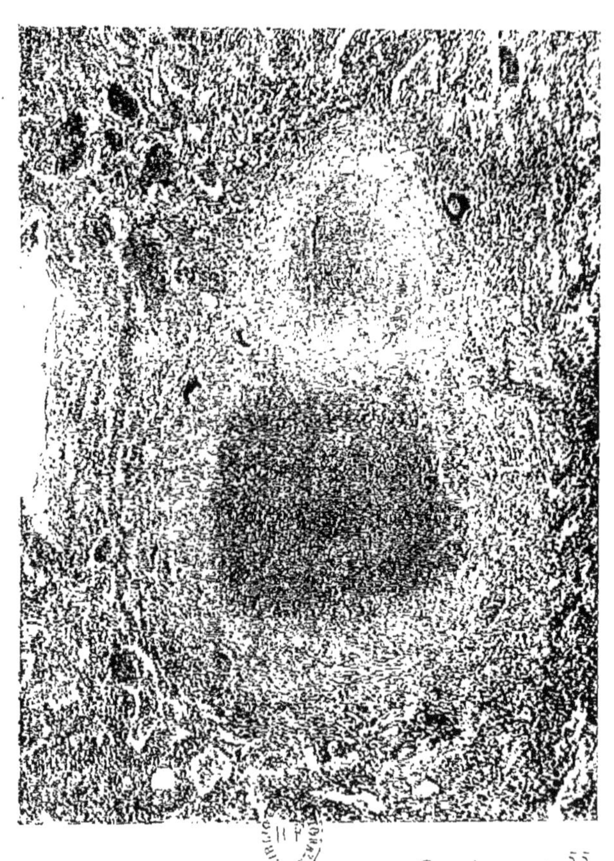

Grossissement $\frac{55}{1}$

TUBERCULOSE NODULAIRE

PLANCHE XXXI

Lésions de la veine pulmonaire. Nodules tuberculeux et granulations miliaires conglomérées. Péri-phlébite tuberculeuse; effraction de la paroi veineuse par un foyer tuberculeux. (Poumon d'enfant.)

Coloration : hématéine, éosine, orcéine. — Grossissement 30:1.

Le *nodule tuberculeux* qui occupe le bas de la Planche XXXI schématise, pour ainsi parler, de la façon la plus complète la structure des « nodules péri-vasculaires » et leur danger.

La coloration et le relief de cette masse, d'apparence réniforme, permettent de fixer son point d'origine : c'est dans le tissu cellulo-vasculaire entourant la veine et l'accompagnant, le long de son trajet, que s'est arrêtée la première colonie bacillaire. Il n'est pas indifférent de rappeler, encore une fois, l'*extraordinaire richesse de ces régions en vaisseaux lymphatiques*. Les veines pulmonaires, à l'état normal, sont, pour ainsi dire, engainées, sur tout leur parcours, par des vaisseaux lymphatiques, aux parois très déliées, pourvues cependant d'une armature élastique, qu'il nous sera possible de mettre en valeur sur d'autres préparations. Estimer que l'îlot primitif ayant donné naissance à ce *tubercule nodulaire péri-veineux* était d' « apport lymphatique », dire, en d'autres termes, qu'il s'agissait d'une « lymphangite tuberculeuse insulaire », dont l'existence est si commune dans certaines lésions de la Tuberculose pulmonaire chronique, n'a donc rien de paradoxal.

Grossi, au fur et à mesure, par les follicules primitifs giganti-cellulaires qui se formaient autour de lui (*clg*) de part et d'autre, le nodule tuberculeux en question s'est infiltré aussi bien dans les parois de la veine que dans les cavités pulmonaires adjacentes : la péri-phlébite s'est tôt compliquée de méso-phlébite; mais les bacilles n'ont point encore, ici, détruit la limitante élastique interne, dernière barrière protectrice de la colonne sanguine.

Pendant ce temps, un minime foyer bacillaire, une petite granulation sub-miliaire (*effrt*), logée dans l'angle supérieur formé par l'abouchement d'une branche collatérale dans la veine pulmonaire, hâtait le travail d'invasion de la cavité veineuse : elle détruisait, sur une surface équivalente à la granulation elle-même, l'armature élastique, puis l'endo-veine.

Cette « usure » des veines pulmonaires, déjà signalée dans plusieurs Figures précédentes, justifie, pour une part importante, l'extrême gravité de la Tuberculose miliaire. La Tuberculose nodulaire, trop souvent, comporte un pronostic non moins défavorable, puisqu'un simple foyer, aussi circonscrit que *ndtb*, peut, un jour, occasionner, avec une facilité tout aussi grande, les mêmes embolies bacillifères dans le sang artériel.

---

v. p. *Veine pulmonaire*, obliquement sectionnée en ce point : dans cette région, la limitante élastique interne, semble, par suite, à tort, épaissie.

p. m. f. Petit ilot de *péri-méso-phlébite tuberculeuse* : en cet endroit, la limitante élastique interne résistait encore à l'effraction de la colonie bacillaire.

n. d. t. b. Élégant *nodule tuberculeux péri-veineux*, en contact intime avec la limitante élastique interne ; ce nodule, qui résulte manifestement de la coalescence d'au moins trois amas miliaires conglomérés, représente, à vrai dire, une colonie tuberculeuse développée aux dépens de la péri-veine, puis de la méso-veine ; ici encore, la membrane interne échappait aux progrès envahissants des foyers bacillaires.

c. l. g. Ilot de *cellules géantes*, réunies sur la limite droite du nodule tuberculeux.

b. v. p. Branche de la veine pulmonaire, allant déboucher, à gauche, dans le grand conduit, au-dessous d'une zone d'effraction tuberculeuse ; la lumière de cette branche veineuse paraît comblée, au niveau de son embouchure, par des amas leucocytaires, mal colorables, pulvérulents, identiques à ceux que l'on découvre, au-dessus comme au-dessous, dans les foyers nodulaires péri-phlébitiques ; tout donne à penser qu'il s'agit, en effet, d'une tuberculisation pariétale de la veinule, secondaire à la tuberculose nodulaire péri-phlébitique.

e. f. f. r. l. *Effraction pariétale de la veine pulmonaire* par un tubercule miliaire riche en cellules géantes et beaucoup moins caséeux que le nodule situé à la partie inférieure de la même veine ; les colonies bacillaires ont détruit le parenchyme pulmonaire, d'un côté, et la totalité des couches constitutives de la veine pulmonaire, de l'autre côté ; elles ont mis le sang artérialisé du poumon au contact direct d'un ilot infectieux : d'où, la possibilité d'une tuberculisation aiguë granulique secondaire, répandue dans les différents départements du système artériel.

c. a. l. v. f. Canaux alvéolaires et infundibula, atteints d'*emphysème atrophique péri-tuberculeux* ; la dilatation des voies aériennes est considérable, vu qu'il s'agit d'un poumon d'enfant.

TUBERCULOSE NODULAIRE

PLANCHE XXXI

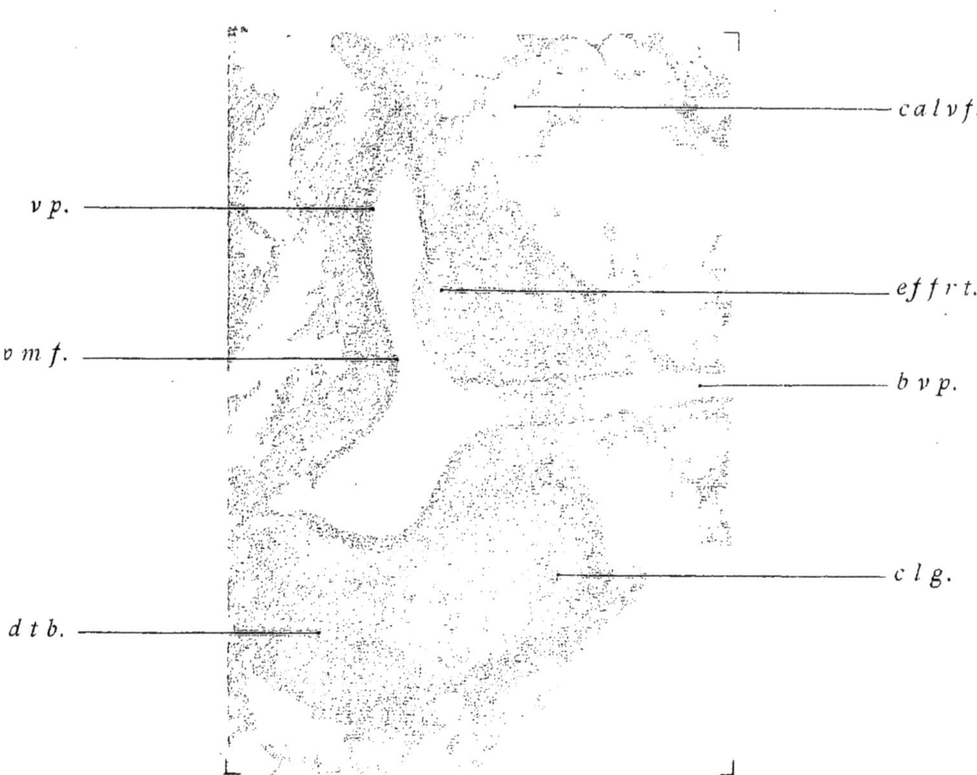

Lésions de la veine pulmonaire.
Nodules tuberculeux et granulations miliaires conglomérées.
Péri-phlébite tuberculeuse ; effraction de la paroi veineuse par un foyer tuberculeux.
(Poumon d'enfant.)

(Coloration : hématéine, éosine, orcéine.)

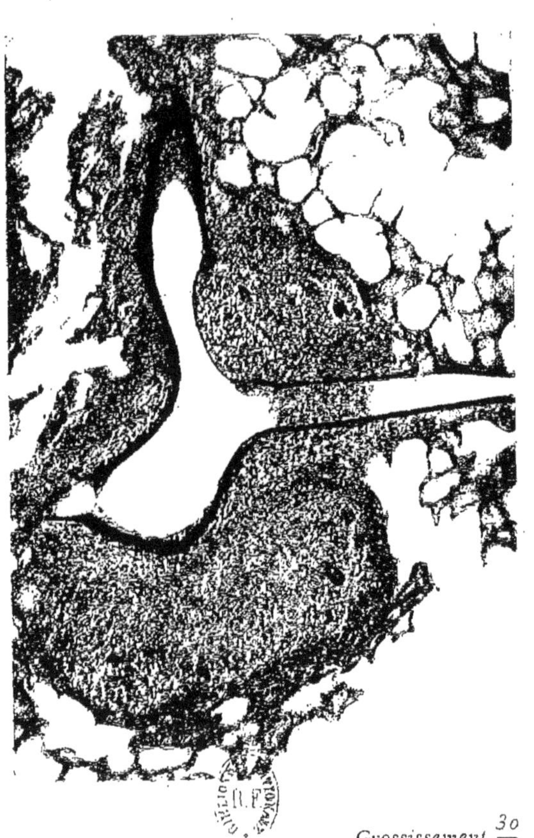

B.F. BIBLIOTHÈQUE NATIONALE

Grossissement $\frac{30}{1}$

TUBERCULOSE NODULAIRE

PLANCHE XXXII

La masse caséeuse; son enkystement partiel; apoplexie péri-nodulaire. Bronchiolectasie et emphysème pulmonaire atrophiques péri-tuberculeux.

Coloration : hématéine, éosine, orcéine. — Grossissement 12:1.

Bel exemple d'un *nodule tuberculeux* ancien, caséifié dans la totalité de son épaisseur, et partiellement enkysté. En outre, une apoplexie diffuse s'étant produite dans cette région, le nodule est, lui-même, entouré de vastes placards sanguins infiltrés dans les mailles des tissus sclérosés, *péri*-nodulaires et *méta*-tuberculeux.

Deux preuves de la vieillesse de ce foyer sont à fournir; tout d'abord, c'est l'état hyalin et anhiste de l'étroite bande de tissu fibroïde (*sclnd*) qui circonscrit la masse, en haut et à droite. Un tissu cicatriciel de cet aspect appelle le dépôt des sels calcaires, car il ne possède plus ni cellules connectives, ni vaisseaux sanguins nourriciers. En second lieu, la masse caséeuse, mordancée par l'orcéine comme le reste de la préparation, ne décèle, dans son intérieur, après différenciation élective, que de vagues débris de fibres élastiques. Nous verrons, plus loin, combien, dans les foyers caséeux pneumoniques, l'armature élastique du poumon est souvent, au contraire, facile à découvrir par cette méthode de coloration.

Signalons, pour en finir avec ce vieux nodule tuberculeux, que, selon la règle, le tissu pulmonaire circonvoisin a souffert de la présence de ce « corps étranger », comme l'appelait Laënnec, sans se douter de l'acuité pénétrante de son génie d'observation. La cirrhose occupe tout le champ de la préparation et, si le sang a obstrué de nombreuses cavités alvéolaires (dont, par ce fait, il est impossible d'entrevoir les lésions), les cavités persistantes sont toutes, sans aucune exception, dilatées ; leurs parois sont atrophiées, preuve de l'origine *inflammatoire* de la lésion, fort complexe, décrite sous le terme d'*Emphysème pulmonaire des tuberculeux*.

---

b. r. a. c. *Bronchiole acineuse*, dilatée, emphysémateuse et dont la paroi, atrophiée, est un peu irrégulière (par artifice de préparation).

n. d. t. l. Fragment d'un *nodule tuberculeux*; on n'aperçoit qu'une minime partie de la masse caséeuse centrale et de la bordure lymphocytaire (qui la limite en violet foncé), au voisinage d'une artère pulmonaire, sectionnée dans sa longueur.

a. r. t. p. *Artère pulmonaire*, gorgée de sang et dont l'armature élastique (en violet rouge foncé) est bien conservée.

s. c. l. h. Placard de *sclérose pulmonaire péri-tuberculeuse*, remarquable par son extrême pauvreté en cavités aériennes, son imprégnation par de larges suffusions sanguines, et, enfin, par les ilots bronchiolectasiques qui le circonscrivent de toutes parts.

a. p. o. p. l. Vaste zone apoplectique, dans laquelle les cavités aériennes, bien que comblées par le sang, montrent encore, çà et là, quelques petites bulles d'air, sertics, de toutes parts, par les globules rouges sanguins.

b. r. a. c'. *Bronchiole acineuse ectasique* et dont la paroi, atrophiée, donne naissance, en bas à gauche, à un canal alvéolaire.

h. é. m. o. Larges zones hémorragiques péri-tuberculeuses, infiltrées dans l'épaisseur d'un tissu de sclérose pulmonaire; on remarquera, entre ce placard et le nodule tuberculeux, la coupe transversale d'un vaisseau sanguin d'une richesse extrême en fibres élastiques, malgré sa grande proximité des masses caséeuses du tubercule nodulaire; s'agit-il d'une artériole bronchique irritée? la cavité aérienne qui se trouve à gauche de ce vaisseau est une bronchiole, obliquement sectionnée.

n. d. t. f. *Nodule tuberculeux* (à l'œil nu, du volume d'une très grosse lentille), en voie d'enkystement cicatriciel ; la masse caséeuse, sèche et friable (un peu fendillée, à la partie inférieure et droite de l'image), apparait presque régulièrement arrondie sur la coupe ; elle présente, dans son épaisseur, des zones plus foncées, plus violettes, des lignes plus rouges, et même des fragments d'armature élastique; on sent que ce magma de matière nécrobiosée recèle encore quelques vagues débris des tissus et organes constitutifs du poumon.

s. c. l. n. d. Bande de cirrhose hyaline enkystant, en partie, la masse nodulaire caséeuse; l'organisme pulmonaire s'est efforcé de circonscrire les désordres destructifs occasionnés par les colonies bacillaires ; le résultat n'a été qu'incomplètement obtenu. En dehors de la coque fibroïde (d'un gris lilas), le poumon sclérosé est le siège de vastes fusées hémorragiques, que l'on retrouve tout autour du tubercule.

h. é. m. o'. Placard apoplectique péri-nodulaire, très dense, formé en plein tissu cirrhotique.

b. r. o. n. Portion terminale d'une *bronche intra-lobulaire* ditatée, atrophiée, sectionnée en un point où elle se bifurquait, pour donner naissance à des bronches acineuses; cette minime *dilatation bronchique*, enserrée au milieu d'un tissu de sclérose, complète la série des dilatations atrophiques des voies respiratoires juxtatuberculeuses (*emphysème atrophique des tuberculeux*).

TUBERCULOSE NODULAIRE

PLANCHE XXXII

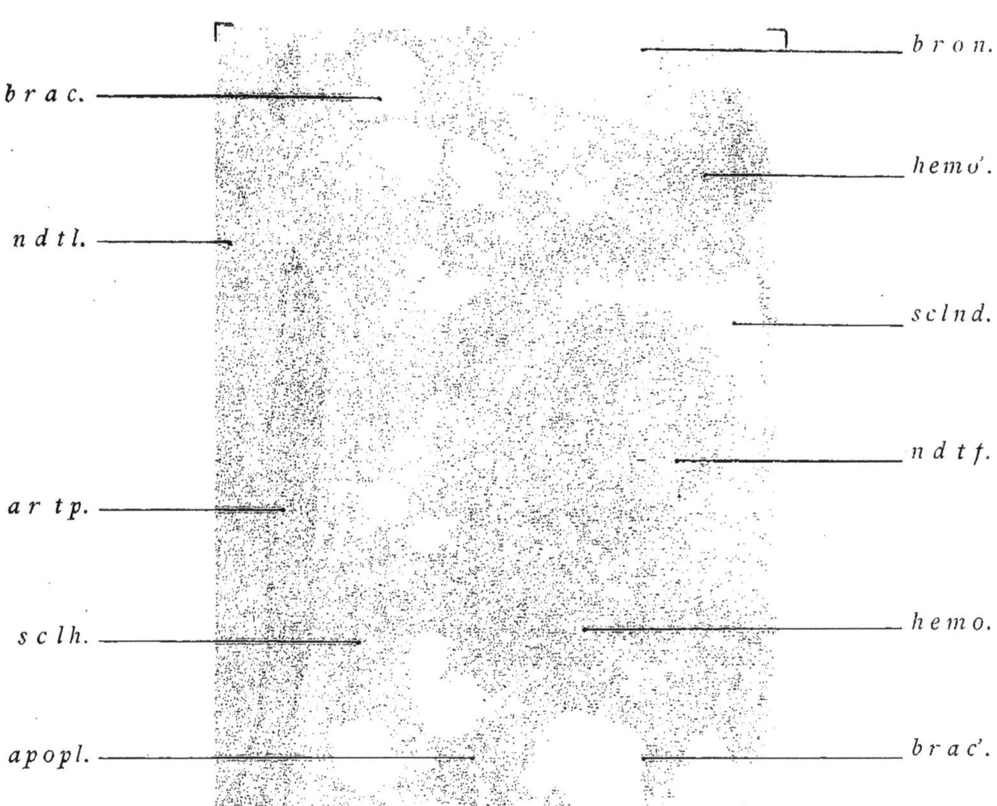

Lésions de la veine pulmonaire.
Nodules tuberculeux et granulations miliaires conglomérées.
Péri-phlébite tuberculeuse. Effraction de la paroi veineuse par un foyer tuberculeux.
(Poumon d'enfant.)

(Coloration : hématéine, éosine, orcéine.)

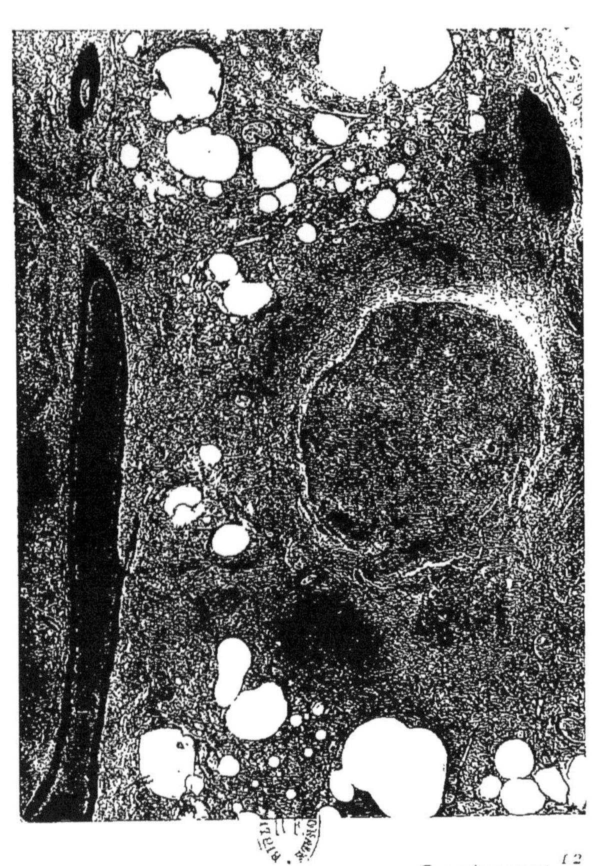

Grossissement $\frac{12}{1}$

TUBERCULOSE NODULAIRE

PLANCHE XXXIII

L' « enkystement » du nodule tuberculeux caséeux.
La sclérose pulmonaire péri-nodulaire tuberculeuse.
L'armature élastique du poumon, dans la matière caséeuse.

Coloration : hématéine, éosine, orcéine. — Grossissement 42 : 1.

Cette Figure est destinée à fixer dans l'esprit la profonde et irréparable désorganisation du poumon, au contact d'un très vieux nodule tuberculeux.

Toute la moitié gauche de la préparation ne possède plus, à elle seule, qu'*un* alvéole pulmonaire affaissé (*alve*); encore, est-il obstrué par des exsudats dans lesquels il serait aisé de colorer les bacilles.

En second lieu, la présence de cellules géantes, incluses dans les espaces interstitiels du tissu cirrhotique, apporte la démonstration irréfutable de la vitalité persistante du bloc nodulaire voisin : des bacilles, provenant du foyer caséeux, ont donc franchi la muraille fibreuse et se sont fait appréhender par quelques défenseurs de l'organisme, cellules connectives, endothéliums capillaires, ou leucocytes migrateurs. Bien mieux, voici, en *fbca*, une autre preuve, plus certaine encore, de la persistance du travail destructif exercé par la masse caséeuse « enkystée » : le tissu fibreux lui-même, faible rempart opposé à l'extension des colonies bacillaires, se voit, en cet endroit, frappé de mort à son tour, par les germes tuberculeux et par leurs toxines caséifiantes.

Et l'on comprend, par ce simple exemple, combien, trop souvent, sont aléatoires les signes dits de « cicatrisation » observés sur les malades atteints d'une Bacillose pulmonaire ancienne et bien circonscrite. De même, on apprécie mieux à quels accidents dangereux, pour ne pas dire mortels, exposent certaines méthodes soi-disant « thérapeutiques » : appliqués à des tuberculoses torpides, ces procédés s'efforcent d'exciter, de « revivifier », les foyers stagnants, sinon même, en apparence, éteints, en vue de les mieux stériliser par une inflammation substitutive. Or, il suffit de l'existence d'un seul nodule caséeux « enkysté » à l'instar de ceux figurés Pl. XXVII et XXX, et affleurant, par une faible partie de sa circonférence, à la paroi d'une veinule pulmonaire, pour exposer le patient aux pires calamités.

Solliciter l'activité envahissante d'un foyer bacillifère, n'est-ce pas risquer, comme à plaisir, de déchaîner, en quelques heures, la plus terrible des complications qui menacent toute tuberculose chronique : la Tuberculose miliaire aiguë généralisée?

---

b. r. Coupe d'une *bronchiole ectasique*, dont les parois, atrophiées et ulcérées sont méconnaissables, au sein d'un tissu scléreux.

v. o. b. Veinule pulmonaire, atteinte de phlébite oblitérante et dont l'armature élastique, bien conservée, épaissie même, permet d'identifier la lésion.

a. l. v. e. Un *alvéole pulmonaire*, solitaire, rétréci, ayant échappé à l'atrophie scléreuse, mais rempli de détritus élémentaires inflammatoires, déjà à demi-caséeux (*splénisation alvéolaire tuberculeuse*).

c. l. g. *Cellule géante*, dont la couronne nucléaire apparaît très foncée, parce que l'élément est infiltré de fines poussières de charbon (*cellule géante anthracosique*).

c. l. g. a. Autre *cellule géante*, en voie de destruction caséeuse, bien que cet élément soit, comme le précédent, logé en plein tissu fibreux : mais la nécrose caséifiante du nodule est en train d'entamer, tout près de là, la barrière fibreuse qui l'enserrait.

e. l. a. s. Débris de *lames élastiques* importantes, morcelées et résistant encore à la destruction caséeuse, dans l'épaisseur du nodule tuberculeux; seule, l'orcéine a permis de mettre en valeur ces preuves de la mutilation de l'armature élastique du poumon par le processus tuberculeux.

f. b. c. a. Zone de tissu fibreux péri-nodulaire, en voie de caséification progressive; dans ce placard « fibro-caséeux », les éléments cellulaires du tissu cirrhotique et ses vaisseaux disparaissent; d'ailleurs, les colorations de la matière caséeuse y prennent mal.

c. a. s. La *zone caséeuse centrale du nodule tuberculeux*, bien reconnaissable à son aspect terne, granité, cassant, à son état anhiste; cette portion du bloc caséeux montre encore quelques traces de débris des différents systèmes élastiques chargés, à l'état sain, de former la charpente du parenchyme pulmonaire.

e. l. a. s'. Tronçon de fibre élastique, vu, non plus de face, comme en *e. l. a. s.*, mais de champ et possédant une épaisseur assez grande; il est impossible de dire à quelle partie de l'appareil respiratoire ressortit ce fragment mutilé.

h. y. a. l. Bande de *tissu fibreux hyalin*, interposée entre la masse caséeuse du nodule tuberculeux et le tissu de sclérose, dense et peu vasculaire, enkystant la lésion bacillaire : cette lame de *sclérose hyaline* est doublée, à sa partie interne, par deux longs tractus élastiques, qui lui sont rigoureusement parallèles; l'origine de ces fibres élastiques est difficile à déterminer.

s. c. l. e. *Sclérose pulmonaire péri-tuberculeuse*, dense, riche en éléments connectifs, pauvre en vaisseaux; il est impossible de trouver, dans ce « tissu de cicatrice », d'autres traces du parenchyme respiratoire que le petit alvéole splénisé décrit en *a. l. v. e.*

TUBERCULOSE NODULAIRE

Planche XXXIII

L'enkystement du Nodule tuberculeux caséeux.
La sclérose pulmonaire péri-nodulaire tuberculeuse.
L'armature élastique du poumon dans la matière caséeuse.

(Coloration : hématéine, éosine, orcéine.)

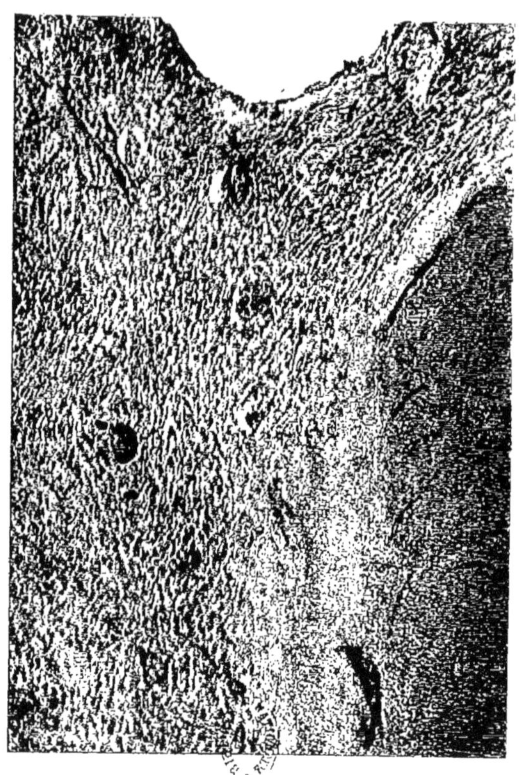

Grossissement $\frac{42}{1}$

TUBERCULOSE NODULAIRE

PLANCHE XXXIV

Les gros tubercules enkystés, calcifiés et anthracosiques. (Tubercules « de guérison »).

Coloration : hématéine, éosine. — Grossissement 10:1.

Les deux dernières Planches consacrées à la *Tuberculose nodulaire* ont pour objet les tubercules dits « de guérison ». La figure XXXIV s'est gardée d'utiliser les différenciations électives du tissu élastique, afin de mieux signaler la *calcification* des vieux nodules tuberculeux ; elle a aussi voulu mettre en vive lumière le « tatouage » de ces tissus fibro-caséeux par les poussières de charbon provenant de l'atmosphère, et incrustées (suivant un mécanisme fort singulier) dans ces tissus si mal irrigués et si pauvres en éléments cellulaires.

Les détails de l'explication de la Planche ont un vif intérêt. Ils conduiront aux déductions suivantes, basées sur l'examen impartial des lésions. Tout nodule tuberculeux *enkysté* d'une façon complète, sans brèches latérales, consacre la victoire de l'organisme, victoire toute locale. Trois conditions doivent être réalisées pour permettre de certifier *la guérison définitive d'un nodule tuberculeux* : la « matière caséeuse », cette matrice des bacilles de Koch, doit être, en totalité, calcifiée ; tant que la plus minime parcelle de caséum y subsiste, le foyer n'est pas éteint. Faute d'incrustation calcaire, c'est la *sclérose*, substituée à la « caséose », qui révèle la guérison. Ensuite, aucun bacille ne doit plus y exister : les colorations et, surtout, l'inoculation expérimentale font cette seconde preuve. Enfin, toute réaction sub-inflammatoire doit avoir disparu autour d'un nodule à jamais stérile.

---

s. c. l. a. *Sclérose anthracosique péri-tuberculeuse* ; les cavités aériennes, très rares, sont, toutes, distendues à l'extrême ; les poussières de charbon infiltrées dans le tissu fibreux y forment de larges placards irréguliers.

e. n. k. La coque fibreuse et hyaline qui entoure ce gros *tubercule nodulaire* est, elle-même, incrustée d'énormes quantités de poussières anthracosiques.

a. n. s. a. Un îlot de la masse tuberculeuse, à la fois scléro-caséeux et anthracosique ; les poussières de charbon y forment des lignes qui dessinent des traînées concentriques (bruncs) s'avançant, de la périphérie, vers la partie centrale du nodule.

s. c. l. l. Zone de *sclérose pulmonaire péri-nodulaire*, infiltrée de nombreux éléments lymphocytaires ; cette région, suspecte parce qu'elle est encore le siège d'un processus inflammatoire actif, montre combien doit être réservé le terme de *tubercule de guérison* : un tubercule n'est véritablement GUÉRI que dans le cas où il ne possède plus, ni matière caséeuse, ni bacilles de Koch, ni zone lymphocytaire péri-nodulaire.

a. n. t. h. Zone anthracosique et scléreuse, étendue entre les deux tubercules soi-disant de guérison ; la proportion de poussières charbonneuses infiltrées dans les mailles du tissu fibreux l'emporte, ici, au point de cacher la coloration élective des tissus.

s. c. l. v. La sclérose péri-nodulaire se propage autour des vaisseaux pulmonaires et paraît en avoir épaissi les parois.

c. l. i. a. *Cloison inter-acineuse*, insérée à la surface de la capsule d'enveloppe d'un *tubercule de guérison* ; les deux acini correspondants sont le siège d'une atrophie enphysémateuse extrême, qui a réduit à néant tous les détails morphologiques de leurs parties constitutives.

t. c. a. La masse caséeuse du tubercule est, encore ici, très considérable ; une mince paroi, formée par un tissu fibreux à peine anthracosique, l'enkyste en ce point.

s. c. l. a. n. La zone de sclérose anthracosique péri-nodulaire reste, malgré son épaisseur, plutôt circonscrite au pourtour du foyer tuberculeux : les « pointes » qu'elle envoie dans l'épaisseur du parenchyme pulmonaire avoisinant sont courtes, peu rayonnantes.

c. a. l. c. *Zone calcifiée*, formée aux dépens de la masse caséeuse ; on distingue une ligne de tissu fibreux très nette, rosâtre, qui sépare les amas calcaires (colorés en violet foncé) de la capsule fibreuse, enveloppe du tubercule, fortement anthracosique.

f. i. b. r. Portion franchement fibreuse, et non anthracosique, de la capsule d'enveloppe d'un tubercule enkysté ; la *calcification des masses caséeuses* voisines a empiété manifestement, ici, sur le tissu scléreux, dont la limite interne apparaît dentelée.

t. c. a. l. c. *Gros tubercule nodulaire enkysté*, dont la moitié droite est presque entièrement incrustée de masses calcaires (colorées en violet foncé) ; la matière caséeuse, ainsi tatouée par les poussières calcaires, disparaît presque complètement à la vue ; elle se montre encore, au centre du tubercule, parsemée de quelques îlots calcaires, plus discrets ; on remarquera que *les régions calcifiées paraissent presque indemnes d'anthracose.*

p. s. p. t. Placard scléreux inséré à la surface de la coque du tubercule et correspondant à une *cloison inter-acineuse* extrêmement épaissie ; tous les infundibula et acini du voisinage sont atrophiés au plus haut point et ectasiques (*emphysème péri-tuberculeux*).

b. r. e. f. *Bronchiole acineuse*, dilatée à l'extrême et comme sculptée dans le tissu fibreux anthracosique (*bronchiolectasie juxta-tuberculeuse*).

TUBERCULOSE NODULAIRE

Planche XXXIV

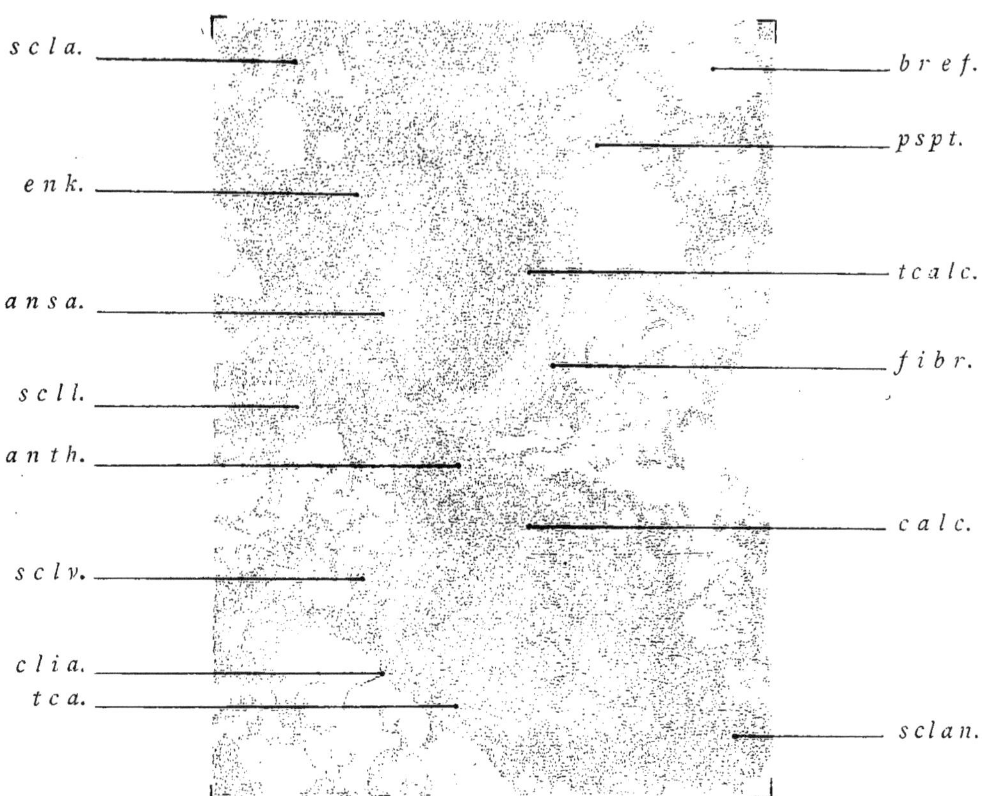

Les tubercules enkystés, calcifiés et anthracosiques.
(Tubercules de « guérison »).

(Coloration : hématéine, éosine.)

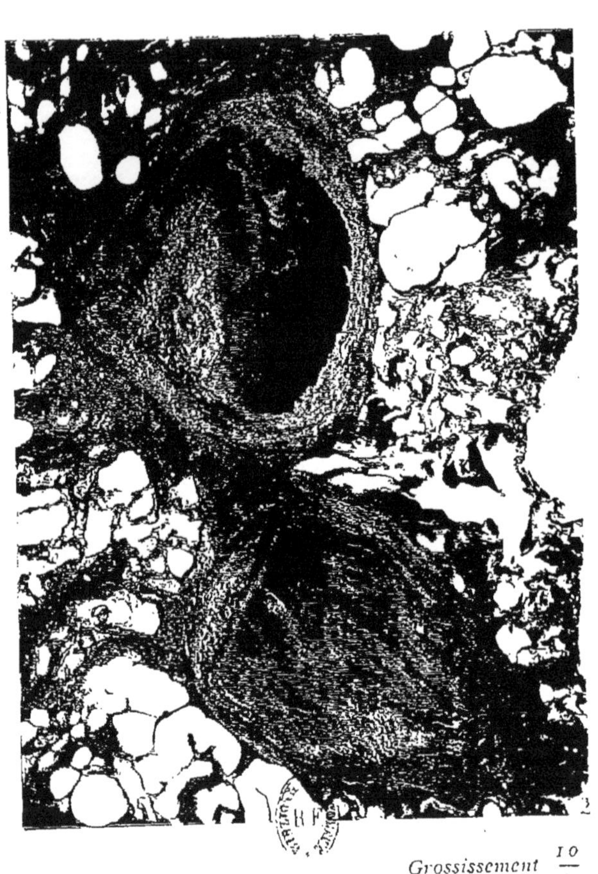

Grossissement $\frac{10}{1}$

TUBERCULOSE NODULAIRE

PLANCHE XXXV

Le tubercule de « guérison », dans la « pneumonie ardoisée » du sommet. Rétraction atrophique partielle du poumon (poumon « frisé »); sclérose hyperplasique et dégénérescence hyaline de la plèvre viscérale correspondante.

Coloration : hématéine, éosine faible, orcéine. — Grossissement 6 : 1.

Pour la préparation de la Planche XXXV, on a pris soin de ne donner aux tissus que le minimum de colorant du fond (éosine), afin de bien faire ressortir, d'une part, la richesse élastique des parties, et, de l'autre, leur élégante incrustation anthracosique. Les tonalités verdâtres qui frappent la vue sont des zones peu ou prou anthracosiques. Les noyaux des leucocytes ont pris une teinte bleu-paon.

Le cas actuel est remarquable par ce fait qu'il saisit un *lobule pulmonaire sous-pleural entier*, *transformé en nodule caséeux*, enkysté au moyen de ses propres parois (cloisons inter-lobulaires et plèvre viscérale). Cette variété de *nodule tuberculeux pneumonique lobulaire* complète, comme à souhait, les indications (*trca'*, Pl. XXIX) concernant les modes de formation possibles d'un nodule tuberculeux aux dépens de lésions bronchio-pneumoniques, soit acineuses, soit lobulaires.

L'intérêt de cette préparation redouble quand on sait qu'elle a trait à la *pneumonie ardoisée du sommet*, cette minime lésion sous-pleurale, sèche, gris-verdâtre, si commune à l'autopsie de sujets âgés paraissant souvent, d'ailleurs, indemnes de tuberculose pulmonaire. Le point de départ de cette altération est toujours dans un ou plusieurs foyers de tuberculose pulmonaire. Autour de ces foyers bacillifères, poumon et plèvre réagissent d'une façon particulière ; la Figure ci-contre en donne un bel exemple. Tout le squelette élastique des organes respiratoires, les cloisons inter-acineuses et inter-infundibulaires, les parois alvéolaires elles-mêmes (si déliées, à l'état normal) voient leur armature élastique s'hyperplasier d'une manière excessive, en rétrécissant la cavité aérienne correspondante ; le squelette élastique des bronchioles acineuses, les armatures élastiques des vaisseaux pulmonaires prennent, de même, part à cette inflammation chronique hyperplasiante. Bref, une *sclérose élastigène péri-nodulaire* se développe, à laquelle coopère l'armature élastique de la plèvre.

La bronchio-alvéolite fibro-vasculaire (dont la description viendra plus tard) assure une obstruction relative des voies aériennes comprises dans cette atmosphère de sclérose incrustée de charbon.

---

s. p. l. Placard scléreux, hyalin, formé par la *plèvre viscérale* épaissie, le tissu fibreux (jaune pâle) apparaît lisse à sa surface, onduleux dans sa profondeur, et la portion de poumon recouverte par lui est plicaturée, à la façon du poumon dit *frisé*, lésion commune au niveau d'un sommet anciennement touché par la Tuberculose; le tissu pleural est tatoué de gros îlots lymphocytaires.

p. n. a. r. d. Bande de *pneumonie ardoisée*, que l'orcéine démontre des plus riches en tissu élastique (brun rouge foncé); cette zone de *sclérose élastigène* de poumon suit les inflexions de la surface du parenchyme pulmonaire, rétractée et plicaturée.

p. a. r. l. Nombreux îlots de lymphocytes intercalés aux bandes de sclérose élastique; ces *îlots infectieux* encerclent, dans toute son étendue, le tubercule dit, ici, à tort, « de guérison »; ils indiquent, selon toute vraisemblance, que les colonies bacillaires sont loin d'être éteintes dans la masse caséeuse enkystée.

s. c. l. k. Bande de tissu scléreux, enkystant, d'une manière régulière, en ce point, le tubercule nodulaire; une grosse veine pulmonaire longe, ici, la capsule fibreuse du tubercule.

i. n. f. d. Infundibula et acini, dilatés et atrophiés, au bord de la sclérose pulmonaire (*emphysème atrophique péri-tuberculeux.*

v. p. c. o. Coupe oblique d'une volumineuse *veine pulmonaire*, entourée de placards scléreux provenant de la région tuberculeuse; ici, la *cirrhose pulmonaire*, secondaire à la tuberculose enkystée, est notablement rayonnante; de part et d'autre, le parenchyme respiratoire apparaît couturé de placards scléreux stellaires.

e. m. f. Ilot d'*emphysème atrophique*, où les infundibula et les bronches alvéolaires sont ectasiques et à peu près méconnaissables (*emphysème péri-tuberculeux*).

s. c. l. p. Placard de *sclérose élastigène*, développé au pourtour du nodule enkysté et dans lequel de nombreuses cavités respiratoires apparaissent, petites ou élargies, suivant les points.

t. b. n. d. Gros *nodule tuberculeux enkysté*, mais dont la matière caséeuse (jaune sale) apparaît, grâce à l'orcéine, sillonnée de nombreuses formations élastiques, dans lesquelles, déjà, à ce faible grossissement, il est facile de reconnaître les différentes *armatures élastiques* propres aux voies respiratoires et aux vaisseaux d'un poumon; aussi, dans ce gros tubercule (de 9 millimètres au moins de diamètre), le microscope peut-il reconstituer l'ensemble des désordres propres à la Tuberculose infiltrée dans la totalité d'un lobule pulmonaire (*pneumonie caséeuse lobulaire*).

c. l. i. l. *Cloison inter-lobulaire*, épaissie par suite du développement considérable du tissu élastique; à ce niveau (comme, d'ailleurs, en *part*), l'enkystement de la lésion tuberculeuse est limité par la cloison inter-lobulaire elle-même.

TUBERCULOSE NODULAIRE

Planche XXXV

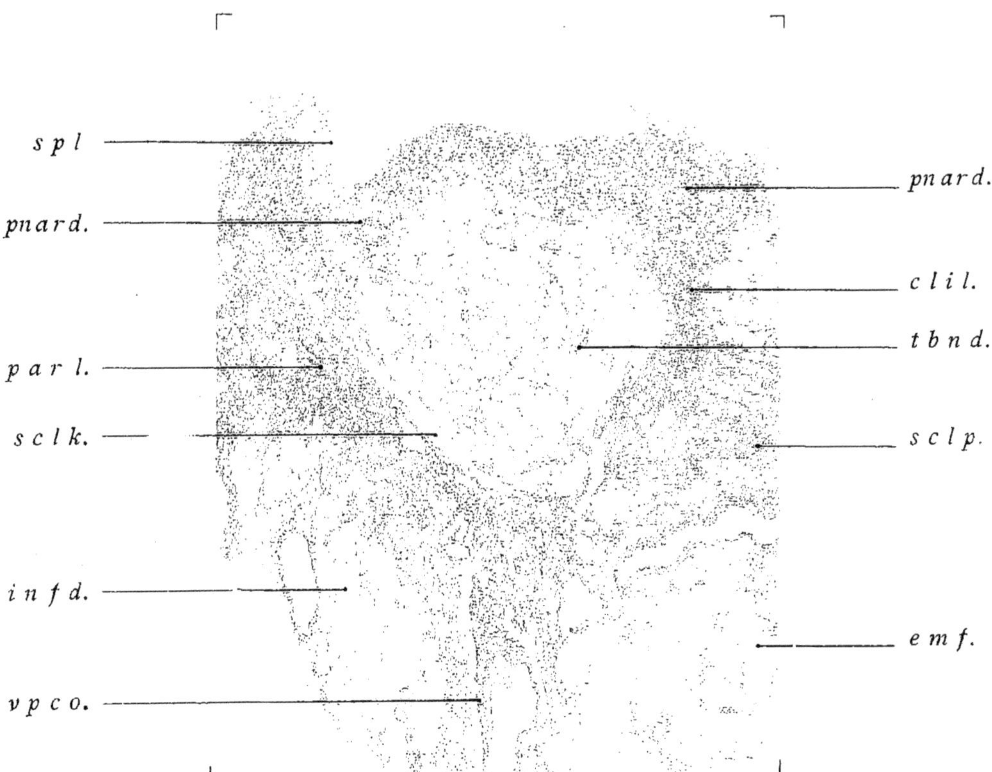

Le Tubercule de guérison, dans la « pneumonie ardoisée » du sommet.
Rétraction atrophique partielle du poumon (poumon « frisé »).
Sclérose hyperplasique et dégénérescence hyaline de la plèvre viscérale correspondante.

(Coloration : hématéine, éosine, faible orcéine.)

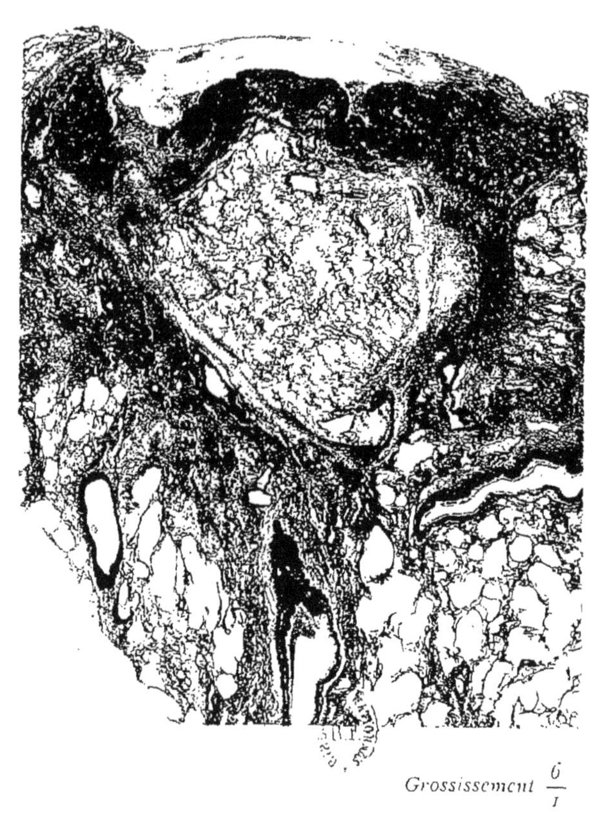

Grossissement $\frac{6}{1}$

III

LA TUBERCULOSE PNEUMONIQUE

(Planches XXXV à LVI. Consultez aussi les Planches LVII, LVIII, LXI, LXII, LXV, LXVI, LXVII, XCIII, XCVI, XCVII, XCIX, CII, CIV et CV).

Laënnec, il y aura bientôt un siècle, appliquant la rectitude de son esprit profondément observateur à l'étude de la Phtisie pulmonaire, établit, le premier, un fait d'une importance capitale : la « matière tuberculeuse » se développe, dans l'appareil respiratoire, sous deux formes distinctes, les *tubercules* et l'*infiltration tuberculeuse.*

Cette simple constatation, qui apportait quelque lumière dans l'obscur chapitre des péri-pneumonies chroniques, suffirait, au besoin, pour assurer l'immortalité au génial auteur du *Traité de l'Auscultation médiate.* On peut affirmer qu'elle lui permit de de mener à bien, sans autre guide que les faits rigoureusement contrôlés, la description anatomo-pathologique macroscopique, la plus complète, de la Tuberculose pulmonaire.

Il aura, cependant, fallu plus d'un demi-siècle, ensuite, pour réduire à néant toutes les oppositions menées contre cette notion, si précieuse, de l'Unicité de la tuberculose pulmonaire, qu'il serait juste de dénommer la « loi de Laënnec ». Les « dualistes », entraînés par l'école allemande, dont le Grand Maître fut l'illustre anatomo-pathologiste Virchow, refusèrent, trente années durant, d'accepter la « pneumonie caséeuse », l'infiltration *jaune* de Laënnec, comme un état particulier de la Tuberculose du poumon. On ne saurait trop rappeler que, pendant ce temps, l'École française, au contraire, par ses cliniciens, Piorry,

Gendrin, Béhier, Bouillaud, Noël Guéneau de Mussy, Cadet de Gassicourt, Roger, Peter, par ses anatomo-pathologistes Louis, Thaon, Grancher, Cornil, Charcot, et ses expérimentateurs, Villemin, Chauveau, pour ne citer que les plus illustres, maintenait, haut et ferme, la doctrine de Laënnec. Enfin, l'Allemand Koch, ayant isolé le bacille tuberculeux, en 1882, clôturait l'ère héroïque et consacrait le triomphe définitif de l'Unicité : l'histoire de la Bacillose commençait, en même temps que l'histopathologie nous apportait, chaque jour, sa riche moisson de faits nouveaux.

Les travaux modernes ont mis au point, d'une manière définitive, la question, longtemps controversée depuis Bayle, de la multiplicité des phtisies pulmonaires. Certaines mycoses, à la vérité (telles que l'Aspergillose, l'Actinomycose, l'Oosporose), certains parasites (comme le Paragonimus Westermanni, et la Schistosomiase d'Orient), la syphilis elle-même, par le Spirochœte de Schaudinn, sont susceptibles de déterminer des altérations chroniques, ulcératives, de l'appareil respiratoire et donnent lieu, pendant la vie, à autant de « pneumopathies ulcéreuses ». La Phtisie pulmonaire demeure, de mieux en mieux spécifiée par son bacille, unique dans sa cause, multiple dans ses manifestations anatomo-pathologiques, et caractéristique jusque dans la fréquence de sa curabilité spontanée.

I. La Pneumonie caséeuse se présente, à l'œil nu, sous des aspects variés, en rapport avec l'âge des altérations, leur étendue, leurs groupements et avec l'état du parenchyme pulmonaire intercalaire. Il est rare qu'on puisse assister au début même de la lésion pneumonique. La Planche XXXVIII est, à cet égard, des plus instructives. Elle montre une notable partie du poumon envahie par une inflammation qui n'est déjà plus une simple hépatisation rouge, mais ne correspond pas encore, du moins dans son ensemble, à ce qu'on pourrait appeler l' « hépatisation caséeuse ». La région du parenchyme atteinte apparaît dense, épaissie, granitée, d'un gris rosâtre orangé, bien distinct de l'hépatisation grise de la Pneumococcie en état de suppuration. Sur ce tissu grenu, chagriné, encore humide, tranchent, çà et là, de petits îlots (*bpc*) franchement caséeux, reconnaissables à leur coloration uniforme, blanc jaune sale, et à la siccité de leur surface de coupe. On voit même, dans le voisinage, quelques nodules tuberculeux, péri-bronchiques (*ntpb*) ou autres, voire plusieurs tubercules miliaires anguleux. Cette combinaison de désordres anatomo-pathologiques permet de déterminer la Pneumonie tuberculeuse *avant* sa caséification générale, alors que les exsudats fibrino-leucocytaires conservent encore, comme nous l'allons voir, quelques-uns de leurs caractères pathognomoniques. Plus tard, lorsque la nécrose caséifiante aura étendu sur la totalité des parties malades l'uniformité de ses procédés destructifs (*mca*, Pl. XXXVII), la pneumonie caséeuse, arrivée alors à sa période « d'état », offrira tous les signes, classiques, de l' « infiltration de la matière tuberculeuse jaune crue », décrite par Laënnec.

Dans les cas ordinaires, la Pneumonie caséeuse constituée s'offre à la vue avec tous les caractères qui lui furent imposés par le génie de Laënnec. Ce sont bien (*coap*, Pl. XXXVI) ces « masses irrégulières, d'un grand volume, d'un blanc jaunâtre, plus pâles, plus ternes, moins distinctes de la substance du poumon que les tubercules ordinaires ». Dans les faits où une ou plusieurs portions d'un lobe pulmonaire, un ou plusieurs lobes presque entiers sont envahis de la sorte, les parties atteintes apparaissent *tuméfiées* et d'un blanc jaunâtre uniforme ou moucheté de gris ardoise, quelquefois verdâtre (*plcr*, Pl. XL) ; tout dépend du degré de l'anthracose pulmonaire concomitante. La surface de coupe est légèrement surélevée, plane, terne et sèche. La consistance des tissus ainsi infiltrés est ferme, onctueuse, « caséiforme »; leur friabilité est grande : ils s'écrasent sous une faible pression. Souvent, déjà, le bloc caséeux s'est creusé, soit d'une ou de plusieurs cavités anfractueuses, cavernes aux bords mal limités, déchiquetés (*rmc*, Pl. XXXVII), soit de fissures, qui peuvent avoir atteint et rompu la plèvre viscérale. Cette effraction de la séreuse, au cours de la pneumonie caséeuse, est exceptionnelle; elle ne s'observe guère que dans le diabète sucré compliqué de pneumonie caséeuse à marche suraiguë.

Telle est, résumée à larges traits, l'infiltration *jaune* de Laënnec. L'infiltration *grise*, dont nous avons pu représenter un remarquable exemple (*infgr*, Pl. XLI), et l'infiltration *gélatiniforme* ne sont que des lésions accessoires, *pré*-pneumoniques ou *péri*-pneumoniques, dont nous étudierons, plus loin, les caractères microscopiques.

La Tuberculose pneumonique se présente, souvent aussi, non plus sous l'apparence d'une pneumonie *lobaire* ou *pseudo-lobaire*, avec des lésions aussi massives que celles rapportées plus haut, mais avec l'aspect macroscopique d'une *bronchio-pneumonie tuberculeuse par îlots*, soit disséminés, soit confluents, ou agminés. Dans tous ces cas, le poumon et, parfois même, les deux poumons se montrent (*lcsp*, Pl. XXXVI) parsemés d'îlots irréguliers, blanc jaunâtres, consistants, friables, « caséeux », pour tout dire en un mot, à la façon des énormes blocs pneumoniques pseudo-lobaires. Ces îlots de bronchio-pneumonie caséeuse soulèvent quelque peu la plèvre, maintes fois intacte à leur niveau; sur la coupe, ils se révèlent non moins caractéristiques (*lbca*, Pl. XLI) : même relief, même coloration d'un blanc jaunâtre sale, même aspect terne, même friabilité. Leur forme et leurs dimensions sont des plus variables : les uns affectent la disposition exacte d'un ou de plusieurs lobules pulmonaires conglomérés ; les autres sont arrondis ou déchiquetés, anguleux même. Dans un grand nombre de cas, certains d'eux sont, déjà, en voie de ramollissement cavernuleux (phtisie galopante) et leur effondrement est plus ou moins nettement *péri-bronchique* (*rmca*, Pl. XXXIX). L'évacuation totale de la masse caséeuse donnera naissance à l'une de ces cavernules, acineuses ou lobulaires (*cavb*, Pl. LVII), dont nous aurons l'occasion de retracer l'histogenèse. Le microscope nous permettra bientôt de différencier ces lésions bronchio-pneumoniques bacillaires et de montrer leur diversité d'origine.

Le tissu pulmonaire qui circonscrit les îlots de broncho-pneumonie tuberculeuse est, lui-même, atteint de lésions très variées. La congestion, l'œdème, la splénisation et même les suffusions sanguines les accompagnent, combinées de façons diverses, à la façon des lésions inflammatoires satellites des broncho-pneumonies aiguës ordinaires causées par les germes pathogènes banals, tels que le Pneumocoque, le Pneumo-bacille, ou le Streptocoque. Les canaux bronchiques prennent leur part dans les désordres produits par la tuberculose dans le poumon atteint de pneumonie tuberculeuse, soit qu'ils apparaissent comme englobés (*plt*, Pl. LVIII) au centre de certains foyers broncho-pneumoniques, soit qu'ils portent en eux-mêmes (*brca*, Pl. XLI) le sceau de lésions bacillaires autochtones (*bronchite ulcéreuse*).

Histo-pathologie des Pneumonies tuberculeuses.

La Tuberculose pneumonique diffère radicalement, par l'ensemble de ses lésions microscopiques, de la Tuberculose folliculaire. Son étude microscopique nécessite l'emploi de multiples préparations, seules susceptibles de fixer les aspects variés des altérations primordiales et leur notable diversité.

On peut, tout d'abord, et sans forcer en aucune façon la nature, décrire deux grandes espèces de lésions : la *pneumonie caséeuse* proprement dite (v. Pl. XLIII, XLV et XLVI), d'une part, et, de l'autre, la *bronchio-pneumonie tuberculeuse* (Pl. LII à LIII), dont les caractères histologiques s'opposent, dans les cas typiques, de la façon la plus remarquable. Après quoi, pour compléter la description de ces procédés inflammatoires « parenchymateux », il sera bon de mettre sous les yeux l'ensemble des lésions de la *splénisation bacillaire* (v. Pl. L, LIV, LV et LVI), lésions réputées, à tort, accessoires, puisqu'elles sont comme une « zone d'extension bacillifère » des différents foyers d'hépatisation caséifiante.

En somme, si, comme nous l'avons établi, les altérations de la tuberculose folliculaire sont essentiellement de provenance interstitielle et ressortissent, avant tout, à la gangue conjonctivo-vasculaire du poumon, les désordres spléno-pneumoniques relèvent, eux, du parenchyme lui-même, de la glande, autrement dit de l'apparcil bronchio-alvéolaire.

Dans ce cadre suffisamment délimité et qui répond à la réalité des faits, voyons évoluer les lésions.

I. La PNEUMONIE CASÉEUSE, examinée à un faible grossissement, s'offre sous l'apparence de vastes champs opaques, imperméables à l'air, et dans lesquels les cavités aériennes sont, toutes (Pl. XLIV), ou presque toutes, remplies (Pl. XLIII), infarcies, par une « matière caséeuse » typique, bien reconnaissable à ses caractères tinctoriaux (Pl. XLVII) particuliers et de tous points identique à celle qui constitue le centre nécrobiotique des nodules tuberculeux folliculaires. Suivant les régions observées, tantôt ces masses pneumoniques sont irrégulières, découpées, sinueuses, avec des bords mal limités (Pl. XLIII); tantôt, au contraire, une circonscription anatomique manifeste, lobulaire par exemple (Pl. XLIV), englobe certains de ces blocs pneumoniques, sans qu'il soit cependant, pour ce fait, nécessaire de leur reconnaître une origine « aérienne ». D'une façon générale, dans tout foyer de pneumonie caséeuse, la *prédilection des désordres inflammatoires pour les cavités aériennes est manifeste.* Leur systématisation même se révèle indiscutable, pour certains lobules (Pl. XLII), par exemple, dont toutes les cloisons interacineuses sont seules à avoir résisté aux progrès de l'« infiltration caséifiante ».

Pour peu qu'on ait recours à des colorations électives destinées à mettre en valeur l'armature élastique du poumon (Pl. XLV), et quand les grossissements employés permettent d'apprécier tous les détails de la lésion, l'impression première devient une certitude et la spécificité des désordres inflammatoires éclate aux yeux : il s'agit bien d'une *Pneumonie* (Pl. XLVI), autrement dit d'une « alvéolite », aiguë au sens histologique du mot, et même d'une *alvéolite exsudative, fibrino-leucocytaire* (*alvfc*, Pl. XLVI), parfaitement comparable à la pneumonie franche aiguë, « pneumococcique », encore à sa période d'hépatisation rouge. Tout comme dans la pneumonie banale, en effet, et à condition de choisir, pour cette étude, des lésions encore assez récentes (par exemple à la périphérie de l'îlot *alvf*, Pl. XLIII), on peut isoler et figurer des infundibula hépatisés, avec tous leurs alvéoles gorgés de fibrine, et des canaux alvéolaires distendus par un exsudat fibrino-leucocytaire (*canlv*, Pl. XLVI). Ces altérations inflammatoires sont si caractéristiques qu'à première vue, on risque de commettre une erreur et de méconnaître leur nature bacillaire. Cependant, en prêtant attention, on ne tarde pas, même à cette période de début de l'« exsudat pneumonique tuberculeux », à trouver maints caractères différentiels, de la plus haute importance. C'est ainsi que, dans les alvéoles non totalement oblitérés et au niveau desquels la fibrine fibrillaire ne constitue encore qu'une couche peu épaisse, parallèle et adhérente à la surface interne de l'alvéole, et formée manifestement aux dépens des épithéliums détruits par la nécrose fibrinifiante, un premier détail apparaît : tous les éléments cellulaires sont morts ou ont disparu, à l'inverse de ce qui arrive dans l'exsudat pneumococcique récent ; de plus, la fibrine a perdu son bel aspect fibrillaire ; elle n'a plus même sa coloration franche, jaune orangée, habituelle : elle s'est tassée en un cercle dense, opaque, moins brillant, plus terne et d'une teinte fausse, « rouge brique sale », virant vers le brun, dans l'épaisseur duquel il est, déjà, impossible d'isoler le moindre élément cellulaire nucléé. Le reste de la cavité respiratoire est occupé par un réseau de fibrine fibrillaire plus ou moins riche et dont les mailles enserrent quelques cellules arrondies, volumineuses, pâles, vacuolaires presque toutes, et dont les noyaux, vésiculeux ou rétractés, répondent mal aux colorants basiques. Il est impossible de reconnaître, parmi ces éléments moribonds, ni d'y différencier un seul épithélium alvéolaire. Cette « alvéolite aiguë », encore au début, et déjà « caséogène », est spécifique au plus haut point : les techniques colorantes bactériologiques, en particulier la méthode de Ziehl, y mettent en valeur d'innombrables bacilles tuberculeux, soit en plein exsudat (dans les cas de coloration réussie), soit et surtout dans le protoplasma des cellules vésiculeuses, macrophages bacillifères, flottant au milieu de l'alvéole, entre les fibrilles de fibrine.

Bientôt, d'ailleurs, la lésion prend une allure de plus en plus pathognomonique. A mesure que les exsudats s'accumulent à l'intérieur des cavités aériennes et les distendent, la fibrine perd son aspect fibrillaire et se tasse, par endroits (*plcs*, Pl. XLVI), en blocs amorphes où disparaissent les éléments cellulaires. Bientôt, l'acinus, sa bronchiole et ses infundibula (*acnca*, Pl. XLVII) apparaissent comme bourrés à l'extrême par une sorte de mastic opaque, plus ou moins grenu, sec et cassant, entièrement anhiste. Aucune confusion n'est, dorénavant, possible : la pneumonie caséeuse tient la scène et ses méfaits vont se poursuivre, dans un ordre presque régulier.

La matière informe, terne et friable, qui distend la totalité des cavités aériennes d'une région atteinte de pneumonie caséeuse, qu'il s'agisse d'alvéoles, d'infundibula, de canaux alvéolaires, voire (à l'instar de la pneumonie pneumococcique la plus franche) de bronchioles acineuses et même de bronches intralobulaires (*bril*, Pl. XLVIII), provient d'une mortification particulière, d'une *nécrose caséifiante* ayant frappé l'ensemble des *produits inflammatoires* accumulés dans lesdites cavités. En somme, il s'agit d'une *pneumonie* qui, au lieu de « tourner » à l'hépatisation grise, à la « suppuration », a viré à la « caséification ». Cette remarque préliminaire nous servira de guide dans la recherche des altérations qui vont suivre; elle nous permettra de considérer le bacille tuberculeux comme « fauteur de pneumonie », au même titre et de la même façon que le pneumocoque, par exemple. S'il en est ainsi, et nous croyons le démontrer, les données du problème se simplifieront grandement. La pneumonie tuberculeuse sollicite, dès son début, à la façon de la pneumonie franche, dans l'alvéole pulmonaire, une réaction exsudative, fibrino-leucocytaire, tout d'abord banale; rien ne prouve que cette réaction inflammatoire *doive*, de toute nécessité, être, partout et toujours, l'objet d'une phase consécutive de nécrose caséifiante. En d'autres termes, l'histo-pathologie donne à penser que la bronchio-alvéolite exsudative bacillaire peut, tout autant que la pleurite et l'arthrite tuberculeuses, échapper à la dégénérescence caséeuse. De cette remarque, la confirmation sera donnée plus loin.

Pour le moment, considérons la pneumonie caséeuse en elle-même et poursuivons les désordres causés par le bacille. Surdistendus par les exsudats inflammatoires caséifiés, les alvéoles se tassent les uns contre les autres et la seconde phase, celle de la caséification, évolue sous nos yeux (Pl. XLV). Les cloisons de l'alvéole (*alvp*), aussi bien d'ailleurs que les parois du canal alvéolaire (*calv*) ou de la bronchiole acineuse (*brac'*), s'amincissent, deviennent vaguement hyalines et disparaissent. Le morcellement de l'armature élastique des appareils aériens (*macd*, Pl. XLVIII) marque la progression de cette atrophie mutilante du parenchyme respiratoire.

Les masses caséeuses se rejoignent, se fusionnent en envahissant, de proche en proche (*casd*, Pl. XLIX), tout le champ des régions infectées. Un moment arrive, enfin, où il devient impossible de repérer les parties constitutives du poumon.

Pendant ce temps, que font la gangue du poumon, son squelette interstitiel, et tous les appareils vasculaires qui constituent, en somme, le tissu nutritif de l'organe? Les cloisons inter-acineuses et inter-lobulaires, pour commencer par elles, ont pris une part active aux procédés inflammatoires. On sait que, dans la pneumonie pneumococcique la plus franche, il est de règle d'observer la congestion, l'œdème aigu et même l'inflammation exsudative fibrino-leucocytaire des zones interstitielles comprises dans l'aire du bloc pneumonique; les pneumocoques foisonnent, en proportions inouïes, dans les mailles interstitielles du poumon, autour des lobules aussi bien qu'autour des bronches et des vaisseaux pulmonaires. Ils fusent même jusque dans le vaste département cellulo-adipeux du médiastin, et jusqu'à la séreuse pleurale. Des phénomènes identiques ont lieu au cours de la pneumonie bacillaire. Sur les coupes favorables et quand les amas hépatisés n'ont pas encore tout disloqué, on peut suivre (*cliac*, Pl. XLIII) les progrès des désordres interstitiels et assister (*vpia* et *clil*, Pl. XLVII) à leur métamorphose caséeuse. Les lésions commencent, d'ordinaire, par un épaississement considérable et plus ou moins limité de la cloison, dont le tissu connectif, infiltré de sérosité œdémateuse, apparaît tuméfié : des paquets de fibrilles de fibrine et de nombreux macrophages rapidement vésiculeux (*clil*, Pl. LV) en parsèment les mailles interstitielles. Peu à peu et en un espace de temps impossible à fixer, la nécrose caséifiante installée dans les infundibula adjacents à la cloison envahit, par contiguïté de tissus, les espaces inter-acineux ou inter-lobulaires enflammés de la sorte. Insulaire ou totale, l'infiltration caséeuse d'une cloison interstitielle du poumon tuméfie la région, d'une façon souvent considérable, et coopère à l'intumescence générale du bloc pneumonique (*clil*, Pl. XLVII), tout en frappant de mort les vaisseaux. De même, l'atmosphère cellulo-vasculaire du « pédicule » du lobule pulmonaire (qui livre passage à la bronche, à l'artériole bronchique, à l'artère pulmonaire, aux vaisseaux lymphatiques et aux plexus nerveux) n'échappe pas mieux (Pl. XLVIII) à l'invasion des bacilles caséifiants. Aussi peut-on voir la bronche (*bril*) intra-lobulaire et son artère nourricière (*artb*) se fondre, à leur tour, dans un vaste champ de mort où, bientôt, toute trace des organes constitutifs du pédicule aura disparu. L'artère pulmonaire, elle-même, se trouve exposée aux pires altérations.

Les *lésions des vaisseaux*, dans la pneumonie caséeuse, ont une importance de premier ordre. Tout d'abord, les *veines pulmonaires* sont beaucoup plus vite atteintes que l'artère pulmonaire, pour des raisons anatomiques faciles à prévoir : elles sont plus au contact des acini et de leurs infundibula caséifiés ; les cloisons inter-acineuses sont plus lâches, plus minces que l'atmosphère du pédicule ; enfin, la résistance offerte par les parois veineuses aux invasions bacillaires est minime et rapidement vaincue (*vplf*, Pl. XLIII). Il n'en est pas moins certain que les fines ramifications terminales de l'artère pulmonaire, arrivées à la bronchiole acineuse, subissent le même sort que les veinules, quand l'acinus entier est bloqué par la matière caséeuse (*brac*, Pl. XLVII).

Les procédés suivis par les colonies tuberculeuses pour atteindre la veine pulmonaire, dans la Pneumonie caséeuse, ne diffèrent guère de ceux décrits plus haut, à propos de la Tuberculose folliculaire ; seule, leur allure est plus rapidement destructive. Pour peu qu'un foyer d'infiltration — que rien n'arrêtera — arrive au contact d'une veine, même de fort calibre (*vpil*, Pl. XLIX), le résultat de la lutte ne se fait point, d'ordinaire, attendre : à mesure que les bacilles progressent dans l'épaisseur des membranes vasculaires, en y éveillant un travail réactionnel inflammatoire aigu, la péri-phlébite, la méso-phlébite et l'endo-phlébite, surtout cette dernière, ont beau faire ; elles se voient, de proche en proche, envahie par la nécrose caséifiante. La thrombo-phlébite qui en résulte, d'abord pariétale, bientôt générale et oblitérante (*vpil*, Pl. XLIX), ne tarde pas à se transformer en un bloc fibrinoïde dont les réactions tinctoriales décèlent, sans erreur possible, le passage des bacilles et de leurs toxines caséogènes.

Parfois, dans des cas plus favorables, où la caséification diffusante de la pneumonie bacillaire a été moins aiguë ou plus circonscrite, l'endo-phlébite végétante arrive à obstruer la lumière vasculaire, sans formation de caillots. Même dans ces conditions, les progrès de l'infiltration caséeuse peuvent reprendre à nouveau et frapper secondairement de mort toutes ces élaborations défensives de l'appareil circulatoire.

Les *artères pulmonaires* résistent pendant un temps plus long aux attaques des bacilles. Toutefois, si le travail qui consiste à infiltrer, couche par couche, les parois vasculaires est, ici, plus discret, les résultats ne diffèrent guère (*apnf*, Pl. XLVIII). La péri-artère est vite envahie; l'armature élastique et les fibres musculaires de la mésartère tiennent mieux, mais leur mutilation, n'est, somme toute, qu'une affaire de temps; l'endartère réagit, bourgeonne, va même jusqu'à oblitérer la lumière vasculaire, à mesure que les cultures du bacille s'avancent, de la périphérie vers le centre, par traînées confluentes. L'artérite tuberculeuse offre même, parfois, quelques détails précieux au point de vue de l'évolution générale des lésions bacillaires, dans la Pneumonie caséeuse : les parois vasculaires peuvent présenter l'esquisse (*nlf*, Pl. XLVIII) de la formation d'une « zone lymphocytaire », si constante à la périphérie des foyers de tuberculose folliculaire. Les fins rameaux de l'*artère bronchique* (*artb*, Pl. XLVIII), satellite de la bronche intra-lobulaire, sont rapidement caséifiés.

Les vaisseaux lymphatiques du poumon, au cours de la pneumonie caséeuse, sont, d'ordinaire, englobés d'une façon si complète et, croyons-nous, si précoce, que leur étude en devient fort malaisée. Autant, comme nous le verrons plus loin, la Tuberculose chronique permet, maintes fois, de les suivre dans leurs diverses évolutions pathologiques, autant la forme aiguë, pneumonique, de la Bacillose pulmonaire éclaire mal ce côté du problème. La minceur extrême des parois des lymphatiques, la délicatesse de leur fine armature élastique et, par dessus tout, nous semble-t-il, la rapidité avec laquelle les invasions bacillaires se précipitent au sein de la lymphe stagnant dans les cavités vasculaires distendues, tout explique la pauvreté des détails microscopiques qu'on peut fournir sur ce sujet, d'une si grande importance pathogénique, cependant. Il est rare de saisir sur le fait (*lfpv*, Pl. XLIX) un vaisseau lymphatique en voie d'infiltration caséeuse. Quand cela arrive, on reconnaît sans peine que les lésions débutent à la face interne du lymphatique, comme nous les avons vues faire à l'intérieur d'un alvéole pulmonaire : même nécrose du revêtement cellulaire endothélial, même fibrinification des éléments cellulaires et même aspect rapidement suspect, caséiforme, de l'exsudat formé à la surface de la membrane interne; mêmes réseaux fibrillaires, épars dans la lumière dn conduit et même distension de l'organe; même englobement de leucocytes macrophages vésiculeux dans les mailles de la fibrine; enfin, sans aucun doute possible, même caséification massive, terminale, de la partie du lymphatique envahie, de la sorte, par une « thrombo-lymphangite aiguë bacillaire caséifiante ». Des observations recueillies par nos soins permettent d'avancer que, pour les lymphatiques du poumon, comme pour les vaisseaux sanguins pulmonaires, la *lymphangite tuberculeuse* n'est pas forcément, toujours et partout, caséifiante, mais qu'elle peut, parfois, se terminer par une organisation fibro-vasculaire, cicatricielle au premier chef. Les colorations électives du tissu élastique mettent bien en valeur ces lymphangites chroniques scléro-élastigènes, dans les vieilles scléroses tuberculeuses du poumon.

Pour compléter l'étude de la pneumonie caséeuse, il nous resterait à montrer les réactions inflammatoires exsudatives et caséifiantes de la *plèvre* qui recouvre ces foyers bacillaires. Nous préférons réserver ce paragraphe pour le chapitre consacré à la séreuse pleurale et aux « Pleurites bacillaires ». Qu'il nous suffise de signaler (*pll*, Pl. XLIII) l'identité des lésions tuberculeuses du tissu pleural viscéral et des altérations déjà décrites dans le reste de la gangue interstitielle. L'armature élastique de la plèvre, dont nous donnons plus loin une description complète, (p. 240) ne résiste pas mieux que la cloison interlobulaire aux poussées de l'alvéolite bacillaire exsudative caséifiée. On suit, pas à pas, l'extension centrifuge des blocs caséeux, vers la face profonde du squelette pleural (*csp*, Pl. XLIII), dont le morcellement est progressif. Souvent, à la périphérie de ces zones d'« effraction pleurale », on aperçoit des traînées de leucocytes, des placards lymphocytaires péri-caséeux, qui dessinent, d'une façon presque schématique, la zone lymphocytaire étudiée par nous, plus haut, à propos de la Tuberculose folliculaire. Dans certains cas, tout à fait exceptionnels, la caséification diffusante de la plèvre par les blocs pneumoniques sous-jacents peut aller jusqu'à la nécrose totale d'un lambeau de la séreuse viscérale et en déterminer la rupture soudaine (Pneumothorax tuberculeux).

Telle est, résumée dans ses grandes lignes, la seconde phase de la Pneumonie caséeuse, sa phase de nécrobiose caséogène, la première étant l'hépatisation fibrino-leucocytaire. Deux phénomènes peuvent, dès lors, survenir, conséquences banales, pour ne pas dire constantes, de la formation de toute lésion bacillaire dans le poumon, et que nous avons signalées, déjà, à l'occasion de la Tuberculose folliculaire : l'*enkystement* des lésions pneumoniques, d'une part, et, de l'autre, leur *fonte puriforme* et leur évacuation ulcérative. Il faut noter, sur-le-champ, que le premier de ces procédés n'est nullement exclusif du second, l'un et l'autre pouvant être le moyen d'une guérison cicatricielle complète. L'enkystement simple, sans évacuation des produits, constitue le mode de terminaison parfait, celui qu'il faut, à tout prix, solliciter par une médication prudente.

Dans l'ordre habituel des faits, la destruction cavitaire, la « phthisie ulcéreuse » représente la complication terminale d'une pneumonie caséeuse étendue ; elle conduit presque toujours à la mort par consomption. Toutefois, la fin normale d'une maladie étant la *guérison*, traçons, ici, d'abord, les caractères de l'enkystement de la pneumonie caséeuse. L'étude de sa fonte cavitaire viendra plus tard, à propos des « cavernes tuberculeuses ».

L'*enkystement cicatriciel du bloc pneumonique* est d'une observation commune, surtout quand il s'agit de foyers caséeux peu étendus (Pl. XXXV et CII). Dans ces cas, la lésion peut être encerclée de la façon la plus rigoureuse par un tissu fibroïde cicatriciel, dont il nous reste à tracer le développement. Deux conditions, assez différentes, se peuvent produire. Tantôt, la masse des alvéoles hépatisés et caséifiés s'arrête, précisément, au voisinage des cloisonnements naturels, on pourrait dire anatomo-physiologiques, de l'organe; le bloc confine à la cloison inter-lobaire (*clil*, Pl. XLIV), par exemple, ou à la plèvre (*plp*, Pl. XLII); tantôt, le foyer d'hépatisation caséeuse, s'infiltrant dans l'épaisseur d'un certain nombre d'acini ou de lobules, s'est fixé brusquement, en plein parenchyme (*enk*, Pl. CIV), sans qu'on puisse donner la raison de cette circonscription aussi soudaine qu'inattendue. Dans le premier cas, la présence d'un tissu conjonctivo-vasculaire fondamental favorise l'enkystement et en simplifie fort la description. C'est une cloison connective qui, irritée, se défend, au moyen de ses procédés ordinaires : hyperémie, bourgeonnement fibroblastique et néo-vasculaire des travées fondamentales; enfin, sclérose fibroïde (*vel*, Pl. XLIV) de la gangue interstitielle. Maintes fois, cependant, cette formation d'une barrière fibreuse aux dépens de la cloison inter-lobulaire possède certains traits distinctifs, d'une allure bien spéciale. C'est ainsi que, souvent, on y observera l'infiltration des mailles interstitielles par de longues traînées de leucocytes mononucléaires et surtout de lymphocytes, dessinant une véritable « zone lymphocytaire péri-caséeuse », en dedans de laquelle il ne manque qu'une zone épithélioïde intermédiaire, pour réaliser le fameux « tubercule géant pneumonique » schématisé par Grancher, lors de sa défense de l'Unicité anatomo-pathologique de la Tuberculose pulmonaire. Au surplus, cette sorte de « zone d'accroissement » n'existe plus, une fois que l'arrêt de la poussée d'infiltration pneumonique est définitif.

Le travail d'enkystement du lobule caséeux pneumonique se prolonge parfois, dans les cas favorables, jusque dans certaines parties non détruites des cloisons inter-acineuses. On y observera donc (*clia*, Pl. XLII) les mêmes procédés de sclérose hyperplasique, en un mot, la même « cirrhose pulmonaire interstitielle mutilante », en train de découper, ici, les acini, comme elle faisait, là (Pl. XLIV), les lobules.

Lorsque le tissu parenchymateux a fait, par lui-même, à ses propres dépens, les frais de la circonscription du bloc de pneumonie caséeuse, les désordres prennent un aspect bien différent. Il s'agit de désordres plus complexes dans lesquels interviennent et la déformation des parties altérées et l'intensité, fort variable, de la réaction inflammatoire des cavités bronchio-alvéolaires englobées dans la zone cicatricielle, et, enfin, la nature même de la sclérose hyperplasique (à la fois parenchymateuse et interstitielle) qui enserre le foyer tuberculeux pneumonique longtemps encore pathogène.

Passons en revue, rapidement, les points de détail. La tuméfaction du foyer de pneumonie, en refoulant les infundibula et les alvéoles voisins, les déforme, les aplatit plus ou moins : aussi les lésions inflammatoires qu'on y observe auront-elles une disposition un peu spéciale (*enk*, Pl. CIV). Au contact du bloc caséeux pneumonique, le poumon tend à l'entourer et s'affaisse en conséquence. Plus tard, lorsque la résorption des masses caséeuses s'accusera, en même temps que surviendra leur infiltration calcaire, la rétraction cicatricielle des parties (*spl*, Pl. XXXV) pourra produire des dépressions, des retraits, des plissements fort interessants à observer. L'état macroscopique dit « état frisé » du sommet pulmonaire en est l'une des manifestations communes.

Les cavités aériennes qui bordent exactement la périphérie de la masse pneumonique s'enflamment à son contact. Elles donnent tout d'abord et, pourrait-on dire, naturellement, un exsudat fibrino-leucocytaire qui, bacillaire à coup sûr, ne va pas cependant jusqu'à produire la matière caséeuse ordinaire. Il y a arrêt dans la puissance caséogène de ces ultimes colonies excentriques et l'exsudat alvéolaire (ou bronchiolique, selon le point examiné) *s'organise en tissu conjonctivo-vasculaire*. Il se passe, en somme, dans l'intérieur de la cavité aérienne les mêmes phénomènes que ceux observés couramment à la surface de la séreuse pleurale, lorsqu'une fausse membrane fibrineuse pleurétique se vascularise et devient néo-membraneuse. Seulement, ici, dans l'intimité des voies aériennes, dans l'« alvéolite fibro-vasculaire », les désordres sont autrement élégants. L'alvéolite n'est pas seulement néo-membraneuse ; elle est, de plus, *oblitérante*, et la cavité aérienne peut se combler en totalité. Les placards rose pâle qui entourent, de toutes parts, le bloc pneumonique (*brfv*, Pl. CIV) sont, de la sorte, les témoins immuables de cet enkystement scléro-pneumonique de la pneumonie caséeuse. Nous n'avons pas à insister, ici, sur l'intérêt considérable qu'offre, au point de vue de la Pathologie générale, cette preuve indiscutable de l'action pathogénique des bacilles tuberculeux. Cette bronchio-alvéolite fibro-vasculaire « de bonne nature », dans laquelle aucune trace d'une lésion spécifique bacillaire n'est décelable, est produite par l'influence directe, immédiate, des bacilles tuberculeux : tel est le fait capital.

Une seconde série de lésions, d'un grand intérêt, complète la bronchio-alvéolite fibro-vasculaire péri-tuberculeuse : c'est la *sclérose élastigène des parois aériennes* correspondantes. Partout où la réaction défensive du parenchyme respiratoire a pu s'exercer, sous forme de pneumonie exsudative et sans subir ces larges destructions mutilantes que nous avons vues accompagner l'évolution des tubercules folliculaires, l'hyperplasie de l'armature élastique est une règle pour ainsi dire absolue. Les cloisons interacineuses, les parois des alvéoles, des infundibula et des canaux alvéolaires, jusques et y compris les bronchioles acineuses, souvent la bronche intra-lobulaire elle-même, s'épaississent, par le fait d'un développement excessif, mais ordonné, de leur squelette élastique.

Un aspect des plus curieux en résulte (*brfv*, Pl. CIV), sur les coupes où l'on a pris soin de différencier le tissu élastique. Les fibres élastiques produites ainsi, en surabondance, forment d'élégants écheveaux onduleux; ces épaisses travées dessinent des réseaux irréguliers, comme forme et comme dimensions, et dont les lumières sont comblées par des placards de tissu fibro-vasculaire, reliquats de l'alvéolite bacillaire exsudative décrite plus haut. Il faut noter, en outre, que l'hyperplasie élastique ne se confine pas seulement aux parois des voies respiratoires; elle atteint, de même, les parois vasculaires, tant artérielles que veineuses (*vpn*, Pl. CIV); elle gagne, au besoin, l'armature de la plèvre viscérale (*lil*, Pl. CII).

La pneumonie chronique, « scléro-élastigène », dont nous venons d'esquisser les traits distinctifs, offre des variétés d'aspect qui résultent, en général, du degré et de l'étendue de ses lésions fondamentales. Dans certains cas, par exemple, l'hyperplasie élastique est devenue si considérable (*psel*, Pl. CII), qu'elle semble avoir entièrement transformé le tissu pulmonaire, imperméable à l'air; ailleurs (*pnard*, Pl. XXXV), la production exagérée de fibres élastiques a gagné les bourgeons fibro-vasculaires qui obstruent les cavités aériennes et la région du poumon cirrhotique représente un placard presque uniquement élastique. En outre, l'*emphysème pulmonaire*, qui constitue une lésion secondaire, satellite, par excellence, des foyers tuberculeux, s'associe, en proportions variées, à la pneumonie scléro-élastigène (*pfel*, Pl. CVII) et donne lieu aux combinaisons les plus inattendues. Nous verrons, plus tard, à propos des « scléroses pulmonaires », intervenir, en plus, l'infiltration charbonneuse, l'*anthracose pulmonaire*, dont les tatouages variés réalisent plusieurs types de lésions chroniques. En tête de ces *altérations méta-tuberculeuses*, se place la pneumonie dite « ardoisée » du sommet (Pl. XXXV et CVII), qui représente le prototype des *Tubercules de guérison*.

Le foyer initial de la pneumonie ardoisée est, indifféremment, un nodule de tuberculose folliculaire ou un bloc pneumonique caséeux. La sclérose cicatricielle qui l'entoure sera donc, suivant les combinaisons affectées par les cultures tuberculeuses initiales, ici, une pneumonie scléro-élastigène (Pl. CII), là, une sclérose mutilante, associée à l'alvéolite fibro-vasculaire et à l'emphysème (Pl. CVII), dans les proportions les plus diverses. L'anthracose accompagne toujours tous ces désordres cicatriciels (*pnard*, Pl. XXXV).

Pour compléter l'étude histo-pathologique de la pneumonie caséeuse, et afin de montrer combien la distinction, établie au début de cet ouvrage, entre la Tuberculose « folliculaire » et la Tuberculose « pneumonique » répond à la réalité des faits, il est peut-être bon de donner encore, en terminant, quelques détails utiles aux observateurs désireux de connaître les différents aspects microscopiques de la Tuberculose pulmonaire. La sclérose élastigène péri-pneumonique représente une barrière systématique organisée par les voies aériennes elles-mêmes; elle peut établir, à elle seule, l'enkystement naturel de l'alvéolite caséeuse. Parfois cependant, on découvre, dans le tissu fibreux qui l'enserre, à l'extrême limite d'un champ pneumonique, ou même, au contact direct des alvéoles caséifiés, un ou plusieurs îlots miliaires ou nodulaires, de Tuberculose folliculaire, avec leurs cellules géantes bacillifères, leurs semi-tourbillons d'éléments épithélioïdes et même avec une ébauche de zone lymphocytaire. Ces altérations, si différentes de l'alvéolite fibrino-caséeuse, se sont développées, à la façon d'une complication locale, soit dans l'épaisseur du tissu conjonctivo-vasculaire fondamental de la région (cloisons interstitielles, atmosphère cellulaire péri-broncho-artérielle), soit au sein de cicatrices pulmonaires anciennes, déjà tatouées par l'anthracose, soit même — quoique nous ne l'ayions jamais observé — aux dépens d'un placard fibro-vasculaire de bronchio-alvéolite péri-caséeuse. Il va sans dire que ces tubercules miliaires *secondaires* à la pneumonie caséeuse sont exposés à subir, pour eux-mêmes, tous les désordres ultérieurs signalés à propos de la tuberculose folliculaire, et cela, soit en concordance, soit sans aucune corrélation avec l'évolution imposée au foyer pneumonique central, qui leur a donné naissance.

Cet éveil de la forme « vasculaire » greffée sur la forme « pneumonique » de la maladie s'explique de la façon la plus simple, et le phénomène n'a rien que de très naturel. Les colonies bacillaires, après s'être infiltrées (par un procédé que nous ne voulons pas discuter ici) dans les voies aériennes, se trouvent immobilisées par une bande de tissu inflammatoire, fibro-vasculaire, ayant bourgeonné à l'intérieur des cavités respiratoires. Tous leurs bacilles tuberculeux n'en sont point, pour cela, réduits à merci; la preuve est que quelques-uns savent fort bien se frayer une voie, par les espaces interstitiels, hors du foyer de sclérose élastigène et donner lieu, soit à des « îlots lymphocytaires » (*part*, Pl. XXXV), soit même à des follicules ou à des nodules giganti-cellulaires secondaires, décelables en plein tissu fibro-vasculaire péri-pneumonique.

Ajoutons enfin, pour ne laisser dans l'ombre aucun des problèmes pathogéniques qui sollicitent, de nos jours, la sagacité des observateurs, que, sur une même tranche de poumon tuberculisé, on découvrira, maintes fois, côte à côte, et poussant leurs colonies envahissantes, chacun pour son propre compte, des foyers de pneumonie caséeuse les plus typiques et des nodules tuberculeux folliculaires les mieux caractérisés. Nous allons voir en outre, dans quelques pages, les noyaux de la « broncho-pneumonie tuberculeuse » prendre leur part aux désordres de la Phthisie ulcéreuse et s'adjoindre aux variétés diverses de la « splénisation » bacillaire. Nous en tirerons la conclusion logique, que toutes ces divisions, si nécessaires pour l'étude, ne constituent point autant d'individualités pathologiques : la Tuberculose pulmonaire, *une* dans sa cause, est *polymorphe* dans ses effets anatomo-pathologiques.

II. La broncho-pneumonie bacillaire demande à être distraite de la Pneumonie caséeuse, pour plusieurs raisons histo-pathologiques, d'une réelle importance.

Sur les coupes passant par des lésions encore peu avancées (Pl. LII), la broncho-pneumonie tuberculeuse se révèle comme une altération complexe : les foyers d'hépatisation (dont nous allons étudier les principaux caractères) sont, sans exception, développés, en effet, *autour de ramifications bronchiques*; de plus, ils apparaissent rattachés les uns aux autres par des altérations d'ordinaire fort étendues du parenchyme pulmonaire, état inflammatoire intercalaire qu'on peut caractériser par un terme, compréhensif mais exact, la *splénisation tuberculeuse* (*splt*, Pl. L). Ainsi, déjà, à première vue, l'ensemble des désordres rappelle, toutes choses égales d'ailleurs, une des affections broncho-pneumoniques ordinaires, causées par différents germes pathogènes, ennemis coutumiers de nos voies respiratoires, et dont l'action s'exerce, de même, au moyen de lésions complexes à la fois bronchiques, péri-bronchiques et alvéolaires. Toutefois, la broncho-pneumonie tuberculeuse offre, dans tous les cas et dès son début, des caractères différentiels si précis qu'aucune erreur de diagnostic n'est possible.

Les plus petits îlots broncho-pneumoniques (*brpc*, Pl. LII), sont remarquables par leur forme découpée, souvent anguleuse ou même foliacée, par l'opacité inégale ou discontinue (*brsl*, Pl. LII) des amas formés par les produits inflammatoires, enfin, par la tonalité terne (*pdca*, Pl. LII), fausse, et variant souvent d'un point à un autre, de leur coloration (rouge brique sale, après action prolongée de l'éosine, en solution légère).

Sur les préparations de choix, et quand l'action mutilante des bacilles tuberculeux n'y a point encore réduit tout à néant, le microscope décèle, au centre même de chaque îlot broncho-pneumonique, la présence d'une bronche tuberculisée à fond. La Planche LII permet, par exemple, de suivre (de bas en haut) les ramifications d'une bronche sus-lobulaire ayant servi de guide à plusieurs îlots broncho-pneumoniques. Au-dessous de *brsl*, apparaît la première coupe transversale d'un conduit aérien, comblé par un bloc de matière caséeuse; à ce placard bronchique succède une masse bifurqué en Y : c'est la même bronche, qui peut être encore suivie et reconnue en montant, en *brcv* et en *plcas*, voire même jusqu'en *pdca*, au haut de la préparation.

Sur ces coupes successives et diversement orientées de la bronche, on constate que la paroi du canal aérien a été détruite par l'infiltration bacillaire caséifiante ; son armature élastique, sectionnée par place, a subi une atrophie progressive, de tous points identique aux lésions décrites à l'occasion de la tuberculose folliculaire. La lumière du conduit est bloquée par une masse de « matière tuberculeuse », mastic caséeux, dont une étude attentive (*brca*, Pl. LIII) permet l'identification parfaite : on y retrouve les champs de substance amorphe, grenue, sèche et friable, qui se forment partout où, les bacilles tuberculeux ayant passé, les tissus enflammés ont réagi mais vite succombé à « l'inflammation caséogène ». Ici, les procédés réactionnels habituels, caractérisés par la prolifération des éléments cellulaires des membranes fondamentales et par un afflux énorme de leucocytes, en un mot par une *bronchite*, à la fois catarrhale et interstitielle, ont produit, en dernier terme, une colonne, un

« bouchon » caséeux qui, presque partout, oblitère à fond le canal aérifère. Cette sorte de « thrombo-bronchite caséeuse » s'est-elle caractérisée, au début, par des exsudats fibrino-leucocytaires, comparables à ceux dont nous avons suivi la formation dans les bronchioles plus ténues intra-lobulaires, aux premières heures de la pneumonie caséeuse? C'est, là, un détail dont, jusqu'à présent, nous n'avons pu établir l'existence. Peu importe, au surplus, puisque la lésion confirmée est aussi typique que possible et ne laisse place à aucune hésitation : dans tout foyer broncho-pneumonique tuberculeux, la bronchite bacillaire caséifiante domine donc la scène.

Autour de ce bloc de Tuberculose aérienne, les bacilles ont continué leur œuvre : le tissu cellulaire péri-bronchique, l'artère bronchique (*artb*), l'artère pulmonaire elle-même (*artc*, Pl. LIII), enfin et surtout les cavités alvéolaires péri-bronchiques ont participé, de toutes parts, à l'infiltration caséifiante centrifuge. La « péri-bronchite tuberculeuse », dans le nodule broncho-pneumonique, diffère quelque peu, semble-t-il, des mêmes lésions décrites dans le nodule tuberculeux folliculaire. Souvent, en effet, la puissance de diffusion caséifiante paraît avoir été assez grande pour ne pas laisser aux travées conjonctivo-vasculaires de l'atmosphère péri-bronchique le temps de réagir avec vigueur, de s'épaissir, de proliférer et d'esquisser, peu ou prou, les linéaments d'une inflammation folliculaire, nodulaire : aucune cellule géante, pas de zones épithélioïde ni lymphocytaire, dans ces espaces péri-canaliculaires infiltrés de proche en proche; le foyer bronchique a envahi d'une façon insidieuse, par contiguïté de tissus (*artd*, Pl. LIII), les organes côtoyant la paroi aérienne ou s'insérant sur elle (*arb*).

Les lésions subies par l'artère pulmonaire, au contact de la bronche caséifiée, ne diffèrent point (*artc*, Pl. LIII) de celles décrites plus haut, à l'occasion de la tuberculose folliculaire : péri-artérite caséeuse, mésartérite mutilante, endartérite bacillaire caséifiante insulaire, tout s'y retrouve, avec les mêmes variétés d'aspect (*artpc*, Pl. LII) et les mêmes conséquences.

Il est bon de noter, en passant, que, pour ces régions du tissu pulmonaire, la Tuberculose prend possession des organes non point en recourant au procédé de l'inflammation dite folliculaire, mais par le mécanisme de l'*infiltration caséifiante*. C'est bien, là, à proprement parler, la « Tuberculose infiltrée, non folliculaire », sur laquelle maints auteurs ont cru, dans ces derniers temps, devoir revenir et dont l'un des types les plus remarquables est, précisément, nous l'avons vu, la pneumonie caséeuse.

Le jeu des alvéoles pulmonaires qui entourent normalement, en vertu d'une disposition anatomique constante, la bronche et son atmosphère cellulo-vasculaire, en un mot le « parenchyme respiratoire péri-bronchique » offre, de son côté, des lésions non moins caractéristiques, et dont le groupement vient parfaire le « foyer broncho-pneumonique ». Le plus souvent à la vérité, les altérations alvéolaires péri-bronchiques en question sont déjà fort avancées quand elles sont soumises à l'examen microscopique, car elles consistent, tout simplement, si l'on peut ainsi parler, en un placard, en un noyau de matière caséifiée (*casd*, Pl. L); dans ces champs de tissus mortifiés granuleux, anhistes, invasculaires, il est fort malaisé de soupçonner la variété d'alvéolite qui apparut, à l'origine. Mais quand on peut assister, sinon au début des lésions alvéolaires péri-bronchitiques (*brev*, Pl. LII), du moins à l'évolution de la réaction des alvéoles et aux premières ébauches de la caséification des produits inflammatoires (*cain*, Pl. LIV), alors on saisit les bacilles pathogènes sur le fait : on reconnaît que *toutes* les variétés d'alvéolite aiguë décrites, en histo-pathologie générale[1], depuis l'œdème aigu, jusqu'à l'exsudat fibrino-leucocytaire, en passant par la pneumonie dite « catarrhale », la congestion hémorrhagipare et l'hyperdiapédèse de macrophages intra-alvéolaires, peuvent s'y être développées : après avoir combiné et surajouté les unes aux autres leurs lésions, au pourtour de la bronche oblitérée par le magma bacillifère, elles constituent, de la sorte, le nodule broncho-pneumonique spécifique. Tous ces désordres sont, on le sait, l'apanage de la « splénisation » secondaire à toute broncho-pneumonie banale, purement infectieuse et non tuberculeuse. Toutefois, dans la broncho-pneumonie bacillaire, la conséquence très

1. *Letulle et L. Nattan-Larrier*. — Précis d'Anatomie pathologique, T. I, p. 681 à 748. Lésions fondamentales de l'alvéole pulmonaire.

commune, habituelle mais non constante, du développement de ces lésions multiformes au pourtour de la bronchite caséifiante est leur infiltration caséeuse. Ici, ce n'est plus, comme dans la pneumonie caséeuse proprement dite, une lésion univoque, l'alvéolite fibrino-leucocytaire, qui se trouve vouée, en un laps de temps fort court, à la dégénérescence caséeuse, dont nous avons vu, plus haut, la marche diffusante et les délabrements extraordinaires. La broncho-pneumonie tuberculeuse est, à l'instar des autres broncho-pneumonies, elle aussi, un assemblage de lésions multiformes, toutes inflammatoires, à des degrés divers; elle est, pour tout dire en un mot, une pneumonie bâtarde. Toutefois, elle diffère de toutes les autres broncho-pneumonies par un caractère pathognomonique : la caséification diffusante, illimitée, de ses lésions, tant parenchymateuses qu'interstitielles, ces dernières étant, d'ordinaire, beaucoup moins accusées que les premières.

Nous réservons pour le chapitre qui va suivre les altérations alvéolaires de la splénisation tuberculeuse intercalaire. Il nous suffira de signaler, en terminant, que le bloc ou noyau broncho-pneumonique caséeux est presque inévitablement voué à la fonte puriforme, au morcellement ulcératif (*elca*, Pl. LI), qui donne lieu à la formation de cavernules, à la Phtisie ulcéreuse, subaiguë ou galopante. Parfois aussi, tout comme dans la pneumonie caséeuse vraie, le tissu pulmonaire péri-broncho-pneumonique s'organise en pneumonie fibreuse (alvéolite-fibro-vasculaire) et tend, avec ou sans succès, à immobiliser, à « enkyster » les colonies bacillaires broncho-pneumoniques conglomérées (*sclba*, Pl. LXI).

En résumé, si la broncho-pneumonie tuberculeuse diffère profondément, à son origine, de la pneumonie caséeuse, son évolution, ses conséquences, nous dirons même ses complications secondaires sont les mêmes et unifient la marche générale de la Tuberculose pneumonique. Cette remarque dernière se complète encore par le fait de la coïncidence, très fréquente dans un même poumon, des deux variétés de lésions, la Pneumonie et la Broncho-pneumonie tubeculeuses. Évoluant côte à côte et combinant, en quelque sorte, leurs méfaits, avec, plus d'une fois aussi, ceux de la Tuberculose folliculaire, ces lésions sont comme l'apanage de certaines formes de Tuberculose pulmonaire à marche rapide.

III. La splénisation tuberculeuse embrasse, dans sa description, l'ensemble des lésions inflammatoires alvéolaires qui ne ressortissent ni à la tuberculose folliculaire, ni à la pneumonie caséeuse propement dite. Ces altérations se développent au pourtour de tout foyer bacillaire constitué et en voie de caséification, tout particulièrement au contact des blocs pneumoniques et des nodules broncho-pneumoniques: elles leur établissent une « zone d'extension » (*brsl*, Pl. LII) parenchymateuse, comparable à la zone lymphocytaire, interstitielle, à la zone « d'accroissement », du nodule tuberculeux.

Ce mode d'extension « spléno-pneumonique » (*spla*, Pl. XLIX) possède plusieurs caractères importants, dont le premier est sa tendance à une diffusion illimitée. Les alvéoles, les canaux infundibulaires, les bronchioles acineuses mêmes sont envahis, de proche en proche, par les désordres inflammatoires, sans qu'aucun des appareils aériens contigus ne semble y apporter quelque frein. Le mal s'étend donc, par larges placards, à la façon d'une tache d'huile, et les bacilles, cause unique de tous les accidents, s'y livrent, sans entrave, à leur action destructive.

Toutes les lésions de la splénisation tuberculeuse, si variées soient-elles, sont dominées par cette constatation que le bacille est leur unique cause déterminante. Les lésions microscopiques de la splénisation bacillaire sont multiples; elles diffèrent d'un point à un autre, même sur une coupe peu étendue (Pl. L, LII et LIV). Cependant, la splénisation qui entoure la pneumonie caséeuse (*spl*, Pl. XLIII) et lui sert d'avant-garde (*spla*, Pl. XLIX) est, d'ordinaire, moins polymorphe que la spléno-pneumonie intercalée entre les foyers broncho-pneumoniques tuberculeux (Pl. XX et L). Dans ce dernier cas, en effet, les faibles grossissements montrent souvent un aspect très particulier du damier pulmonaire : le parenchyme, presque partout imperméable, apparaît composé par des placards disposés en mosaïque, de couleurs et de forme les plus disparates. C'est le poumon « bigarré ». Les champs aériens sont découpés par des îlots, pièces de marqueterie soudées les unes aux autres, toutes plus ou moins opaques, et dont les tons varient, du rose jaunâtre pâle, au brun rouge le plus foncé (brique brûlée), qui est l'indice d'une caséification déjà avancée.

Examinée à un plus fort grossissement, la splénisation bacillaire montre que la diversité de ses lésions est en rapport avec l'intensité de la cause pathogène et aussi, surtout, avec l'âge plus ou moins avancé des altérations spécifiques. En somme, il s'agit d'une « alvéolite » bacillaire, ou mieux d'une « alvéolo-bronchiolite ». Elle débute par une congestion intense des parois respiratoires; la dilatation des capillaires s'accompagne d'une poussée œdémateuse : en effet, la cavité aérienne, dont les épithéliums quelque peu tuméfiés ou même proliférés sont, au début, encore en place, apparaît distendue par une sérosité devenue granuleuse sous l'action des réactifs; à ce transsudat se mêlent bientôt, en proportions variables, des éléments cellulaires. De ces cellules, les unes sont des épithéliums alvéolaires multipliés : tuméfiés, fusiformes, cuboïdes, ou même polygonaux, certains de ces épithéliums, retenus encore les uns aux autres, forment un lambeau, en partie décollé de la paroi de l'alvéole, ou flottant en pleine sérosité; d'autres, tout à fait libérés, isolés, sont arrondis et vésiculeux. Les autres cellules, éparses ou accumulées dans la sérosité qui distend l'alvéole, sont des éléments leucocytaires, soit cellules « à poussières » déformées, arrondies, œdémateuses elles-mêmes, soit gros mononucléaires diapédésés, remarquables par leur état pathologique : leur protoplasma, souvent gorgé de débris élémentaires phagocytés (leucocytes, globules rouges, poussières) se tuméfie et subit la dégénérescence vacuolaire; les noyaux de ces macrophages vacuolisés sont rarement pâles et vésiculeux, ils sont plutôt rétractés et montrent déjà les signes de la mortification pycnotique, sinon même de la caryorrhexie, rompus qu'ils sont en de multiples fragments inégaux. Quelques lymphocytes et quelques mononucléaires volumineux flottent, çà et là, encore indemnes.

A un degré plus avancé, l'alvéolite a pris des caractères grossièrement inflammatoires : les macrophages se sont accumulés (*macf*, Pl.XI) dans la cavité aérienne, en donnant lieu à l'aspect décrit par nos maîtres du siècle dernier sous le terme de « Pneumonie catarrhale ». Quelques fibrilles de fibrine s'y sont, ou non, adjointes ; on y peut même rencontrer des globules rouges épanchés, sans que ces hémorragies microscopiques acquièrent une importance prédominante. Quelquefois cependant, de véritables « apoplexies alvéolaires » s'étalent au pourtour des nodules broncho-pneumoniques tuberculeux et représentent une réelle complication.

Tous ces détails constituent, au point de vue microscopique, les phases pour ainsi dire préparatoires de la splénisation bacillaire; ils correspondent à la « congestion pulmonaire péri-tuberculeuse » des cliniciens. Le caractère pathognomonique de la splénisation tuberculeuse est fourni par la « nécrose vitrifiante » de tous les éléments inflammatoires, de l'ensemble des macrophages diapédésés à l'intérieur des cavités aériennes (*brpv*. Pl. LIV) et dans les mailles du tissu conjonctivo-vasculaire interstitiel (*clil*, Pl. LV). Ces lésions vraiment spécifiques, dans lesquelles les colorants bactériologiques démontrent la présence de bacilles tuberculeux, caractérisent l'INFILTRATION GÉLATINIFORME, que Laënnec avait su rattacher, d'une façon aussi méthodique qu'imprévue, à l' « infiltration tuberculeuse ».

La *nécrose vitrifiante* se manifeste, tout d'abord, à *l'intérieur de l'alvéole pulmonaire*, sous les traits suivants : un ou plusieurs des gros macrophages vacuolaires qui flottent dans la cavité respiratoire, en nombre variable et au milieu d'une sérosité plus ou moins abondante (*mcf*, Pl. LVI), change tout à coup d'aspect. Son noyau ou les noyaux multiples qu'il possédait (provenant, pour la plupart, de leucocytes mononucléaires phagocytés) se brisent en plusieurs fragments irréguliers, de moins en moins colorables. En même temps, le protoplasma de la cellule subit, sur place, et sans qu'aucun élément du voisinage n'intervienne, une métamorphose très apparente : l'élément prend un aspect terne, ses vacuoles disparaissent, d'abord, puis ses poussières nucléaires ; la masse, tout entière, devient un bloc de substance sèche, de moins en moins arrondi, polygonal, à bords irréguliers, maintes fois quadrangulaires, paraissant même hérissés de petites saillies séparées par des dépressions minimes. Cette dégénérescence d'un macrophage peut le laisser ainsi, quelque temps isolé, flottant encore dans la lumière de l'alvéole, ou même auprès de quelques épithéliums alvéolaires, quand ceux-ci sont restés en place. Bientôt, la lésion s'étant étendue, l'alvéole contient un nombre plus ou moins grand de masses de matière vitrifiée. Ces blocs, anguleux, volumineux, résultent de la coalescence de plusieurs macrophages vitrifiés. A un degré encore plus accusé, l'alvéole entier (*ncvd*, Pl. LVI) est envahi en totalité par la nécrose vitrifiante : la mosaïque dessinant les corps cellulaires dégénérés se fond dans la masse et disparaît. Les parois elles-mêmes et les cloisons interstitielles, envahies par les macrophages vésiculeux, s'effondrent, à leur tour, tant est puissante la poussée exercée par les bacilles englobés dans ces éléments diapédésés. Bref (*arml*, Pl. LVI), l'ensemble d'une région pulmonaire peut se trouver détruit par ce procédé nécrobiotique *pré-caséeux*, sans même avoir été touché par la caséification proprement dite. La nécrose caséifiante qui, simultanément, exerçait ses ravages dans le voisinage, aura, sur la vitrification elle-même, le dernier mot. Elle y manifeste, à son tour, son intervention (*gbig*, Pl. L) par les signes habituels, révélateurs de l'infiltration caséiforme, dont les techniques colorantes dessinent, de la façon la plus précise, les caractères et l'évolution. Les parties vitrifiées deviennent de plus en plus opaques, plus tassées, granuleuses, sèches et friables, d'un rouge brun sombre. La métamorphose caséeuse a commencé par le cylindre central, bronchique ; elle s'étend, de proche en proche, aux alvéoles.

De ce qui précède on peut conclure que la nécrose « vitrifiante » fait, pour la Splénisation bacillaire du poumon, ce que, d'emblée, la nécrose caséifiante réalise pour la Pneumonie tuberculeuse. Elle constitue une phase pré-caséeuse. L'alvéolite vitrifiante explique un certain nombre de détails histo-pathologiques. Citons, pour exemple, la formation soudaine de placards caséeux insulaires (*casd*, Pl. L) au milieu de vastes champs de splénisation, sans rapport direct avec aucun canal bronchique, et sans traces reconnaissables d'alvéolite fibrino-leucocytaire pré-existante.

En résumé, la splénisation bacillaire du poumon commence par toutes les phases habituelles de l'inflammation alvéolaire aiguë; sa spécificité s'accuse par la nécrose vitrifiante (infiltration gélatiniforme, de Laënnec), qui l'envahit, ouvrant ainsi la voie à la caséification terminale (infiltration jaune crue, de Laënnec).

La dégénérescence caséeuse finale des îlots de splénisation (*fbc*, Pl. LIII) ne diffère, en vérité, par aucun caractère particulier, de la caséification terminale de la broncho-pneumonie, par laquelle nous terminerons cette étude.

La *marche* et la *terminaison* de la broncho-pneumonie tuberculeuse sont les mêmes que celles de la pneumonie caséeuse proprement dite. On peut affirmer, pièces anatomiques en mains, que le foyer de la broncho-pneumonie bacillaire n'est pas fatalement voué, *dans sa totalité*, à la nécrose caséeuse. Les preuves abondent du contraire, et la plus évidente, comme la plus commune, nous est donnée par l' « enkystement » du nodule broncho-pneumonique, autrement dit, par sa « guérison partielle ».

Dans le cas, très habituel, où l'invasion centrifuge de l'alvéolite tuberculeuse péri-bronchique s'arrête (sans qu'il soit possible, le plus souvent, d'en apercevoir la raison déterminante), les phénomènes suivants ont lieu. Quel que soit l'état antérieur des cavités aériennes appelées à être ainsi, par le fait, la « frontière » du mal, leur lumière devient le siège d'une alvéolite (ou bronchiolite) fibro-vasculaire : au milieu de la fibrine exsudée, apparaissent les fibroblastes et les néo-capillaires sanguins. Toutes choses égales d'ailleurs, c'est la « néo-membrane inflammatoire » que nous trouvons à l'aurore de toute réparation cicatricielle d'une séreuse enflammée.

En même temps que se développe ce tissu cicatriciel péri-broncho-pneumonique formé aux dépens du parenchyme pulmonaire, la gangue interstitielle, dans la même région, subit, du fait des invasions bacillaires, des altérations plus profondes, plus mutilantes encore. Ses travaux de réfection cicatricielle marchent de pair avec ceux de l'alvéolite fibro-vasculaire; ils élaborent une sclérose « interstitielle », qui n'a rien de systématique comme la précédente, mais s'associe à elle (*sclav*, Pl. LXIII), en proportions variées. Cette muraille fibreuse parvient souvent à fixer le foyer bacillifère; non sans lutte, car, maintes fois, on la trouve ébréchée par des lésions folliculaires, par des îlots de cellules géantes qui ont contre-attaqué violemment; trop souvent aussi, les bacilles auront pu passer, portant au delà leurs colonies pathogènes.

Enkysté, le foyer broncho-pneumonique caséifié constitue une troisième et intéressante variété de ces « Tubercules nodulaires », anthracosiques ou non, auxquels nous avons consacré une étude méthodique (voy. p. 66 et 105). Qu'il nous suffise de signaler les variétés, très grandes, de la sclérose cicatricielle péri-broncho-pneumonique dont l'étendue est, maintes fois, disproportionnée (*pnk*, Pl. XXIX). L'*infiltration grise*, décrite par Laënnec, nous paraît correspondre, pour la plupart des cas, à une variété de sclérose systématique péri-broncho-pneumonique, compliquée d'anthracose.

L'enkystement du foyer broncho-pneumonique tuberculeux n'a pas pour corollaire nécessaire la dessiccation progressive et la calcification de la masse caséeuse ainsi immobilisée. En un mot, la « guérison » du foyer tuberculeux n'est pas la conséquence forcée de sa délimitation par la sclérose pulmonaire. Maintes fois, au contraire, cette victoire de l'organisme demeure incomplète, car la masse caséifiée a subi, au centre de la lésion, une évolution destructive toute particulière : elle s'est évacuée à travers les voies aériennes autour desquelles elle s'était développée et a donné lieu à une *caverne pulmonaire*.

La *fonte puriforme du foyer broncho-pneumonique caséeux* ne diffère pas, en elle-même, de celle qui frappe le foyer pneumonique tuberculeux. Elle est, toutefois, plus facile à étudier, plus simple, si l'on peut ainsi parler, la bronche, tuberculisée la première, étant, pour ce fait, la première exposée aux complications infecticuses secondaires.

La formation des cavernes tuberculeuses pneumoniques ou broncho-pneumoniques mérite une observation méthodique et complète : on la trouvera dans le prochain chapitre, qui montrera l'intervention de causes secondes dans la fonte « ulcéreuse » des foyers bacillaires. D'autres germes pathogènes, hôtes habituels de nos voies respiratoires, où ils vivent normalement à l'état de saprophytes banals, entrent, dès lors, en jeu et unissent leurs efforts nocifs à ceux des bacilles tuberculeux. Toute caverne pulmonaire, quelle que soit la variété de lésions bacillaires qui en a été le point de départ, représente donc un foyer de « tuberculose compliquée », une infection *mixte*, dont il nous faudra esquisser l'histo-pathogénie, et reconnaître l'évolution ainsi que les complications.

III

TUBERCULOSE INFILTRÉE

PNEUMONIE CASÉEUSE

PLANCHE XXXVI

Pneumonie caséeuse, d'aspect lobulaire conglomérée, et bilatérale (poumon d'enfant, demi-grandeur).

Laënnec, le premier, établit, avec une rigueur vraiment scientifique, les différences fondamentales qui séparent, des TUBERCULES pulmonaires, l'INFILTRATION TUBERCULEUSE. Quel que soit l'aspect macroscopique sous lequel elle se présente, à l'ouverture d'un poumon, cette lésion, la « Tuberculose infiltrée », se reconnaît aux traits que voici : « Masses d'un grand volume, irrégulières et anguleuses, n'ayant jamais la forme à peu près arrondie des tubercules ordinaires;... elles paraissent le résultat d'une espèce d'imprégnation, d'une *infiltration de la matière tuberculeuse dans le tissu pulmonaire*.... Ces masses occupent quelquefois une partie considérable d'un lobe;... lors même qu'elles arrivent jusqu'à la surface du poumon, elles n'en altèrent nullement la forme... et elles finissent par se ramollir et se liquéfier, de la même manière que les autres tubercules. » (Laënnec).

Il était, à notre avis, indispensable de rappeler, en tête de ces Planches consacrées à l'étude de la « Tuberculose infiltrée », les plus saissantes des indications produites, il y a près d'un siècle, par l'immortel auteur du TRAITÉ DE L'AUSCULTATION MÉDIATE. Rapprochées des figures qui vont suivre, ces quelques lignes, démontrent que l'infiltration tuberculeuse appartient bien en propre à Laënnec. En la faisant sortir du chaos des lésions péri-pneumoniques, il proclamait l'UNICITÉ de la « Maladie tuberculeuse », que nous appelons, de nos jours, la BACILLOSE. Le nombre presque incalculable des travaux contradictoires qui se sont succédé, depuis lors, n'aura eu pour effet que de consolider, sur une base inébranlable, l'idée première sortie, tout armée, du cerveau du plus grand des phthisiologistes, et de nous rendre encore plus chère sa mémoire.

Les Planches XXXVI et XXXVII mettent en lumière, avec leurs délicates colorations très exactes, deux remarquables exemples de Tuberculose infiltrée, observés sur des poumons d'enfants. Elles ont trait à l'*infiltration jaune*, de Laënnec, l'aboutissant presque fatal des deux autres variétés, isolées par le même observateur sous les termes d'*infiltration gélatiniforme* (ou *informe*) et d'*infiltration grise*; nous aurons, d'ailleurs, à signaler les caractères anatomo-pathologiques les plus saillants de ces deux lésions.

Les deux poumons de XXXVI provenaient d'un tout jeune enfant. Les masses caséeuses s'y accumulent, surtout au lobe supérieur gauche, en ne laissant, pour ainsi dire, plus de tissu pulmonaire dans leurs interstices. On comprend que les auteurs aient pu comparer ces désordres aux lésions conglomérées de la bronchio-pneumonie pseudo-lobaire, non tuberculeuse. Ici, toutefois, la suppuration n'est pas en cause, comme dans les altérations inflammatoires d'un poumon d'enfant morbilleux, par exemple : C'est la *matière caséeuse* qui fait, à elle seule, les frais de l'affection, et le terme de « pneumonie » ou, mieux encore, de « broncho-pneumonie caséeuse » ne se justifierait que par comparaison. Nous allons voir, bientôt, le microscope juger, en dernier ressort, et mettre chaque chose au point.

Pour le moment donc, et sauf avis contraire, nous sommes en présence d'une lésion infectieuse, ayant revêtu l'allure d'une inflammation spécifique des poumons, d'aspect broncho-pneumonique. La description de Laënnec s'applique à merveille à ces désordres : un nombre énorme de blocs caséeux sont infiltrés parmi le parenchyme respiratoire : « blanc jaunâtre, plus pâles, plus ternes, moins distincts de la substance du poumon que les tubercules ordinaires »; ce sont bien, là, les futures « masses jaunes crues, volumineuses » rattachées, par Laënnec, à l' « infiltration jaune ».

On remarquera le relief qu'elles forment au-dessous de la plèvre viscérale intacte, et la tonalité rouge brun du parenchyme pulmonaire intercalaire.

---

l. c. s. p. *Lobules pulmonaires*, caséeux, saillants au-dessous de la plèvre.

i. p. l. c. Ilots de pneumonie lobulaire caséeuse, au centre du lobe supérieur.

c. o. a. p. Lobules pneumoniques caséeux coalescents, au centre du lobe inférieur, un peu moins infiltré que le supérieur.

i. l. i. Ilots broncho-pneumoniques caséeux isolés, à la base du poumon gauche.

n. s. p. m. Nodules broncho-pneumoniques sous-pleuraux, marginaux.

l. c. s. p. Masses caséeuses saillantes au-dessous de la plèvre viscérale, le long du bord postérieur du poumon.

l. c. o. a. Ilots de blocs broncho-pneumoniques caséeux coalescents, au sommet, sous la plèvre.

TUBERCULOSE INFILTRÉE

PLANCHE XXXVI

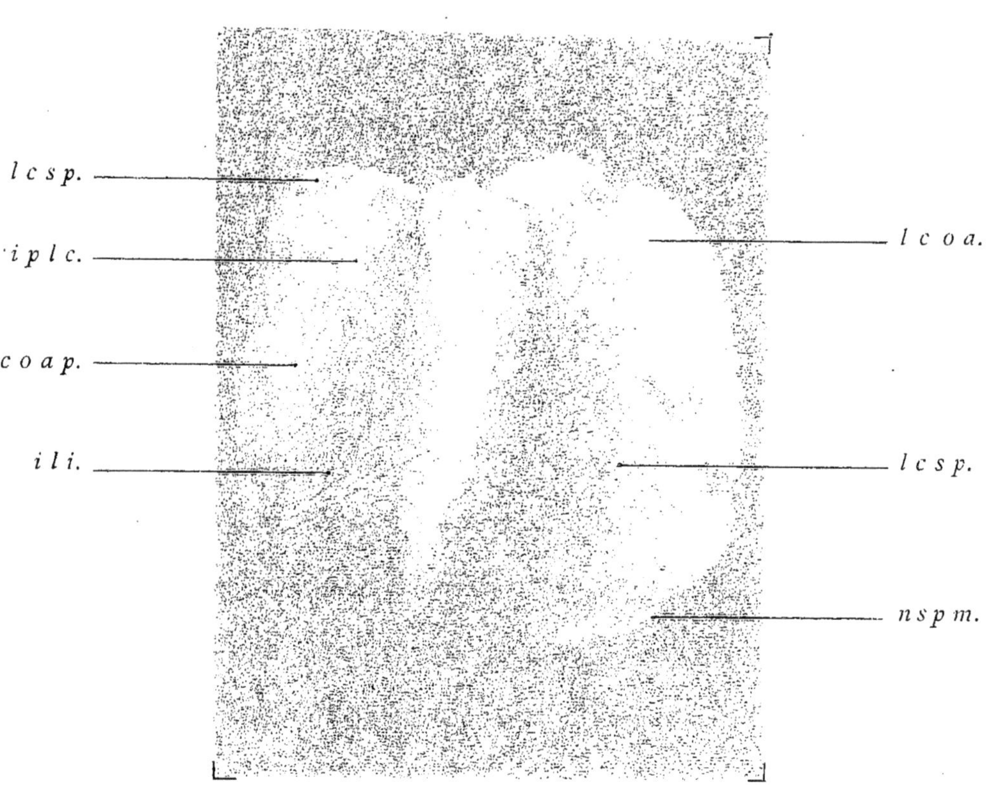

Pneumonie caséeuse, d'aspect lobulaire conglomérée, et bilatérale.
(Poumon d'enfant, demi-grandeur).

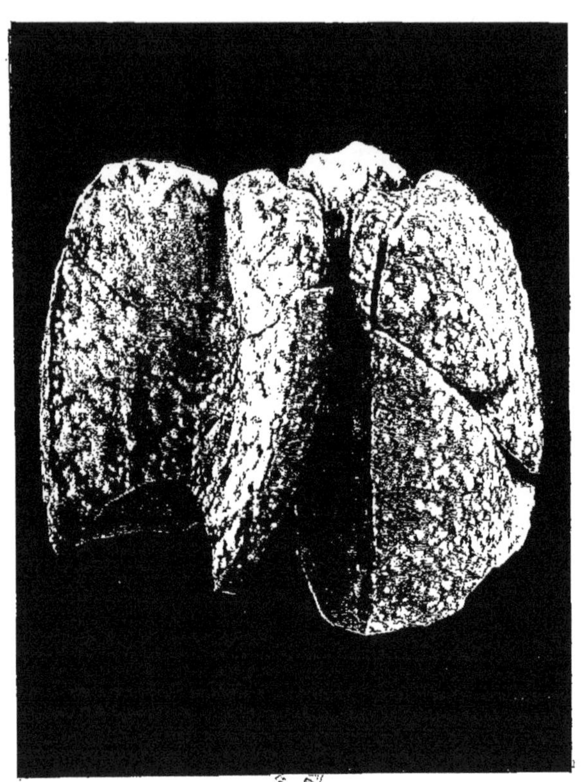

TUBERCULOSE INFILTRÉE
PNEUMONIE CASÉEUSE

PLANCHE XXXVII

Pneumonie caséeuse, d'aspect pseudo-lobaire, en voie de ramollissement cavitaire (poumon d'enfant, demi-grandeur).

La tranche de poumon photographiée sur la Planche XXXVII appartient au poumon droit d'un enfant d'une dizaine d'années, ayant succombé à une « pneumonie caséeuse pseudo-lobaire » en voie de fonte cavitaire centrale.

Le bord postérieur est envahi dans toute sa hauteur. Le sommet, seul, a échappé au désastre : le tissu pulmonaire y dessine une sorte de coin, à base supérieure, et dont la pointe s'enfonce verticalement, entre deux énormes blocs caséeux infiltrant la quasi-totalité du lobe supérieur. Le lobe inférieur (dont il est presque impossible de repérer ici la scissure inter-lobaire supérieure, presque en entier englobée dans les masses caséeuses) apparaît, lui aussi, métamorphosé en un formidable morceau de matière caséeuse : enveloppée par la plèvre viscérale (encore saine), cette substance, sèche, dure et terne, occupe la place du poumon, dont elle a moulé, pour ainsi parler, la forme, tout en en amplifiant le volume.

Enfin, le lobe moyen (*lmn*) commence, de son côté, à être pris : deux gros placards, de forme piriforme, partis du hile pulmonaire, semblent se glisser dans son épaisseur, mais n'ont pas encore atteint à la plèvre, dont les sépare un croissant de tissu pulmonaire à peu près intact.

Trois détails attirent encore l'attention, tous trois d'une importance capitale. Tout d'abord, que l'on prenne la peine de rechercher, comme on l'a fait pour la scissure inter-lobaire (le long du bord postérieur du poumon), la scissure qui, en avant, sépare (sur la droite de la figure) le lobe supérieur du lobe moyen; on voit bien cette scissure (le long du tiré guidant *gch*) s'enfoncer au-dessous du bloc caséeux *brc*; mais, bientôt, elle disparaît, et l'on est en droit de se demander si, comme il arrive au-dessous de *mca*, la séreuse scissuraire a été englobée dans le bloc d'infiltration caséeuse. Nous verrons, en effet, plus loin, combien la puissance d'invasion des foyers d'infiltration tuberculeuse brise toutes les résistances, franchit tous les obstacles et métamorphose tous les tissus, encore normaux ou déjà pathologiques.

En second lieu, il faut considérer l'*excavation* creusée au centre du lobe inférieur. Cette caverne anfractueuse est déjà très vaste : elle mesure, au moins, 5 centimètres de haut sur 2 de large; la perte de substance a éliminé une partie importante de cette « matière caséiforme, ou, tout au moins, onctueuse au toucher, comme un fromage mou », que Laënnec montrait devenue « de jour en jour, plus molle et plus humide », puis acquérant « la viscosité et la liquidité du pus ». Le bord de l'ulcération n'est pas partout identique; en avant, il longe une bande de tissu pulmonaire dans laquelle on peut, sans grande difficulté, reconnaître une épaisse cloison vasculaire: la surface interne de la poche y trace un liseré blanchâtre, qui répond à la « membrane pyogénique » des pertes de substance ulcéreuses. Le reste de la surface de la caverne s'enfonce, au contraire, de la façon la plus régulière, dans l'épaisseur du bloc caséeux, dont la matière paraît dilacérée, morcelée et même déchiquetée : c'est la « fonte » des tissus caséifiés.

Un troisième fait, dont l'intérêt est grand pour l'étude pathogénique de la caséification pulmonaire, est fourni par *gch* : un ganglion lymphatique du hile du poumon s'y montre entièrement caséifié, tout comme le parenchyme adjacent. Cette infiltration tuberculeuse des ganglions, en rapport indubitable avec l'existence de « lymphangites bacillaires du poumon », ouvre un aperçu sur le problème, toujours discuté, de l'origine, soit aérienne, soit vasculaire (et, dans ces cas, sanguine, ou lymphatique), de l'infiltration tuberculeuse des organes de la respiration. L'adénopathie caséeuse juxta-pulmonaire résulte-t-elle de l'infection du parenchyme par les bacilles? est-elle, au contraire, le foyer primordial d'où partit l'invasion pneumopathique?

---

m. c. a. *Masses caséeuses pseudo-lobaires*, ayant envahi le lobe supérieur.

r. m. c. *Ramollissement cavitaire*, au centre du lobe inférieur presqu'en totalité caséifié.

p. c. l. i. La matière caséeuse pneumonique (*infiltration jaune*, de Laënnec).

l. m. n. Portion du lobe moyen, d'apparence normale.

g. c. h. *Ganglions lymphatiques caséeux*, du hile pulmonaire.

b. r. c. Coupe d'une *bronche* entièrement caséifiée, au centre d'un bloc pneumonique tuberculeux.

n. t. s. Un *nodule tuberculeux*, sous-pleural, développé en plein parenchyme pulmonaire à peu près sain.

TUBERCULOSE INFILTRÉE

PLANCHE XXXVII

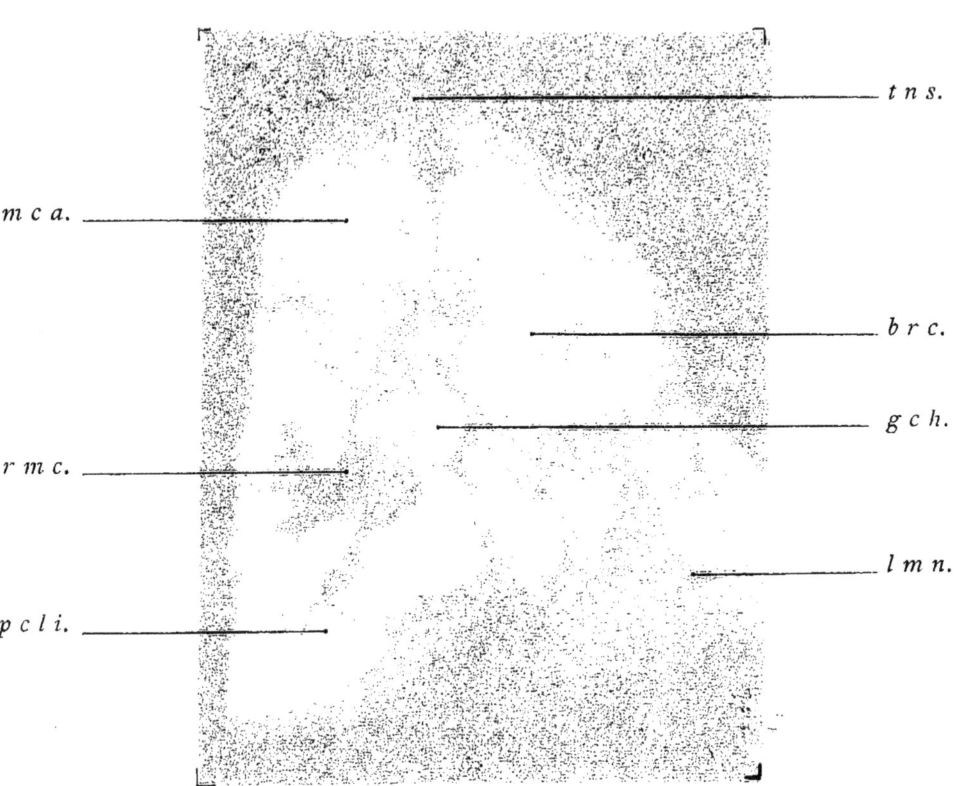

Pneumonie caséeuse, d'aspect pseudo-lobaire, en voie de ramollissement cavitaire.
(Poumon d'enfant, demi-grandeur).

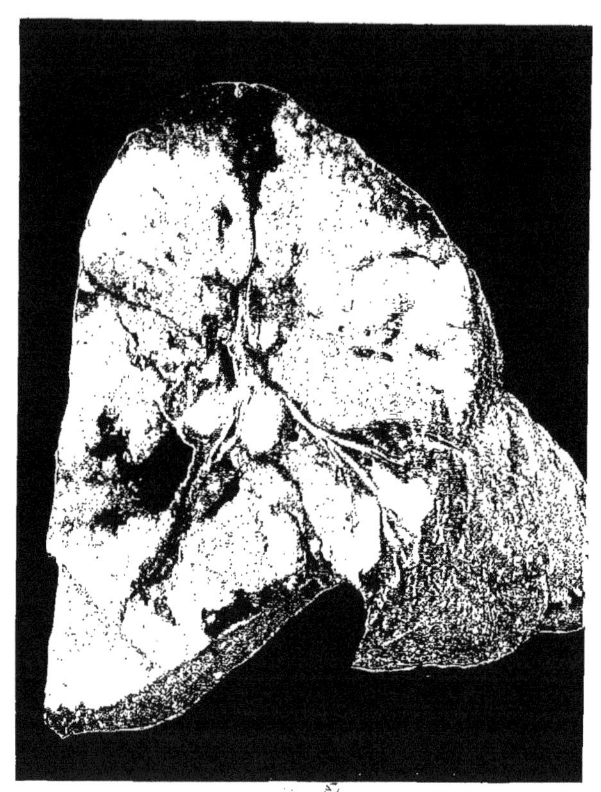

TUBERCULOSE INFILTREE

PNEUMONIE CASÉEUSE

PLANCHE XXXVIII

Poussées broncho-pneumoniques lobulaires subaiguës tuberculeuses, dans la Phtisie chronique. Splénisation avec îlots apoplectiformes de la base du poumon.

Les trois Planches qui vont suivre (Pl. XXXVIII, XXXIX et XL) ressortissent à la « Tuberculose infiltrée » par foyers *disséminés*, beaucoup moins confluents que dans les deux figures précédentes. Cette répartition des lésions affecte, d'ailleurs, une allure « bronchio-pneumonique » plus nette aussi, du moins si l'on en juge d'après l'impression à l'œil nu. Elle permettra mieux une étude détaillée des caractères propres à de telles altérations.

Dans les cas analogues à l'observation XXXVIII, les choses se seraient passées, semble-t-il, de la façon la plus simple : une vieille *caverne*, résultat de la fonte d'un premier foyer d'infiltration tuberculeuse, existe, le plus souvent localisée au sommet d'un poumon; d'ordinaire même, l'excavation est sous-corticale, très rapprochée de la surface de la plèvre viscérale et non pas, comme dans le fait actuel, aussi centrale. Les parois de la poche ulcéreuse sont plus ou moins détergées. On y découvre encore quelques *placards caséeux* en travail (*cav*, à droite) et, par conséquent, susceptibles, une fois désagrégés par le pus et brassés par les quintes de toux, de propager au loin, le long de bronches encore saines, leurs parcelles bacillifères infectantes. Est-ce ainsi qu'on doit expliquer la dissémination, dans le reste du lobe supérieur et même dans les parties hautes du lobe inférieur, des foyers tuberculeux secondaires (*bpt*, *bpt'*, *bpt''*)? La question n'est point de celles qui nous doivent retenir. Beaucoup plus intéressante, pour le moment, est l'observation de ces multiples foyers d'*infiltration tuberculeuse* décrits, aujourd'hui, par la majorité des auteurs, sous le terme de « broncho-pneumonie caséeuse lobulaire », ou mieux « pseudo-lobulaire ».

Un premier détail attire l'attention. S'il est vrai qu'un grand nombre de ces îlots dits « broncho-pneumoniques » soient isolés, entourés d'un tissu pulmonaire congestionné ou apoplectique, en nombre de points aussi, les blocs en question se détachent, par leur relief et, souvent, par leur coloration différente, sur un fond de parenchyme fort altéré. A ce propos, *bpt'* peut servir d'exemple : tout le poumon qui l'entoure, sur une vaste surface, apparaît chagriné, granité, moucheté de minimes saillies rosâtres qui, à tout prendre, rappellent aussi bien l' « hépatisation rouge » ou même la « splénisation aiguë », que le bloc y inclus simule un « lobule » de broncho-pneumonie. La première impression demande donc à être quelque peu revisée, et il est plus conforme à la vérité d'intituler cette lésion diffuse, d'aspect bigarré, « Tuberculose infiltrée » plutôt que de la classer parmi les « bronchio-pneumonies » proprement dites, même « caséeuses ».

Un dernier détail, à signaler parmi tant d'autres, s'applique à la tonalité variée de ces îlots caséeux, d'apparence quelque peu nodulaire. Elle s'étend du gris-rosâtre, rose-thé (*bpt*), au jaune terne (*bpc*) vraiment caséiforme.

La majorité de ces désordres sont, à coup sûr, récents, *subaigus*, selon la signification anatomo-pathologique du terme. On sait que l'évolution clinique a confirmé, d'ordinaire, cette impression (*Phtisie galopante*, des anciens, *Broncho-pneumonie caséeuse*, des modernes.)

---

n. s. p. Nodule « broncho-pneumonique » caséeux sous-pleural; la matière tuberculeuse semble se confondre avec le tissu de la séreuse.

c. a. v. *Caverne*, centrale et en partie détergée, déjà ancienne, du sommet.

b. p. t. Lobules broncho-pneumoniques tuberculeux, rosâtres, friables, non encore nettement caséeux.

b. p. t'. Nodules broncho-pneumoniques tuberculeux bien isolés, saillants sur la coupe et enchâssés au sein d'un bloc pulmonaire granité, d'aspect « pneumonique »; quelques îlots apoplectiques y sont visibles, dans le voisinage de la plèvre.

p. v. Les deux feuillets de la plèvre, symphysés vers la base du poumon.

p. d. *Plèvre diaphragmatique*, recouverte d'un exsudat inflammatoire ancien, un peu jaunâtre (par infiltration de minimes placards bacillaires) et très vasculaire (*pleurite tuberculeuse néo-membraneuse*).

a. p. o. *Splénisation pulmonaire* de la base, mouchetée de nombreux petits îlots apoplectiques.

b. r. Coupes des *bronches cartilagineuses* du lobe inférieur, normales.

b. p. t''. Les placards pneumoniques tuberculeux ont, ici, un aspect beaucoup moins lobulaire que du côté opposé; ils sont sous-jacents à une petite *caverne* à peu près détergée, creusée au haut du lobe inférieur, non loin de la plèvre inter-lobaire symphysée.

b. p. c. Ilot jaunâtre de broncho-pneumonie lobulaire, d'apparence franchement caséeuse.

n. t. p. b. Nodule tuberculeux encerclant la section transversale d'une bronchiole (*nodule tuberculeux péri-bronchique*).

TUBERCULOSE INFILTRÉE

PLANCHE XXXVIII

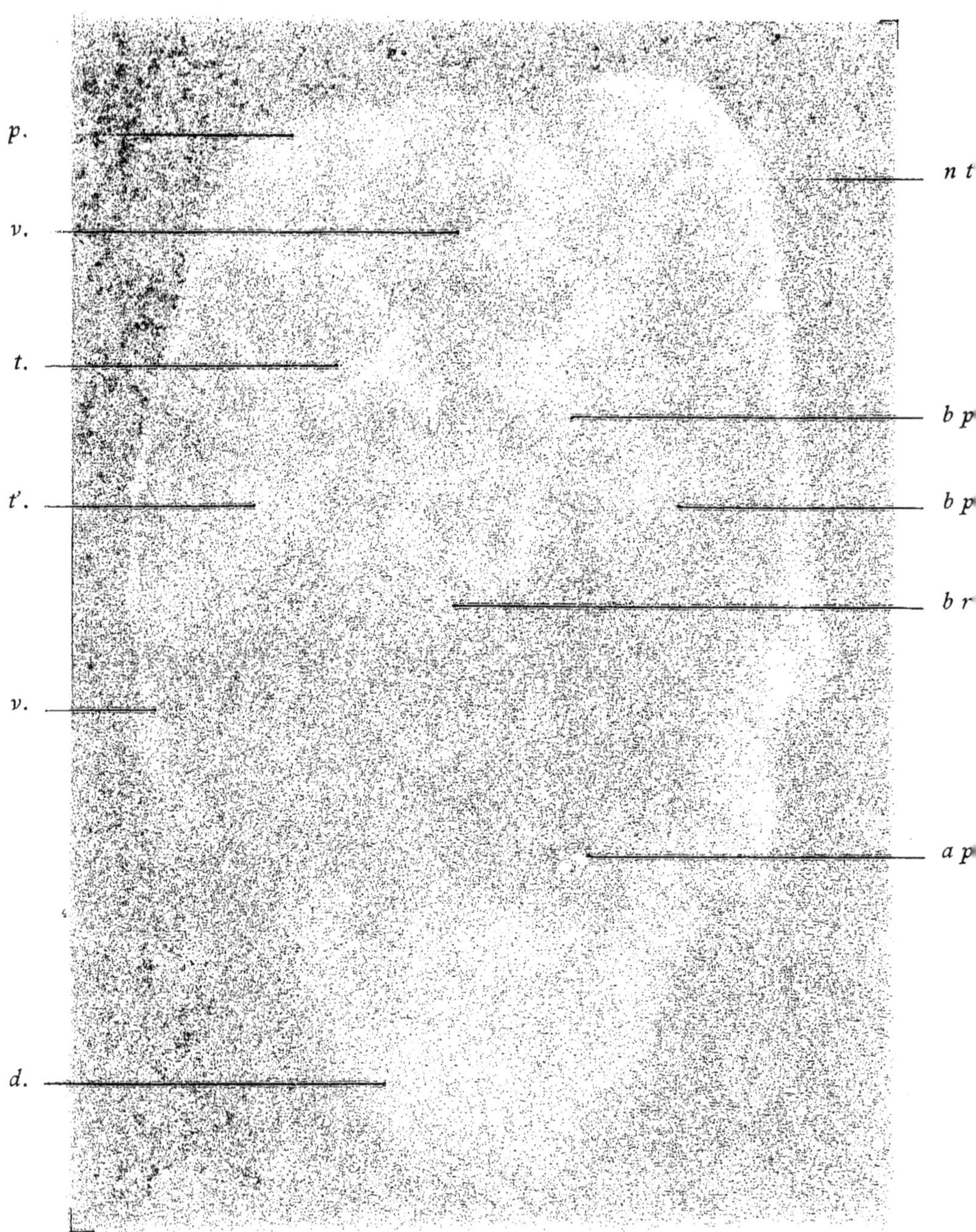

Poussées broncho-pneumoniques lobulaires subaiguës tuberculeuses, dans la Phtisie chronique. Splénisation avec îlots apoplectiformes de la base du poumon.

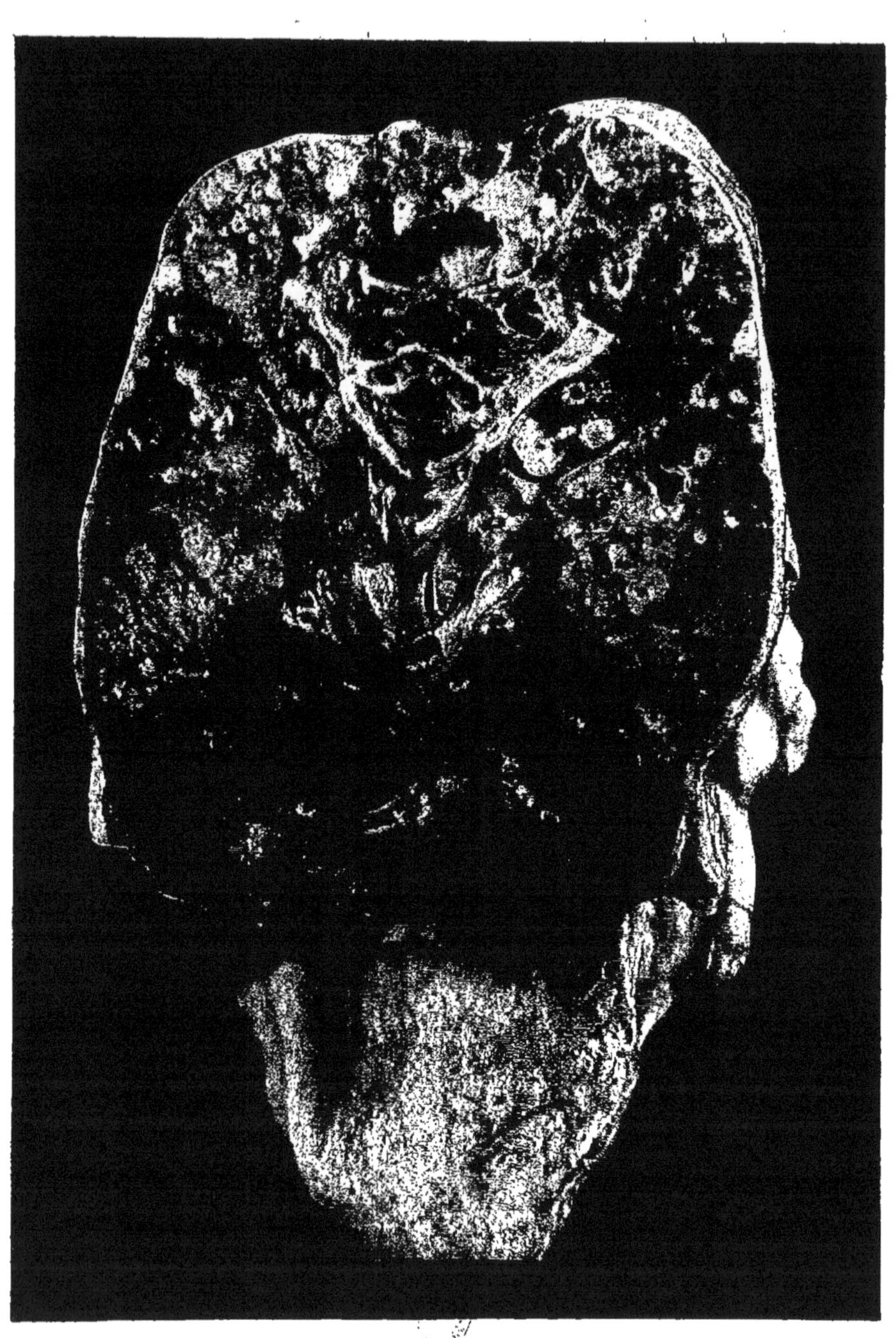

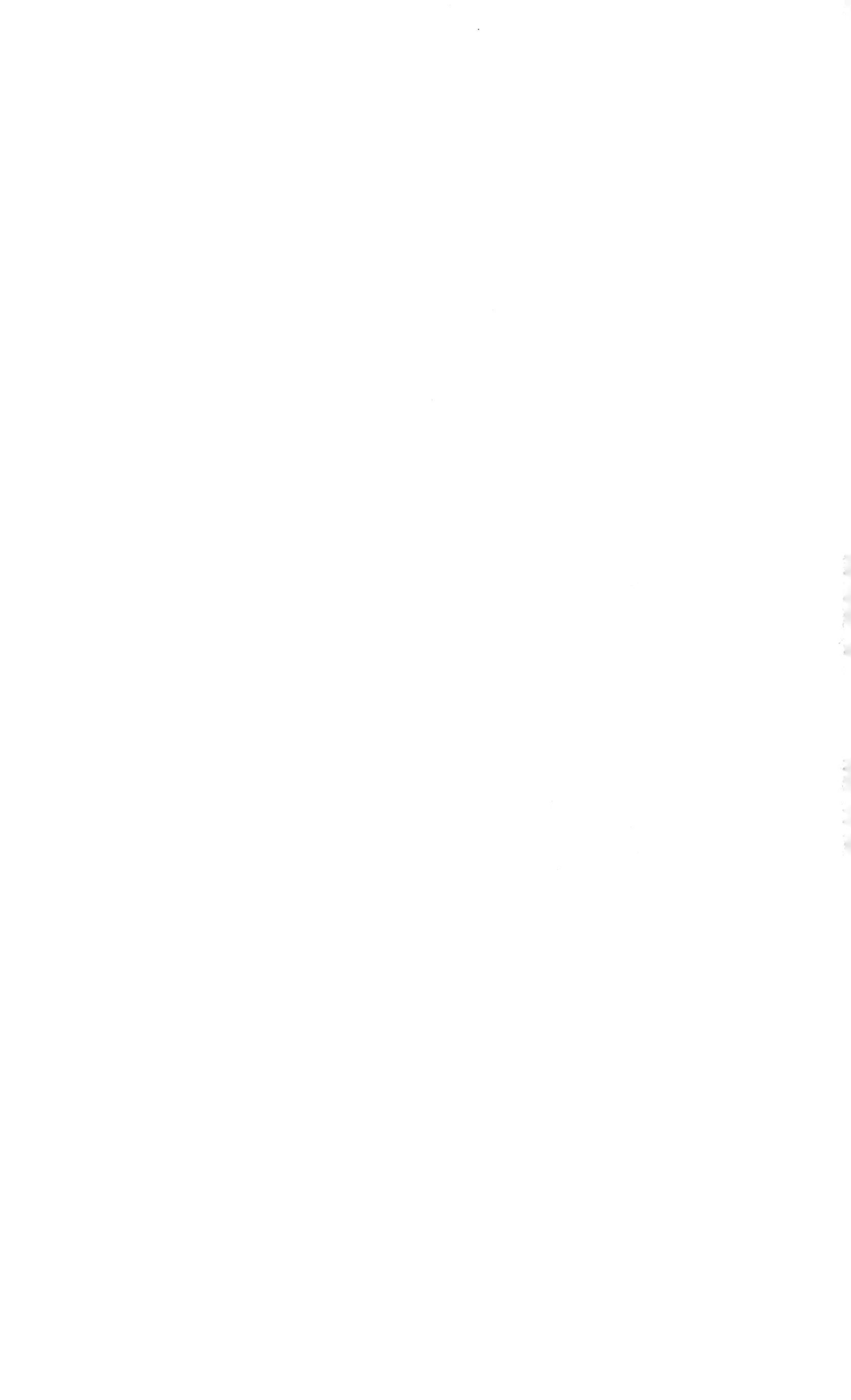

TUBERCULOSE INFILTRÉE
PNEUMONIE CASÉEUSE

PLANCHE XXXIX

Phtisie « fibreuse ». Broncho-pneumonie caséeuse subaiguë secondaire, par îlots disséminés.

Ce poumon permet d'étudier la plupart des lésions groupées par les auteurs sous le terme de *Phtisie fibreuse* et de saisir, sur le fait, une complication aiguë qui menace, maintes fois, de précipiter la marche de cette affection chronique : le développement d'une tuberculose infiltrée sous l'aspect de la « broncho-pneumonie caséeuse, par îlots disséminés ».

Nous aurons à utiliser cette figure (comme la précédente), quand arrivera le tour des *cavernes pulmonaires*. Nous ne pouvons pas ne pas attirer l'attention du lecteur sur la caverne du sommet, caverne sous-pleurale, dont l'incomplète détersion vient à l'appui des partisans de l'origine embolique « aérienne » des îlots caséeux disséminés dans le reste du parenchyme respiratoire. Nous signalons, de même, les multiples placards de *sclérose anthracosique* qui sillonnent toute la partie centrale (*brc*) du lobe supérieur, ainsi que la portion moyenne et sous-pleurale du bord postérieur du lobe inférieur (*scl*). Et, fait qui redouble l'intérêt de cette constatation, le pourtour de la plupart, sinon de la totalité des placards cirrhotiques (reconnaissables à leur *teinte gris ardoisé*) se marque par une bande, par un arc de cercle, parfois par un anneau de matière caséeuse jaunâtre, sèche, cassante. Comment mettre sur le compte du hasard cet encerclement caséeux des placards fibro-anthracosiques? Comment ne pas remarquer la présence de petits *nodules*, ou même de vraies *granulations miliaires* au milieu de plusieurs de ces champs cirrhotiques? Conclusion irréfutable : les « embolies aériennes » bacillifères ne peuvent expliquer ces formations; il y a, dans l'intimité du tissu scléro-anthracosique lui-même, des foyers autochtones qui ont infecté, par contiguïté de tissus, le parenchyme pulmonaire péri-cirrhotique. La tuberculose infiltrée à la surface des cicatrices pulmonaires démontre la persistance de l'activité de l'infection bacillaire à leur niveau. Pour ce cas, du moins, la phthisie fibreuse était une tuberculose subaiguë, en pleine évolution scléro-caséeuse.

Une foule des autres îlots caséeux d'aspect lobulaire (on devrait dire *multi*-lobulaire), tels que *bpnc*, ou *lpnc*, ou encore *rmca*, se composent d'amas conglomérés, dont la matière jaunâtre, friable, granitée par endroits, établit la différence essentielle qui sépare les « tubercules enkystés » des « infiltrats bacillifères » *récents*.

Plusieurs îlots rendent évidente la participation des *bronchioles* y incluses à la formation de la perte de substance, de la cavernule centrale, par où la matière tuberculeuse doit être éliminée dans les conduits respiratoires, béants en aval. Comparez, à cet égard, *rmca* (dont la cavernule est découpée comme à l'emporte-pièce) et l'îlot fibro-caséeux anthracosique situé, bien plus bas, tout près de la plèvre diaphragmatique, au-dessus et à droite de *ntpb*. En ce point, la bronchiole, taillée en bec de flûte, s'entoure d'une mince bordure de matière caséeuse.

Un coup de couteau, porté sur un petit noyau induré senti, au doigt, sous la plèvre diaphragmatique (*ntpb*), a, par hasard, permis de trancher, de la plus heureuse manière, une petite formation sphéroïdale tuberculeuse, encore circonscrite au pourtour d'une bronchiole : il s'agit d'un *nodule tuberculeux péri-bronchique* des plus typiques.

---

b. p. n. c. Broncho-pneumonie pseudo-lobulaire caséeuse, sous-pleurale.

b. r. c. Coupe longitudinale d'une *bronche cartilagineuse* bordée, de part et d'autre, par une longue bande de matière caséeuse (*péri-bronchite caséeuse*).

c. a. v. Deux cavernules voisines, creusées, en partie, semble-t-il, aux dépens de bronches caséifiées.

l. p. c. n. Ilot de broncho-pneumonie lobulaire caséeuse, en voie de ramollissement central.

l. p. c. n'. Ilots broncho-pneumoniques caséeux à bords festonnés, non encore ramollis.

l. c. s. p. Ilots broncho-pneumoniques *sous-pleuraux*, caséeux, faisant relief au-dessous de la séreuse pleurale saine.

n. t. p. b. *Nodule tuberculeux*, dont le centre est occupé par la coupe d'une bronchiole (*nodule péri-bronchique*).

s. c. l. Placard de *sclérose anthracosique*, cortical, parsemé et, en même temps, bordé par de fines granulations tuberculeuses; le lobe moyen du poumon offre, en son centre, des lésions identiques.

r. m. c. a. *Ramollissement cavernuleux*, d'origine bronchiolique, au centre d'un bloc de broncho-pneumonie caséeuse.

b. r. c'. *Bronche cartilagineuse*, sectionnée à peu près en travers et partiellement engainée par des amas caséeux (*péri-bronchite caséeuse, d'origine lymphangitique*).

c. a. s. p. *Caverne sous-pleurale*, en grande partie détergée ; une bronche, dilatée et envahie par la tuberculose, débouche vers la partie moyenne de la poche cavitaire.

PLANCHE XXXIX

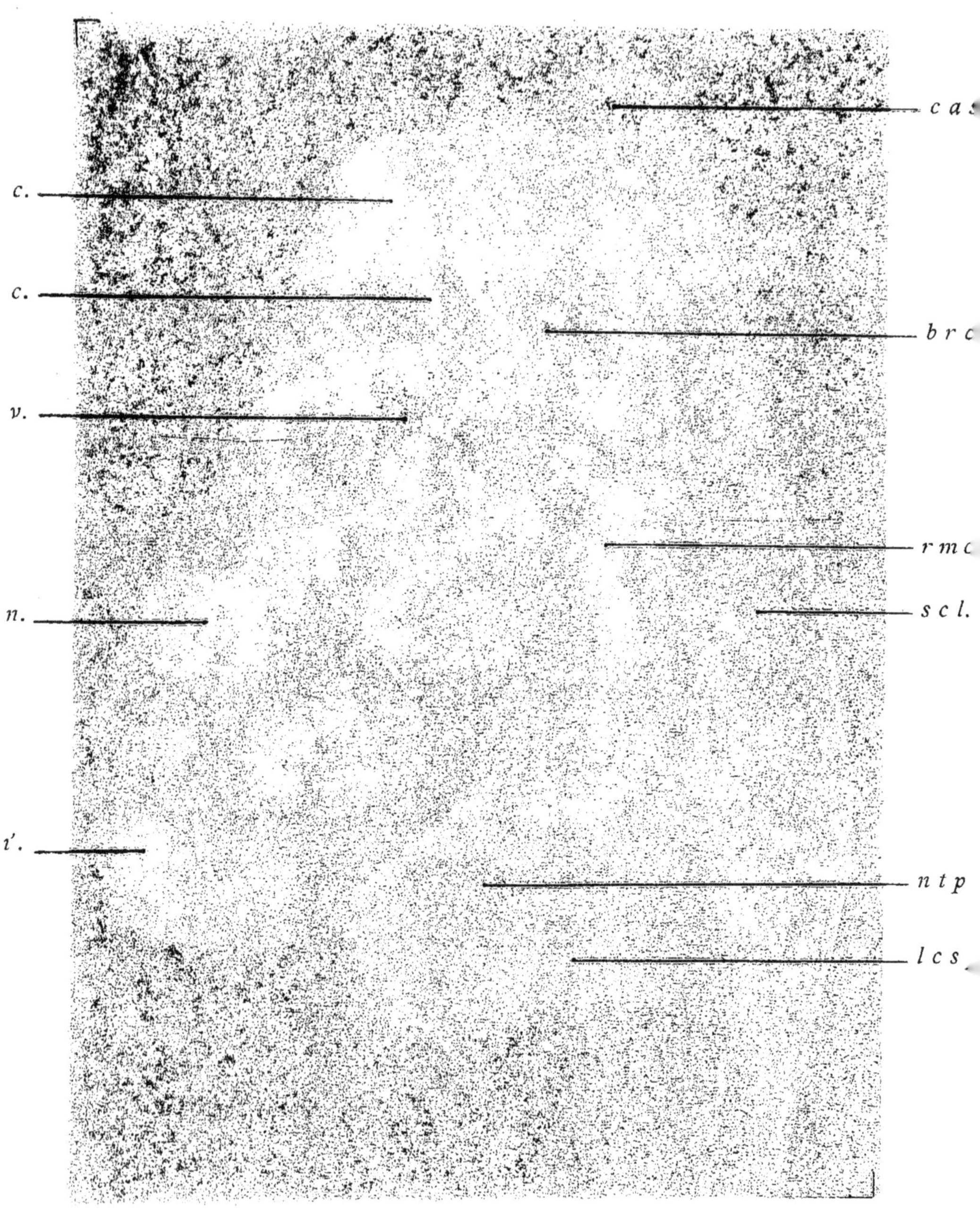

Phtisie « fibreuse ».
Broncho-pneumonie caséeuse subaiguë secondaire, par îlots disséminés.

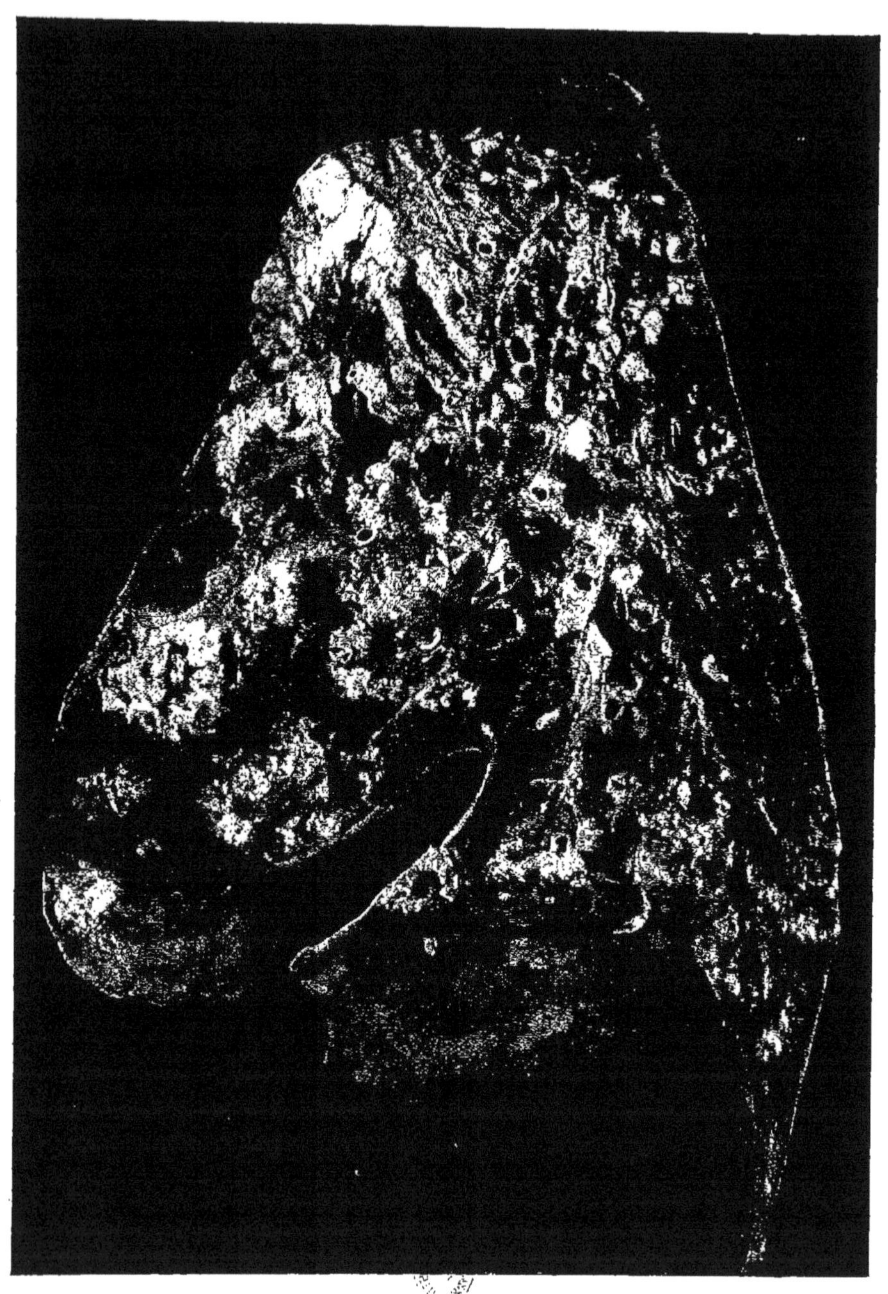

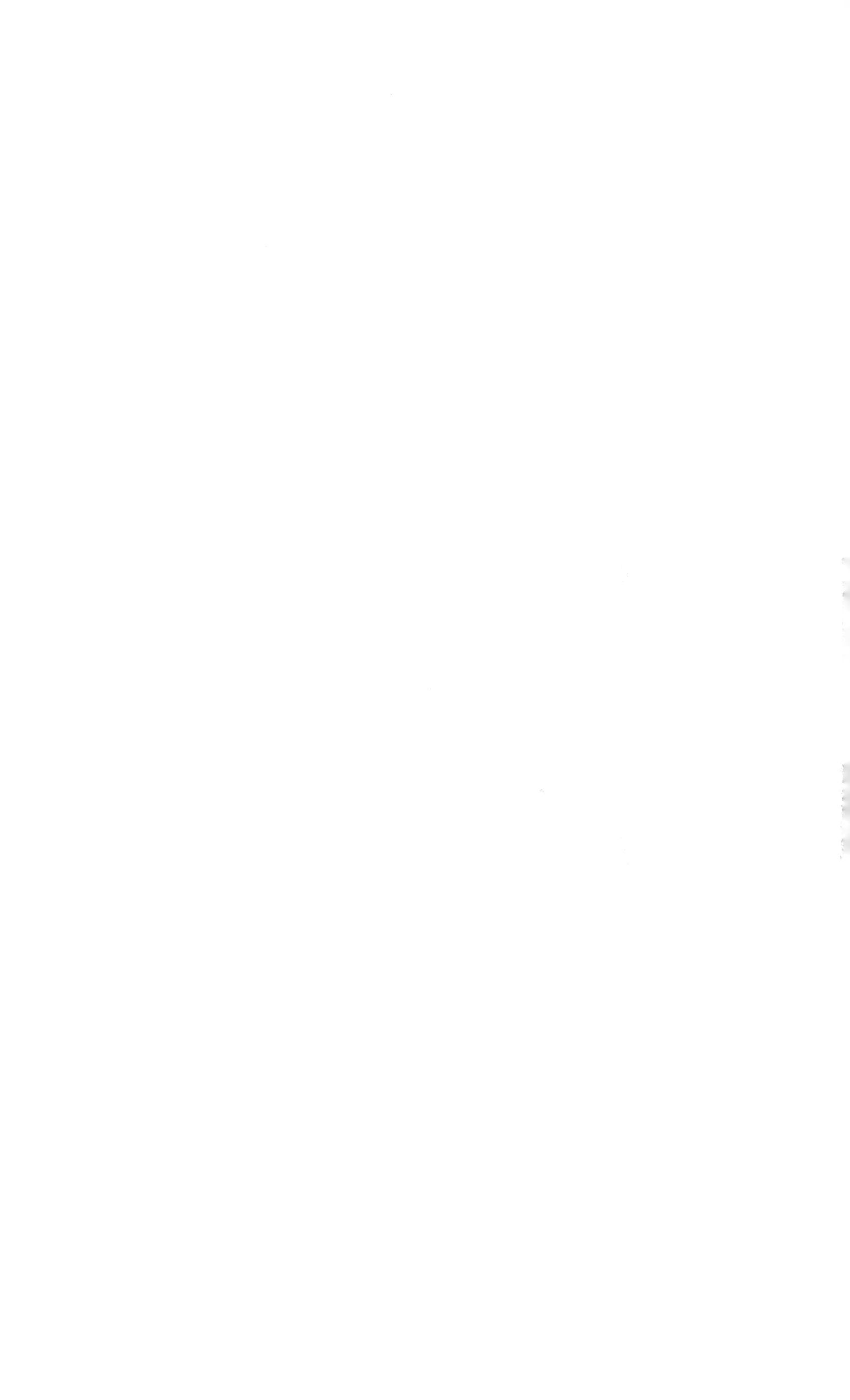

TUBERCULOSE INFILTRÉE

PNEUMONIE CASÉEUSE

PLANCHE XL

Pneumonie caséeuse; infiltration « ardoisée » du sommet, par îlots conglomérés. Pleurésie séro-fibrineuse de la base.

La Planche XL fournit un bel exemple de l'imprégnation des « infiltrats tuberculeux pneumoniques » par les poussières de charbon.

Le lobe supérieur, dans sa moitié postérieure, a été envahi par une infiltration bacillaire dont les foyers se sont groupés en îlots conglomérés, moins tassés, plus irréguliers et, surtout, d'une coloration moins jaune que dans les Planches XXVI et XXXVII; certains placards ont même pris une teinte gris ardoisé.

Tout d'abord, cette « infiltration tuberculeuse », qu'on ne saurait autrement caractériser que par l'épithète de *grise*, répond-elle à l'*infiltration grise*, de Laënnec? « Le tissu pulmonaire ainsi engorgé, dit-il, est dense, *humide*, tout à fait imperméable à l'air ». Coupées en tranches minces, « les lames enlevées, presque aussi fermes qu'un cartilage, présentent une surface *lisse* et *polie* et une texture homogène, dans laquelle on ne distingue plus rien des aréoles pulmonaires ». L'*humidité* de la surface de section, son aspect *lisse* et *poli* ne pourraient guère s'appliquer à nos placards gris (*casp*, *plcr*). La suite de la description ne laisse place à aucun doute : « A mesure que ces indurations passent à l'état de *tubercules crus*, on y voit se développer une quantité de petits points jaunes et opaques qui, en se multipliant et en grossissant, finissent par envahir la totalité de la portion envahie et la transformer en *infiltration tuberculeuse jaune crue.* » Une première conclusion s'impose : l'infiltration représentée sur la figure XL est, sans contestation possible, *tuberculeuse*; de plus, sa couleur *grise* est due à l'*anthracose*, si abondante dans toute cette partie du poumon; elle ne répond pas à l' « infiltration grise » de Laënnec, qui était, pour ainsi parler, une lésion *pré*-caséeuse et non pas, comme ici, une caséification établie, puis tatouée par du charbon. Nous aurons, sans doute, l'occasion de montrer qu'en attribuant à son « infiltration grise » la valeur d'un « premier stade » de la caséification, notre génial Laënnec aurait, peut-être, risqué de commettre l'une des rares fautes d'observation auxquelles pouvait l'entraîner l'examen de lésions pratiqué à l'œil nu, sans le secours, d'ailleurs impossible à cette époque, du microscope. Laënnec utilisait cependant la loupe, pour mieux voir et bien décrire les détails des altérations macroscopiques du poumon.

Dans le cas présent, l'infiltration caséeuse *ardoisée* s'accompagne d'un degré très avancé d'*anthracose pulmonaire*; le charbon s'est incrusté en proportions bien plus considérables encore dans le tissu pulmonaire cirrhotique intercalé entre les blocs caséeux. On a donc affaire à une *vieille lésion scléro-caséeuse du lobe supérieur*. On remarquera, toutefois, que le reste du parenchyme est à peu près indemne de sclérose aussi bien que de tuberculose; d'où, cette déduction, que l'anthracose, satellite de la cirrhose pulmonaire, est *secondaire* à la « maladie caséifiante ». Par conséquent, le tatouage des foyers caséeux par les poussières de charbon a été consécutif à la tuberculose; il se rattache à des échanges intimes, incessants, qui s'établissent entre les foyers bacillifères caséifiés et les leucocytes circulant dans les voies lymphatiques et les espaces interstitiels du tissu pulmonaire. Ainsi comprise, l'anthracose des masses caséeuses révèle une lutte de l'organisme, un *effort vers la guérison*. Pendant ce temps, d'ailleurs, les masses bacillaires progressaient, d'une part, vers la plèvre du sommet, symphysée (*plca*) et envahie par une caséification active (indemne d'anthracose), de l'autre, vers le lobe inférieur (*pilc*), à travers la scissure pleurale inter-lobaire symphysée. On doit en conclure à une « infiltration tuberculeuse pleuro-pulmonaire ».

---

c. a. s. p. Ilots de broncho-pneumonie caséeuse sous-pleurale, conglomérés au sommet. La matière caséeuse, parsemée de poussières anthracosiques, a pris un aspect gris bleuté, par endroits verdâtre.

l. c. a. Lobules broncho-pneumoniques caséeux coalescents.

s. i. l. *Sillon pleural inter-lobaire*, symphysé.

p. n. Portion du lobe inférieur simplement congestionnée.

f. m. f. *Fausses membranes fibrineuses*, adhérentes à la face diaphragmatique du lobe inférieur (*pleurite aiguë séro-fibrineuse*).

f. p. d. Surface péritonéale du diaphragme, partiellement symphysée.

b. r. n. Coupes de *bronches* normales.

p. i. l. c. Plèvre inter-lobaire, symphysée. Commençant à être envahi par la caséification pulmonaire sus-jacente, le sillon disparaît.

p. l. c. r. Ilots broncho-pneumoniques caséeux conglomérés, grisâtres, anthracosiques, entourés de placards cirrhotiques.

p. l. c. a. Plèvre du sommet, symphysée et caséifiée en masse.

TUBERCULOSE INFILTRÉE

Planche XL

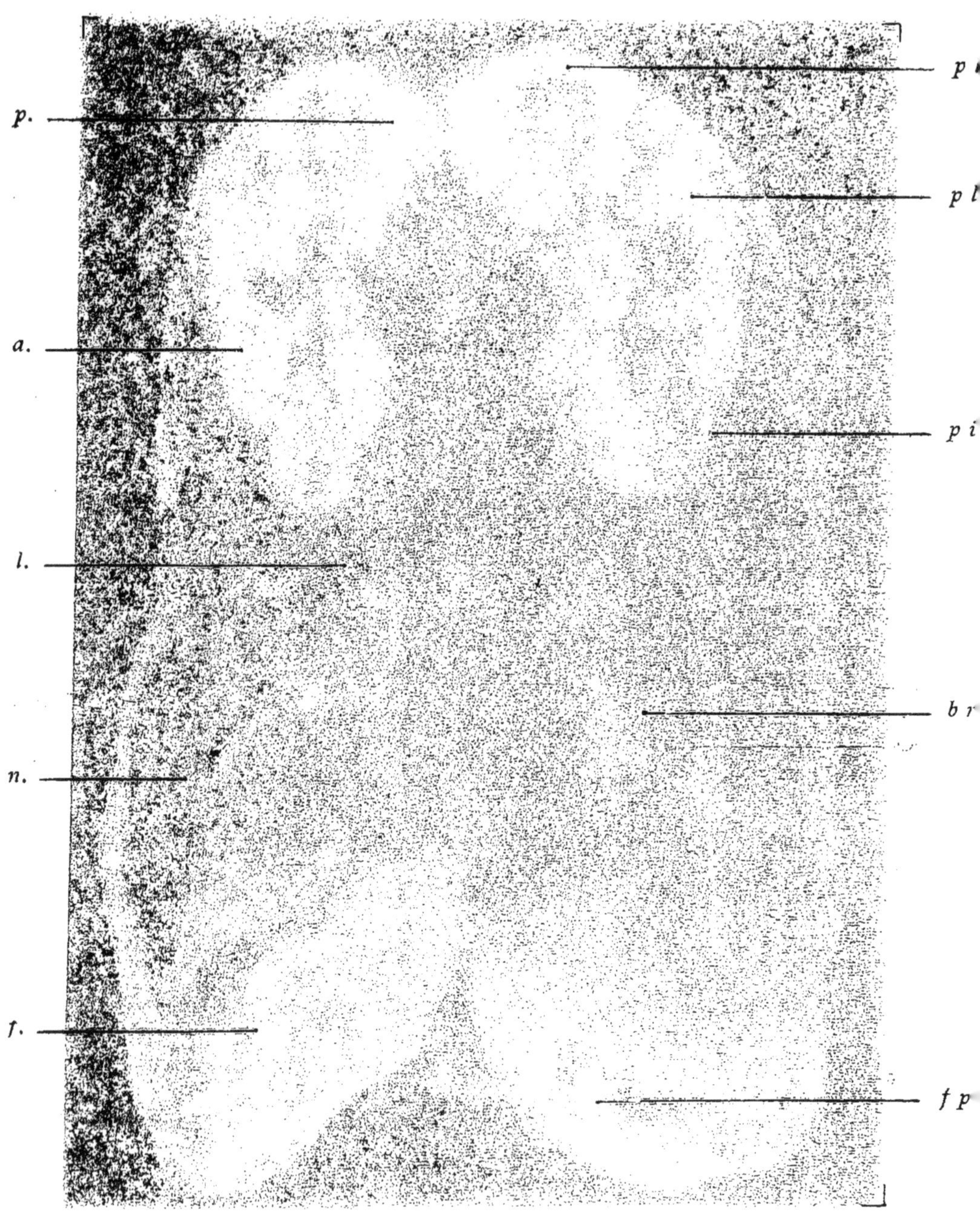

Pneumonie caséeuse.
Infiltration « ardoisée » du sommet, par îlots conglomérés.
Pleurésie séro-fibrineuse de la base.

PLANCHE XL

plca

plcr

pilc.

brn.

fpd.

Pneumonie caséeuse.

Infiltration « ardoisée » du sommet, par îlots conglomérés.

Pleurésie séro-fibrineuse de la base.

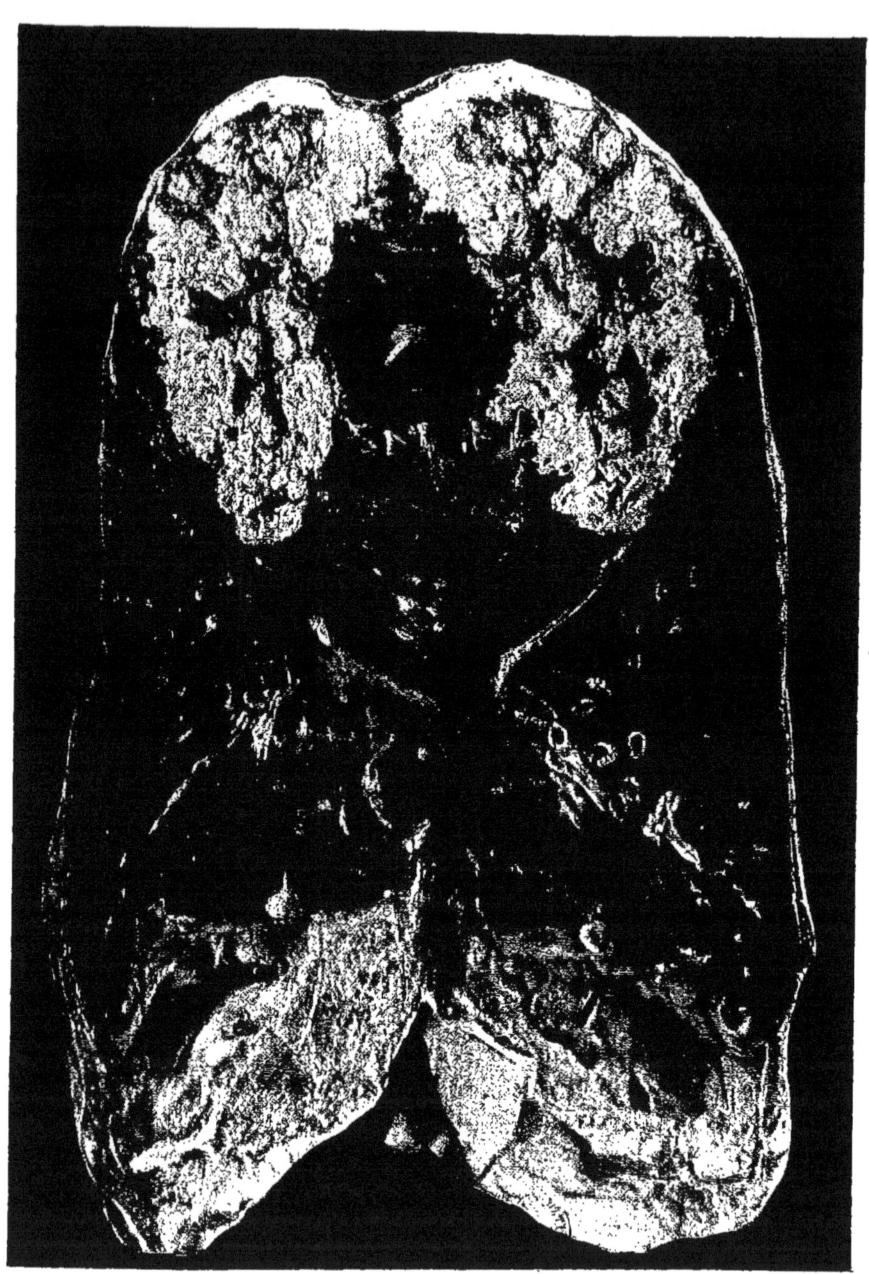

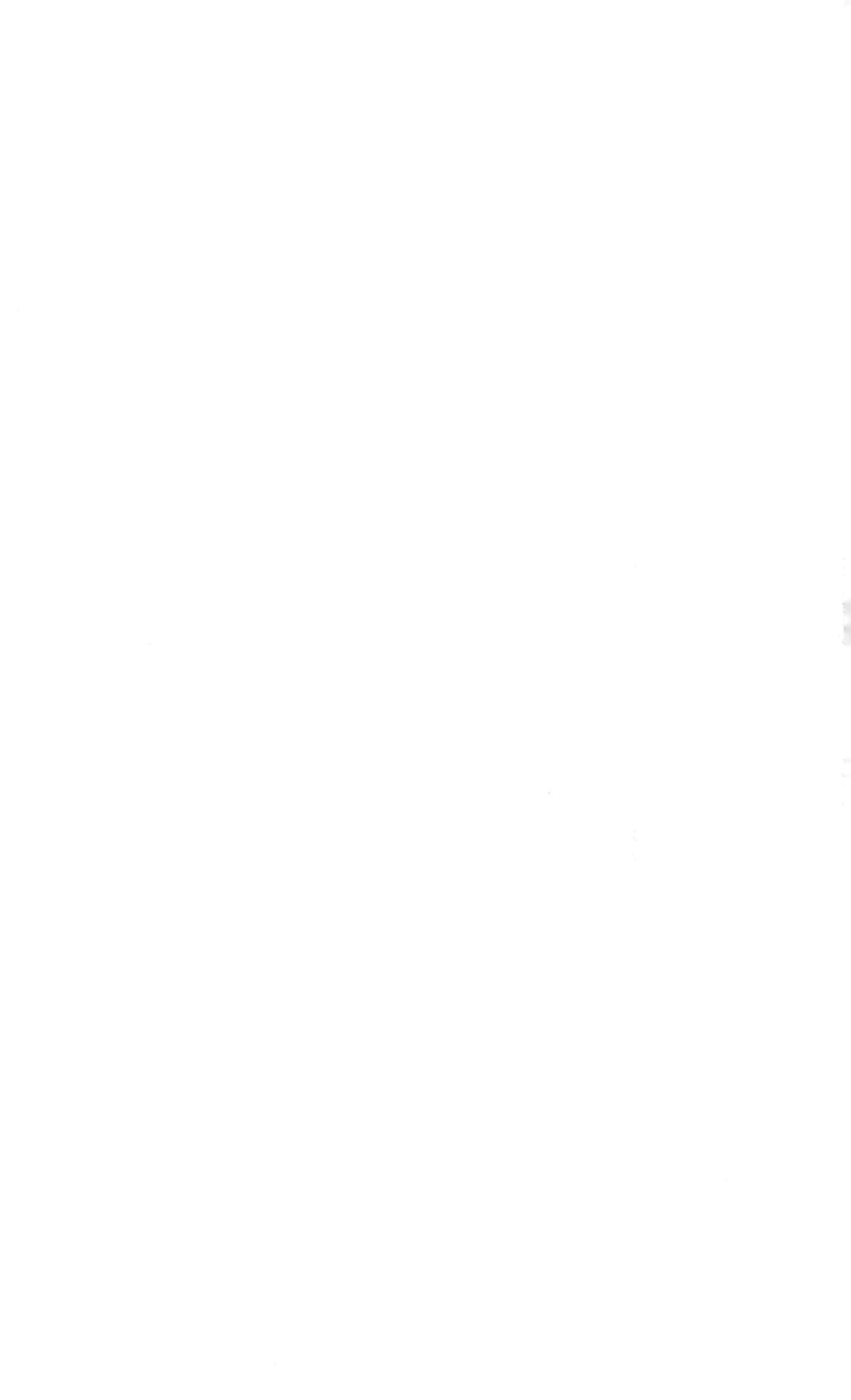

TUBERCULOSE INFILTRÉE
PNEUMONIE CASÉEUSE

PLANCHE XLI

Broncho-pneumonie caséeuse chronique, par îlots conglomérés; « infiltration grise », de Laënnec; symphyse pleurétique péri-lobaire totale (demi-grandeur).

L'observation XLI groupe, comme à souhait, les plus importantes des lésions de l' « infiltration tuberculeuse chronique » avec, en plus, les réactions de la plèvre adjacente.

Voici le fait : un lobe inférieur a été pris, dans son ensemble, par la *Tuberculose infiltrée*, par ce que les auteurs modernes englobent, souvent à tort, sous le terme, commode mais discutable, de *broncho-pneumonie caséeuse lobulaire, par îlots disséminés*. Les îlots caséifiés occupent, en effet, par endroits, des champs pulmonaires rappelant un ou plusieurs lobules (*lbca*), confondus en une masse anguleuse polygonale; des cloisonnements, manifestement interstitiels et parcourus par de grosses veines pulmonaires, en tracent les limites.

De plus, l'effondrement de la matière caséeuse s'est produit, semble-t-il, au sommet, par conséquent aux dépens du pédicule broncho-vasculaire des gros lobules (ou des amas de lobules) infiltrés (*brca*, *rmca*) : la *cavernule*, ainsi creusée, apparaît entourée d'un cercle, d'un anneau caséeux, parfois des plus réguliers. En regardant avec attention les îlots plus petits (dont la teinte jaune terne fait un si remarquable relief sur la coupe du poumon), on reconnaît, très souvent, au centre de chaque petit placard, un orifice punctiforme, section d'une *bronchiole* enclavée au sein de l'amas tuberculeux et déjà en voie de destruction ulcérative. On sait que certains cliniciens rattachent à l'ulcération de la bronchiole lobulaire les râles sous-crépitants, fins et secs, entendus au début de la seconde période de la Phtisie pulmonaire, quand, la maladie étant devenue manifestement « ouverte », les bacilles de Koch apparaissent dans les crachats.

La pièce anatomo-pathologique, dont les détails sont rendus d'une manière si précise, avec leurs couleurs propres, sur cette Planche XLI, nous apporte un détail d'une réelle importance, concernant l'*infiltration tuberculeuse grise*, de Laënnec. Que l'on examine la portion du lobe supérieur occupant le haut de la figure (*ioe*) : le tissu pulmonaire y a pris une tonalité gris-verdâtre très marquée, imputable, d'une part, à un degré avancé d'anthracose pulmonaire, et, de l'autre, à une certaine proportion d'*œdème interstitiel.* Sur le fond lisse et brillant, tranchent (à droite) un petit nombre de nodules tuberculeux, ainsi que, d'ailleurs, quelques placards tuberculeux caséeux corticaux. N'était l'œdème, on penserait, déjà, à une « infiltration grise » en voie d'infiltration « jaune ». Mais, pour ôter toute difficulté dans l'appréciation des lésions, reportons-nous à la partie inférieure du lobe inférieur, en *infgr*, par exemple, et aussi, pour comparer, à droite de *sfpr*, tout contre le sac péricardique. Ici, aucune erreur n'est possible : le tissu des lobules pulmonaires se montre d'un gris terne, un peu verdâtre (à cause de la proportion de charbon y incrusté) ; il est ferme, il est lisse, humide ; par endroits même, il semble *semi-transparent*, comme l'indiquait Laënnec, pour son « infiltration grise au début », il n'est pas encore caséifié. Enfin, avec un peu d'attention, on y voit se former, de place en place, de petites taches jaunâtres, opaques, des « tubercules » qui commencent à se répandre à la façon d'une matière envahissante. Au-dessus de *sfpp*, l'aspect gris, *semi-transparent*, est même des plus saisissants. L'« infiltration grise » est donc figurée, dans ce lobe inférieur, d'une manière quasi-schématique. Le microscope dira en quoi elle consiste.

La *plèvre*, symphysée tout autour de cette *tuberculose infiltrée lobaire*, complète le tableau. Le sac péricardique, seul, a échappé au désastre.

---

i. o. e. *Infiltration œdémateuse* et anthracosique du lobe supérieur, avec quelques nodules tuberculeux sous-pleuraux.

s. f. p. r. *Symphyse pleuro-péricardique*; un fragment du sac péricardique montre sa surface interne, libre d'adhérences.

l. b. c. a. Ilot de pneumonie caséeuse, d'apparence lobulaire.

s. f. d. t. Symphyse pleuro-diaphragmatique, tuberculeuse.

d. f. p. Surface péritonéale du diaphragme, indemne.

s. f. p. p. Symphyse pleuro-pariétale, ancienne, très adhérente.

l. b. c. a'. Ilots broncho-pneumoniques caséeux, moins conglomérés qu'en *l. b. c. a* et n'occupant pas en entier le lobule envahi.

i. n. f. g. r. *Infiltration grise*, de Laënnec, des mieux caractérisées.

b. r. c. a. Coupe d'une *bronche*, presqu'en totalité caséifiée.

r. m. c a. *Ramollissement cavernuleux* d'un îlot broncho-pneumonique.

s. f. i. l. *Plèvre inter-lobaire*, symphysée et envahie par la tuberculose caséifiante developpée dans le lobe inférieur.

TUBERCULOSE INFILTRÉE

Planche XLI

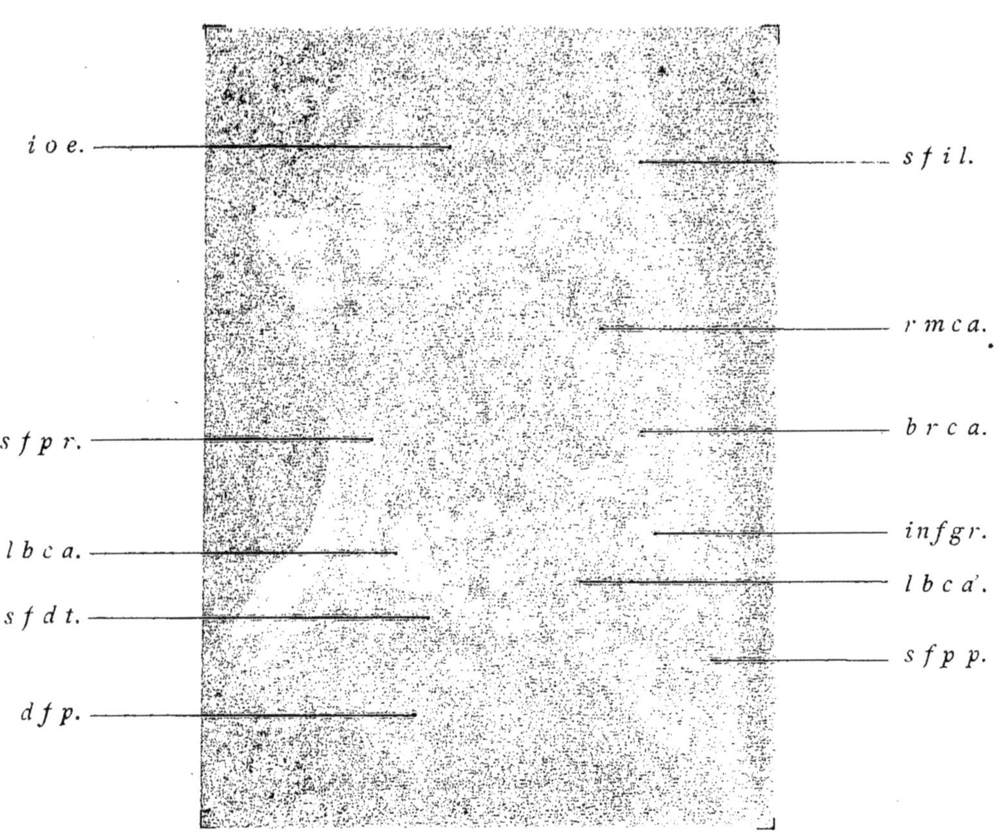

Broncho-pneumonie caséeuse chronique, par îlots conglomérés.
Infiltration « grise » de Laënnec.
Symphyse pleurétique péri-lobaire totale (demi-grandeur).

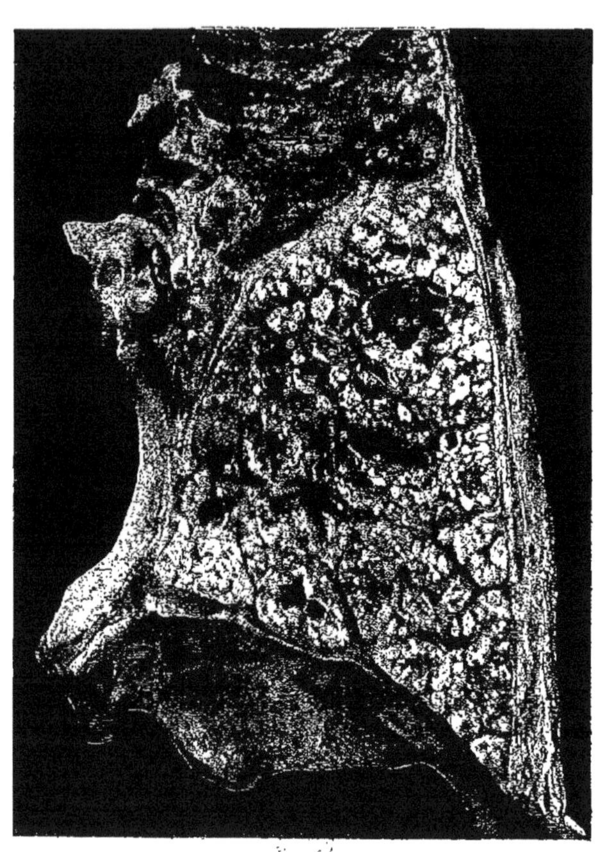

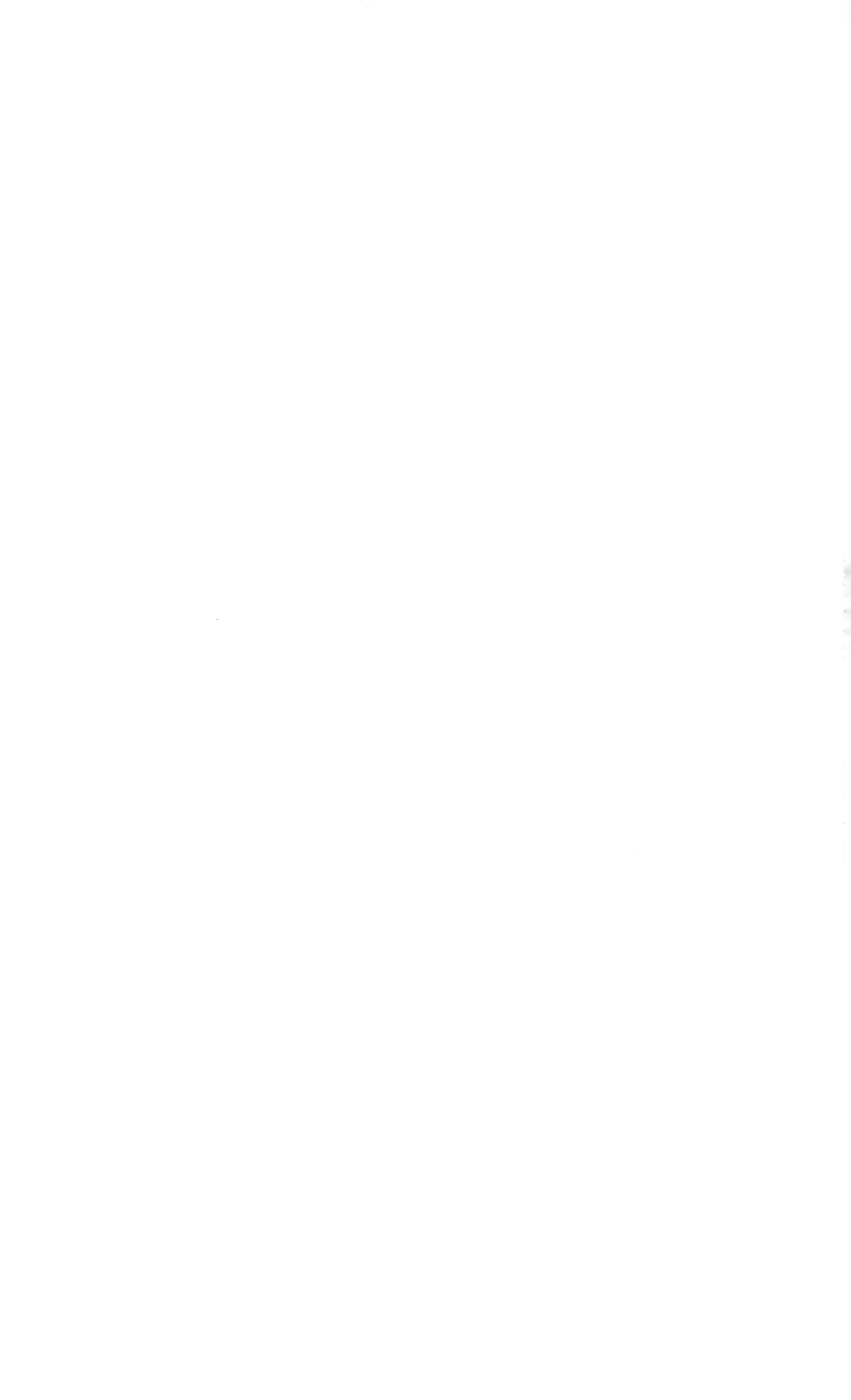

TUBERCULOSE INFILTRÉE

PNEUMONIE CASÉEUSE

PLANCHE XLII

Lobule pulmonaire caséifié. (Pneumonie caséeuse lobulaire.)

Coloration : hématéine, éosine, orcéine. — Grossissement 5:1.

Les quinze Planches, qui vont suivre, sont consacrées aux détails des lésions de la *Tuberculose infiltrée* (tuberculose pneumonique). Elles mettront en lumière les principaux caractères de cette forme, extrêmement commune, de la Bacillose pulmonaire.

Tout d'abord, nous avons choisi des points bien localisés, afin de commencer cette étude par les faits les plus simples, faciles à repérer, grâce à l'histologie normale. La Planche XLII représente un *lobule pulmonaire* infiltré, en totalité, par la matière caséeuse, mais dont les cloisons inter-acineuses, encore conservées, mettent les choses en place et démontrent la prédilection manifeste des bacilles pour le tissu respiratoire proprement dit. Toutes les parties « aériennes » (infundibula, acini, bronchioles, la bronche intra-lobulaire elle-même), sont noyées dans un placard de substance anhiste, ne laissant même plus deviner les linéaments des squelettes élastiques des organes qui composent, à l'état normal, un lobule. Quelques vaisseaux veineux, logés dans des sortes de « moignons » des cloisons inter-acineuses, ont échappé au désastre. Tout le reste du lobule pulmonaire est frappé de mort.

La *matière* qui a pris ainsi la place d'un organe éminemment vasculaire et en a obstrué toutes les cavités, tant aériennes que circulatoires, est d'un diagnostic facile. Sèche, terne, friable à l'excès, comme le montrent les innombrables petites craquelures blanches qui la hachent en tous sens (et qui résultent des difficultés d'un bon montage de la coupe, dans le baume), cette matière nécrobiotique est « caséeuse » ; elle n'offre pas partout la même coloration ; au-dessous de *clia* et à droite de *vp*, par exemple, elle a sa tonalité typique (pour la technique colorante utilisée par nous) : brun rouge brique, un peu sale ; ailleurs, en *acnc*, l'aspect vire au rouge violet ; il devient violet très foncé, au-dessous de *pvc*. Le violet, surajouté au rouge brun, est en rapport avec la proportion des leucocytes immigrés, appelés au bon combat et dont les noyaux, mortifiés, atteints de lésions pycnotiques, se sont pulvérisés et enfouis dans les interstices de la matière qu'ils n'ont pu résorber. Car, la lutte se continue, incessante, dans l'intimité des îlots caséeux et l'organisme ne cède jamais : l'évacuation, par fonte purulente, sera, pour lui, une ultime victoire.

Le lobe pulmonaire sous-jacent à celui-ci (de *scll*, à *inft*) se montre moins atteint par la « caséose », mais le tissu respiratoire respecté par la caséification a été frappé par une *sclérose diffuse*, d'un ordre bien particulier, puisqu'elle oblitère, elle aussi, toutes les cavités aériennes. Nous en rechercherons, plus tard, les caractères pathognomoniques.

---

p. l. p. — *Plèvre viscérale*, épaissie et sclérosée ; le lobule caséifié a soulevé le feuillet pleural, tout en l'amincissant.

c. l. i. a. — *Cloison inter-acineuse*, épaissie et très congestionnée ; les trois acini correspondant à cette cloison sont touchés par l'infiltration tuberculeuse.

c. l. i. l. — *Cloison inter-lobulaire*, très épaissie, entamée, de place en place, par la tuberculose infiltrante.

i. l. c. a. — Ilot de caséification pulmonaire, irrégulier, déchiqueté, semé, au hasard, dans un lobule pulmonaire mi-partie tuberculeux et mi-partie fibreux.

s. c. l. l. — Larges zones de *sclérose pulmonaire diffuse*, ayant oblitéré la quasi-totalité des voies respiratoires correspondantes.

i. n. f. t. — Vaste placard, déchiqueté, d'*infiltration tuberculeuse caséeuse* ; la coloration de ces zones de tissu nécrobiotique varie, du rouge orangé brique sale, au rouge violâtre et au violet foncé ; les portions rouges répondent à la matière caséeuse, les violettes, à d'abondants afflux de leucocytes en désintégration pycnotique.

v. p. — Grosse *veine pulmonaire inter-lobulaire*, congestionnée, mais encore saine.

c. l. l. — Autre *cloison inter-lobulaire*, perpendiculaire à la surface du poumon et épaissie ; les vaisseaux sanguins et lymphatiques s'y montrent très distendus ; à la partie supérieure même de la figure, la congestion intense du tissu connectivo-vasculaire est allée jusqu'à produire une apoplexie interstitielle.

l. f. c. — Le tissu du lobule, infiltré par la tuberculose pneumonique, n'arrive pas encore au contact direct de la cloison inter-lobulaire : une longue et épaisse bande de lymphocytes sépare, du tissu cellulaire, la matière caséeuse et dessine, tout le long de la cloison, une mince ligne violette (*margination lymphocytaire péricaséeuse*).

p. v. c. — Gros paquet vasculaire, au centre du lobule, ayant, en partie du moins, échappé à la caséification tuberculeuse ; cette plaque stellaire conjonctivo-vasculaire se continue manifestement, à droite, avec une *cloison inter-acineuse* en partie respectée.

a. c. n. c. — *Acinus*, totalement infiltré par la pneumonie caséeuse ; le tissu respiratoire, imperméable dans toute son étendue, y apparaît beaucoup plus volumineux qu'à l'état normal.

TUBERCULOSE INFILTRÉE

PLANCHE XLII

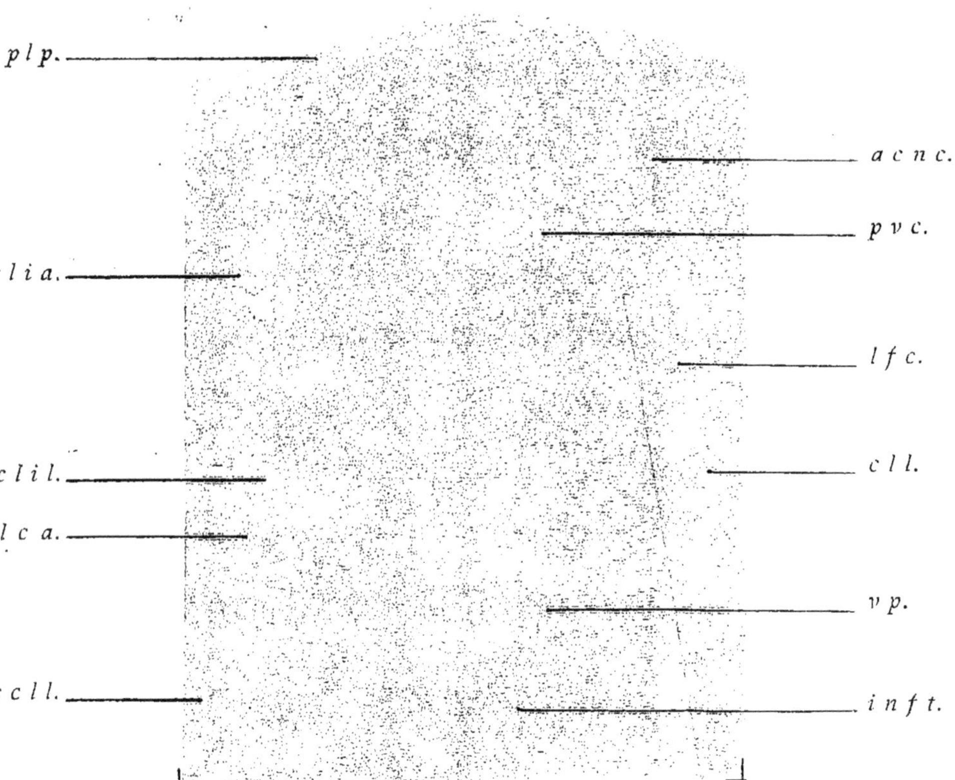

Lobule pulmonaire caséifié (pneumonie caséeuse lobulaire).

(Coloration : hématéine, orcéine.)

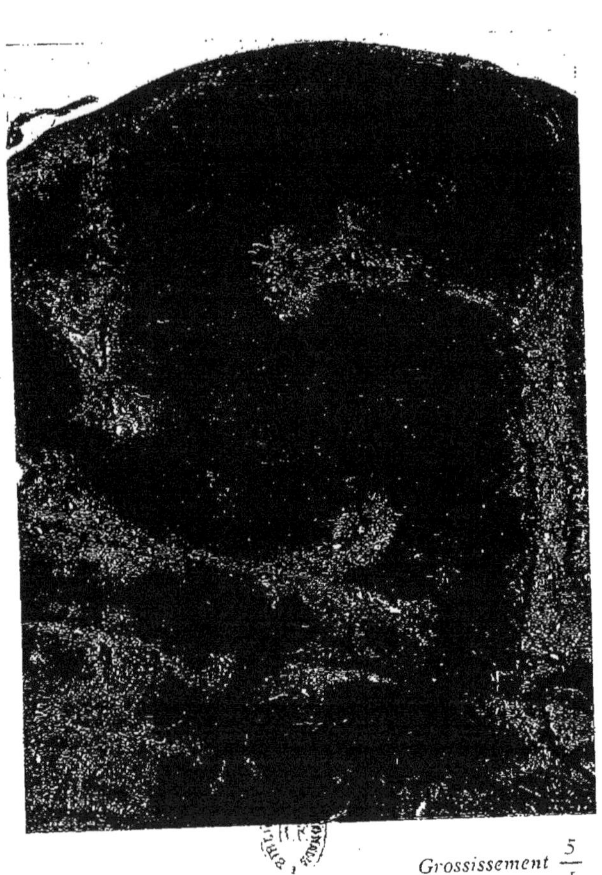

BIBLIOTHÈQUE

Grossissement $\frac{5}{1}$

TUBERCULOSE INFILTRÉE
PNEUMONIE CASÉEUSE

PLANCHE XLIII

La pneumonie caséeuse diffuse, par îlots coalescents.

Coloration : hématéine, éosine, orcéine. — Grossissement 8:1.

Par comparaison avec la Planche précédente, cette figure se caractérise par la dissémination diffuse des lésions de l'*infiltration caséeuse*. Elle apporte, en plus, un élément nouveau : la démonstration de la *nature inflammatoire aiguë des altérations causées par la Tuberculose infiltrée* (Tuberculose pneumonique).

Ici, en effet, se déroule le grand drame microscopique de la *Pneumonie*, avec ses exsudats fibrino-leucocytaires intra-alvéolaires (*pnca*), intra-infundibulaires, intra-canaliculaires, et intra-bronchioliques; de même, sont prises toutes les bronchioles, aussi bien acineuses qu'intra-lobulaires ou qu'extra-lobulaires; en un mot, *tout l'arbre respiratoire sous-jacent aux bronches cartilagineuses* est, dans cette maladie, obstrué par des exsudats inflammatoires aigus, pneumoniques. Seulement, le germe pathogène, cause de ces désastres, n'est plus, ici, comme dans la pneumonie franche aiguë lobaire, le pneumocoque de Talamon-Fränkel : la cause de tout le mal est le BACILLE TUBERCULEUX, agissant seul, par ses propres moyens, et sans avoir eu besoin de recourir à quelque symbiose microbienne pathogénique accidentelle.

Quelle différence y a-t-il donc entre la pneumonie aiguë pneumococcique et cette façon de *tuberculose pneumonique*, microscopiquement superposable à la « maladie inflammatoire », typique, *franche* par excellence (puisqu'à l'état régulier, elle se juge avant le 10e jour de la maladie)? Enfin, comment établir les caractères permettant de spécifier un procédé aussi étrange, permettant aux bacilles tuberculeux d'*infiltrer* le tissu pulmonaire et de le réduire à merci? à cela, il n'est nulle difficulté, si l'on prend la peine de rechercher, avec nous, les multiples repères donnés dans les quatorze Planches qui vont suivre.

Et, pour commencer par la figure XLIII, la Pneumonie franche est plus régulière, mieux distribuée parmi les champs aériens. Ensuite, les exsudats fibrineux n'y forment jamais des placards d'obstruction aérienne aussi denses, aussi opaques, aussi *infarcissants*, que ceux représentés en *alvc*, en *plpc* et surtout en *pnc*; à moins, toutefois, que la « suppuration », c'est-à-dire l'*hépatisation grise*, ne soit intervenue; or, cette lésion n'a rien à voir avec un exsudat *fibrinoïde*, comme celui soumis, ici, à l'examen.

La dissémination irrégulière des exsudats, leur condensation et l'infarcissement des cavités aériennes, sont donc trois premiers traits accordés à l'actif de la *Tuberculose pneumonique*.

---

p. l. l. *Plèvre viscérale*, épaissie, infiltrée de leucocytes; le tissu pulmonaire immédiatement sous-jacent est splénisé.

p. n. c. a. Ilots d'infundibulums, de canaux alvéolaires et de bronchioles acineuses, remplis par un *exsudat inflammatoire* d'apparence encore fibrino-leucocytaire, mais qu'un plus fort grossissement démontrera, déjà, *en voie de caséification* et infiltrés d'innombrables bacilles de Koch (*pneumonie aiguë tuberculeuse*).

c. l. i. a. c. Longue *cloison inter-lobulaire*, couchée parallèlement à la plèvre et infiltrée par une proportion considérable *d'exsudats fibrineux en voie de caséification*.

a. l. v. f. Ilots d'*alvéoles pulmonaires*, distendus par un exsudat fibrineux abondant (alvéolite aiguë fibrino-leucocytaire). Les colorations appropriées montreraient ces exsudats gorgés de bacilles de Koch (*alvéolite aiguë bacillaire*).

a. l. v. c. Placards de *pneumonie caséeuse*; les cavités respiratoires, tant alvéolaires que bronchioliques, sont distendues à l'extrême par des masses fibrino-leucocytaires qui ont subi, en totalité, la *nécrose caséifiante bacillaire*; l'aspect granuleux, vitreux, de ces amas, leur intime cohésion, la destruction, déjà évidente, d'une partie des armatures élastiques, sont parmi les caractéristiques histologiques de la lésion.

s. p. l. Zone de *splénisation péri-pneumonique*, traçant un croissant autour du bloc de pneumonie caséeuse précédent et montrant ainsi la diffusion des îlots de pneumonie tuberculeuse et leur mode de coalescence; dans ces zones splénisées, les exsudats sont moins fibrineux, mais plus séro-albumineux : l'air y circulait encore, pendant la vie (*engouement péri-pneumonique*).

p. l. p. c. Vaste placard de *pneumonie caséeuse*, imperméable à l'air.

v. p. l. f. Grosse *veine pulmonaire inter-lobulaire*, distendue et comblée par un trombus fibrineux vitrifié, bacillifère (Voir Pl. XLIX).

s. p. l'. Placard de *splénisation pulmonaire péri-caséeuse*, dont les alvéoles, remplis d'éléments cellulaires, apparaissent beaucoup moins larges que les alvéoles caséifiés du voisinage.

p. n. c. Zone de *pneumonie caséeuse*, dans laquelle les exsudats caséifiés ont formé un *bloc*, opaque, sec et friable.

c. s. p. Caséification d'*infundibula sous-pleuraux*, ayant donné lieu à une ligne déchiquetée, dont les retraits sont occupés par des îlots de *sclérose pulmonaire* circonscrite; la plèvre elle-même, gorgée de leucocytes, est épaissie et, sur quelques points, envahie par les pointes des amas caséeux infundibulaires (*caséification insulaire de la plèvre viscérale*, par contiguïté de tissus).

TUBERCULOSE INFILTRÉE

PLANCHE XLIII

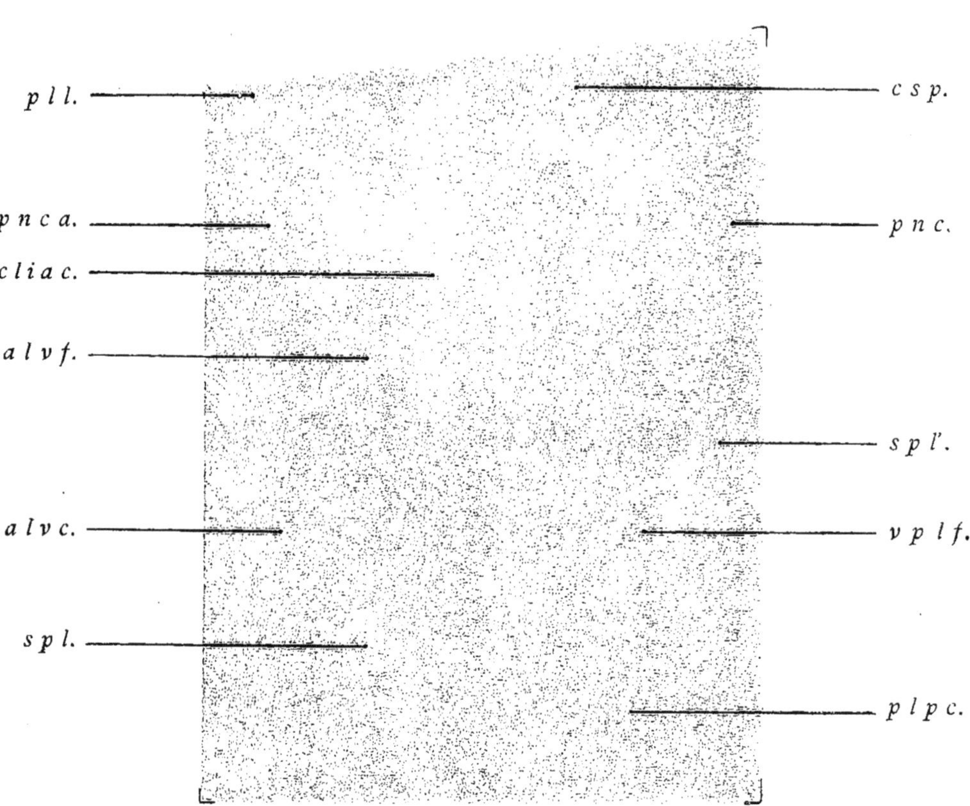

La pneumonie caséeuse diffuse, par îlots coalescents.

(Coloration : hématéine, éosine, orcéine.)

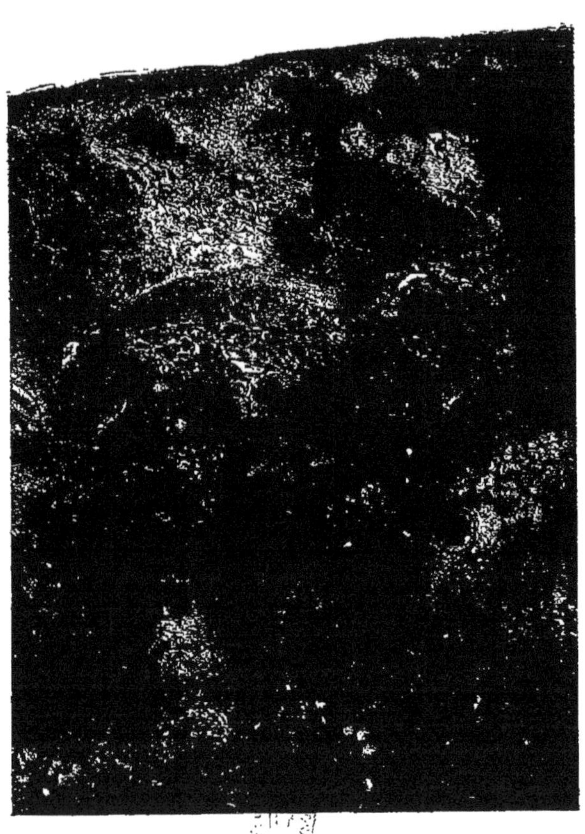

Grossissement $\frac{8}{1}$

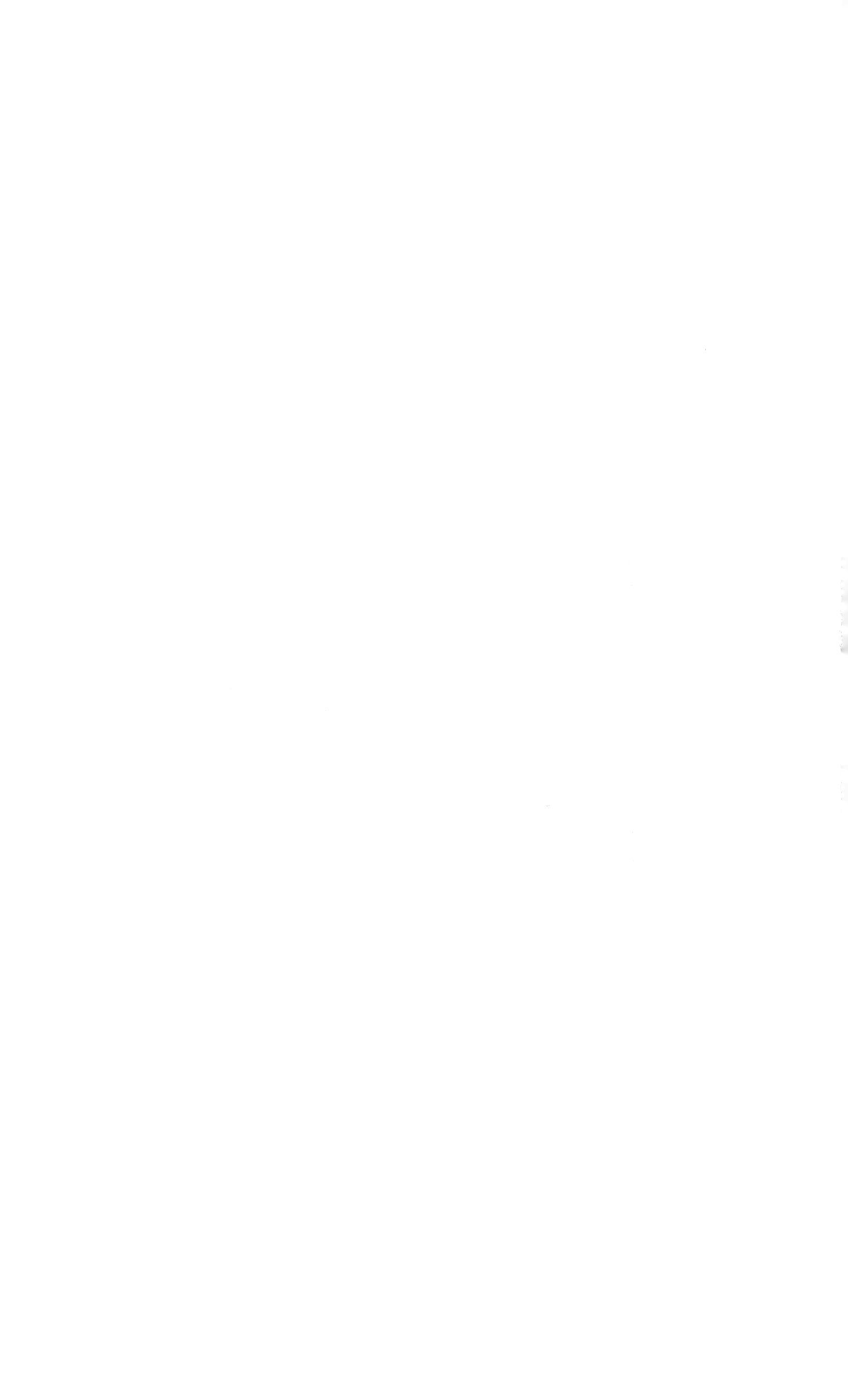

TUBERCULOSE INFILTRÉE
PNEUMONIE CASÉEUSE

PLANCHE XLIV

La pneumonie caséeuse lobulaire. Blocage des cavités aériennes par les exsudats caséifiés.

Coloration : hématéine, éosine faible, orcéine. — Grossissement 16 : 1.

La lésion caséeuse saisie dans la figure XLIV est plus ancienne que celles représentées dans les figures précédentes. Considérons-la seulement au point de vue des caractères spécifiques de la *pneumonie tuberculeuse*. A un moment donné, l'ensemble d'un lobule pulmonaire (ici, figuré dans les 2/3 de sa surface de coupe) a été envahi par un exsudat inflammatoire qui a comblé la totalité de ses cavités aériennes : Les restes, encore colorables, de l'armature élastique de la bronche intra-lobulaire (*bril*), des bronchioles acineuses (entre *infd* et *ilvs*, un croissant élastique, à concavité gauche, correspond à une bronchiole) et des infundibula (*infd*) en fournissent la preuve. Ces débris eux-mêmes, amincis, segmentés, « disloqués », donnent la démonstration de la participation des armatures élastiques à l'effondrement du squelette interstitiel du lobule. Ces altérations du tissu élastique différencient, au plus haut point, cette variété tout à fait atypique de pneumonie, qu'est la « Pneumonie tuberculeuse ».

Un second détail, tout aussi précis, est donné par ce lobule obstrué de toutes parts, quant à ses voies aériennes : c'est l'imperméabilité, non moins évidente, de l'ensemble des vaisseaux sanguins et lymphatiques chargés, à l'état normal, d'assurer les échanges nécessaires à la vitalité des tissus, ainsi qu'à la revivification du sang pulmonaire par l'oxygène. Tous les vaisseaux, sans exception, visibles à ce faible grossissement et dont on peut reconnaître encore le squelette élastique (autour de *ilvs*, par exemple), sont remplis par une substance qui ne semble pas différer de la matière oblitérant les bronches et les infundibula. Toutefois, pour cette pièce, dont les coloration électives ont été quelque peu sacrifiées à la nécessité de mettre en valeur l'état désemparé de l'armature élastique pulmonaire, la preuve des souffrances du système vasculaire est, peut-être, moins apparente, à première vue. Elle éclatera sur des préparations prochaines (Pl. XLVII, XLVIII et, surtout, XLIX).

Conservons comme acquise l'*atrophie extrême des parois de l'arbre respiratoire, dans la pneumonie tuberculeuse*. Reconnaissons qu'il s'agit d'une altération à la fois « parenchymateuse et « interstitielle », ce qui nous permettra de nous conformer aux conceptions doctrinales anciennes et à la terminologie didactique si fort en honneur, encore, au cours des deux dernières décades du siècle dernier.

Cette simple constatation éclaire d'un jour très particulier l'*infiltration tuberculeuse*, que Laënnec comparaît, d'une manière si juste, à une *imbibition* du tissu pulmonaire. La bactériologie moderne, en isolant les « toxines » bacillaires, a expliqué et justifié les vues géniales de Laënnec.

---

p. l. s. c. — *Plèvre viscérale*, épaissie et sclérosée.

v. c. l. — Vaisseaux d'une *cloison inter-lobulaire*, très nombreux, distendus par le sang.

i. n. f. d. — *Infundibulum pulmonaire pariétal*, surdistendu par la matière caséeuse, qui est reconnaissable à son aspect granité, à sa sécheresse, à sa coloration terne; l'armature élastique de l'infundibulum apparaît, encore en partie conservée; mais ses alvéoles pariétaux ne sont plus décelables.

c. l. i. f. — *Cloison inter-infundibulaire*; bien conservée et vivement colorée par l'orcéine, elle montre, dans son épaisseur, la coupe d'une veinule pulmonaire *oblitérée*.

c. l. i. l. — Portion de cloison inter-lobulaire, sclérosée et presque hyaline.

i. l. v. s. — Ilot vasculaire centro-lobulaire, encore à peu près respecté par l'infiltration caséeuse; les deux coupes de vaisseaux qu'on y voit appartiennent à l'artère pulmonaire.

b. r. i. l. — Coupe transversale d'une *bronchiole intra-lobulaire*, distendue et totalement oblitérée par la matière caséeuse; tous les tissus constitutifs de l'organe ont été frappés par l'infiltration tuberculeuse; seule, une mince lame élastique dessine encore la forme du canal bronchique et permet de le différencier (*bronchiolite tuberculeuse oblitérante*).

a. l. v. c. — Plusieurs des *alvéoles pulmonaires* voisins de la bronche oblitérée peuvent se reconnaître, au milieu du vaste placard caséeux qui a transformé la totalité du lobule pulmonaire ; quand ces alvéoles conservent encore une portion suffisante de leur armature élastique, on les voit distendus à l'extrême par les produits inflammatoires caséeux accumulés dans leur cavité.

i. n. f. d'. — *Infundibulum sous-pleural*, gorgé de matière caséeuse et, en partie, circonscrit par un placard fibreux cortical; celui-ci esquisse, une sorte d'enkystement du volumineux « nodule tubercule caséeux » constitué par le lobule pulmonaire entièrement transformé (*tubercule géant, tubercule pneumonique*).

TUBERCULOSE INFILTRÉE

PLANCHE XLIV

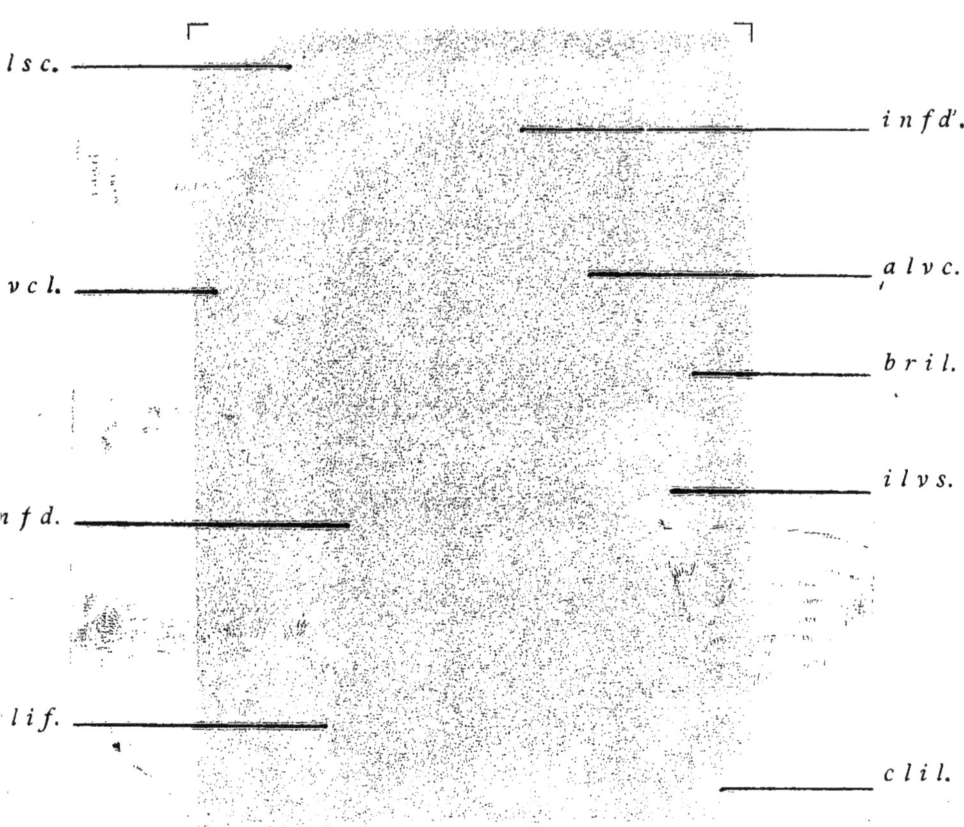

La pneumonie caséeuse lobulaire.
Blocage des cavités aériennes par les exsudats caséifiés.

(Coloration : hématéine, éosine, orcéine.)

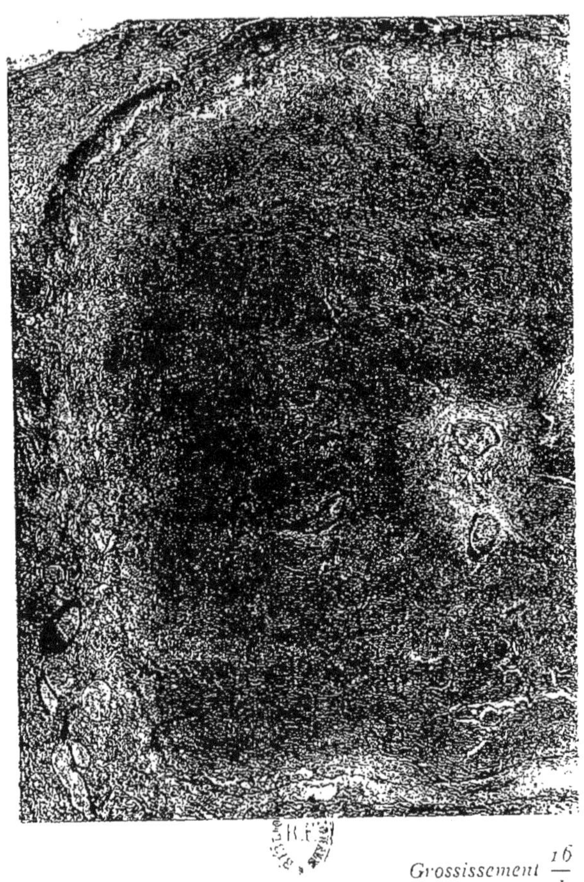

BN

Grossissement $\frac{16}{1}$

TUBERCULOSE INFILTRÉE
PNEUMONIE CASÉEUSE

PLANCHE XLV

Broncho-pneumonie caséeuse aiguë, chez l'enfant. Boursouflement et obstruction des cavités aériennes par l'exsudat inflammatoire tuberculeux; état de l'armature élastique du poumon, dans la Pneumonie caséeuse.

Coloration : picro-carmin, orcéine. — Grossissement 32:1.

Cette figure provient d'un poumon d'enfant atteint de lésions caséeuses aiguës, comparables à celles représentées Pl. XXXVII. La coloration rouge brun du fond met en valeur l'admirable *réseau élastique du poumon*, encore en très grande partie conservé.

On ne saurait trop suivre les indications proposées par l'explication de la Planche : on y découvrira, toutes préparées, comme pour faciliter l'étude de l'état normal, les diverses formations élastiques, tant respiratoires que circulatoires, par quoi le squelette du poumon se révèle, avec sa richesse et sa complexité structurales. La bronche intra-lobulaire (la seule qui, sur cette coupe, donne une cavité perméable), les bronches acineuses, les canaux alvéolaires, les infundibula, les alvéoles, tout s'inscrit, sur ce fond (brun rougeâtre) de matière caséeuse; chaque formation n'y est pas seulement dessinée, de la manière la plus élégante, par un liséré brun violet foncé, caractéristique ; il y a mieux encore. Les cavités aériennes ont été remplies, bourrées, pourrait-on dire, par des exsudats inflammatoires suspects; cette sorte d'*infarcissement* est comparable, toutes choses égales d'ailleurs, à la surréplétion des mêmes lumières aériennes par les globules rouges du sang, en cas d'apoplexie pulmonaire. L'infarctus sanguin diffère, cependant, du tout au tout, de l' « infarcissement caséeux », ne serait-ce que par ce fait : les parois des voies aériennes, dans l'apoplexie, sont, elles-mêmes, épaissies, avec leurs capillaires sanguins remplis d'hématies ; dans le bloc caséeux, au contraire, la paroi s'atrophie, se fond au sein de la matière tuberculeuse ; peu à peu, elle y disparaît tout entière.

En poursuivant l'enquête, on voit, ici, de même, le système vasculaire éprouver des perturbations identiques, en apparence au moins, à celles imposées à l'appareil respiratoire. Les vaisseaux, bien reconnaissables à leur armature élastique puissante, sont, eux aussi, oblitérés, dans toute l'étendue de la préparation. Leur cavité est moins distendue, sans doute, que celle des bronchioles; mais, en définitive, leur état pathologique ne diffère pas, à première vue, d'une façon sensible : la lumière vasculaire est comblée par un bloc caséeux et la paroi a subi une notable atrophie.

---

b. r. a. c. Deux *bronchioles acineuses*, coupées obliquement et surdistendues par les blocs de matière caséeuse; leur armature élastique est encore bien reconnaissable.

a. r. t. p. Ramification de l'*artériole pulmonaire* que l'on reconnaît, un peu plus haut, comme satellite de la bronchiole acineuse; ce vaisseau se trouve presque perdu au milieu de la matière caséeuse; son armature élastique est encore assez dense.

v. n. p. Coupe longitudinale d'une *veinule pulmonaire*, qui glisse longitudinalement dans l'épaisseur du tissu caséifié; ces vaisseaux sont loin d'être aussi surdistendus que les cavités aériennes.

a. l. v. p. *Alvéoles pulmonaires* pariétaux, annexés à un canal alvéolaire (qui ne paraît pas sur la coupe); nombre d'alvéoles voisins, surtout à droite, se montrent coupés transversalement; ils sont tous fortement distendus par le caséum.

c. a. l. v. Coupe oblique (aspect trifolié) d'un *canal alvéolaire* gorgé de matière caséeuse.

b. r. a. c'. Coupe, à peu près transversale, d'une *bronchiole acineuse*, plongée en plein lobule caséeux et très élargie; l'armature élastique de la bronchiole semble amincie, en voie de disparition; elle donne, par sa convexité, insertion à des cloisons alvéolaires également atrophiées; à droite et un peu au-dessous de cette bronchiole, on reconnaît la coupe, oblique, de son *artériole pulmonaire satellite*, caséifiée comme elle.

a. r. t. p'. Fragment d'une artériole pulmonaire, reconnaissable à son armature élastique.

v. n. p'. Coupe transversale d'une *veinule pulmonaire inter-infundibulaire* oblitérée et caséifiée.

a. l. v. c. Plusieurs *alvéoles pulmonaires*, sectionnés transversalement et bien circonscrits encore par leur armature élastique; la cavité de l'alvéole est distendue par la masse caséeuse.

a. l. v. f. Quelques *alvéoles pulmonaires splénisés*; hors et au-dessus de la pneumonie caséeuse, ces alvéoles possèdent une paroi plus épaisse et une lumière plus étroite que les alvéoles sous-jacents, caséifiés; ils sont remplis par des éléments inflammatoires.

TUBERCULOSE INFILTRÉE

Planche XLV

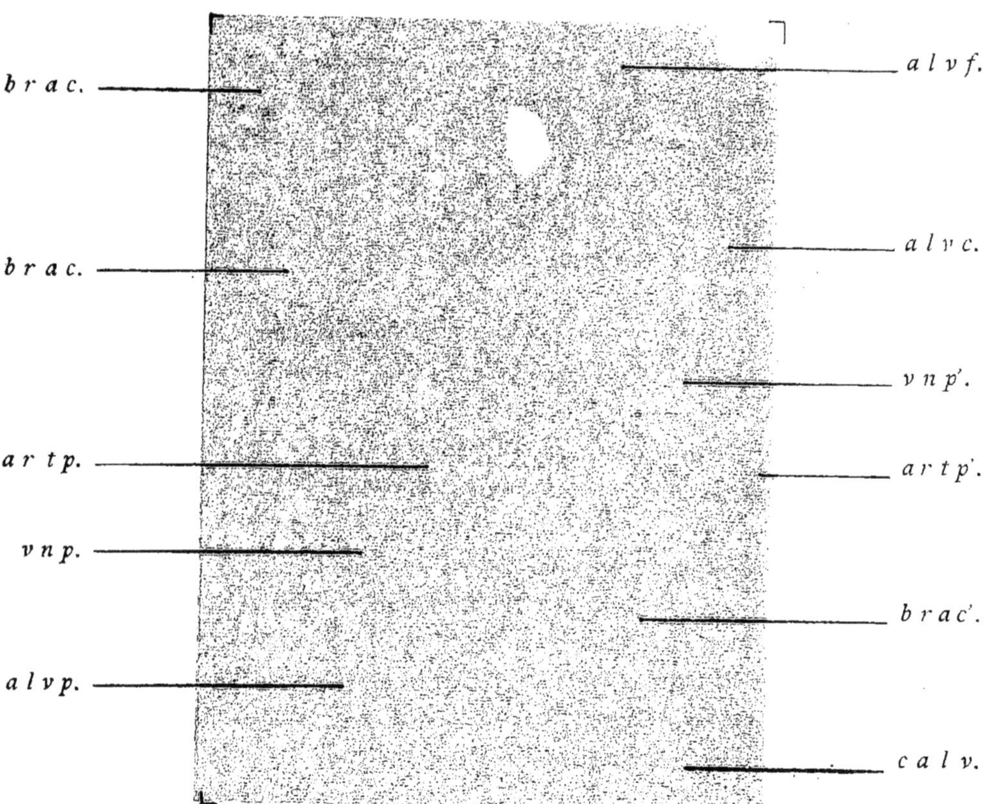

Broncho-pneumonie caséeuse aiguë, chez l'enfant.
Boursouflement et obstruation des cavités aériennes par l'exsudat inflammatoire tuberculeux.
État de l'armature élastique du poumon, dans la pneumonie caséeuse.

(Coloration : picro-carmin, orcéine.)

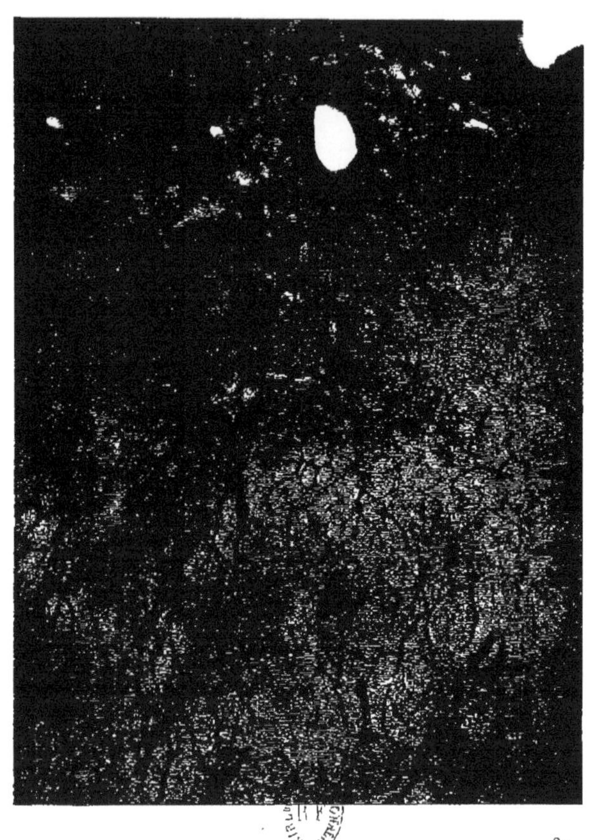

B.N. (library stamp)

Grossissement $\frac{32}{1}$

TUBERCULOSE INFILTRÉE
PNEUMONIE CASÉEUSE

PLANCHE XLVI

Alvéolite, infundibulite et bronchiolite fibrino-caséeuses.

Coloration : hématéine, éosine, orcéine. — Grossissement 65:1.

A ne juger cette préparation XLVI que par l'ensemble, et si l'on ne tenait compte que de l'impression produite par le réseau de fibrine vivement coloré dans l'intérieur de *toutes* les cavités aériennes visibles sur la coupe, on penserait, de prime abord, avoir affaire à une « pneumonie fibrineuse pneumococcique ».

Cependant, on serait surpris de ne pas découvrir, dans cette préparation si bien faite, la moindre trace d'éléments cellulaires; à un pareil grossissement, une technique quelconque aurait dû mettre en vedette au moins quelques leucocytes et quelques gros éléments épithéliaux désquamés, ces compagnons fidèles de l'« exsudat pneumococcique ». A moins que l'auteur de cette préparation n'ait voulu ne montrer que la fibrine bien différenciée, par un procédé autre que le « Weigert », l'absence totale de noyaux devrait donc frapper l'observateur.

L'admirable différenciation du tissu élastique fixerait, ensuite, l'attention. Et cette série de lignes interstitielles guiderait vers une remarque, déjà, à elle seule, troublante, tout autant que le manque de noyaux cellulaires au milieu des exsudats : les cloisons inter-alvéolaires (dont les exemples abondent ici), même dans les points où elles ont conservé une notable épaisseur (en *alvt*, par exemple), sont, elles aussi, *dépourvues de noyaux cellulaires*; aucune trace de leucocytes ni d'endothéliums ne peut être décelée. En outre, sur nombre de points où les cavités respiratoires sont distendues à l'extrême par ce singulier exsudat fibrineux, on remarquerait que *la paroi alvéolaire fait corps avec le bloc de matière infarcissant la cavité aérienne* (*casal*). Il s'en faut que les exsudats fibrineux pneumococciques, si abondants soient-ils, contractent avec la paroi alvéolaire de pareilles adhérences, sauf dans les cas où l'exsudat s' « organise » en tissu fibro-vasculaire, ce qui est tout l'opposé des lésions ici représentées.

Enfin, couronnant le tout, l'observateur non prévenu constaterait que l'exsudat fibrineux *non* leucocytaire, en question, se condense et s'opacifie, par endroits (*plcs*, *blcal*, *alvt*), d'une façon telle, qu'il perd son aspect fibrillaire : l'*exsudat s'est transformé en blocs fibrinoïdes*, et non plus fibrineux.

Voyons donc à l'œuvre ces blocs de matière fibrinoïde bacillifère; étudions leur agencement à l'intérieur des cavités aériennes, distendues et comme moulées par cette matière anhiste.

---

a. l. v. f. c. *Alvéoles*, remplis par un *exsudat d'aspect fibrineux*, dont les fibrilles, mal dessinées, ternes, se fondent, de place en place, en des amas amorphes déjà en voie de caséification.

f. c. a. l. L'*exudat fibrinoïde* apparaît, ici, tassé, par endroits, pulvérulent et comme desséché, en d'autres points.

p. l. c. s. *Placards caséeux*, densifiés, d'aspect homogène, bien différents de l'état fibrillaire et aérolaire propre aux exsudats pneumoniques francs; ces placards caséeux proviennent, manifestement, de la cavité du *canal alvéolaire* voisin (à droite) et dans lequel l'exsudat inflammatoire a conservé, encore quelque peu, l'aspect nettement pneumonique.

b. l. c. a. l. Masses caséeuses, occupant à peu près la moitié de la cavité d'un alvéole dépendant du canal alvéolaire précédent; la densité de ce bloc, son opacité uniforme et sa coloration (rouge brique sale) sont caractéristiques de l'*alvéolite caséeuse*.

a. l. v. c. *Cloison inter-alvéolaire*, amincie, distendue, mais encore bien reconnaissable; les cavités respiratoires qui lui correspondent, de part et d'autre, sont comblées par des masses opaques, friables, ne rappelant plus en rien les exsudats pneumococciques.

c. a. s. a. l. Deux alvéoles pulmonaires, dont la cloison, encore bien conservée, laisse passer un bloc caséeux commun, semble-t-il, aux deux cavités alvéolaires.

a. l. v. t. Coupe transversale d'un *alvéole pulmonaire pariétal* dépendant d'un grand canal alvéolaire sus-jacent; la cavité alvéolaire paraît peu distendue; le bloc caséeux, qui l'occupe en entier, est très dense et très coloré; mais les parois de l'alvéole, pauvres en tissu élastique, semblent épaissies et quelque peu fibrosées.

i. n. f. d. Orifice d'entrée d'un *infundibulum pulmonaire*, totalement caséifié; un riche trousseau élastique marque l'accès, ou mieux, l'origine de l'infundibulum et établit sa communication avec un vaste canal alvéolaire sus-jacent, distendu à l'extrême par des exsudats inflammatoires bacillifères fibrino-caséeux.

c. a. n. l. v. *Canal alvéolaire*, gorgé de fibrine encore en partie fibrillaire; ce conduit est facile à reconnaître, grâce aux fragments linéaires de tissu élastique dont l'ensemble dessine (en haut et à droite de la préparation) une ligne convexe, discontinue, d'un violet foncé: tous les alvéoles pariétaux, qui viennent s'ouvrir entre ces reliefs élastiques, sont remplis, à l'extrême, par une fibrine en grande partie, déjà, caséifiée.

TUBERCULOSE INFILTRÉE

Planche XLVI

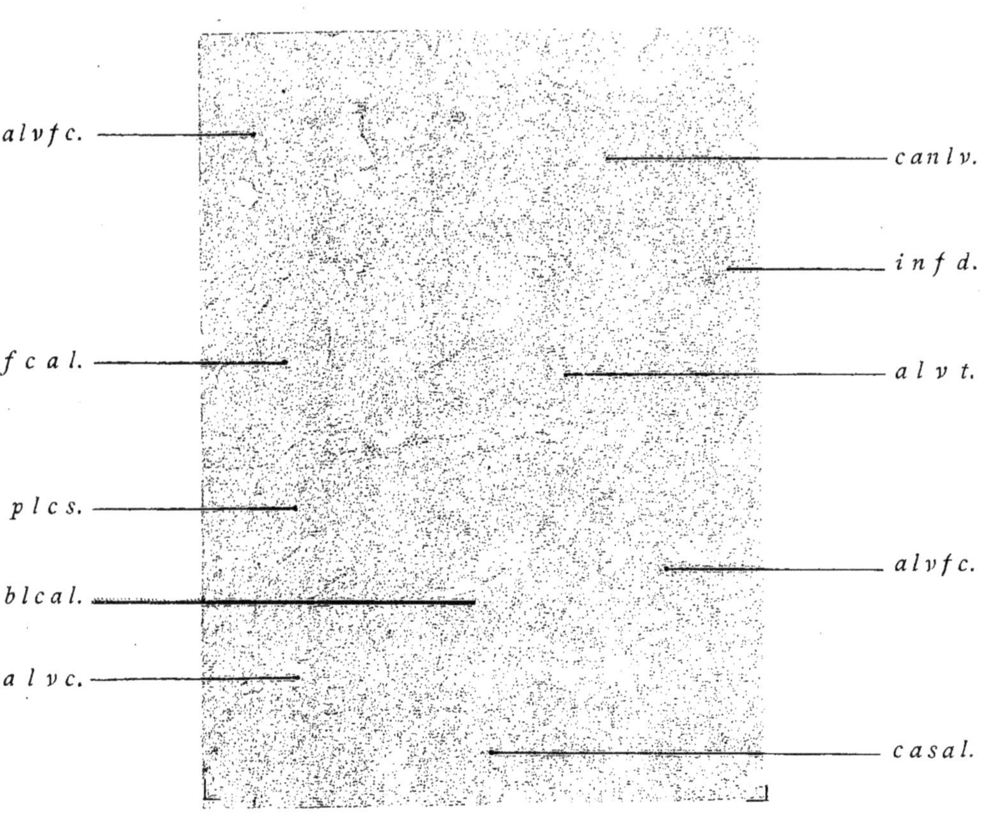

Alvéolite, infundibulite et bronchiolite fibrino-caséeuses.

(Coloration : hématéine, éosine, orcéine.)

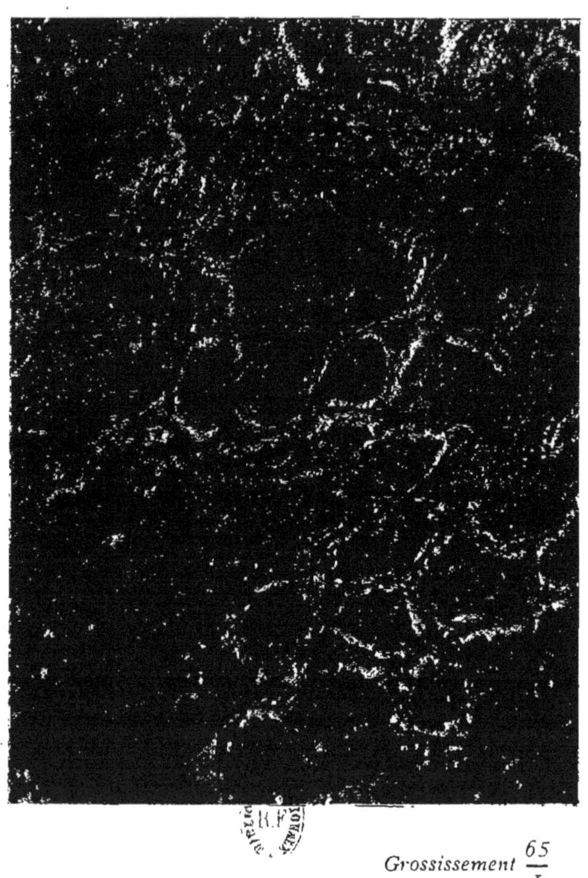

B.F. BIBLIOTHÈQUE NATIONALE

Grossissement $\frac{65}{1}$

TUBERCULOSE INFILTRÉE
PNEUMONIE CASÉEUSE

PLANCHE XLVII

Les lésions des veines pulmonaires et des cloisons interstitielles, dans la Pneumonie caséeuse.

Coloration : hématéine, éosine, orcéine. — Grossissement 45:1.

Plus on pénètre dans les détails de la *Pneumonie caséeuse* et plus la spécificité de cette lésion devient manifeste. La Figure XLVII apporte deux documents, de grande valeur. Elle montre, en premier lieu, la métamorphose caséeuse de la fibrine exsudée dans les cavités aériennes : *acnca* et *calv* viennent, à point, enlever tous les doutes : les infundibula et les canaux alvéolaires sont infarcis par la substance caséiforme; celle-ci a transformé de fond en comble la fibrine exsudée et qui est, déjà, par elle-même, un réel produit de mortification inflammatoire (nécrose de coagulation). Là, les toxines tuberculeuses, *en plus*, parachèvent leur œuvre : les éléments et les tissus disparaissent en même temps que la fibrine; les cloisons interstitielles, telles que *clil*, subissent la même déchéance caséeuse : tout s'uniformise, dans ces régions pulmonaires vaincues malgré les efforts énergiques de leurs réactions broncho-pneumoniques.

La toute-puissance de l'infection bacillaire s'inscrit, à chaque pas, dans ces lésions remarquables. Voici, pour ne citer qu'elles, les *veines pulmonaires*, qui en témoigneraient, au besoin. Une belle veine interlobulaire (dont *vpil* et *vpfc* sont les deux sections réciproquement perpendiculaires) permet de suivre, sans difficulté aucune, la façon dont la lutte et la défaite qui l'a suivie se sont trouvées menées. Au voisinage des lésions aiguës pneumoniques bacillifères, la veine a réagi, en multipliant son tissu conjonctif endo-veineux : l'endophlébite n'a pas tardé à se montrer elle-même infiltrée par les bacilles; le sang s'est coagulé au contact de ces foyers inflammatoires, spécifiques, peut-être dès leur origine. La thrombo-phlébite a pris, sans tarder, les caractères de la tuberculose caséifiante (*vpia*); unique moyen, sans doute, mais combien hasardeux, de réfréner les progrès de la Bacillose dans les voies du sang artériel. Le danger de ce « molimen de défense » est, déjà, ici même, appréciable : *vpfc* ne révèle-t-il pas l'existence, dans la lumière d'une veine, d'un *thrombus caséeux*, donc bacillifère, en apparence libre, mais rattaché, plus bas, à un caillot adhérent? C'est, en petit, la « tête de serpent », bien classique, qui flotte à l'intérieur d'une veine périphérique frappée de thrombophlébite pariétale, et que les remous du sang en marche risquent, à tout moment, de rompre et d'emboliser au loin.

---

v. p. i. l. Coupe d'une *veine pulmonaire inter-lobulaire*, atteinte d'endophlébite; la limitante élastique interne, encore bien conservée, montre (outre l'obliquité de la coupe) un épaississement considérable, inflammatoire, de la membrane interne; la lumière du vaisseau est presque comblée par un caillot rouge brique, terne, manifestement caséeux (*thrombo-phlébite caséeuse tuberculeuse*).

v. p. i. a. *Veinule pulmonaire inter-acineuse*, bifurquée à sa partie inférieure, et limitant, de la sorte, au moins trois acini bien reconnaissables; la lumière vasculaire est totalement obstruée par des blocs de matière caséeuse : preuve que l'infiltration tuberculeuse du poumon a causé une coagulation rapide du sang, puis la dégénérescence du thrombus inflammatoire.

a. c. u. c. a. *Acinus pulmonaire*, sectionné dans sa longueur et d'aspect piriforme; la bifurcation de la veine inter-acineuse circonscrit la pointe de l'organe, et l'on peut reconnaître sans difficulté, à la base de l'acinus, l'abouchement de la *bronchiole* à laquelle il était appendu; tous les alvéoles sont surdistendus par des masses caséeuses, en continuité les unes avec les autres; quelques fines fibres élastiques dessinent encore, çà et là, les cloisons inter-alvéolaires.

b. r. a. c. *Bronchiole acineuse*, oblitérée par un bloc de fibrine exsudée, en voie de caséification.

c. a. l. v. *Canal alvéolaire*, dont la cavité et les alvéoles pariétaux sont remplis par une matière amorphe d'aspect pultacé, tuberculeuse, ne rappelant, en aucune façon, les exsudats inflammatoires pneumococciques.

c. l. i. l. Fragment d'une *cloison inter-lobulaire* (représentée Pl. XLIII, en *c. l. i. a. c.*), infiltrée par une proportion considérable d'une matière fibrinoïde, à coup sûr caséeuse; cette substance, qui transforme presque en entier le tissu cellulo-vasculaire de la cloison, se continue, à gauche, d'une façon directe, avec la matière caséeuse accumulée à l'intérieur des alvéoles pulmonaires : preuve que l'infiltration tuberculeuse du poumon frappe, d'une même façon, l'appareil respiratoire proprement dit, le système des veines pulmonaires *et le tissu interstitiel*.

v. p. f. c. Coupe à peu près transversale d'une *veine pulmonaire inter-lobulaire* non complètement oblitérée; la membrane interne, très épaissie à gauche, contient, de place en place, quelques placards de matière caséeuse; au centre de la lumière, existe un caillot thrombosique, caséifié; celui-ci représente, sans aucun doute, la pointe d'un bloc caséeux pariétal inséré plus bas (tête de serpent).

TUBERCULOSE INFILTRÉE

PLANCHE XLVII

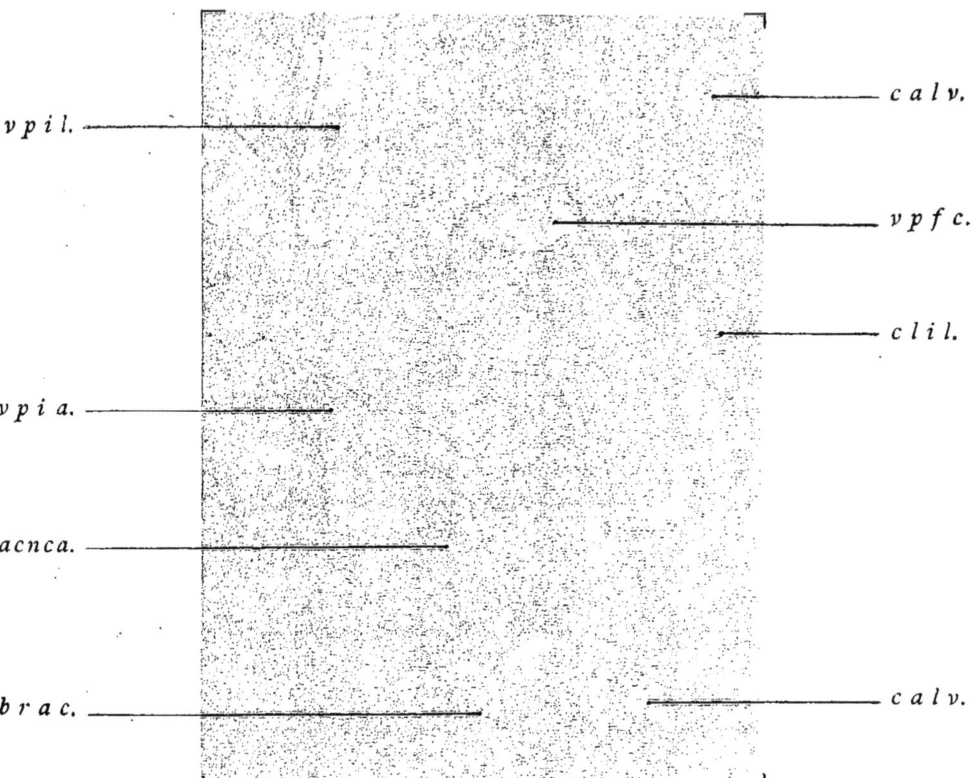

Les lésions des veines pulmonaires et des cloisons interstitielles, dans la Pneumonie caséeuse.

(Coloration : hématéine, éosine, orcéine,)

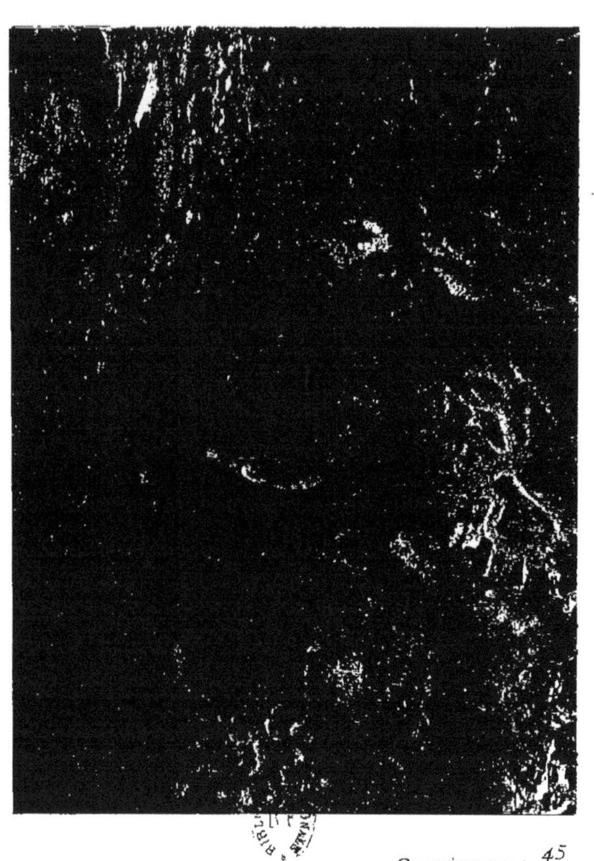

Grossissement $\frac{45}{1}$

TUBERCULOSE INFILTRÉE
PNEUMONIE CASÉEUSE

PLANCHE XLVIII

Lésions de la bronche intra-lobulaire et de l'artère pulmonaire

Coloration : hématéine, éosine, orcéine. — Grossissement 45:1.

Sur un fond d' « infiltration pneumonique caséeuse » qui a métamorphosé la totalité des tissus logés dans cette coupe, on découvre encore quelques détails suffisamment caractéristiques pour aider à fixer la spécificité de la lésion.

En premier lieu, voici *bril*, la coupe, presque transversale, d'une *bronche intra-lobulaire* en singulier état. Sa cavité, surdistendue par un bloc de matière caséeuse (à l'intérieur duquel on découvrirait, par le « Ziehl », des myriades de bacilles tuberculeux) n'est bordée que par une ébauche de paroi : nulle trace n'y subsiste plus des tissus constitutifs de la bronche, sauf peut-être, çà et là, quelques trousseaux de fibres élastiques, rompus, atrophiés, « disloqués » par la matière caséeuse.

Au-dessus de cette bronche obstruée, apparaît la coupe oblique de l'*artère pulmonaire*, sa compagne, et là, éclate, dans toute sa puissance, l'action pathogène exercée par les bacilles sur le système vasculaire. On peut, du premier coup d'œil, établir la marche des désordres. Au contact des fusées inflammatoires pneumoniques tuberculeuses qui l'enserraient de tous côtés, l'artère pulmonaire a réagi, comme elle le pouvait, en constituant un tissu conjonctif nouveau, aux dépens de sa membrane interne : l'endartérite végétante qui (*apnf*) a tenté d'oblitérer la lumière vasculaire, n'a pas tardé à se voir, à son tour, envahie par les procédés propres au bacille de Koch (ainsi, d'ailleurs, comme nous le dirons plus tard, qu'au spirochœte syphilitique). Et l'on a vu des traînées de matière fibrinoïde apparaître, au bas de l'endartère, en traçant un demi-cercle, qui donne lui-même naissance à des rayons, à des « traînées rayonnantes » convergeant vers la lumière rétrécie, au centre du vaisseau.

Plus bas, à gauche de la bronche, en *artb*, se montre, de même, la section transversale de l'*artériole bronchique*, organe nutritif de la bronche. Là aussi, le vaisseau a été caséifié en masse.

Que conclure de toutes ces constatations si concordantes? sinon ceci : la *Pneumonie tuberculeuse frappe de mort tout organe ou tissu qu'elle atteint*, et *quel qu'ait été le mode de réaction inflammatoire opposée par cet organe ou ce tissu à la marche envahissante des bacilles de Koch.*

L'explication de la Planche XLVIII fournit, de cette règle, une démonstration très détaillée et aussi complète que possible.

---

m. a. c. d. *Masse caséeuse diffuse*, au niveau de laquelle quelques rares fibres élastiques segmentées, mutilées, sont encore, çà et là, reconnaissables, grâce à leur coloration par l'orcéine.

a. p. n. f. *Artère pulmonaire*, satellite d'une bronche intra-lobulaire; le vaisseau, bien qu'un peu obliquement coupé, se montre atteint par une *endartérite végétante* qui a presque complètement oblitéré sa cavité : l'armature élastique de l'artère a, en entier, disparu et les différentes couches constitutives sont devenues méconnaissables : le tissu inflammatoire végétant qui oblitère le vaisseau est riche en éléments cellulaires; la matière caséeuse du poumon enserre, de toutes parts, cette partie de l'artère pulmonaire; à droite même, on peut constater que la substance caséeuse empiète, déjà, sur les tissus endartéritiques.

t. r. c. p. *Caséification des placards endartéritiques* développés à l'intérieur de l'artère pulmonaire; en dehors de cette zone caséeuse, on reconnaît encore, sur plusieurs points, des traces des parois artérielles, infiltrées de nombreux lymphocytes.

a. r. t. b. Coupe transversale de l'*artériole bronchique* annexée à une bronche caséifiée; l'artère est entièrement envahie par le processus caséeux, et ne se reconnaît plus qu'au mince liseré de tissu élastique circonscrivant sa lumière oblitérée.

b. r. i. l. *Bronche intra-lobulaire*, totalement détruite et oblitérée par le processus tuberculeux caséifiant; quelques rares traces de la paroi bronchique se retrouvent encore, au haut et au bas du bloc caséeux qui occupe la cavité distendue. La friabilité du tissu pulmonaire caséifié, en isolant quelque peu le bloc bronchique du reste du poumon, a contribué à identifier l'organe détruit; on trouve, du reste, encore, à la partie inférieure et droite, quelques rares fibres élastiques de bordure, qui permettent de délimiter la circonférence de la bronche.

e. f. f. r. c. La masse pulmonaire caséifiée est *friable*; les nécessités de la technique ont donné lieu à des fissures, à des « craquelures », en rapport avec la sécheresse des tissus mortifiés.

r. l. f. *Placards de lymphocytes*, accumulés en grand nombre autour de l'artère pulmonaire oblitérée; c'est la seule trace de la « zone de réaction lymphocytaire », que nous savons être de règle, cependant, à la périphérie de tout foyer tuberculeux en évolution.

TUBERCULOSE INFILTRÉE

PLANCHE XLVIII

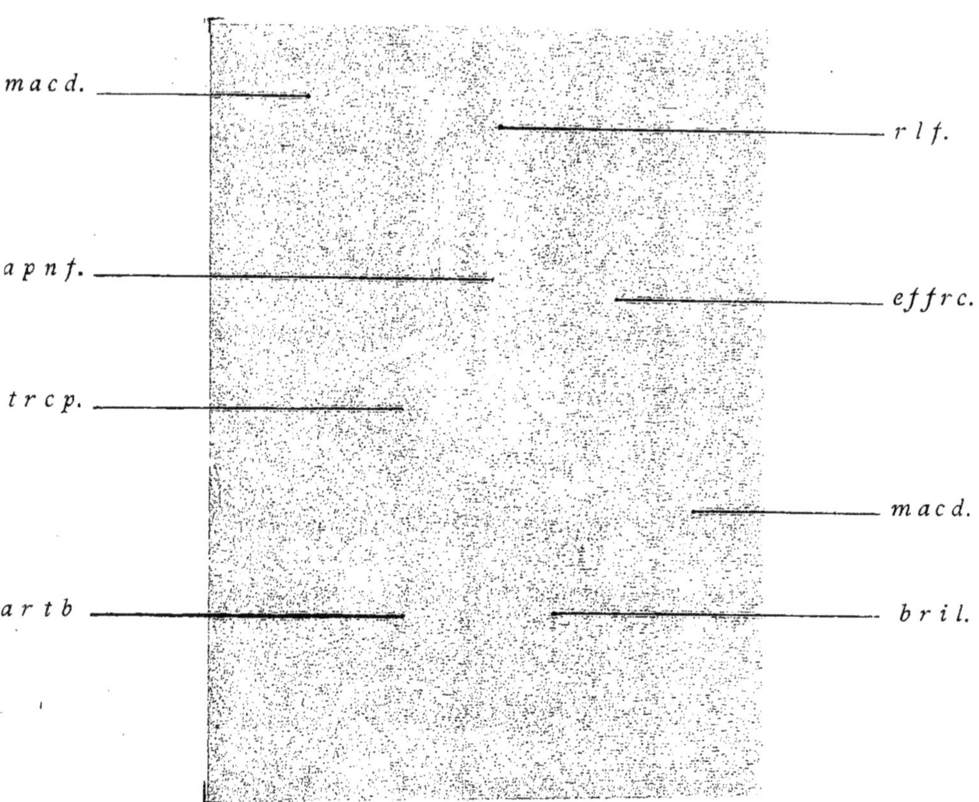

Lésions de la bronche intra-lobulaire et de l'artère pulmonaire.

(Coloration : hématéine, éosine, orcéine.)

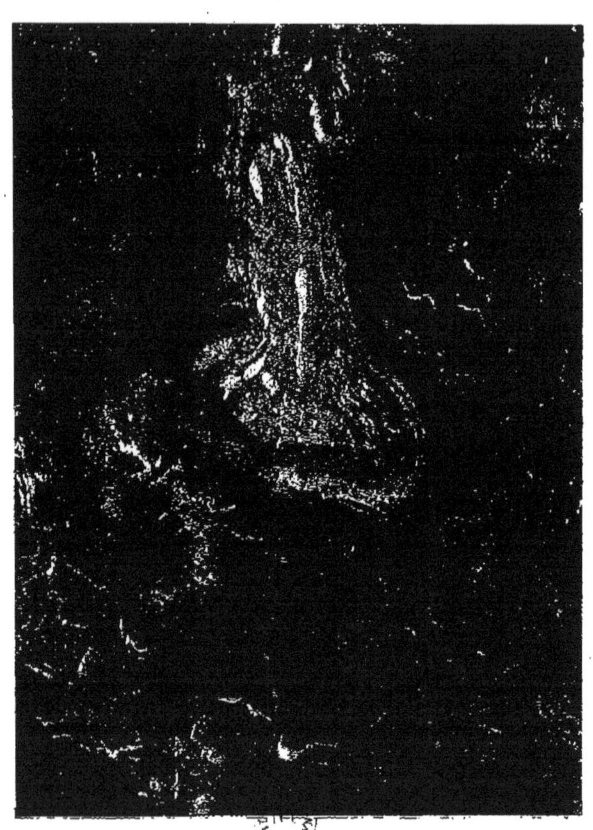

Grossissement $\frac{45}{1}$

TUBERCULOSE INFILTRÉE
PNEUMONIE CASÉEUSE

PLANCHE XLIX

Lésions des veines et des lymphatiques du poumon. La splénisation pulmonaire tuberculeuse péri-caséeuse.

Coloration : hématéine, éosine, orcéine. — Grossissement 45:1.

Voici que, pour terminer la série des pièces destinées à la *Pneumonie caséeuse*, une dernière figure apporte le complément des désordres imputables à la « maladie tuberculeuse des poumons ».

Sur le bord de la zone périphérique d'un placard de broncho-pneumonie caséeuse, se découpe une tranche de veine pulmonaire, isolée dans un espace inter-lobulaire très pauvre en tissu conjonctivo-vasculaire, ou du moins très appauvri, car le haut de l'espace est, déjà, dévoré par les infiltrats bacillifères. Cette veine est classique, quant à ses lésions réactionnelles : une *thrombo-phlébite oblitérante* y est venue organiser sa défense; l'endo-phlébite détermina la coagulation du sang à son niveau; mais le thrombus a, sans tarder, été lui-même caséifié en masse : la « caséose » centrale tranche, par la vivacité de sa coloration fibrinoïde, sur l'aspect terne et encore mal homogénéisé de la bande, de l'anneau d'endophlébite, concentrique au caillot bacillifère.

Au-dessous de la veine, existe un « croissant » à concavité supérieure enserrant le vaisseau pathologique. Ce croissant est la coupe d'un *lymphatique-péri-veineux*, gorgé de détritus inflammatoires et, déjà, par endroits, en voie de caséification pariétale. Si bien, que l'on voit progresser, côte à côte, les lésions tuberculeuses veineuses et les lymphangitiques. Bientôt, la lumière lymphatique allait être obstruée, à son tour, par des thrombus fibrinoïdes. De la même façon, d'ailleurs, les alvéoles pulmonaires voisins, atteints de *splénisation aiguë* et encore perméables à l'air (*spla*) commençaient à voir apparaître, dans leurs cavités, des blocs de matière caséeuse formés aux dépens de tous les éléments désorganisés par les toxines caséifiantes, unies, sans doute aucun, à des corps bacillaires.

Que de singularités dans ce « molimen » ainsi susceptible d'imposer, en *tout* lieu du parenchyme respiratoire, et à *toute* matière vivante, une telle uniformité dans ses destructions dégénératives. Et quelle terrible puissance de diffusion que celle possédée par cette source de mortification, apte à frapper, en quelques heures, la masse totale d'un lobe pulmonaire, d'un poumon entier, ou même les deux poumons. La Tuberculose par INFILTRATION PNEUMONIQUE se trouve être, par ses lésions caséeuses diffusantes, bien autrement pathognomonique que la Tuberculose FOLLICULAIRE.

---

a. l. s. p. c. *Alvéoles pulmonaires*, intercalés entre deux blocs caséeux et atteints de *splénisation* en grande partie, déjà, elle-même *caséifiée*.

a. l. c. a. *Alvéole pulmonaire*, en totalité caséifié; les cloisons sont en voie de destruction presque complète.

v. p. c. *Veinule pulmonaire inter-acineuse*, aux parois atrophiées et distendues par la matière caséeuse, mais dont la lumière ne semble pas tout à fait oblitérée.

v. p. i. l. Grosse *veine pulmonaire inter-lobulaire*, atteinte d'endo-phlébite chronique et oblitérée par un volumineux *thrombus caséifié*: l'armature élastique de la veine est encore assez conservée; sa membrane interne est, presque partout, hyperplasiée; la lumière vasculaire est comblée par un volumineux amas caséeux, produit aux dépens du thrombus inflammatoire.

l. f. p. v. *Lymphatique pulmonaire péri-veineux*, bien reconnaissable à sa forme en « croissant » et au contact intime qu'il affecte avec la surface externe de la veine pulmonaire; ce vaisseau lymphatique, dont l'armature élastique est peu accusée, apparaît rempli de produits inflammatoires : on y reconnaît des filaments de fibrine et de nombreux éléments cellulaires; cette « lymphangite aiguë », déjà mordue, sur ses bords, par la *caséose*, ressortit aux mêmes causes que la splénisation pulmonaire adjacente.

s. p. l. a. Ilot d'alvéoles remplis par de nombreux éléments cellulaires, de très petites quantités de fibrine et une sérosité abondante; cette *splénisation pulmonaire* rappelle, de tous points, la splénisation aiguë qui accompagne, si souvent, les broncho-pneumonies; ici, la lésion principale est une *tuberculose aiguë pneumonique* ou pour mieux dire *broncho-pneumonique*; les colorations appropriées montreront, à l'intérieur des alvéoles splénisés et dans les macrophages diapédésés, la cause de ces multiples désordres, le bacille tuberculeux.

v. p. t. c. Coupe transversale d'une *veinule pulmonaire inter-acineuse*, logée en pleine splénisation; la lumière du vaisseau est oblitérée par un thrombus tuberculeux.

s. p. l. a'. Alvéoles splénisés, commençant à être envahis par la caséification; quelques-uns d'entre eux bordent, précisément, le lymphatique péri-veineux décrit plus haut.

b. r. a. c. *Bronchiole acineuse*, coupée transversalement et en totalité oblitérée par la matière caséeuse.

c. a. s. d. *Infiltration caséeuse diffuse*, dans laquelle il est à peu près impossible de retrouver, maintenant, trace du squelette pulmonaire.

TUBERCULOSE INFILTRÉE

Planche XLIX

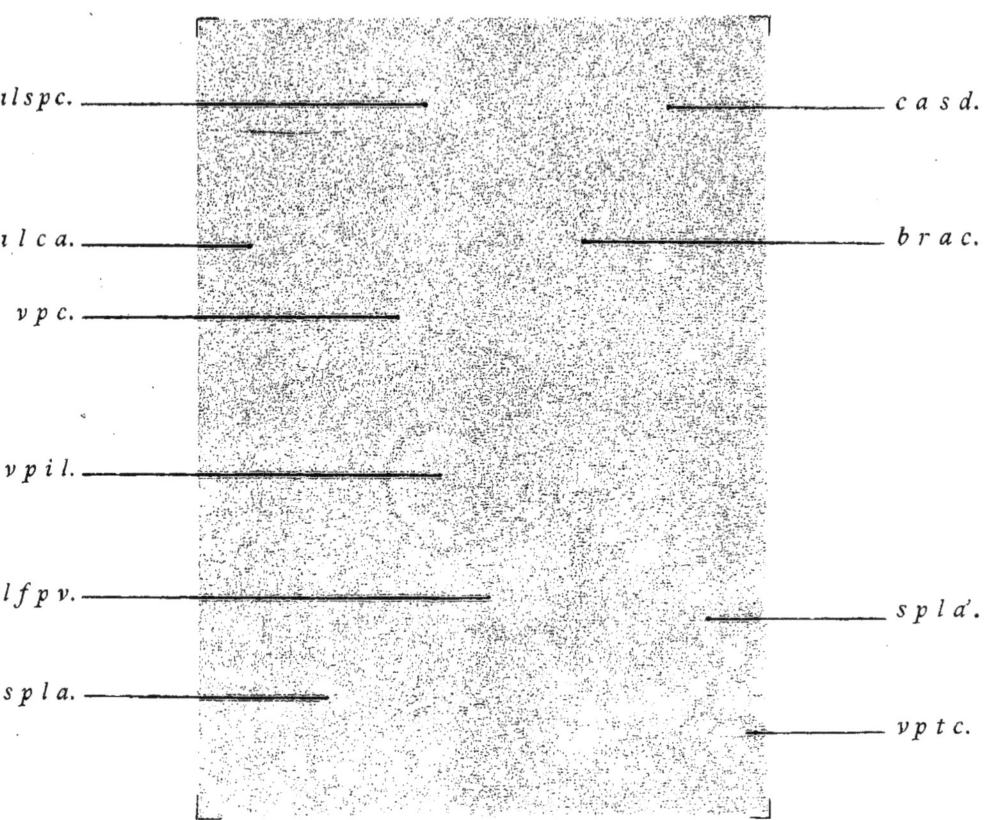

Lésions des veines et des lymphatiques du poumon.
La splénisation pulmonaire tuberculeuse, péri-caséeuse.

(Coloration : hématéine, éosine, orcéine.)

Pl. XLIX

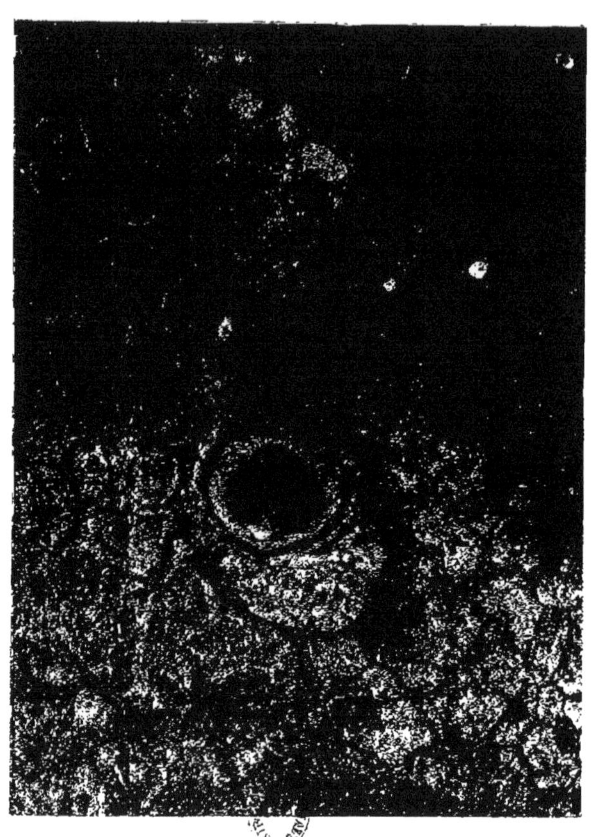

Grossissement $\frac{45}{1}$

TUBERCULOSE INFILTRÉE
PNEUMONIE CASÉEUSE

PLANCHE L

Pneumonie caséeuse et « Infiltration gélatiniforme », de Laënnec.

Coloration : hématéine, éosine, orcéine. — Grossissement 5:1.

Avec la Planche L, nous abordons l'étude d'une lésion associée, fort souvent, à la pneumonie caséeuse et qui pourrait même en être considérée comme l'adjuvant habituel, sinon constant. Nous voulons parler d'une « splénisation tuberculeuse », altération décrite, d'une manière admirable, par Laënnec, sous le terme d'*infiltration gélatiniforme* (ou d'infiltration *informe*) *tuberculeuse*.

Rappelons les caractères macroscopiques imposés, par Laënnec, à cette altération : « matière très humide, plutôt que liquide, incolore ou légèrement sanguinolente, et qui a l'aspect d'une belle gelée, plutôt que celui de la sérosité. » Il signale qu'on pourrait croire à de « l'œdème formé par une lymphe très visqueuse ; « mais, dit-il, cette infiltration diffère de l'œdème du poumon, en ce qu'on n'y distingue presque plus, ou plus du tout, les cellules aériennes, qui paraissent fondues en gelée. » Voilà qui est précis et clair, avec un diagnostic différentiel formel. Laënnec a soin d'ajouter que « peu à peu, cette matière » qui, à ses yeux, n'est qu'une variété de la matière tuberculeuse, « acquiert plus de consistance et se transforme, par degrés insensibles, en celle (l'infiltration grise) décrite ci-dessus ». Et, pour qu'il n'y ait aucune hésitation, il note que « dans les endroits où elle a le plus de transparence et de liquidité, on remarque souvent de petits points jaunes évidemment tuberculeux, et, enfin, tous les degrés de la conversion en *matière tuberculeuse jaune crue* ».

Et maintenant, considérons, sur la Pl. L, l'ensemble de la coupe de notre « poumon tuberculeux bigarré ». Reconnaissons que Laënnec avait discerné, à l'œil nu (aidé, sans aucun doute possible, de la loupe), les lésions de la *splénisation informe* ou *gélatiniforme*, dans laquelle son esprit pénétrant avait su reconnaître l'un des plus intéressants modes du développement de la tuberculose pulmonaire.

Ajoutons que, du même coup, ces lésions vont démontrer la nature « inflammatoire » de la Tuberculose pulmonaire, conception doctrinale soutenue, avec la violence que l'on sait, contre Laënnec, par

Broussais, son ardent antagoniste. La « matière tuberculeuse », pour Laënnec, n'avait rien à voir avec les lésions inflammatoires ordinaires, communes et banales; en quoi, son génie profondément observateur, aidé de sa grande expérience anatomo-pathologique, avait vu juste. Il a fallu le temps, la connaissance de la contagiosité de la Tuberculose, démontrée par notre illustre Villemin, et, enfin, la découverte du Bacille tuberculeux, par Koch, pour mettre les choses bien au point, et rendre justice, à la fois, à Laënnec et à Broussais.

Éclairées par l'histologie pathologique moderne, qui doit déceler la présence de la cause du mal au sein des lésions tuberculeuses, les trois *infiltrations* de Laënnec, la « gélatiniforme », la « grise » et la « jaune » se succèdent dans un ordre aussi simple que précis : elles constituent trois des différents aspects macroscopiques de la *Tuberculose infiltrée pneumonique*; en confirmant l'unicité de la « maladie tuberculeuse », elles rehaussent encore, si possible, la gloire de notre immortel compatriote.

---

s. p. l. t. *Splénisation pulmonaire tuberculeuse*; les cavités aériennes, remplies de sérosité et de macrophages, apparaissent, à ce faible grossissement, très pâles : elles sont toutes obstruées.

p. l. c. a. Placards caséeux, réunis par îlots coalescents; les amas caséeux (rouge brique foncé) sont séparés par des îlots de splénisation bacillaire, très clairs; il en résulte un « état moucheté », bien différent de celui offert par les blocs de pneumonie caséeuse diffuse étudiés précédemment (voir Pl. XLIII).

i. s. p. c. Ilots de splénisation, commençant à être envahis par la nécrose caséeuse; les vaisseaux de la région semblent encore indemnes.

b. p. c. n. Bloc de broncho-pneumonie caséeuse, d'allure « nodulaire », tendant à l'enkystement, et, d'autre part, déjà en voie de ramollissement central; l'artère pulmonaire, au contact de cette masse caséeuse commence à être envahie, par contiguïté de tissus.

c. a. p. Veine pulmonaire obliquement coupée et mordue, à ses deux extrémités, par la matière caséeuse.

i. n. f. g. Larges îlots de *splénisation gélatiniforme*, entourés, de toutes parts, par des amas caséifiés; à ce faible grossissement, les alvéoles se montrent, remplis par une substance jaune rosâtre, imbibée de sérosité; les vaisseaux sont encore sains.

c. a s. d. *Placard caséeux* récent, plus dégénéré à son centre qu'à sa périphérie, et mal circonscrit par le tissu pulmonaire splénisé (caséification centrifuge, dans la splénisation gélatiniforme).

g. b. i. g. État moucheté, « bigarré », du parenchyme pulmonaire atteint par l'*infiltration gélatiniforme*, de Laënnec; la splénisation est, ici, entamée, de place en place, par le procédé de caséification, au cours de ses différents stades.

TUBERCULOSE INFILTRÉE

PLANCHE L

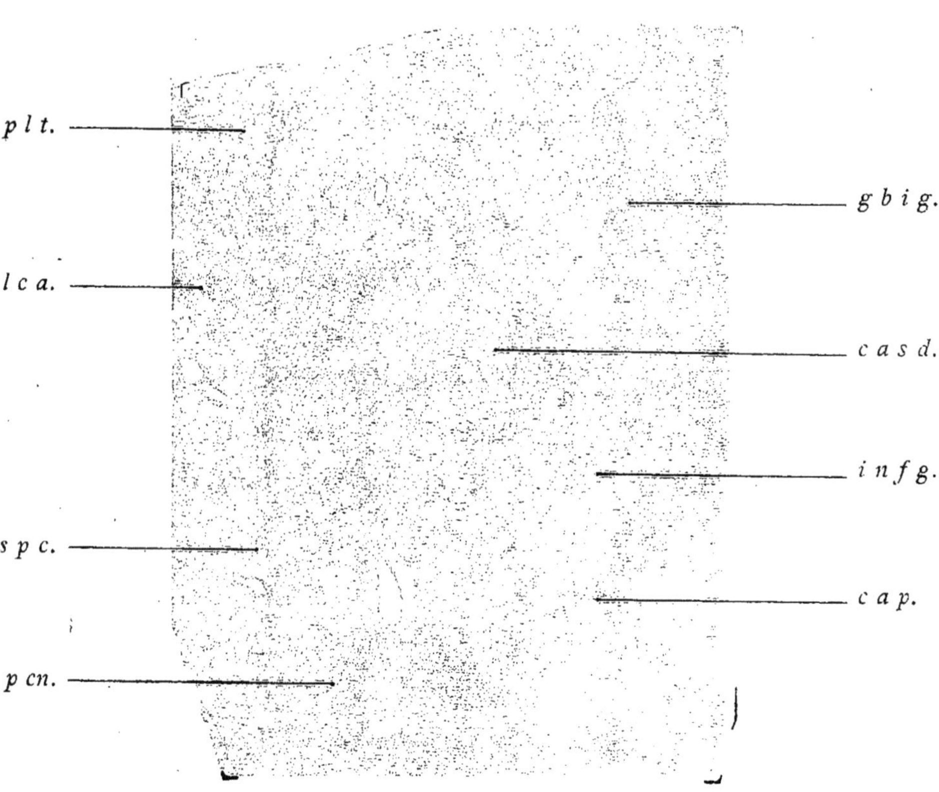

Pneumonie caséeuse et « infiltration gélatiniforme » de Laënnec.

(Coloration : hématéine, éosine, orcéine.)

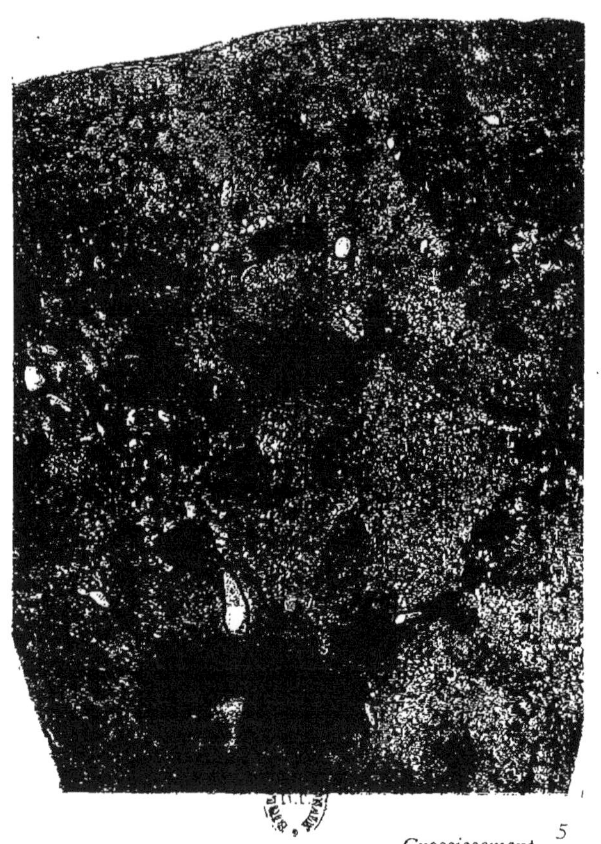

Grossissement $\frac{5}{1}$

TUBERCULOSE INFILTRÉE
PNEUMONIE TUBERCULEUSE

PLANCHE LI

Ilots caséeux nodulaires entourés d'alvéolite gélatiniforme; ramollissement central d'un bloc caséeux.

Coloration : hématéine, éosine, orcéine. — Grossissement 10:1

La Planche LI fournit quelques détails circonstanciés, utiles à l'histoire de la *Tuberculose infiltrée*, que nous ne devrons plus, désormais, identifier avec la « pneumonie caséeuse », la *splénisation gélatiniforme* étant entrée en scène.

Cette figure est un fragment de la Planche L, vue avec un grossissement double. Elle nous montre quelques blocs caséeux manifestant une tendance à s'enkyster; c'est dire qu'ils ont subi, de la part de l'organisme, un commencement de « circonscription cicatricielle ». Cette manifestation, qui s'adresse ici, à la vérité, à de petits îlots d'infiltration pneumonique caséeuse, montre cependant que la diffusion caséifiante peut, dans certaines conditions, subir un temps d'arrêt. C'est équivaloir à la « guérison », toute locale, bien partielle et encore, ici, à peine esquissée, d'un mal infectieux installé en maître dans l'intimité du parenchyme respiratoire.

Par ailleurs, l'un des foyers, le plus volumineux (*elca*) développé, sans nul doute, au voisinage d'une bronchiole (dont on n'aperçoit aucune trace précise dans l'intimité de la masse caséeuse) est en train de se ramollir, de se « liquéfier », en sa partie centrale. La matière tuberculeuse bacillifère commençait donc à être éliminée, dans ce cas, par les voies naturelles, c'est-à-dire par les bronches. Ce « mode de guérison » de la Tuberculose au moyen de l'évacuation « ulcérative », offre mille dangers, puisqu'il correspond, en clinique, à la PHTHISIE PULMONAIRE *ouverte*. Il mérite d'être retenu, cependant, et fera l'objet d'un des chapitres suivants.

Plus on pénétrera dans les détails histo-pathologiques de l'alvéole pulmonaire atteint de lésions inflammatoires imputables à l'action « phlogogénique » du bacille tuberculeux, et plus on devra reconnaître que les moyens employés par l'alvéole pulmonaire pour se défendre sont aussi simples que peu nombreux. Déjà, à ce faible grossissement, on voit les différentes formes de l'*alvéolite aiguë* se combiner sans ordre, s'amalgamer, pour réaliser le « poumon bigarré tuberculeux ». La multiplicité des désordres, les diverses colorations qui en résultent donnent à la coupe un aspect « moucheté » fort curieux et dont les détails sont relevés dans l'explication de la Planche LI. On remarquera, pour l'ensemble, que le plus grand nombre des cavités aériennes est comblé par des produits inflammatoires dont la nature tuberculeuse ne peut faire aucun doute, si l'on parcourt, par comparaison, les Planches précédentes, ainsi que les suivantes (Pl. LII, à LVI, inclusivement).

On notera, en outre, que la splénisation ici figurée encercle, d'une façon presque régulière, chacun des foyers caséeux nodulaires, preuve certaine de l'activité envahissante des colonies bacillaires accumulées au sein de la matière caséeuse.

---

i. n. l. *Ilot nodulaire* caséeux, péri-bronchique, tendant à l'enkystement partiel; une artériole pulmonaire, contiguë à l'ilot, commence à être envahie par la caséification.

v. p. i. l. Grosse *veine pulmonaire inter-lobulaire*, commençant (à droite) à être touchée par le processus de caséification; l'abondant tissu cellulo-vasculaire de la cloison inter-lobulaire et les couches externes de la veine sont déjà tuberculisés; la limitante élastique interne résiste encore, mais, en dedans d'elle, la membrane interne, épaissie, commence à subir la « nécrose de caséification ».

i. n. f. l. c. Ilots inflammatoires lymphocytaires (reconnaissables aux pointillés violets abondants), associés à des placards d'alvéolite gélatiniforme déjà en voie de caséification; en ce point, le tissu pulmonaire n'est pas encore tout à fait imperméable à l'air.

t. n. d. k. Deux petits *nodules tuberculeux enkystés*; la zone claire qui les entoure à peu près en entier est nettement limitée, en dehors, par une bordure d'infiltration leucocytaire (violet foncé), souvent fort épaisse.

l. f. p. c. *Zone lymphocytaire péri-caséeuse*, de tous points identique à la « zone lymphocytaire péri-granulique » étudiée à propos de la tuberculose miliaire.

e. l. c. a. *Amas caséeux réniforme*, en voie de ramollissement, identique aux blocs de pneumonie caséeuse décrits précédemment, mais avec une certaine tendance à l'enkystement fibroïde; cette tendance à la circonscription cicatricielle des lésions pneumoniques unifie toutes les manifestations de la Tuberculose pulmonaire, de la granulation miliaire à la broncho-pneumonie caséeuse.

a. l. v. t. *Alvéolite exsudative*, fibrinoïde, déjà en état de caséification.

v. p. c. *Veine pulmonaire*, en bordure le long du bloc pneumonique; une partie de l'armature élastique a disparu, sous la poussée de l'infiltration caséeuse voisine.

s. p. l. t. Zone de *splénisation alvéolaire* « gélatiniforme », tuberculeuse.

TUBERCULOSE INFILTRÉE

PLANCHE LI

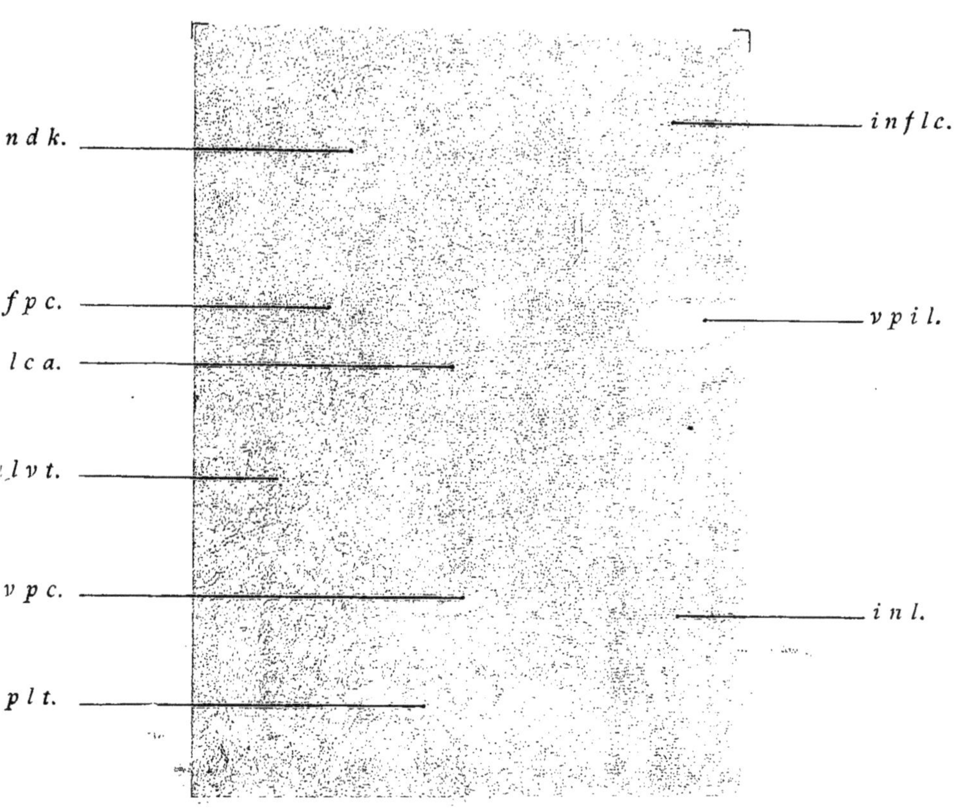

Ilots caséeux nodulaires entourés d'alvéolite gélatiniforme.
Ramollissement central d'un bloc caséeux.

(Coloration : hématéine, éosiné, orcéino.)

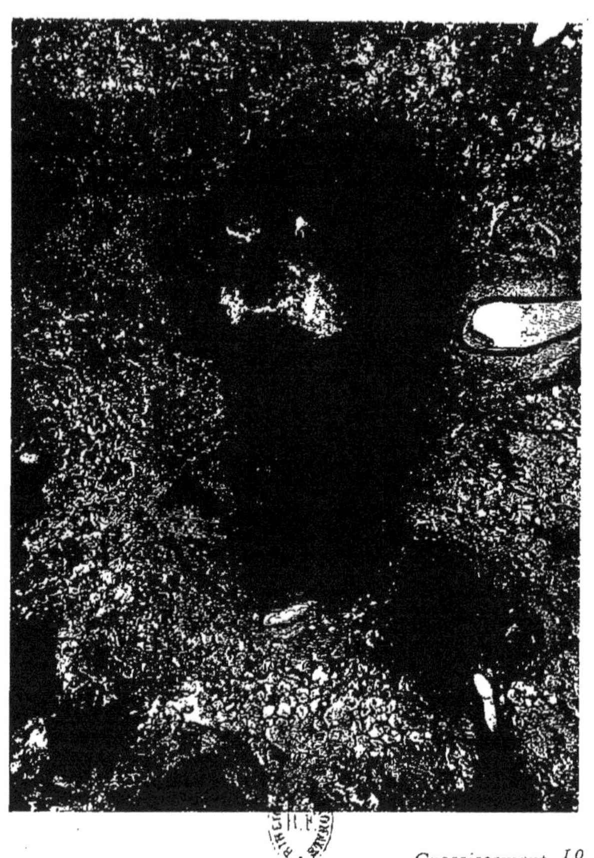

B.F.

Grossissement $\frac{10}{1}$

TUBERCULOSE INFILTRÉE
PNEUMONIE CASÉEUSE

PLANCHE LII

La Bronchio-pneumonie tuberculeuse, par îlots disséminés; l'infiltration gélatiniforme (splénisation tuberculeuse).

Coloration : hématéine, éosine, orcéine. — Grossissement 15:1.

Les détails signalés dans l'explication de la Planche LII méritent d'être médités avec soin.

Nous voyons, pour la première fois, apparaître, d'une manière aussi distincte que démonstrative, sur une coupe microscopique, une série de lésions méritant d'être dénommées *bronchio-pneumoniques tuberculeuses*.

Le bas de la préparation met en vedette des coupes successives et orientées de façon à montrer la tuberculisation d'une *bronche sus-lobulaire*, c'est-à-dire, en vérité, d'un canal vecteur, étranger à l'appareil respiratoire proprement dit, touché *avant* le lobule pulmonaire et *au-dessus de lui*. Ce conduit apparaît oblitéré par des masses caséeuses, donc bacillifères. Toutes les ramifications bronchioliques sous-jacentes, visibles dans cette figure (*brpc* et *brcv*), sont, elles aussi, frappées par le même mal tuberculeux que la bronche *brsl*, dont elles dépendent. Il est impossible de résister à l'impression qui se dégage d'une telle constatation. Les lésions bronchiques ont été, ici, les *premières* en cause; les bacilles ont commencé par là leur œuvre, et le poumon, atteint dans ses lobules, acini et infundibula, ne l'a été que secondairement. Il s'agit, en somme, d'une *bronchio-pneumonie* de tous points superposable aux bronchio-pneumonies infectieuses ordinaires. La seule différence, à en juger de prime abord, tient à la spécificité du germe pathogène.

S'il en est ainsi, les lésions intercalaires, précisément constituées par la « splénisation gélatiniforme tuberculeuse », viennent corroborer la donnée première; elles jouent, par rapport à la « bronchio-pneumonie bacillaire, par îlots disséminés », le même rôle que la splénisation due au pneumocoque, au pneumo-bacille, ou au streptocoque, au cours des bronchio-pneumonies infectieuses ordinaires.

La BRONCHIO-PNEUMONIE TUBERCULEUSE entre ainsi, de plain pied, dans l'histoire anatomo-pathologique de la *Tuberculose infiltrée* du poumon. Nous en rechercherons les principaux caractères pathognomoniques différentiels.

Ces signes distinctifs vont apparaître dans toute leur netteté, sur les Pl. LII et Pl. LIII, où se trouvent mises en valeur plusieurs coupes de bronches *tuberculisées depuis peu.*

---

a. l. v. t. Ilot d'*alvéolite exsudative fibrinoïde*, déjà en voie de caséification, au pourtour d'un placard de bronchio-pneumonie caséeuse.

b. r. p. c. *Ilot bronchio-pneumonique*, d'apparence « trifoliée » : chacune des folioles apparaît composée par une substance grenue, dense, opaque; toute trace de la structure de l'arbre respiratoire y a, à peu près, disparu; à gauche, en pleine foliole, on aperçoit la lumière d'un vaisseau presque en entier comblée par un trombus caséifié.

s. p. l. g. l. Large placard de *splénisation* alvéolaire et bronchiolique (*infiltration gélatiniforme*, de Laënnec); les cavités respiratoires sont gorgées d'éléments déjà dégénérés (v. Pl. LV.) sous l'action directe des bacilles tuberculeux.

p. l. c. a. s. Placards d'*infiltration caséeuse commençant à envahir l'îlot gélatiniforme*; les limites de l'infiltration sont irrégulières et se perdent, insensiblement, dans le tissu splénisé voisin.

v. p. i. l. Grosse *veine pulmonaire inter-lobulaire*, dont l'armature élastique, un peu obliquement sectionnée, apparaît plus épaisse qu'en réalité. Le tissu conjonctivo-vasculaire de l'espace inter-lobulaire est, à sa partie inférieure, infiltré de nombreux éléments diapédésés (*macrophages vésiculeux bacillifères*).

b. r. s. l. *Bronche sus-lobulaire* (en voie de bifurcation), caséifiée en totalité et oblitérée; à la partie inférieure de la figure, la même bronche apparaît, sectionnée en travers, et remplie par un gros bloc caséeux; la tuberculisation de l'organe a fait disparaître toute trace de ses parties constitutives : on n'y distingue plus, en particulier, le tissu élastique fondamental (*bronchite caséeuse*); son artère pulmonaire satellite (à gauche) commence, elle aussi, à se caséifier, au contact des tissus péri-bronchiques malades.

a. r. t. p. c. Branche collatérale d'une *artériole pulmonaire* verticalement dirigée et occupant la moitié de la hauteur de la préparation; la caséification touche à l'artère en deux points précis, où l'on voit disparaître l'armature élastique du vaisseau.

b. r. c. v. Coupe transversale d'une *bronchiole intra-lobulaire* sûrement tributaire de la bronche sus-lobulaire caséeuse *brsl*; autour de la paroi de la bronchiole, le tissu aérien est caséifié d'une manière régulièrement concentrique au canal aérien (*nodule péri-bronchique*); la cavité contient des détritus caséeux et les parois de la bronche sont déjà détruites : on assiste, ici, à la formation d'une « cavernule », par fonte caséeuse d'une bronchiole.

p. d. c. a. Placard caséeux, dans lequel l'infiltration tuberculeuse apparaît (à droite) quelque peu tatouée de *poussières anthracosiques.*

TUBERCULOSE INFILTRÉE

PLANCHE LII

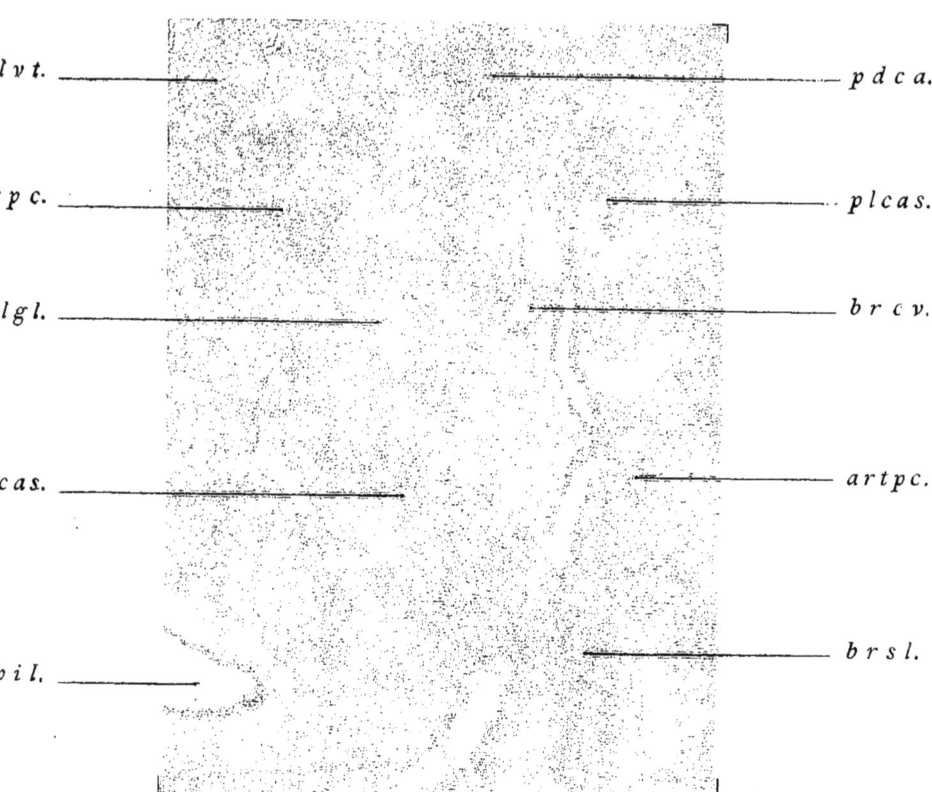

La Bronchio-pneumonie tuberculeuse, par îlots disséminés.
L'infiltration gélatiniforme (splénisation tuberculeuse).

(Coloration : hématéine, éosine, orcéine.)

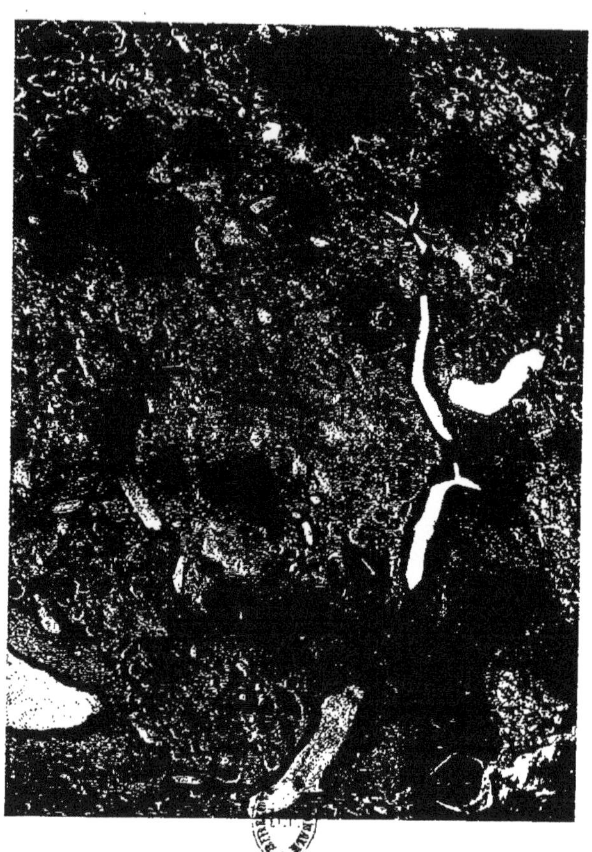

Grossissement $\frac{15}{1}$

TUBERCULOSE INFILTRÉE
PNEUMONIE TUBERCULEUSE

PLANCHE LIII

Les lésions de la Bronchio-pneumonie bacillaire.
Bronchite caséeuse oblitérante; tuberculisation secondaire de l'artère pulmonaire, par contiguïté de tissus.

Coloration : hématéine, éosine, orcéine. — Grossissement 30:1.

La richesse des détails rapportés dans l'explication de cette Planche donne toute sa valeur à la *bronchite caséeuse*, fauteur de bronchio-pneumonie tuberculeuse.

Ici, le « foyer bronchique » sème autour de lui *l'infiltration caséeuse*. Et l'on suit, de près, la façon dont réagissent d'abord, puis succombent les tissus et organes touchés par la fatale infection diffusante. On peut apprécier comment s'exerce la propagation des colonies de bacilles tuberculeux accumulés et, sans contestation possible, multipliés au sein d'une masse caséeuse fixée dans la cavité d'une bronche. L'état de l'artère pulmonaire, qui, dans toute l'étendue du poumon, suit, pas à pas, les divisions bronchiques, donne, de même, ici, la preuve absolue de la puissance de pénétration des bacilles tuberculeux virulents : couches musculaires lisses, limitante élastique interne, endartère, ont payé, tour à tour, leur tribut. Dans l'endartère même (*artc* et *pmet*), l'essai d'une réaction de défense a eu beau donner naissance à des couches épaisses de tissu connectif fibroïde, en vue d'établir une dernière résistance de l'organe à la mortification caséifiante : partout où l'endartérite est née, les bacilles sont venus en foule et ont tuberculisé les tissus inflammatoires, aussi bien, mieux même, peut-être, que les tissus constitutifs de l'organe. En définitive, rien ne résiste à l'imprégnation bacillaire. Dans l'intimité du parenchyme respiratoire, l'infection suspend souvent ses méfaits, sans qu'on puisse, de cet arrêt, donner une explication anatomique satisfaisante.

---

a. l. v. t. *Alvéolite tuberculeuse aiguë*; les cavités respiratoires sont comblées par d'innombrables leucocytes, déjà en partie nécrobiosés; la fibrine, ici, n'entre que pour une proportion presque nulle; un peu plus bas, toujours sur le bord gauche de la préparation, la caséification de l'îlot broncho-pneumonique s'accuse mieux.

a. r. t. c. Coupe oblique de l'*artère pulmonaire* satellite d'une bronche caséifiée; au contact du processus de caséification centrifuge partie de la bronche, les parois de l'artère se sont mortifiées, de proche en proche; l'endartérite végétante, née au contact du foyer caséeux, s'est, à son tour, caséifiée; la lumière du vaisseau est rétrécie, de toute la hauteur du placard d'endartérite caséeuse.

p. m. e. t. Même artère pulmonaire, dont la périartère apparaît manifestement caséifiée, au contact direct d'une zone de *péri-bronchite caséeuse* secondaire à l'oblitération d'une bronche intra-lobulaire frappée par la Tuberculose infiltrée; la marche de la broncho-pneumonie tuberculeuse, avec ses diffusions caséifiantes centrifuges, est, ici, des plus évidentes.

f. b. c. Placard d'*exsudat fibrinoïde* développé dans des cavités aériennes et montrant l'inflammation pneumonique caséeuse à un stade plus avancé qu'en *a. l. v. t.*

v. p. i. l. Grosse *veine pulmonaire inter-lobulaire*, normale; le tissu conjonctivo-vasculaire de l'espace apparaît, en bas et à droite, infiltré de très nombreux lymphocytes, qui forment, aux placards de splénisation alvéolaire adjacents, une sorte de bordure très comparable aux « zones lymphocytaires » péri-nodulaire et péri-granulique.

s. p. l. t. Cette *zone de splénisation tuberculeuse* remonte jusqu'au contact de la grosse bronche tuberculeuse caséifiée; l'aspect légèrement « bigarré » de la coupe s'explique par la richesse plus ou moins grande de certaines cavités aériennes en leucocytes, et par le degré, plus ou moins marqué, de leur nécrobiose caséifiante.

a. r. b. Coupe transversale de l'*artériole bronchique*, nourricière de la bronche tuberculisée; la coupe transversale du vaisseau permet de reconnaître son armature élastique, amincie, réduite, mais non encore disparue, ainsi que le processus d'endartérite, végétante et caséeuse, qui a rétréci la lumière vasculaire, sans l'avoir encore tout à fait oblitérée.

a. r. l. d. *Bronche sus-lobulaire*, en totalité oblitérée par la matière caséeuse; la paroi bronchique a disparu, sur presque toute l'étendue de la coupe : la caséification tuberculeuse a entraîné l'atrophie de tous les tissus constitutifs de la bronche et, en particulier, de son armature élastique; l'obliquité de la section permet d'apprécier le degré extrême des lésions pariétales de la bronche.

b. r. c. a. *Bloc caséeux*, oblitérant, en entier, la lumière de la bronche; les nécessités de la technique microscopique ont produit des craquelures dans ce bloc caséeux; la multiplicité des colorations permet de noter la diversité de composition de la matière caséeuse : ici, l'aspect *fibrinoïde* du tissu caséeux prédomine (en *a. r. l. d.*); là, les conglomérats de leucocytes diapédésés et en voie d'effritement pulvérulent (en *b. r. c. a.*) donnent à la masse une teinte violet sale foncée, qui tranche, de la manière la plus heureuse, sur le ton rouge brique sale des portions fibrino-caséeuses du voisinage.

TUBERCULOSE INFILTRÉE

Planche LIII

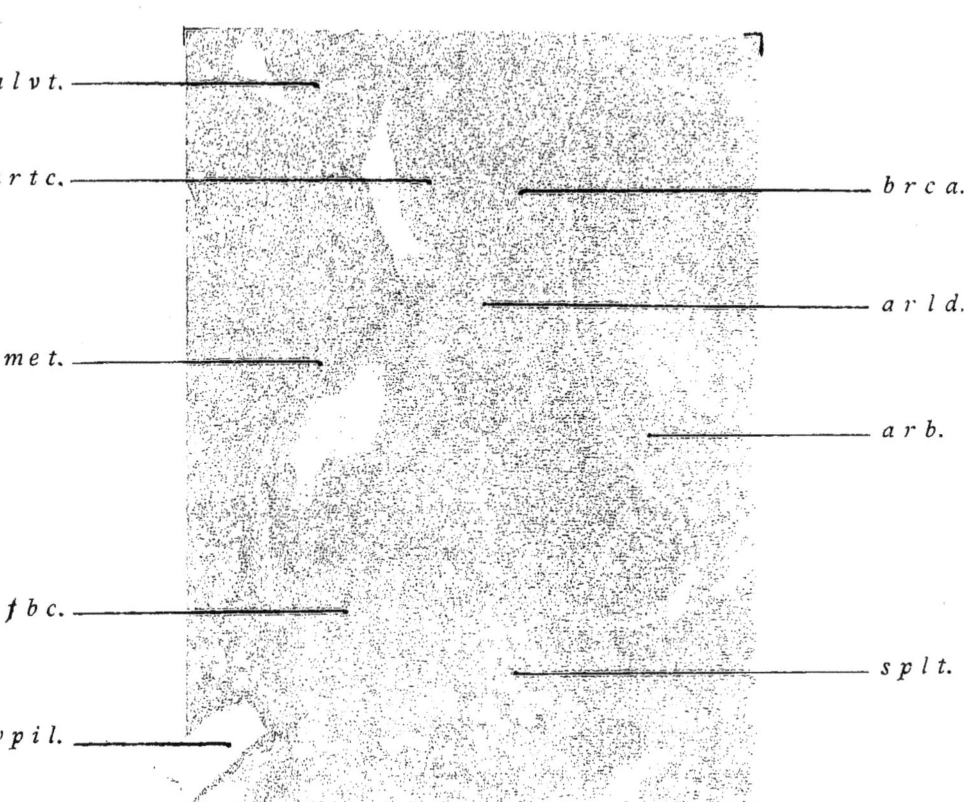

Les lésions de la bronchio-pneumonie bacillaire.
Bronchite caséeuse oblitérante ; tuberculisation secondaire de l'artère pulmonaire, par contiguïté de tissus.

(Coloration : hématéine, éosine, orcéine.)

Pl. LIII

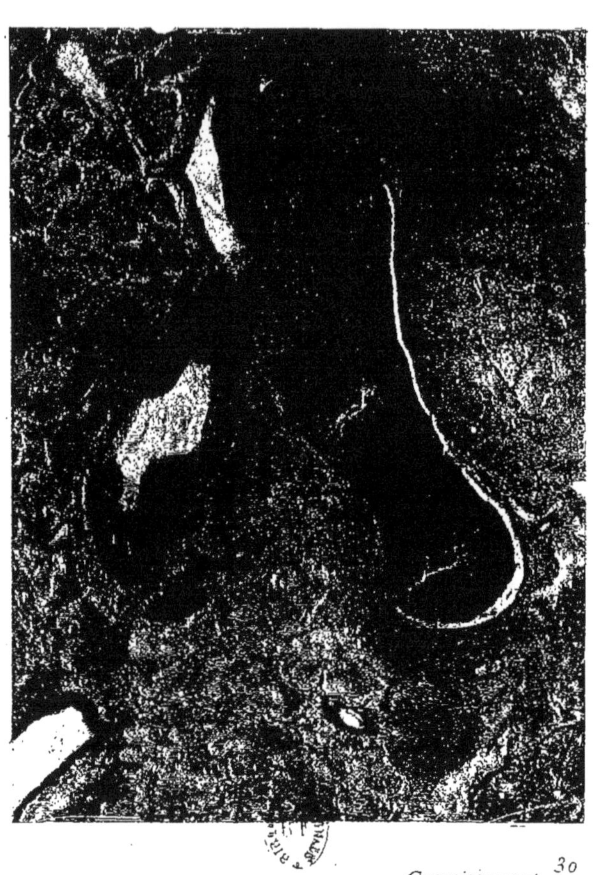

Grossissement $\frac{30}{1}$

TUBERCULOSE INFILTRÉE
INFILTRATION GÉLATINIFORME

PLANCHE LIV

Infiltration gélatiniforme, de Laënnec (splénisation bronchio-alvéolaire vitrifiante, tuberculeuse).
Mort rapide (par caséification) des éléments inflammatoires.

Coloration : hématéine, éosine, orcéine. — Grossissement 20:1.

La Planche LIV et les deux suivantes apportent les précisions indispensables pour bien établir la caractéristique histo-pathologique de l' « Infiltration gélatiniforme », de Laënnec.

En vérité, cette altération, aiguë au sens histologique du terme, constitue une sorte de « splénisation pulmonaire » très spéciale, que l'on pourrait définir ainsi : une *splénisation bronchio-alvéolaire spécifique, vitrifiante et caséogène.*

Les lésions qui la caractérisent sont, le plus souvent, multiformes et donnent aux coupes microscopiques un aspect « bigarré » très particulier. L' « alvéolite », à laquelle, en définitive, on doit toujours ramener toute lésion inflammatoire du poumon, y présente les manifestations les plus variées, suivant les points observés. En comparant *ndpb*, à *brpv*, à *alvt*, et à *cain*, on se rend compte de la justesse de cette remarque. D'une façon générale, l'alvéolite de la « splénisation vitrifiante » ressortit à une hyperdiapédèse leucocytaire, spécifique dès son début; en effet, détail important, les macrophages composant la presque universalité des éléments accumulés dans les cavités aériennes sont des « porteurs de bacilles tuberculeux hypervirulents. »

Un autre caractère, non moins remarquable, est donné par la façon dont meurent les éléments cellulaires diapédésés.

Une dégénérescence, vitreuse tout d'abord, les frappe individuellement; puis, ils subissent, sur place, avec une grande rapidité, un effondrement terminal dû à la nécrose caséifiante, laquelle les englobe, en même temps, d'ailleurs, que le tissu interstitiel, en une masse bientôt amorphe et méconnaissable. (Voy. *plcas*, Planches LII et LVI). Aucune trace d'exsudats fibrineux ou fibrino-caséeux n'apparaît au sein de ces altérations spléno-pneumoniques aiguës dégénératives.

---

b. r. a. c. *Bronchiole acineuse*, sectionnée obliquement et donnant naissance (par sa partie supérieure) à un canal alvéolaire; la lumière du conduit est remplie de leucocytes vésiculeux (macrophages bacillifères); autour de la bronche, les alvéoles pulmonaires sont obstrués par une matière amorphe, granuleuse, d'origine inflammatoire et qui, déjà, commence à prendre les caractères de la matière caséeuse; cette sorte de « nodule péri-bronchique » en voie de caséification est, lui-même, circonscrit par une couronne irrégulière d'alvéoles, en apparence encore simplement splénisés.

n. d. p. b. *Nodule péri-bronchique*, en voie de caséification, et dans lequel, à ce faible grossissement, on distingue encore, çà et là, des traces de cloisons inter-alvéolaires plus ou moins disloquées.

b. r. p. v. Ilots de *splénisation bronchio-alvéolaire* en voie de nécrose vitrifiante : la masse des macrophages diapédésés est frappée, élément par élément, d'une mortification aiguë qui les transforme en autant de petits blocs anhistes, bientôt coalescents; les alvéoles terminaux qui s'appuient (à droite) sur une cloison inter-lobulaire n'ont pas encore subi, au même degré, le processus nécrobiotique : ils paraissent quelque peu perméables à l'air; les alvéoles du centre sont, au contraire, obstrués en totalité.

b. r. a. c. p. Coupe de trois *bronchioles acineuses*, sectionnées près de leur point d'origine, et remplies de macrophages vitrifiés : c'est l'*infiltration gélatiniforme*; elle constitue une véritable bronchio-pneumonie tuberculeuse, dans laquelle la splénisation est prédominante (*bronchio-spléno-pneumonie bacillaire*).

n. d. p. t. *Nodule péri-bronchique tuberculeux*, dans lequel un grand nombre de leucocytes n'ont pas encore subi la dégénérescence caséeuse; la bronchiole acineuse, tout au centre de ce nodule, était complètement oblitérée par des produits inflammatoires en voie de caséification.

c. a. l. v. *Canal alvéolaire*, sectionné obliquement et paraissant très élargi; la plupart de ses alvéoles pariétaux semblent incrustés dans les îlots caséifiés qui l'entourent; la cavité aérienne est remplie de macrophages vésiculeux, conglomérés en un bloc jaune rosâtre clair formant comme le moule de l'arbre respiratoire.

a. l. v. t. Ilot d'*alvéolite tuberculeuse aiguë*; les cavités aériennes sont distendues par un exsudat surtout formé de leucocytes, pour la plupart, nécrobiosés; les parois alvéolaires sont encore bien distinctes (*spléno-pneumonie tuberculeuse*).

c. l. i. l. *Cloison inter-lobulaire*, épaissie, infiltrée par de nombreux éléments diapédésés (v. Pl. LV).

p. l. c. a. Petit *placard caséeux*, logé, semble-t-il, au centre d'un canal alvéolaire et entouré par une zone irrégulière de leucocytes en voie de mortification vitrifiante.

c. a. i. n. Infiltration caséeuse, quasi-nodulaire, développée aux dépens d'une bronchiole dont l'armature élastique a disparu; les alvéoles pulmonaires qui l'entourent sont le siège d'une « alvéolite aiguë » lymphocytaire et macrophagique, en rapport avec la diffusion centrifuge des bacilles de Koch accumulés dans la bronchiole.

TUBERCULOSE INFILTRÉE

Planche LIV

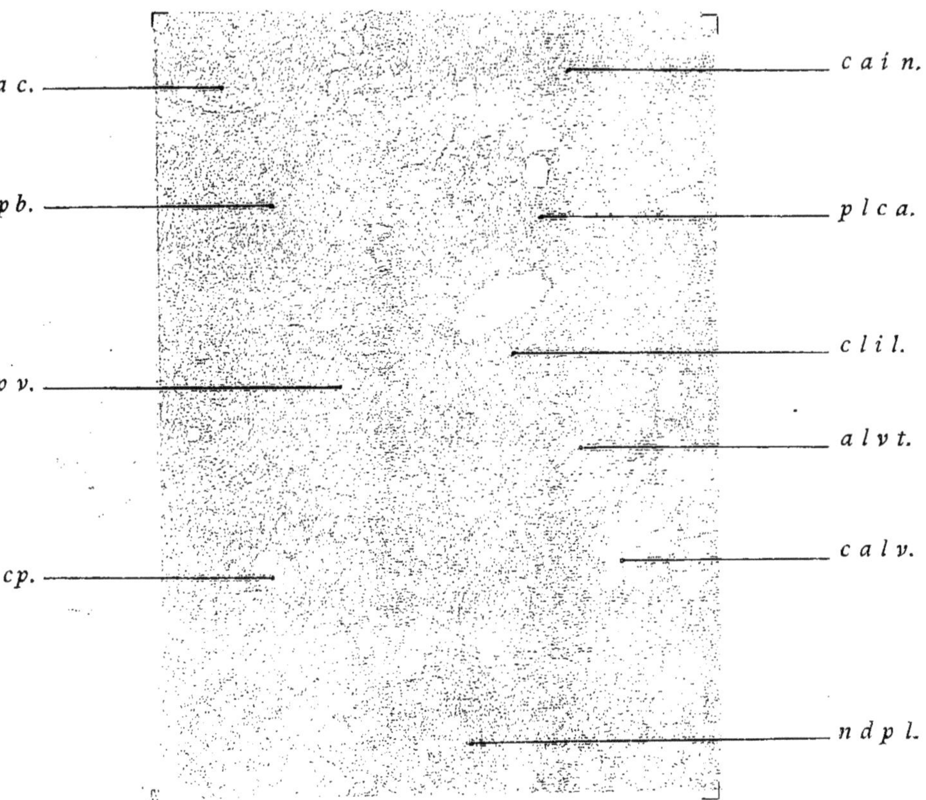

Infiltration gélatiniforme, de Laënnec,
(splénisation bronchio-alvéolaire vitrifiante, tuberculeuse).

(Coloration : hématéine, éosine, orcéine.)

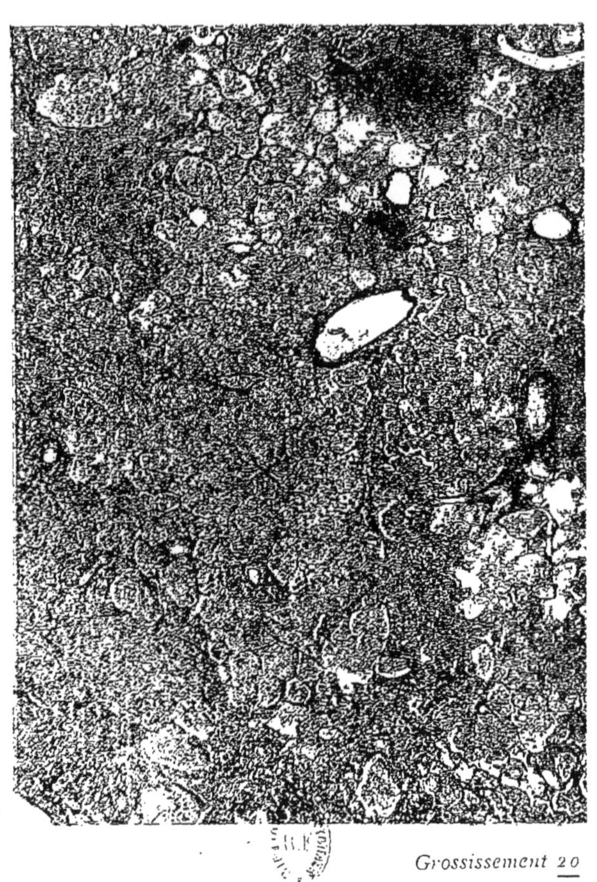

R.F.

Grossissement $\frac{20}{1}$

TUBERCULOSE INFILTRÉE
INFILTRATION GÉLATINIFORME

PLANCHE LV

Infiltration gélatiniforme, de Laënnec : splénisation bronchio-alvéolaire tuberculeuse, macrophagique et vitrifiante.

Inflammation aiguë des cloisons inter-lobulaires (fusées macrophagiques interstitielles).

Coloration : hématéine, éosine, orcéine. — Grossissement 18:1.

L'infiltration gélatiniforme, de Laennec, que nous désignerons dorénavant sous le court vocable de « splénisation vitrifiante tuberculeuse », ne se contente pas de produire, à l'intérieur des cavités aériennes, un afflux hyperdiapédétique de macrophages vésiculeux considérable et accompagné d'une abondante exhalaison de sérosité albumineuse. La Planche LV apporte la preuve que le tissu interstitiel du poumon subit, pour sa propre part et dans le même temps, un travail inflammatoire identique. De cette donnée l'importance apparaît grande : elle expliquera les immenses destructions suraiguës que cause, parfois, sur de vastes surfaces, la « pneumonie caséeuse », autrement dit l'*infiltration jaune crue*, de Laennec, complément inévitable de la splénisation vitrifiante.

La préparation microscopique présente met donc sous les yeux une cloison inter-lobulaire, de dimensions moyennes, à l'état normal, si l'on en juge, toutefois, d'après les vaisseaux veineux peu volumineux qu'elle contient.

Or, la poussée inflammatoire qui a envahi cette cloison l'a épaissie d'une façon extraordinaire. On la voit infiltrée de nombreux éléments qu'un plus fort grossissement permettrait de reconnaître pour des gros « macrophages vésiculeux » identiques à ceux figurés Pl. LVI (en *mcf*, par exemple). Les techniques colorantes appropriées montrent, dans ces gros éléments, hydropiques et moribonds, la présence, pour ainsi parler, constante du bacille de la Tuberculose.

On comprend, sans autres détails, l'avenir réservé à l'ensemble de cette cloison inter-lobulaire : elle est vouée à la caséification. Au surplus, cette mortification a, déjà, commencé (*inflc*) sur le bord même de la cloison; nombre d'alvéoles splénisés du voisinage (*spac*) sont en passe de disparaître : vitrifiés, ils vont se fondre, dans les blocs caséeux que l'on voit poindre, de toutes parts.

Les lésions à la fois « parenchymateuses », disons mieux : aériennes, et interstitielles, telles qu'elles se présentent sur cette figure LV, permettent de spécifier la SPLÉNISATION TUBERCULEUSE, comme nous avons pu spécifier précédemment, grâce à la Planche XLIII, la PNEUMONIE CASÉEUSE. On peut affirmer, à coup sûr, qu'une infection microbienne susceptible d'atteindre, de cette façon, l'ensemble des parties constitutives de l'appareil respiratoire, en les frappant de mort sans avoir eu besoin de recourir à la suppuration, non plus qu'à la gangrène, ne peut être que le Bacille tuberculeux.

La Syphilis et la Lèpre, comme nous le verrons plus tard, ne procèdent jamais de cette façon. Quant aux splénisations causées par le pneumo-bacille de Friedländer, ou par le bacille de la Peste, elles sont suraiguës et *non vitrifiantes*.

---

c. l. i. l. *Cloison inter-lobulaire*, considérablement tuméfiée et ponctuée d'un abondant pointillé violet; elle montre ses vaisseaux sanguins très distendus : en outre, ses mailles interstitielles, fort élargies, œdématiées sont bourrées de macrophages vésiculeux de tous points identiques à ceux qui remplissent, de part et d'autre, les cavités aériennes (voy. *mcf*, Pl. LVI).

a. l. v. m. f. *Splénisation aiguë, bronchiolique et alvéolaire*; la bronchiole, distendue par les macrophages, est remarquable par sa couleur pâle; on sent, à ce faible grossissement, que les éléments inflammatoires, accumulés là, diffèrent des leucocytes ordinaires; tous les alvéoles voisins sont atteints, de même, par cette inflammation hyperdiapédétique macrophagique spéciale, accompagnée d'un abondant afflux de sérosité.

i. l. c. a. Un îlot de *caséification fibrinoïde* infiltré, *à l'intérieur de la cloison inter-lobulaire*, et, d'autre part, au contact de cinq ou six alvéoles infundibulaires gélatiniformes.

v. n. i. a. *Veinule inter-acineuse*, avec sa cloison axiale, venant s'insérer sur la cloison inter-lobulaire; tous les alvéoles qui l'entourent sont atteints de *splénisation tuberculeuse*, pauvres en fibrine et infiltrés de leucocytes en voie de nécrose vitrifiante et caséeuse.

i. n. f. l. c. Ilots d'*infiltration leucocytaire* abondante, en bordure de la cloison inter-lobulaire; ces amas de lymphocytes représentent, en réalité, l'esquisse de la « zone lymphocytaire périphérique » signalée au pourtour du nodule tuberculeux, aussi bien que de la granulation miliaire; en ces points, les alvéoles pulmonaires splénisés semblent dans un état de désagrégation nécrobiotique plus avancée que dans le reste de la préparation.

s. p. c. a. Quelques alvéoles, bien sectionnés, apparaissent atteints d'un début de caséification, secondaire à la splénisation macrophagique vitrifiante; la lumière alvéolaire est comblée par une abondante sérosité, qui englobe les éléments cellulaires en voie de désintégration.

TUBERCULOSE INFILTRÉE

PLANCHE LV

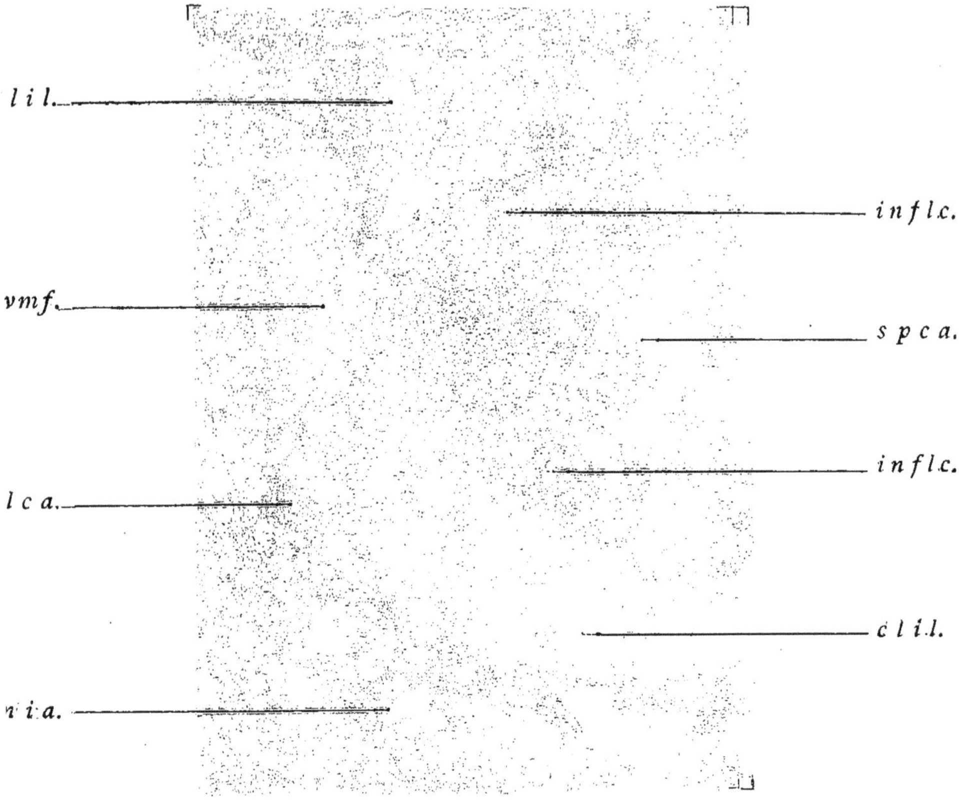

l i l.

inf l c.

vmf.

s p c a.

inf l c.

l c a.

c l i l.

r i a.

Infiltration gélatiniforme de Laënnec : splénisation bronchio-alvéolaire tuberculeuse, macrophagique et vitrifiante.

Inflammation aiguë des cloisons inter-lobulaires (fusées macrophagiques interstitielles).

(Coloration : hémaléine, éosine, orcéine.)

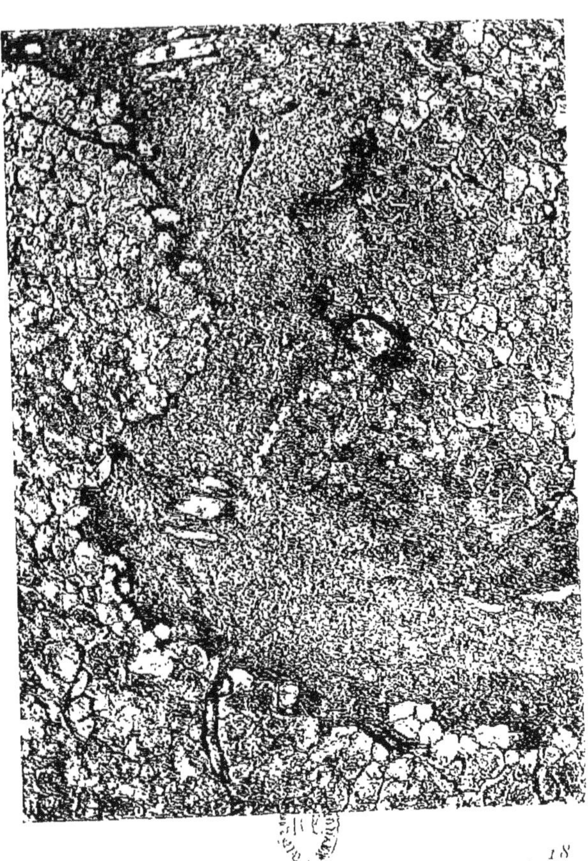

Grossissement $\frac{18}{1}$

TUBERCULOSE INFILTRÉE

INFILTRATION GÉLATINIFORME

PLANCHE LVI

L'Infiltration gélatiniforme, de Laënnec.
La nécrose vitrifiante (caséogène) des macrophages accumulés à l'intérieur des cavités aériennes enflammées.

Coloration : hématéine, éosine, orcéine. — Grossissement 200 : 1.

Étudiée à un fort grossissement, l'*Infiltration gélatiniforme* se révèle comme l'émule de l'infiltration jaune, ou, pour mieux dire, comme l'une des génératrices de la *Tuberculose infiltrée, non folliculaire*. La préparation qui passe sous les yeux, dans la Planche LVI, en fait foi.

Sans entrer dans des détails trop circonstanciés (l'explication de la Planche les fournit, à souhait), on peut, preuves en mains, affirmer ceci : la nécrose vitrifiante, qui met un terme à la splénisation bronchio-alvéolaire, ne se contente pas de détruire le contenu des alvéoles; elle tue, de même, et *sans avoir besoin de recourir à une caséification ultérieure*, toute la matière vivante, éléments aussi bien que tissus, englobée dans la lésion gélatiniforme. On voit (en *arml*) fondre, se résorber, *au sein d'une masse non encore caséeuse*, les cloisons inter-alvéolaires, les fibres élastiques et tous les vaisseaux capillaires.

A droite, la préparation montre des champs d'éléments vitrifiés : rien, là, ne rappelle l'exsudat fibrinoïde, le « caséum bacillifère ». Et cependant, les bacilles existent, épars, en nombre incalculable, dans ces plaines qui, bientôt, se dessécheront, au moment où la caséification terminale interviendra à son tour. Cette « fin de la vitrification » ne saurait tarder : à gauche et un peu au-dessus de *ncvd*, voici qu'apparaît un premier petit bloc de matière caséeuse, reconnaissable à sa tonalité rouge brique sale.

Une conclusion logique s'impose : l'*infiltration gélatiniforme* est une variété des lésions spécifiques de la Tuberculose pulmonaire ; elle est distincte de la *nécrose caséiforme*. Ses lésions constituent la spléno-pneumonie tuberculeuse.

Une dernière remarque à noter : La *Tuberculose* INFILTRÉE OU

« non folliculaire » procède, dans le poumon, de trois façons distinctes : par l'inflammation aiguë exsudative, fibrino-leucocytaire, qui réalise la « pneumonie caséeuse », par la « bronchio-pneumonie », et par l'inflammation hyperdiapédétique, qui crée la « splénisation vitrifiante »; à cette dernière appartient l'infiltration *gélatiniforme*; l'infiltration *jaune* ressortit à ces trois processus, dont elle est l'aboutissant.

---

m. c. f. *Macrophages vésiculeux*, arrondis, flottants au milieu de la sérosité accumulée dans les cavités aériennes; tous ces éléments ont pour caractères : leur forme régulière, leur pâle colorabilité, l'état hydropique de leur protoplasma, la petitesse et la colorabilité de leur noyau, d'ordinaire unique, quelquefois multiple; souvent, le noyau disparaît en même temps que la cellule prend un aspect vitreux (*n. v. t.*); tant qu'il conserve son noyau, le macrophage vésiculeux flotte au milieu du liquide séro-albumineux, qui remplit les cavités aériennes.

c. l. i. a. l. *Cloison inter-alvéolaire*, dont l'armature élastique est encore bien conservée; cette cloison, vue de champ, se détache d'une surface conjonctivo-élastique limitant deux ou trois cavités respiratoires. Un grand nombre des macrophages du voisinage ont, manifestement, déjà, perdu leur noyau et se réunissent par *placards* anhistes, irréguliers, bosselés.

n. v. t. Presque tous les macrophages contenus dans cette cavité alvéolaire sont atteints de *nécrose vitrifiante*, caractérisée par la coloration jaune ocre sale, l'opacité et la sécheresse de l'élément détruit; la disparition du noyau est, alors, constante.

c. r. f. i. a. « Carrefour inter-alvéolaire », au niveau duquel l'armature élastique des cloisons est encore reconnaissable, bien que les fibres élastiques y paraissent d'une gracilité anormale.

n. c. v. d. *Placards de nécrose vitrifiante diffuse*, ayant frappé de mort la presque totalité des macrophages diapédésés dans les cavités aériennes; tout au plus voit-on encore, çà et là, quelques rares lymphocytes isolés, hôtes récemment arrivés et destinés, comme le reste, à une caséification prochaine ; tous les macrophages mortifiés forment, là, des amas anguleux, irréguliers, de dimensions variables, d'une couleur jaune rosâtre sale, baignés par la sérosité interstitielle, qui n'a pas encore été résorbée.

c. r. s. t. Un petit *cristal*, aciculé, d'acide gras est reconnaissable, au milieu des amas de macrophages vitrifiés.

m. c. f. v. Ilot de *petits macrophages vésiculeux*, clairs, d'aspect vacuolisé, et formant comme une grappe accrochée (en haut, à gauche) à l'angle d'un alvéole pulmonaire en voie de destruction manifeste.

a. r. m. l. Moignon de tissu élastique, perdu au milieu des masses nécrosées et montrant, par sa présence, que l'infiltration gélatiniforme de Laënnec ne frappe pas seulement de mort vitrifiante le contenu des alvéoles et des bronchioles splénisés ; cette lésion désagrège aussi, atrophie, jusqu'à la faire disparaître, toute l'armature élastique et vasculaire du poumon, de la même façon (et par les mêmes procédés toxigènes) que fait la pneumonie caséeuse.

TUBERCULOSE INFILTRÉE

Planche LVI

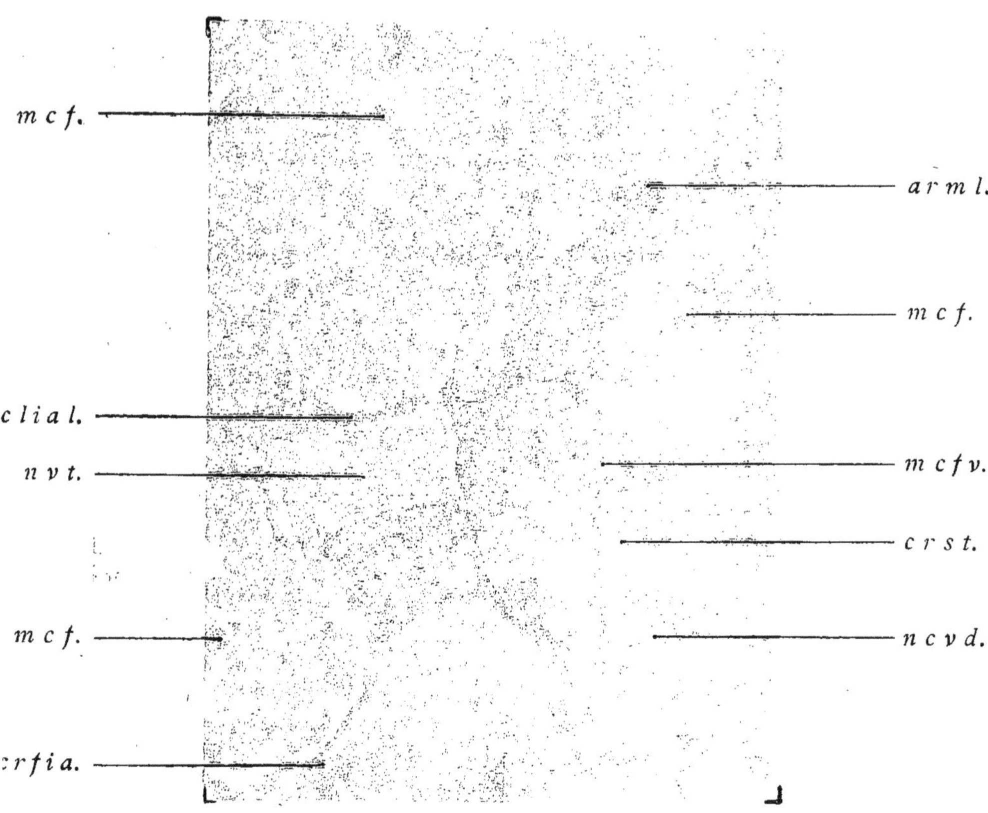

L'Infiltration gélatiniforme, de Laënnec.
La nécrose vitrifiante (caséogène) des macrophages accumulés à l'intérieur des cavités aériennes enflammées.

(Coloration : hématéine, éosine, orcéine.)

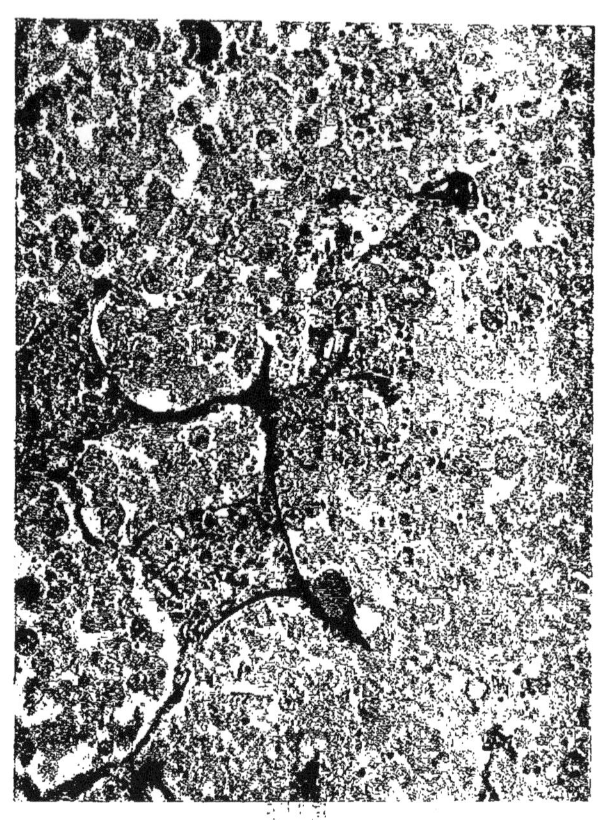

Grossissement $\frac{200}{1}$

IV

LES CAVERNES TUBERCULEUSES DU POUMON

Consultez les Planches XXIV, XXV, XXXVII, XXXVIII, XXXIX, XLI, LVII, LVIII, LIX, LX et LXXIV, pour l'étude des lésions macroscopiques.

Depuis l'admirable description des Excavations tuberculeuses donnée par Laënnec, dans son impérissable Traité de l'auscultation médiate, les anatomo-pathologistes ont, après Rasmussen, Charcot, Grancher, Cornil, complété d'une manière si parfaite les détails des lésions cavitaires, que la question est, aujourd'hui, jugée. Il ne nous appartient pas de la reprendre sur de nouvelles bases, malgré le puissant intérêt qui s'y attache. Il nous suffira de grouper, ici, dans leur ensemble, les caractères généraux des *Cavernes tuberculeuses*, en renvoyant le lecteur, désireux d'apprécier les détails, aux onze Planches macroscopiques, énumérées en tête de ce chapitre : elles montrent les différents types, les plus importants, des cavernes et les explications ont été, pour chacune d'elles, l'objet d'un soin particulier.

Etudiées à l'œil nu, les cavernes tuberculeuses présentent des caractères fort variables, suivant les circonstances. Nous ne ferons que rappeler la fréquence extrême de leur *siège*, au sommet de l'un ou de l'autre poumon, fait qui avait déjà frappé Laënnec. La rareté de leur situation dans le lobe inférieur, surtout à sa partie postéro-supérieure, ou dans l'épaisseur du lobe moyen, vers sa languette antérieure, est, on le sait, toute relative. La proximité de la plèvre viscérale mérite, de même, une mention spéciale : le plus grand nombre des cavernes qui ont atteint un notable volume confinent, d'ordinaire, à la séreuse ; celle-ci peut même, maintes fois, constituer, presqu'à elle seule, la partie la plus superficielle de leur paroi (*cav*, Pl. LVIII) et, en s'épaississant (par un procédé inflammatoire qu'il nous faudra étudier), s'opposer à la rupture de la caverne dans la cavité pleurale (*cavli*, Pl. LX). Les cavernes centrales, creusées dans la profondeur d'un lobe pulmonaire, ne se présentent guère que dans les cas de Tuberculose pneumonique à marche aiguë (*rmc*, Pl XXXVII), ou lors d'une Broncho-pneumonie bacillaire subaiguë disséminée (*fca*, Pl. XXIV) ayant causé une mort rapide, ou bien, au contraire, s'étant prolongée un temps indéfini et ayant occasionné une Phtisie chronique fibreuse (*cavc*, Pl. LIX), avec un poumon creusé d'innombrables cavités.

De la *forme* des cavernes nous n'aurons à signaler que leur grande irrégularité ; leur polymorphisme est en rapport avec l'évolution des lésions destructives. Le nombre des foyers primitifs, leur mode de coalescence, la région même envahie décident de la forme qu'aura la caverne, au moment de l'autopsie. Une caverne aiguë, produite en peu de temps, en pleine pneumonie caséeuse, est toujours déchiquetée, anfractueuse (*rmc*, Pl. XXXVII) ; une cavernule résultant de l'évacuation d'un ou de quelques lobules pulmonaires coalescents broncho-pneumoniques peut affecter une forme presque régulièrement sphéroïde ou, plutôt, piriforme (*cavb*, Pl. LVII).

Les *dimensions* de la perte de substance, de « l'ulcère » du poumon, sont, par suite, des plus variées. Une vaste caverne peut occuper la totalité de la hauteur du lobe supérieur (*ppc*, Pl. LXXIV) en ne respectant qu'une minime portion du tissu pulmonaire sous-pleural. Le travail ulcératif peut même avoir franchi la plèvre inter-lobaire symphysée et s'étendre largement, de haut en bas, dans l'épaisseur du lobe inférieur, soit sous forme de multiples excavations communiquant les unes avec les autres (*cmpm*, Pl. LIX), soit même en donnant lieu à une énorme spélonque bi-lobaire. Les cavernes de dimensions moyennes peuvent ne pas dépasser 2 à 3 centimètres de diamètre ; elles sont tantôt sous-pleurales (*crsm*, Pl. LXXIV), tantôt profondes (*cav*, Pl. XXXVIII), centrales même (*cav*, Pl. XXXIX) et arrondies ou fissuraires, ayant, le plus souvent, échappé à l'oreille du praticien. Les petites cavernes, qui ne dépassent guère un centimètre de diamètre (*cvsp*, Pl. LX), peuvent être isolées, perdues au sein d'un tissu pulmonaire scléro-emphysémateux, ou associées à une série de lésions tuberculeuses plus ou moins avancées. La cavernule peut, de la sorte, se montrer sous l'aspect d'une perte de substance de moins en moins étendue et creusée en pleine matière caséeuse (*rmca*, Pl. XXXIX), de manière à donner l'impression qu'il s'agit d'une cavité bronchique (*plt*, Pl. LVIII) entourée d'un îlot caséeux broncho-pneumonique dont le volume peut être assez ténu pour représenter un simple nodule tuberculeux miliaire (*ntpb*, Pl. XXXVIII) péri-bronchique. Le microscope, dans ce cas, démontrera, en effet, la participation primordiale de la bronche à la fonte ulcérative de la masse caséifiée.

Le *nombre* des cavernes, pour un poumon donné, est rarement considérable. Souvent, la caverne du sommet, ou de la base, est unique. Assez souvent, à la caverne du lobe supérieur semble répondre une seconde caverne, moins volumineuse, creusée au haut du lobe inférieur, tout contre la plèvre inter-lobaire symphysée (Pl. XXXVIII et LXXIV). La Tuberculose broncho-pneumonique à marche subaiguë peut ramollir ses îlots conglomérés (*gltf*, Pl. XXIV) et creuser un lobe de nombreux clapiers caséeux suppurants, réalisant ainsi l'une des formes les plus communes de la « Phtisie galopante ». L'autre poumon, dans maintes circonstances, reste sain et l'on sait quelle gravité pronostique s'attache à la bilatéralité des lésions tuberculeuses pulmonaires.

L'étude macroscopique de la *paroi* de la caverne ne nous arrêtera pas. Il suffit de rappeler que cette paroi, si bien décrite par Laënnec, est, suivant les cas, ou recouverte d'une couche pulpeuse, membraniforme (*fca*, Pl. XXIV), friable et constituée par la matière caséeuse en voie d'élimination (*bpca*, Pl. LVII), ou, au contraire, presque détergée (*gcs*, Pl. LIX) et même lisse, avec un aspect cicatriciel (*cavli*, Pl. LX). L'épaisseur de la paroi de la caverne est, également, fort variable, en rapport avec l'état du tissu pulmonaire qui l'encadre. Tantôt, d'une minceur extrême (*cav'*, Pl. LVIII) malgré la participation évidente du tissu pleural, tantôt dense et fibroïde, grâce à l'appoint fourni par la plèvre symphysée (*sfpli*, Pl. LX), la paroi cavitaire, dans sa partie centrale ou profonde, est, en général, circonscrite par une mince couche de tissu fibreux qui la rattache au parenchyme pulmonaire, sain ou pathologique, sous-jacent.

La *cavité* de la caverne est, souvent, cloisonnée, traversée par ces « colonnes charnues », comparées, par Laënnec, aux colonnes musculaires des cavités du cœur. On sait qu'il s'agit de reliquats de cloisons inter-lobulaires disséquées par l'ulcération bacillaire et ayant, jusque-là, échappé à l'infiltration caséeuse (*clc*, Pl. LXXIV). La bronche qui donne accès dans la caverne est, d'ordinaire, facile à découvrir à la surface interne de la paroi cavitaire; elle y débouche, soit à plein canal, soit d'une manière oblique, en bec de flûte. La lumière est libre ou obstruée faiblement par des magmas caséeux. Au cours de plusieurs milliers d'autopsie, nous n'avons jamais observé un seul cas de caverne *fermée*, avec sa bronche oblitérée d'une façon solide. C'est dire que la caverne remplie et non perméable à l'air doit être d'une excessive rareté.

Le *contenu* d'une caverne varie, suivant les cas; le pus qu'elle renferme est grumeleux, fluide, rarement épais, souvent muqueux. Des blocs caséeux peuvent flotter dans la masse purulente, dont l'odeur fade est, maintes fois aussi, fétide, voire même gangréneuse, le sphacèle partiel des parois d'une caverne n'étant pas une complication commune. Le sang ne se montre pas souvent au milieu du pus cavitaire; lorsque cet accident a lieu, il s'agit, presque toujours, d'une hémorragie abondante, remplissant l'arbre aérien et causée par la rupture d'un anévrisme tuberculeux d'un rameau de l'artère pulmonaire, anévrisme de Rasmussen, dont nous donnerons, plus loin, une étude détaillée.

La présence de vastes cultures d'un champignon pathogène tel que l'*Aspergillus fumigatus*, ayant poussé leurs touffes à la surface d'une caverne a été signalée, mais constitue une complication fort rare de la Bacillose ulcéreuse du poumon. L'existence de masses calcaires dans le pus d'une caverne est plus commune; elle se rattache, d'ordinaire, à l'ulcération de ganglions péri-bronchiques tuberculeux anciens, calcifiés (*Phtisie bronchique*, des auteurs).

Les rapports de la caverne avec les parties constitutives de l'appareil pulmonaire mériteraient une étude détaillée, hors de proportion avec l'objet du présent travail. Il nous faudrait passer en revue presque toute la Pathologie du poumon, des bronches et de la plèvre. Contentons-nous de rappeler que le tissu pulmonaire adjacent à la caverne est toujours plus ou moins profondément altéré, soit par une sclérose cicatricielle, soit par un emphysème atrophique, dont l'histoire est bien connue, si leurs lésions histo-pathologiques laissent encore place à l'étude. De même, les bronches que le hasard des lésions ulcéreuses a mises en rapport avec la caverne sont le siège d'altérations atrophiques diverses, dont le terme de « bronchectasie » ne donne qu'une idée très imparfaite. Restent les vaisseaux, en particulier les artères pulmonaires, auxquelles nous désirons faire une place importante, à l'occasion des lésions microscopiques de la caverne tuberculeuse; puis, enfin, la plèvre, dont l'anatomo-pathologie constituera le dernier chapitre de notre ouvrage et auquel nous renvoyons le lecteur.

Histo-pathologie des cavernes tuberculeuses du poumon.

(Consultez, tout d'abord et, dans l'ordre suivant, les Planches VII, XLVI, L, LI, LII, LXI, LXII, LXIII, LXIV, LXXVIII et XLIX).

Les préparations microscopiques des différentes variétés de lésions tuberculeuses pulmonaires permettent, souvent, d'assister au début même de la formation d'une caverne. Quelles que soient, en effet, ses dimensions et sa forme, toute perte de substance creusée aux dépens de la matière caséeuse bacillifère constitue une caverne tuberculeuse. Cet « ulcère atonique du poumon » est en communication directe, soit, en aval, avec une ou plusieurs bronches adjacentes, soit, en amont, avec quelque organe du voisinage, la plèvre (pneumothorax), une grosse bronche, la trachée, l'œsophage, voire même les téguments cutanés (cavernes fistulisées).

En décrivant la « nécrose caséifiante », qui constitue la *complication* la plus commune de tout foyer tuberculeux, nous avons, déjà, signalé deux faits qui sont comme les actes préparatoires de l'ulcération. C'est, en premier lieu, le *ramollissement central*, par fonte ou « liquéfaction caséiforme », de la masse tuberculeuse (*ftc*, Pl. VII) : le tissu morbide perd sa fermeté et sa cohésion (*bpcn*. Pl. L); il devient plus clair et s'imbibe de liquide, tout en se laissant envahir par des leucocytes mononucléaires; ceux-ci, bientôt eux-mêmes vacuolisés, se fondent en un lac de sérosité mucoïde parsemé de détritus filamenteux. Suivant les circonstances, cet effondrement *centro-nodulaire* sera le point de départ de la rétraction quasi-cicatricielle de la masse tuberculisée (phénomène presque toujours accompagné d'infiltration calcaire), ou bien, au contraire, il aidera, d'une manière indirecte (*elca*, Pl. LI), à la destruction ulcérative du bloc caséeux.

Le second phénomène, qui permet de présager la destruction évacuatrice des masses caséeuses, est leur large infiltration leucocytaire et leur fissuration (Pl. LXI). A l'état habituel, normal pourrait-on dire, toute masse caséeuse bacillifère est soumise à une invasion incessante de leucocytes mononucléaires, phagocytes appelés sans relâche, en vue de combattre les germes pathogènes et, si possible, d'éliminer les débris des tissus mortifiés. Cette lutte, dont les signes sont surtout manifestes à la périphérie de la masse tuberculeuse, reste inégale tant que les colonies bacillaires sont encore toutes puissantes; elle se termine, dans les cas heureux, par l' « enkystement péri-caséeux », dont nous avons retracé, plus haut, les phases cicatricielles. Trop souvent cependant, alors même que le combat tourne ainsi à l'avantage de l'organisme, le centre du foyer bacillifère devient le siège d'un travail fort dissemblable : les leucocytes s'accumulent, en cohortes serrées, dans les minimes interstices sillonnant le bloc de tissu pulmonaire caséifié. Certes, surtout au début, le plus grand nombre des leucocytes y succombent et leurs noyaux, pulvérisés, accumulent leurs débris dans la matière caséeuse, en lui imposant une coloration violet sale, de plus en plus foncée (*fpnca*, Pl. LXI). Ces teintes métachromatiques de la matière caséeuse sont les prémisses certaines de sa prochaine destruction ulcérative; on les retrouve toujours quand l'évacuation se prépare (*ulcn*, Pl. LXI) ou commence à s'effectuer (*Pnth*, Pl. XLIX); leur signification est pathognomonique. En même temps, d'ordinaire, le bloc caséeux, de moins en moins cohérent, paraît subir une *fissuration* partielle, dont l'intérêt est non moins capital : des craquelures se dessinent, çà et là, dans la masse polychrome, tantôt sans aucun ordre apparent, tantôt en suivant certaines lignes, qui correspondent, précisément, aux parois de tel ou tel conduit bronchique détruit (*brsl*, Pl. LII) et perdu dans la matière amorphe. Profitant de ces fissures où ils affluent, les leucocytes mono- et poly-nucléaires découpent de plus en plus vite le bloc caséeux : ils le morcellent (*fcav*, Pl. LXI et LXII) se mettent en mesure d'en évacuer les fragments dans la cavité bronchique redevenue perméable : une cavernule est formée, et la bronchiole ulcérée en constitue le centre.

Quelle que soit son origine, pneumonique (*fcav*, Pl. XCVI), ou broncho-pneumonique (*fist*, Pl. XCIX), l'*ulcération caséeuse* présente, partout, les mêmes caractères. La lumière apparaît, tout d'abord, occupée par des détritus enrobés, de toutes parts, par de vastes amas de leucocytes (*bcf*, Pl. LXIII). Ce pus épais, qui remplit la cavité ulcéreuse, est remarquable par la proportion excessive de leucocytes mononucléaires gorgés de bacilles et par les débris de matière caséeuse contenant des fragments, encore colorables, de fibres élastiques (*bcl*, Pl. LXIII). La paroi de la cavernule est attaquée par d'innombrables fusées de leucocytes infiltrés dans le tissu pulmonaire sclérosé. Un grand nombre de ces éléments sont, déjà, frappés de mort vitrifiante et leurs noyaux sont pulvérulents. On peut déceler, dans cette paroi qui s'effondre, ici, des lambeaux de l'armature élastique pulmonaire détruits par une inflammation tuberculeuse ancienne, là, quelques cellules géantes (*clga*, Pl. LXIV), indice d'une réaction « folliculaire » du poumon enflammé; ailleurs, le procédé destructif mettra à jour des alvéoles pulmonaires encore remplis de fibrine caséifiée (*alvf*, Pl. LXIV), trace ultime d'une active participation du parenchyme pulmonaire à la lutte anti-bacillaire.

Tous ces reliquats d'un passé pathologique vont être, de proche en proche, disséqués, pulvérisés et, enfin, évacués par la suppuration secondaire de la masse caséeuse : gagnant de proche en proche, la caverne s'en accroîtra d'autant.

Le rôle des canaux aériens dans la formation des cavernes (consultez, à ce sujet, les Planches XV, XVII, XIX, XLI, LXIX et LXX). La perte de substance, formée aux dépens du tissu pulmonaire, de la façon indiquée plus haut, a dû emprunter la voie bronchique. C'est, en effet, dans la bronche, oblitérée par la caésification, évacuée ensuite par la suppuration péri-caséeuse, et, enfin, ulcérée d'une manière progressive, que s'effectuent les premiers travaux de la formation de la cavernule. Dans tous ces cas, en somme, il s'agit d'une *complication* secondaire, disloquant la masse caséifiée. La bactériologie permet d'y démontrer l'intervention constante d'agents pyogènes, hôtes ordinaires des voies aériennes, et de considérer l'ensemble de ces désordres comme la manifestation d'une « infection locale secondaire ». La Tuberculose pulmonaire se trouve, dès lors, *compliquée*. L'infection bacillaire n'est plus pure, mais devient « mixte », au sens histo-pathogénique du mot. Dorénavant, la *bronchite ulcéreuse*, dont nous avons esquissé les caractères microscopiques, surajoutera des lésions inflammatoires nouvelles aux vieilles altérations bacillaires proprement dites.

Il ne faudrait pas, toutefois, en conclure à l'intervention *nécessaire* des infections secondaires pour *toute* perte de substance trouvée, au cours de la Tuberculose. Dans les lésions miliaires, folliculaires, les plus pures, l'infundibulum (*cnal*, Pl. XV), comme nous l'avons vu, la bronchiole acineuse (*brat*, Pl. XVII) et les ramifications bronchiques intra-lobulaires elles-mêmes (*efel* Pl. XIX) participent, de la façon la plus directe, aux destructions les plus franchement bacillaires, sans qu'il y ait lieu d'y faire intervenir, d'une façon même indirecte, l'influence de germes pathogènes étrangers. Les pertes de substance sont microscopiques, à la vérité; elles conservent toute leur valeur histo-pathogénique, et ressortissent au seul Bacille tuberculeux, pyogène à sa façon.

Cavernules lobulaires, *cavernes multi-lobulaires*, *cavernes broncho-pulmonaires* (consultez, à ce sujet, les Planches XLI, LXII, LXV, LXVII, LXVIII, LXIX, LXX, LXXI, LXXII, LXXIII, LXXVIII et XLIX). Nous n'avons pas à retracer, ici, dans leur ensemble, les modes de formation des cavernes et leurs combinaisons variées. Ces descriptions ont été faites — et bien faites — par les anatomo-pathologistes du siècle dernier. Nous nous contenterons de rappeler les détails les plus typiques, permettant de suivre, jusqu'au bout, l'évolution de l' « ulcère pulmonaire tuberculeux ».

Pour comprendre le mécanisme de l'effondrement inflammatoire « mixte », bacillaire à la fois et pyogène, producteur de la cavernule, il suffit de parcourir les figures choisies, par nos soins, à cet effet. On y verra (Pl. LXII) un acinus taraudé en son centre, au niveau de sa bronchiole, par la fonte ulcérative étudiée plus haut; bientôt, à mesure que l'effritement centrifuge poursuit ses ravages, le lobule presque entier (*cavl*, Pl. LXXII), entier même (*cavl*, Pl. LXIX), s'effondrera, au fur et à mesure de la progression de l'ulcère. La cavernule « lobulaire » est ainsi formée. Puis, si le processus n'est point arrêté par les réactions inflammatoires scléreuses (qui s'exercent, sans relâche, autour de la cavité), les cloisons inter-lobulaires céderont, à leur tour, et la cavernule, de lobulaire (*plca* Pl. LXVII), qu'elle était, deviendra pluri-lobulaire (*cavpl*, Pl. LXXI), soit par invasion centrifuge des lobules voisins, soit par coalescence de plusieurs ulcérations lobulaires. Ainsi se développe la *caverne*, dont les dimensions, la forme et les complications méritent une analyse minutieuse, hors de proportion avec le présent travail. Signalons seulement que l'extension de cet ulcère atonique tuberculeux, qui morcelle peu à peu le tissu pulmonaire scléro-caséeux sous-jacent, peut progresser jusqu'au delà de la membrane pleurale; si celle-ci était encore libre d'adhérences, l'ulcère réalise le Pneumothorax tuberculeux (Pl. XLIX). En cas de symphyse pleurale, l'ulcère tuberculeux, qu'aucun obstacle matériel ne saurait arrêter, peut franchir les adhérences (*efsf*, Pl. LXXIII), si épaisses soient-elles; il peut porter ses désordres bien au delà de l'appareil pleuro-pulmonaire, à travers les couches fibro-musculaires de la cage thoracique.

La paroi de la caverne est constituée par une couche, souvent fort peu épaisse, d'un tissu scléro-caséeux. La nécrose caséifiante y préside à l'extension, progressive et centrifuge, des lésions, exactement de la même façon que nous l'avons vue faire à la périphérie de tout foyer caséeux *non ouvert*, au cours de la Bacillose, tant folliculaire que pneumonique : ce sont les mêmes destructions nécrobiotiques des différents tissus du poumon, les mêmes réactions défensives fibro-vasculaires, à la fois interstitielles et alvéolaires, de l'organe, les mêmes défaites itératives de ces bandes de tissu pulmonaire enflammé. En plus, cependant, on voit intervenir, ici, pour la première fois, les leucocytes pyogéniques, les poly-nucléaires, satellites des microbes pathogènes, ces hôtes, habituels bien qu'indésirables, de l'arbre respiratoire. Associés aux mononucléaires, les poly-nucléaires établissent un foyer de suppuration bientôt permanent, souvent intensif, parmi les fissures et craquelures qui sillonnent le bloc caséeux. L'effondrement parcellaire, par pulvérisation des couches fibro-caséeuses sans cesse formées à la surface, de plus en plus grandissante, de l'excavation, termine le drame (*limlb*, Pl. LXXVIII).

La plupart des désordres histo-pathologiques qui en résultent sont étudiés en détails dans nos Explications des Planches. Un seul, le plus important, à la vérité, nous arrêtera cependant, ici : l'anévrisme de Rasmussen.

L'*anévrisme de Rasmussen* (consultez les Planches LXXV, LXXVI, LXXVII, LXXVIII et LXXIX). Les cliniciens savent que les hémoptysies abondantes et terminant brusquement le cours de la Phtisie chronique sont dues, le plus souvent, à la rupture d'un rameau d'une artère pulmonaire, à l'intérieur d'une caverne. La lésion décrite par le médecin danois Rasmussen, en

1868, sous le terme d'*anévrisme de l'artère pulmonaire*, est la cause habituelle de ces hémorragies trop souvent foudroyantes.

A l'ouverture du cadavre, on trouve, d'ordinaire, la trachée et les bronches d'un ou même des deux poumons remplies de caillots cruoriques. Si l'on prend soin de déterger, avec douceur, sous un mince filet d'eau, les voies aériennes, on arrive à mettre à jour, dans le fond d'une caverne, aux dimensions les plus variables, le point de départ de l'hémorragie. Cachée sous la masse de sang, qui lui adhérait faiblement, la lésion est constituée par une saillie, le plus souvent petite, d'un ton grisâtre, ou gris-jaunâtre, parfois déjà teintée quelque peu en rouge, par imbibition cadavérique. Cette masse est lisse ou rugueuse, le plus souvent régulière. On la dirait implantée à la surface interne de l'excavation, et, en règle constante, à sa partie inférieure. Elle dessine un fragment de sphère, plus ou moins étendu; son relief, sessile sans presque jamais arriver à être pédiculé, attire, autant que sa couleur, l'attention.

Ses dimensions varient d'un demi-centimètre à deux centimètres et demi de diamètre. Sa consistance est, presque toujours, molle et sa friabilité très grande. Presque toujours aussi, sur une partie de la surface saillante de cette petite tumeur, on découvre sans peine un pli rentrant, tantôt rectiligne, tantôt froncé, donnant, en ce cas, à la masse une apparente mollesse, un aspect flasque et comme flétri : c'est la ligne de rupture de la poche anévrismatique, dont un stylet mousse peut scruter la cavité. En soulevant doucement les lèvres de la déchirure, on a accès dans la poche, qu'on trouve, d'habitude, vide ou à peu près complètement vide de caillots. Une dissection méthodique de l'artère pulmonaire la plus voisine permet d'accéder, par elle, avec la sonde, jusqu'à l'anévrisme sans grands tâtonnements et en suivant le trajet du sang : on le voit, pariétal et sacciforme, rompu à la surface de la caverne, où il faisait relief.

Le nombre des anévrismes de l'artère pulmonaire, pour un poumon donné, est presque toujours unique; les anévrismes multiples constituent une exceptionnelle rareté anatomo-pathologique. La rupture hémorragipare n'est ni la complication inévitable, ni même, pourrait-on dire, la fin naturelle de cette lésion : on en conçoit la guérison possible, après le dépôt et l' « organisation » de caillots « actifs ». L'oblitération thrombosique définitive de la tumeur a lieu conjointement avec la cicatrisation fibro-vasculaire de la paroi de la caverne, en général, dans ces cas, petite, qui la contenait. Il nous est arrivé, une seule fois, d'observer cette heureuse terminaison, à l'autopsie d'un vieux tuberculeux atteint de Phtisie fibreuse. La règle, presque absolue, est donc la rupture de l'anévrisme, par éclatement de la paroi mise à nu dans la caverne, et peu à peu corrodée par les bacilles caséifiants.

Au *microscope*, la « lésion de Rasmussen » est des mieux caractérisées. On peut la résumer de la façon suivante : Au contact d'une caverne tuberculeuse, un segment d'une artériole pulmonaire, devient le siège d'une *panartérite* insulaire, bacillaire, dans sa cause, et mutilante, comme à l'ordinaire, dans ses effets, mais non thrombosique. Seulement, la proximité de l'ulcère pulmonaire occasionne des désordres particuliers, où l'endartère est appelée à jouer un rôle important en faisant, tout d'abord, les frais d'une réaction hyperplasique considérable. Les vastes placards scléreux endartéritiques accumulés à la face interne de la paroi malade, seront, leur tour venu, dénudés par l'ulcération chronique cavitaire : ils ne pourront pas plus arrêter la marche envahissante des bacilles tuberculeux infiltrés dans leurs stratifications, qu'ils n'ont pu faire équilibre à la pression exercée, à l'intérieur du vaisseau, par la colonne du sang veineux pulmonaire (*parcv*, Pl. LXXV).

Par ailleurs, l'infiltration spécifique du poumon gagne, de proche en proche, l'atmosphère cellulo-vasculaire du pédicule broncho-artériel voisin ; elle irrite, sans répit, par contiguïté de tissus, le reste du segment de l'artère, toujours plus rapprochée du foyer bacillifère que la bronche elle-même (*artp*, Pl. LXXV). On peut suivre, de la sorte, pas à pas, la dénudation de l'artère et son mode de tuberculisation progressive (*scan*, Pl. LXXVI). Le placard endartéritique, tout d'abord fibro-vasculaire, subit, au cours de sa distension, une atrophie scléreuse, puis sclérohyaline ; en dernier terme, il est envahi par l'infiltration caséeuse (*ncfc*, Pl. LXXVII).

La *panartérite* est donc, dès son début, nettement spécifique. Commençant par la péri-artère (*prat*, Pl. LXXVII), elle mutile, comme à l'ordinaire, la puissante armature de la mésartère, en en morcelant, fibre par fibre, les couches concentriques. Pendant ce temps, l'endartère enflammée continue à multiplier, à l'envi, ses cellules plasmatiques et ses fibrilles; les néo-formations de vaisseaux capillaires sont exceptionnelles parmi ces couches hyperplasiées. Pourquoi l'ulcère tuberculeux respecte-t-il aussi longtemps les tissus endartéritiques progressivement ectasiés? Aucune explication plausible ne nous paraît en avoir été fournie. Une heure arrive, cependant, où les bacilles tuberculeux, seuls ou véhiculés par des leucocytes, s'accumulent à la surface du placard panartéritique dénudé et saillant dans la caverne; ils s'insinuent, *extus ad intra*, en cohortes serrées, dans les lacunes interstitielles qui fendillent les stratifications de l'endartère hyperplasiée. La Bacillose procède, ici, de la même façon que nous l'avons toujours vue faire pour tout vaisseau envahi par contiguïté de tissus (Voy. par comparaison, *artc*, Pl. LIII). L'infiltration caséeuse de l'endartère progressant, la moindre circonstance fortuite suffira pour rompre la paroi anévrismatique de plus en plus dégénérée (*pfan*, Pl. LXXVI').

Il n'est pas sans intérêt de signaler que, pendant ce temps, l'infiltration caséifiante, de provenance cavitaire, s'étale dans l'entourage de l'anévrisme de Rasmussen. Les bacilles envahissent largement le champ péri-broncho-artériel : ils détruisent l'artère bronchique (*arbr*, Pl. LXXVI) et corrodent même la bronche cartilagineuse nourrie par elle (*atba*, Pl. LXXIX), alors que le reste du segment de l'artère pulmonaire se laisse disséquer, de plus en plus, par les fusées tuberculeuses (*prma*, Pl. LXXVI). Nulle surprise, par conséquent, si, le raptus hémorragipare se produisant, tous les tissus de la région se trouvent inondés de sang et même rompus (*fbrm*, Pl. LXXIX).

Un phénomène intéressant est encore à noter, pour finir. A aucun moment de ce drame histo-pathologique (qui met en jeu la vie du malade), la face interne du placard endartéritique, même en cas de caséification avancée, ne s'est recouverte de coagulations thrombosiques (*ancv*, Pl. LXXVI). Il nous paraît établi que la formation de caillots adhérents à la face interne d'un anévrisme de Rasmussen (thrombo-endartérite) est la conséquence *nécessaire* d'une première érosion, d'une « déchirure hémorrhagipare » de la paroi. Nos préparations (aux explications détaillées desquelles nous renvoyons le lecteur) fournissent les raisons anatomiques pour lesquelles la poche anévrismatique échappe, dans la majorité des cas, à la thrombose. La surface interne de la paroi demeure souvent, en effet, jusqu'à sa rupture, *tapissée par un revêtement endothélial* en continuité avec les régions encore saines de l'endartère. Tant qu'elle reste vivante, cette mince membrane séreuse s'oppose à la précipitation de la fibrine. C'est dire que si le reste de la paroi de l'anévrisme apparaît composé par une substance anhiste, sèche et friable, d'*aspect fibrinoïde*, à aucun moment la *fibrine* n'est intervenue dans sa formation. Nos préparations *fbca*, Pl. LXXVII) démontrent qu'il s'agit, dans tous les cas, d'un tissu inflammatoire ancien, dégénéré, envahi secondairement par la nécrose caséifiante. Même aux points non encore ulcérés, les parois artérielles s'identifient peu à peu avec les tissus « fibrinoïdes » du poumon tuberculisé (*ancv*, Pl. LXXVI). Pour s'en convaincre, il suffit de suivre, sur de bonnes préparations, les progrès de la nécrobiose caséogène au sein des placards endartéritiques (*ncfc*, Pl. LXXVII).

En résumé, l'anévrysme de Rasmussen ressortit à la panartérite tuberculeuse. Cette altération spécifique ne devient thrombosique que par accident, dans le cas où, quelque fissure s'étant produite dans l'épaisseur de la coque ectasique, hyaline et caséifiée, le raptus hémorrhagique qui en est résulté n'a pas été mortel. Les caillots adhérents peuvent alors devenir « actifs », solliciter les réactions hyperplasiques de l'endothélium artériel voisin et représenter, par ce fait, les agents d'une thrombo-artérite oblitérante. S'il en était ainsi, la guérison, très rare mais toujours possible, de la plus redoutable des complications des cavernes pulmonaires tuberculeuses, aurait besoin, pour s'effectuer, d'une terrifiante épreuve préalable : l'hémoptysie profuse, par fissuration de la paroi anévrismatique.

IV

CAVERNES PULMONAIRES

PLANCHE LVII

Tuberculose ulcéreuse, à marche subaiguë (Phtisie galopante). Cavernes multiples, disséminées dans les deux lobes pulmonaires. Ilots d'emphysème péri-tuberculeux.

Le 4e chapitre de cet ouvrage sera consacré à l'étude macroscopique et microscopique des CAVERNES TUBERCULEUSES DU POUMON.

Il est bon, en premier lieu, de signaler que les Planches LVII à LX ne seront pas les seules à rapporter les différents aspects offerts par les excavations tuberculeuses pulmonaires. Six de nos Planches (Pl. XXIV, XXV, XXXVII, XXXVIII, XXXIX et XLI) ont déjà vu figurer, parmi les lésions qu'elles étaient destinées à montrer, plusieurs manières d'être des « pertes de substance » consécutives à la fonte et à l' « évacuation de la matière caséeuse ». Nous nous y reporterons, d'ailleurs, plus d'une fois, au cours de la description qui va suivre.

En quoi consiste une caverne tuberculeuse et par quels traits peut-on la différencier des autres excavations ulcéreuses du poumon?

Laënnec, l'oracle auquel on doit se reporter toutes les fois que l'Anatomie pathologique de la Tuberculose pulmonaire entre en question, répond d'une façon aussi simple que possible : Pour lui, la matière tuberculeuse *crue*, après avoir subi un « ramollissement » complet, « s'ouvre passage » vers un des tuyaux bronchiques voisins et s'y évacue. Et, comme l'ouverture ainsi produite dans la bronche est « plus étroite, dit-il, que l'excavation avec laquelle elle commu- » nique, l'une et l'autre restent nécessairement *fistuleuses*, même » après l'évacuation complète de la matière tuberculeuse ». Ainsi comprise, la caverne est un *ulcère fistulisé* du poumon. Et, pour expliquer l'extension parfois considérable de la perte de substance, l'illustre phthisiologiste admet que les tubercules du voisinage se ramollissent successivement, puis viennent se vider dans l'excavation principale, ce qui explique les anfractuosités dont, à l'ordinaire, se creusent les parois des grandes cavernes. Ainsi, selon l'avis du Maître, la fonte des produits tuberculeux s'effectuerait, non pas par « intus-susception », par accroissement centrifuge d'une altération évoluant vers la liquéfaction puriforme, mais plutôt par une sorte de concentration centripète d'autres foyers caséeux, conglomérés autour de la première formation tuberculeuse préalablement évacuée.

Efforçons-nous d'élucider cette première série de questions, en examinant les préparations déjà mises, avec la Figure LVII, à notre disposition. Prenons la Planche XXVII, qui représente un énorme bloc, au moins, « bi-lobaire » de pneumonie caséeuse : *r m c* nous y montre une ulcération anfractueuse, morcelant, comme au hasard, le centre d'une masse caséiforme. C'est bien là une *caverne*, large, creusée en pleine tuberculose infiltrée; elle donne une exacte notion de la marche extensive, centrifuge, de la fonte liquéfiante de la matière tuberculeuse. Prenons ensuite la Planche XXIV, qui représente une Phtisie aiguë, dite broncho-pneumonique, en train d'ulcérer les 2/3 du lobe supérieur; *f c a* repère une fonte cavitaire toute récente, effectuée aux dépens d'un *îlot* caséeux; la paroi de cette poche, que l'on devine molle et friable, est constituée par la « matière tuberculeuse jaune crue », de Laënnec. Tout le reste du sommet du poumon n'est, de même, qu'une série à peine discontinue de blocs mêmement caséifiés et ramollis, ouverts, chacun pour leur compte, et nullement d'une façon concentrique à un foyer primordialement excavé.

Et maintenant, par comparaison, voyons *cavs*, sur la Planche LVII : voilà une ulcération presque en entier détergée de sa matière caséeuse; rapprochons-la de *bpca* et, aussi, de *cavb*, ulcérations subaiguës.

---

p. s. Une portion du sommet du poumon, condensée et tachetée de quelques amas nodulaires, déjà caséeux.

c. a. v. s. *Caverne du sommet*, n'affleurant pas encore à la plèvre. La matière caséeuse recouvre entièrement les parois cavitaires, auxquelles elle donne une coloration gris-bleuâtre.

b. r. p. c. Ilots broncho-pneumoniques caséeux, conglomérés; le tissu pulmonaire intercalaire est, déjà, atteint par l'emphysème.

c. a. v. b. Ilots de broncho-pneumonie caséeuse, en état de ramollissement cavitaire; les cavernules conglomérées affleurent, ici, à la scissure inter-lobaire.

b. r. Coupe d'une bronche cartilagineuse (normale), du lobe inférieur.

n. t. i. Nodules broncho-pneumoniques caséeux, au voisinage de la face diaphragmatique du lobe inférieur.

p. n. Portion du lobe inférieur, demeurée encore à peu près saine.

n. t. s. p. Nodule tuberculeux broncho-pneumonique sous-pleural; la masse caséeuse envahissait la séreuse.

b. p. c. a. Ilots broncho-pneumoniques caséeux ramollis, en voie de fonte cavitaire.

b. p. s. p. Les amas broncho-pneumoniques caséeux envahissent, en ce point, la plèvre viscérale prête à la rupture (pneumothorax imminent).

CAVERNES PULMONAIRES

Planche LVII

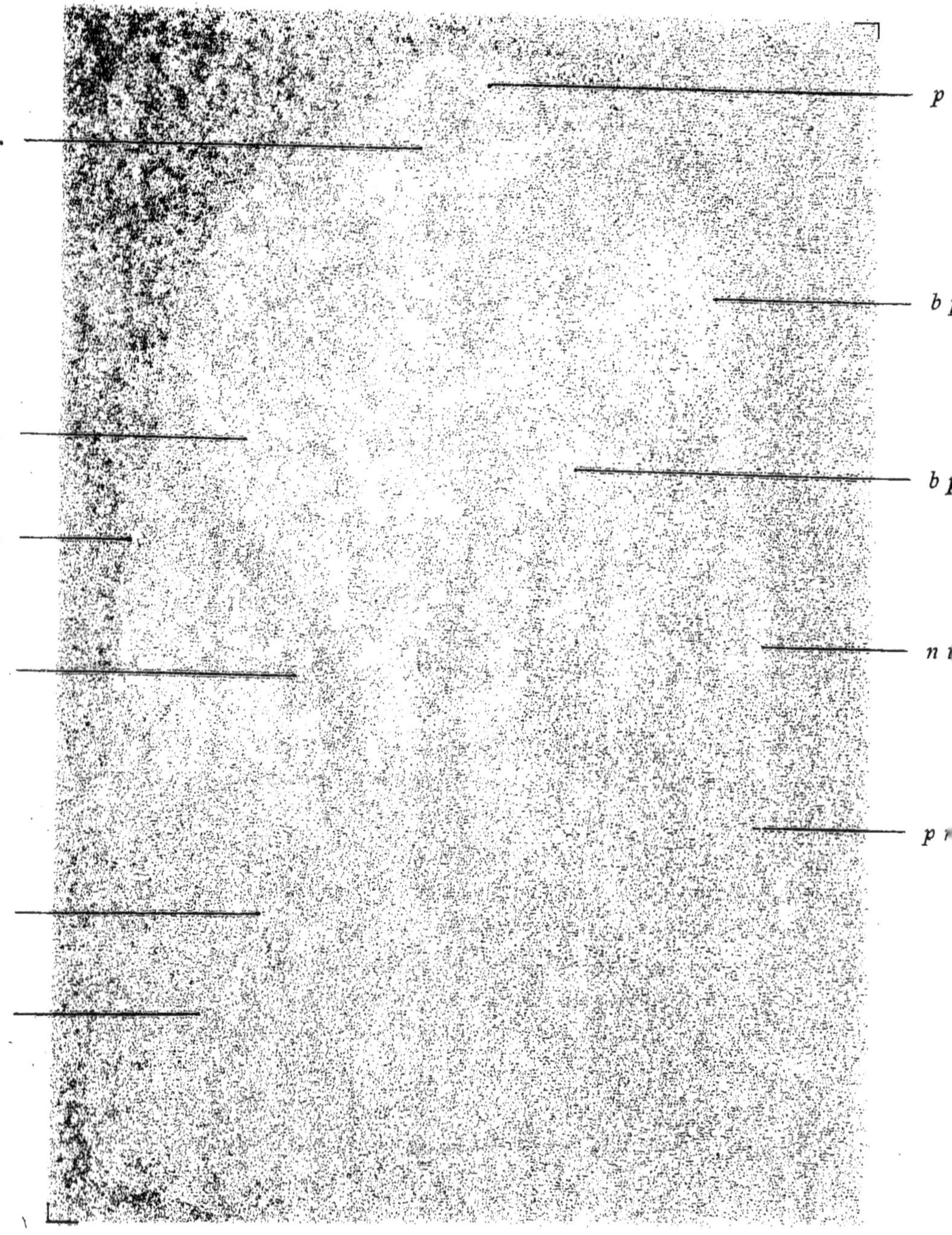

Tuberculose ulcéreuse, à marche subaiguë (Phtisie galopante).
Cavernes multiples, disséminées dans les deux lobes pulmonaires.

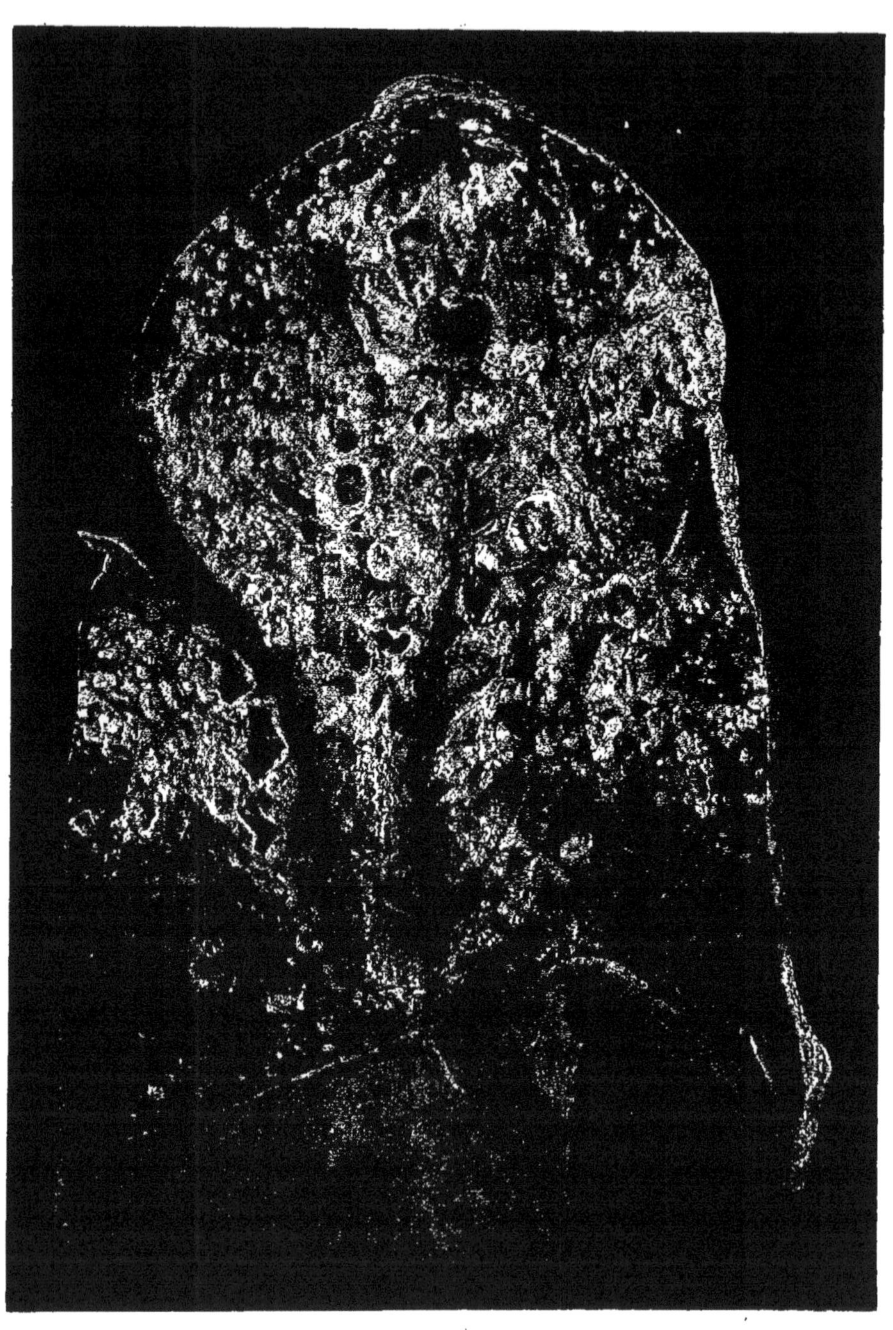

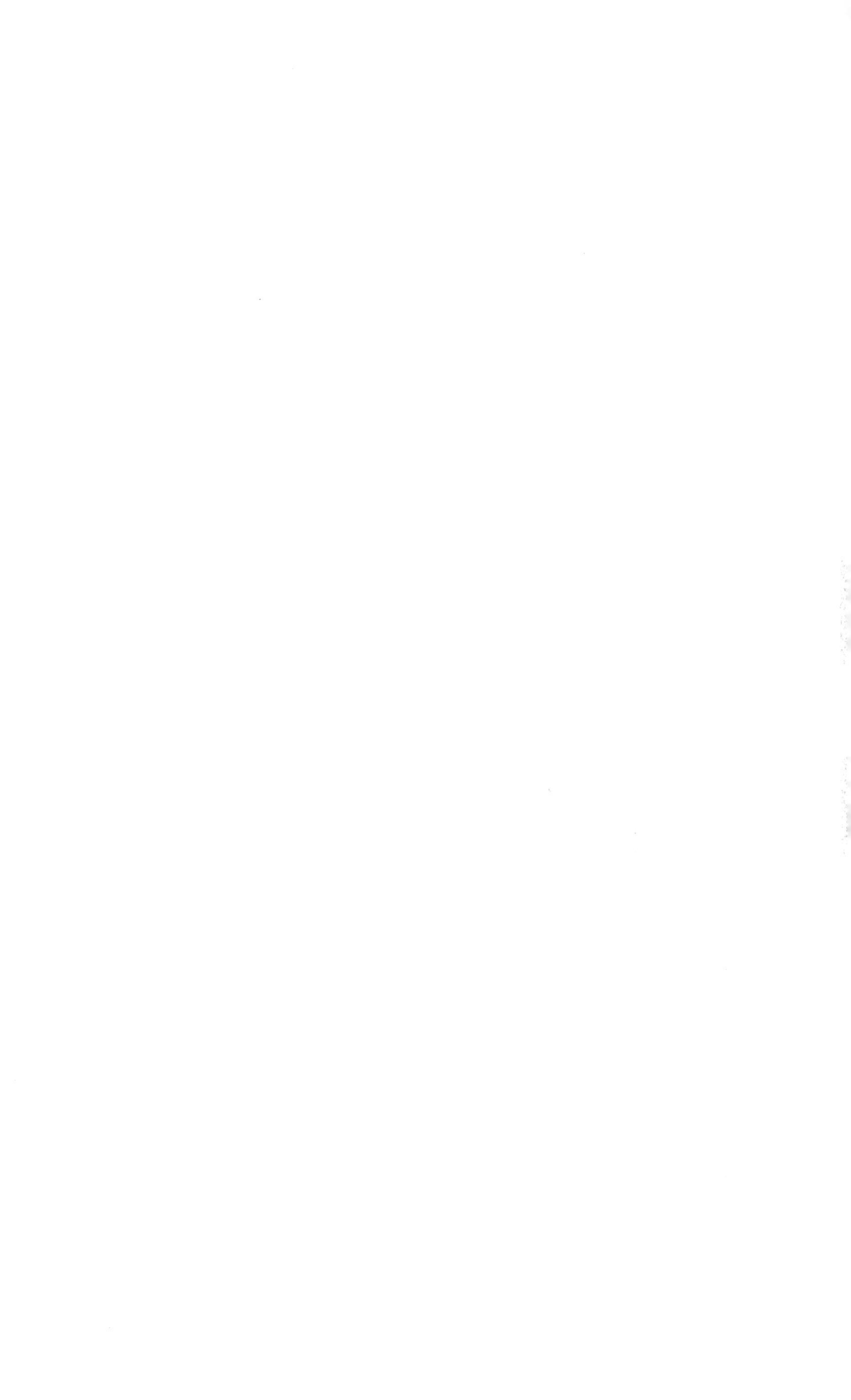

CAVERNES PULMONAIRES

PLANCHE LVIII

Phthisie pulmonaire; cavernes détergées du sommet; marche descendante des lésions tuberculeuses broncho-pneumoniques; symphyse de la plèvre diaphragmatique.

Le lien commun qui rapproche ces multiples lésions ulcératives, en identifiant leur commune origine, apparaît plus manifeste encore, quand on examine, concurremment avec la Pl. LVIII, les figures *rmca* et *lpcn*, de la Planche XXXIX, et *lbca* de la Planche XLI. Là, se révèle, dans toute sa clarté, le mécanisme qui préside à la formation de *toutes* les cavernes, aiguës ou subaiguës, du moment où la Tuberculose est en cause. Les blocs caséeux ont pris contact (par un moyen dont nous pourrons bientôt discuter) avec la bronche qui correspondait à l'îlot pulmonaire infiltré de matière caséo-tuberculeuse. Et c'est la bronche elle-même qui devient l'agent vecteur, la voie d'évacuation de la matière ramollie. En d'autres termes, et pour nous conformer aux indications fournies par la structure normale du poumon, c'est le « lobule pulmonaire », lui-même, avec son pédicule, avec sa bronche extra-lobulaire, qui sert à l'élimination de ses propres tissus détruits par les bacilles tuberculeux. Et si, par le fait de l'étendue des « champs » caséifiés, un jeu de plusieurs lobules conjoints se trouvent, de la sorte, frappés ensemble et ramollis, la cavernule, de « lobulaire », devient et restera multi-lobulaire, du moins quant à son origine. Ainsi, tant que les cloisons inter-lobulaires, excentriques au bloc, pourront résister aux imprégnations caséifiantes ou vitrifiantes centrifuges, la « spélonque » restera typique.

La systématisation « lobulaire » de l'effondrement cavitaire des foyers tuberculeux peut être encore démontrée par l'existence d'une lésion petite, assez facile à observer, parfois, et décrite sous les différents termes de « nodule tuberculeux péri-bronchique », de « tubercule miliaire ramolli », ou de « bronchiolite nodulaire ulcéreuse », etc. Plusieurs de nos planches, outre la Planche LVIII, en possèdent quelques exemples; ainsi *ntpb*, planche XXXVIII et planche XXXIX; de même, aussi, la Planche XLI, non loin et à gauche de *sfil* : le tubercule, sectionné comme à souhait, s'y montre sous la forme d'un nodule jaunâtre, encore cru, mais creusé en son centre, bien exactement, par un orifice. Ce pertuis, facile à reconnaître, à l'œil nu, pour une bronchiole enchâssée au milieu de la matière bacillifère, est, à n'en pas douter, *élargi* : la fonte du tubercule y a commencé par le centre, et s'effectua aux dépens du canal bronchique. Ce conduit est, précisément, le pédicule d'un lobule et la cavernule encore quasi-microscopique qui se façonne à ce niveau n'aurait pas tardé à s'agrandir, à mesure que l'infiltration tuberculeuse aurait étendu, tout à l'entour, dans l'intimité du lobule, ses poussées destructives.

En résumé, que la fonte cavitaire des masses tubercules affecte une marche *aiguë* (pl. XXIV et XXXVII), ou *subaiguë* (pl. XXXIV, XXXIX et XLI), qu'elle apparaisse comme une lésion *péri-bronchique* (pl. XXXVIII) ou *lobulaire* (pl. XXIV et XLI) ou insulaire, c'est-à-dire *multi-lobulaire* (pl. XXXIX, *bpcn* et *rmca*), qu'elle soit *massive*, comme dans la planche XXIV, peu importe : partout et toujours le procédé de destruction se règle sur un lobule pulmonaire, isolé, ou sur des conglomérats lobulaires. En un mot, la Phtisie ulcéreuse est constituée, envers et contre tout, par une fonte ou perte de substance *coordonnée*.

---

c. a. v. *Grande caverne*, déchiquetée, sous-pleurale; la paroi est anfractueuse et presque détergée.

c. a. v'. La *plèvre viscérale* constitue, presque à elle seule, la paroi supérieure de l'excavation cavitaire.

s. f. i. l. *Symphyse pleurale inter-lobaire*; plusieurs îlots de broncho-pneumonie caséeuse bordent, de part et d'autre, sans l'avoir encore entamée, l'adhérence symphysaire.

t. s. p. Ilots tuberculeux caséeux, broncho-pneumoniques, perpendiculaires à la plèvre, à laquelle ils confinent (lésions secondaires, *emboliques*, d'origine « aérienne »).

p. s. c. l. *Placard de sclérose pulmonaire* dans le lobe inférieur; le tissu fibreux, quelque peu *anthracosique*, est semé d'assez rares granulations miliaires; il est bordé par une bande presque continue de nodules tuberculeux (*sclérose tuberculeuse du poumon*).

x. t. t. Ces nombreux ilots tuberculeux conglomérés, dessinant, autour du placard précédent, une bordure continue, serpigineuse, constituent une « zone d'extension granulique », péri-scléreuse.

s. f. d. *Symphyse pleuro-diaphragmatique*, la surface péritonéale du diaphragme parait intacte.

s. p. d. Région musculaire du diaphragme symphysé.

p. c. g. Portion du parenchyme pulmonaire indemne de tubercules, mais fortement congestionnée.

n. t. s. p. Nodule broncho-pneumonique caséeux cortical, entamant la plèvre viscérale et menaçant la séreuse d'une perforation caséeuse.

p. l. t. Bloc de broncho-pneumonie lobulaire caséeuse, encerclant un vaisseau sanguin.

PLANCHE LVIII

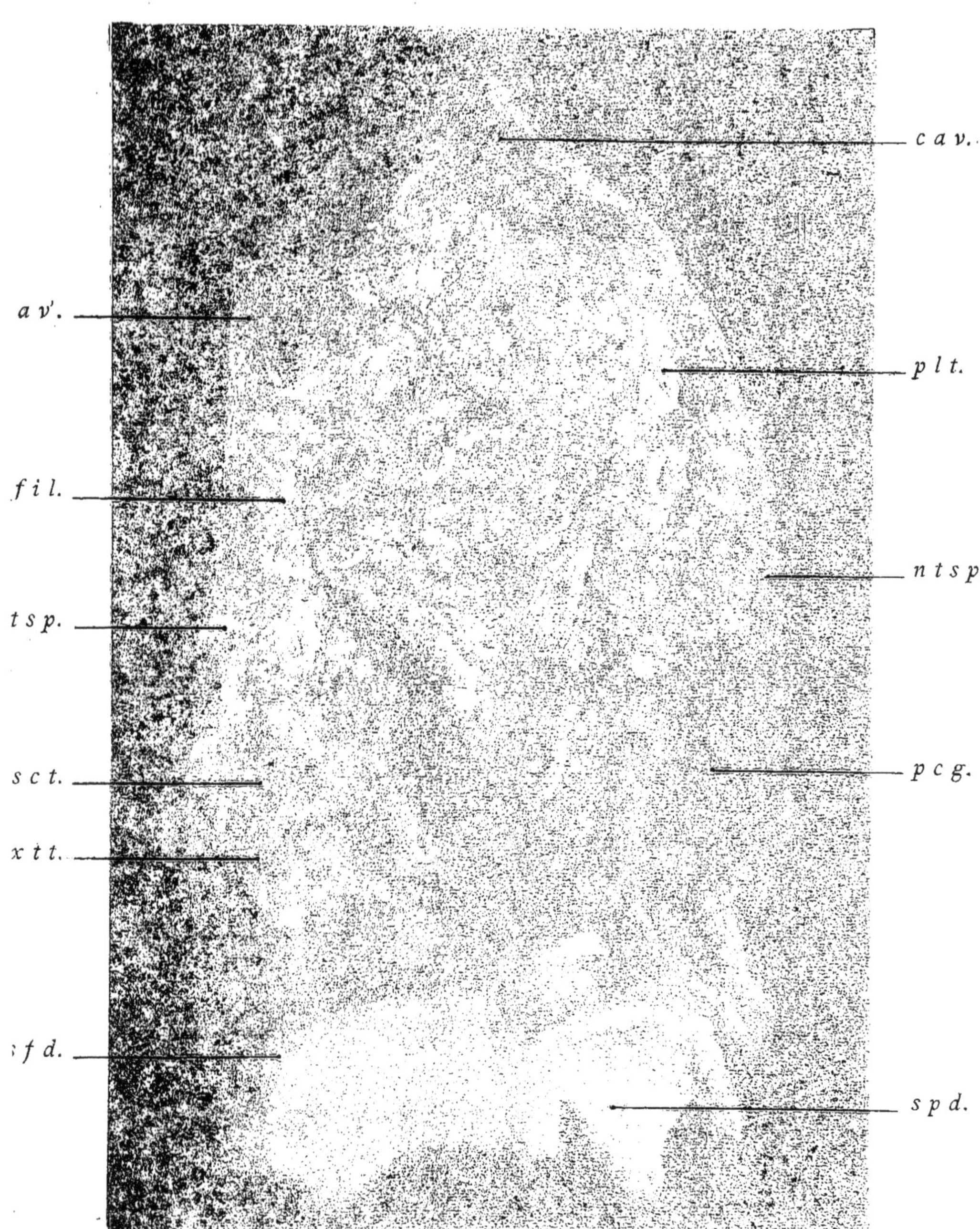

Phtisie pulmonaire.
Cavernes détergées du sommet.
Marche descendante des lésions tuberculeuses broncho-pneumoniques.

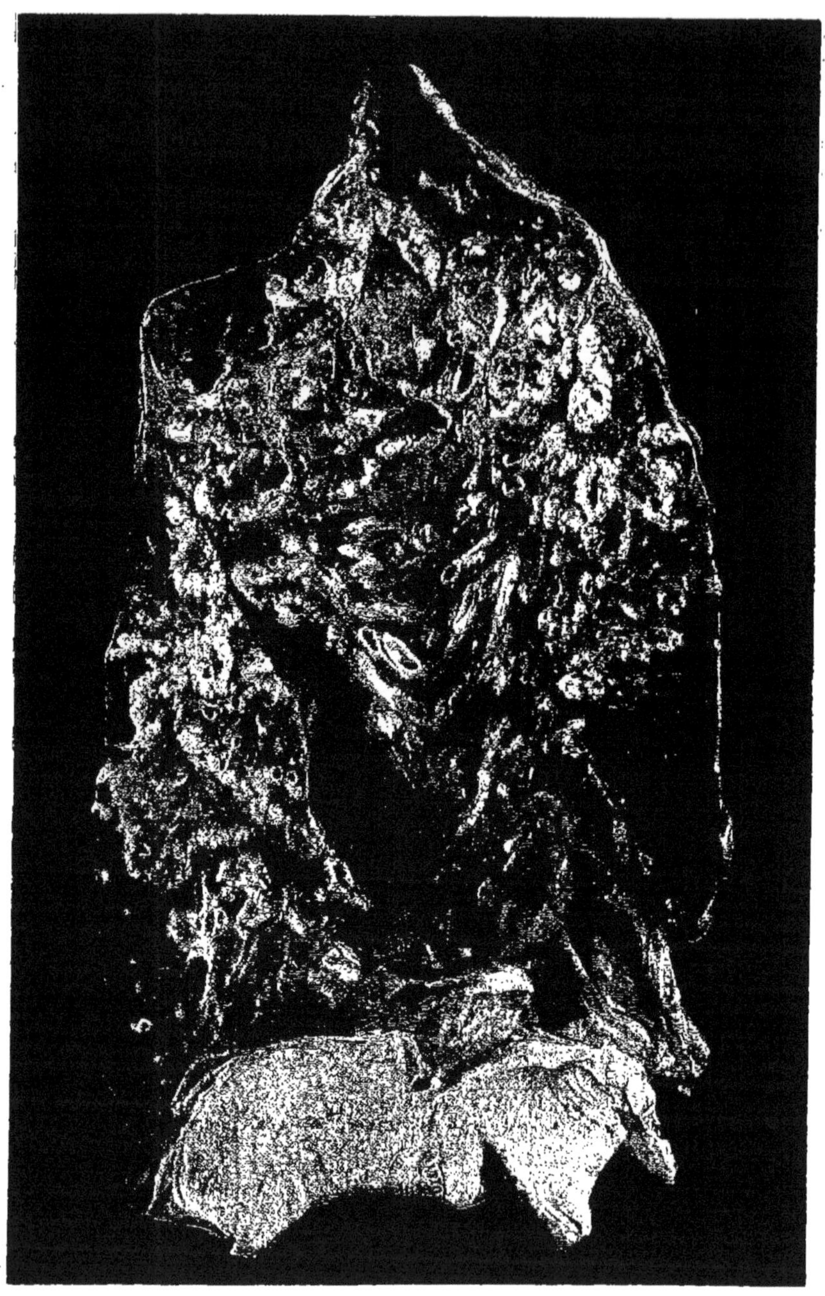

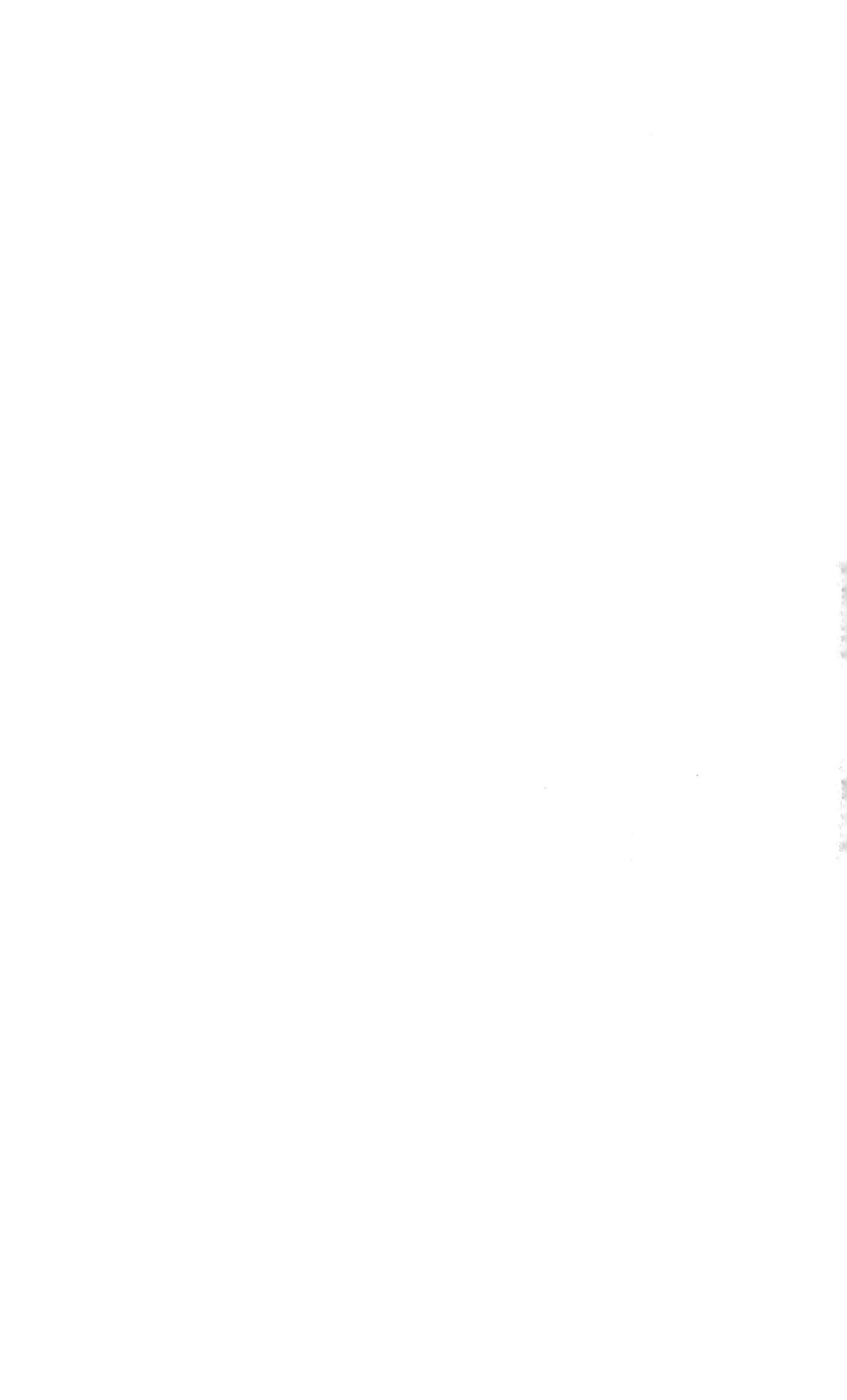

CAVERNES PULMONAIRES

PLANCHE LIX

Phtisie chronique ulcéreuse; anciennes cavernes cicatrisées. Effondrements cavitaires étendus aux trois quarts d'un poumon (type « pierre meulière »); Tuberculose nodulaire secondaire. Épaisse symphyse pleurale diaphragmatique.

L'évacuation des masses caséeuses ramollies s'effectue avec une rapidité variable, bien connue des cliniciens. Bientôt, la paroi apparaît, avec ses caractères si bien décrits par Laënnec. De ce tableau, seuls, les termes ont vieilli. Loin, en effet, d'appeler, comme lui, fausse membrane l'enduit pulpeux, « blanc presque opaque et assez mol, presque friable » qui tapisse la poche, nous savons aujourd'hui qu'il s'agit d'une couche de matière caséeuse (Pl. XXIV, XXV et LVII), dans laquelle fourmillent, souvent, des milliards de bacilles tuberculeux. Nous n'ignorons pas que cette couche *fertile* envahit, par contiguïté, le tissu pulmonaire péri-cavitaire et, corrodant les parties, accroît peu à peu l'« ulcère du poumon ». Tant que ce revêtement pathogène n'aura pas disparu, la Phtisie conservera son allure envahissante; tout au moins, elle demeurera stationnaire.

Au contraire, que la caverne se montre (comme en *gcs*, Pl. LIX), avec une surface interne devenue, partout, lisse, bien que cloisonnée, avec un reflet blanc-nacré (*cav*, Pl. XXXVIII) ou même rougeâtre, ou violacé (*casp* Pl. XXXIX), et l'œil ne s'y trompera pas : la caverne, *détergée*, est en voie de cicatrisation, sinon même guérie. Car, on ne saurait trop le signaler, la *guérison* d'une caverne relève, dans la presque universalité des cas, non de la rétraction cicatricielle et de l'oblitération de la poche, autrefois ulcérée, mais, bien plus souvent, de la formation d'une lame de tissu fibroïde à sa surface interne ; en plus, le microscope y montrera la formation d'un revêtement épithélial en continuité avec l'épithélium des bronches tributaires, en amont.

Avant d'en arriver là, bien des événements anatomo-pathologiques auront dû se succéder. Et, trop souvent aussi, le reste du poumon aura eu à subir, pour son compte, les à-coups de nouvelles cultures bacillaires propageant le mal, de « haut en bas », selon la remarque de Laënnec. Le plus grand nombre des Planches déjà parues dans ce travail démontrent la puissance d'extension et la fréquente réitération des poussées tuberculeuses pulmonaires *secondaires*. Les Planches

XXV et LVII sont des plus démonstratives, à cet égard. Devant l'exemple donné par l'effroyable série d'ulcérations tuberculeuses, pour la plupart guéries, qui embrasse les quatre cinquièmes du poumon de la Pl. LIX, on peut constater, en même temps, l'énergie destructive des cultures de bacilles et leur mise en échec par la résistance de l'organisme. Un pareil poumon est, en effet, à peu près supprimé pour l'hématose. Mais on doit noter que si la mort a été, en définitive, l'aboutissant de cette lutte prolongée durant un grand nombre d'années, il faut admirer les ressources dont a disposé ce moignon pulmonaire, pour retader l'échéance fatale. Au surplus, dans l'observation en question, le poumon du côté opposé était à peine touché par la Tuberculose et cette intrégité relative explique, pour une part, la longue survie constatée. Une caverne peut demeurer stationnaire et *fertile* un nombre d'années considérable.

---

s. c. t. Sclérose pleuro-pulmonaire corticale, formant la paroi même d'une énorme *caverne du sommet.*

b. p. l. b. Ilots de broncho-pneumonie caséeuse lobulaire intercalés entre plusieurs cavernules.

b. c. p. c. Petits amas caséeux péri-cavitaires, « zone d'extension » de l'effondrement caverneux.

c. a. v. c. Ilots de cavernes, déjà anciennes et cloisonnées, presque détergées, creusées au centre du lobe inférieur.

s. f. d. f. *Symphyse pleuro-diaphragmatique*, presque totale, remarquable par l'épaisseur considérable des tissus inflammatoires développés dans la cavité pleurale et infiltrés, d'ailleurs, d'amas caséeux.

f. p .d. f. Surface péritonéale du diaphragme, normale.

p. n. Partie inférieure du poumon, encore à peu près normale, quoique fort congestionnée.

s. f. p. p. *Symphyse pleuro-pariétale*, étendue à la presque totalité de la grande cavité pleurale.

c. m. p. m. *Cavernes multiples*, coalescentes, ayant creusé le poumon à la façon d'une « pierre meulière »; le parenchyme pulmonaire intercalaire, sclérosé, ne présente qu'un très petit nombre de granulations tuberculeuses, paraissant, pour la plupart, en voie de transformation fibreuse.

g. c. s. Énorme *caverne sous-corticale*, formée au dépens du lobe supérieur, dont elle a détruit plus des deux tiers; à la partie inférieure et latérale droite de la poche cavitaire, deux orifices se montrent, sur le même plan, presque arrondis, séparés l'un de l'autre par une cloison verticale : il s'agit de *conduits bronchiques dilatés*, par où s'évacuait le contenu purulent de cette vaste poche cavitaire modérément « cloisonnée ».

Planche LIX

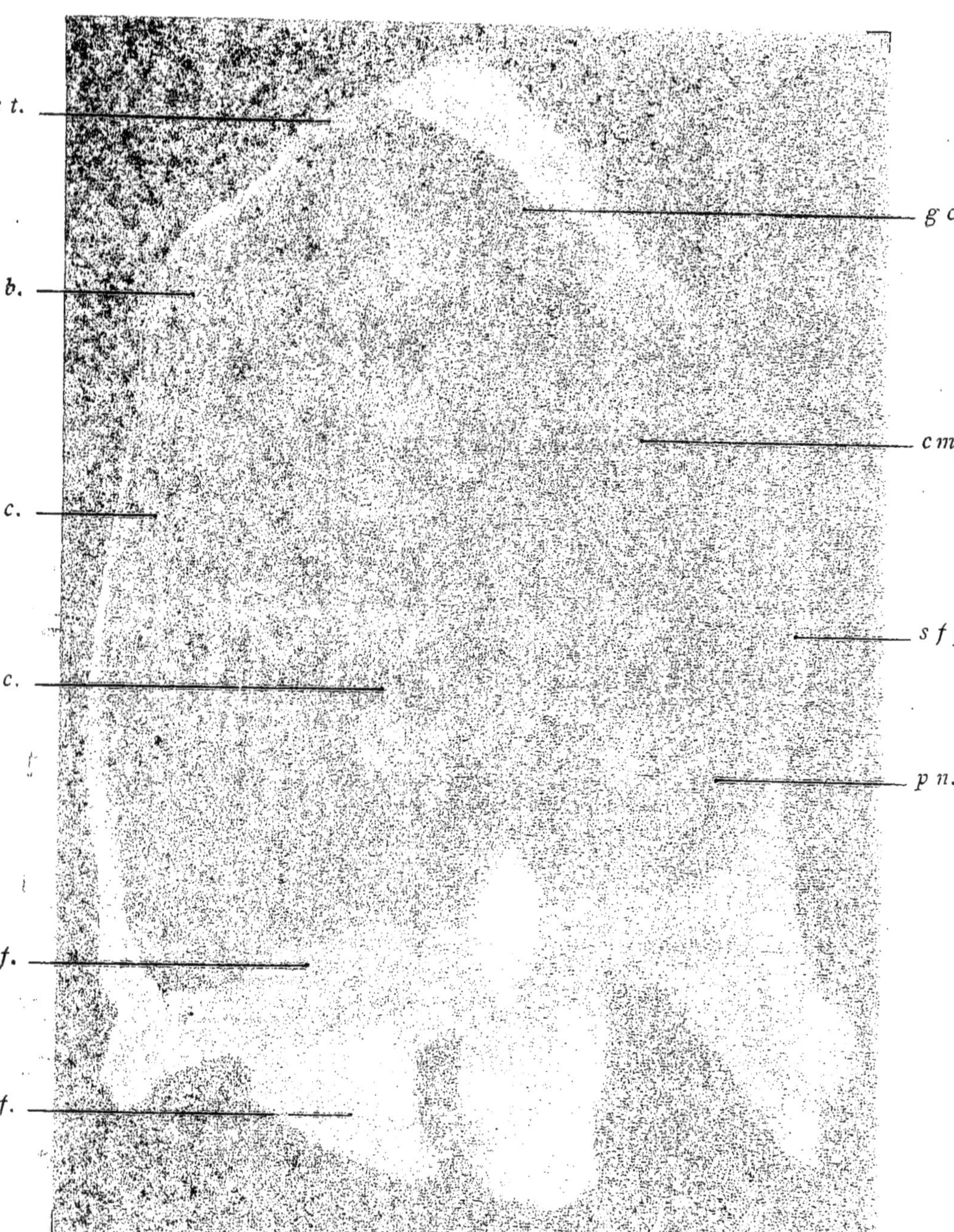

Phtisie chronique ulcéreuse.
Anciennes cavernes cicatrisées.
Effondrements cavitaires étendus aux trois quarts d'un poumon (type « pierre meulière »).

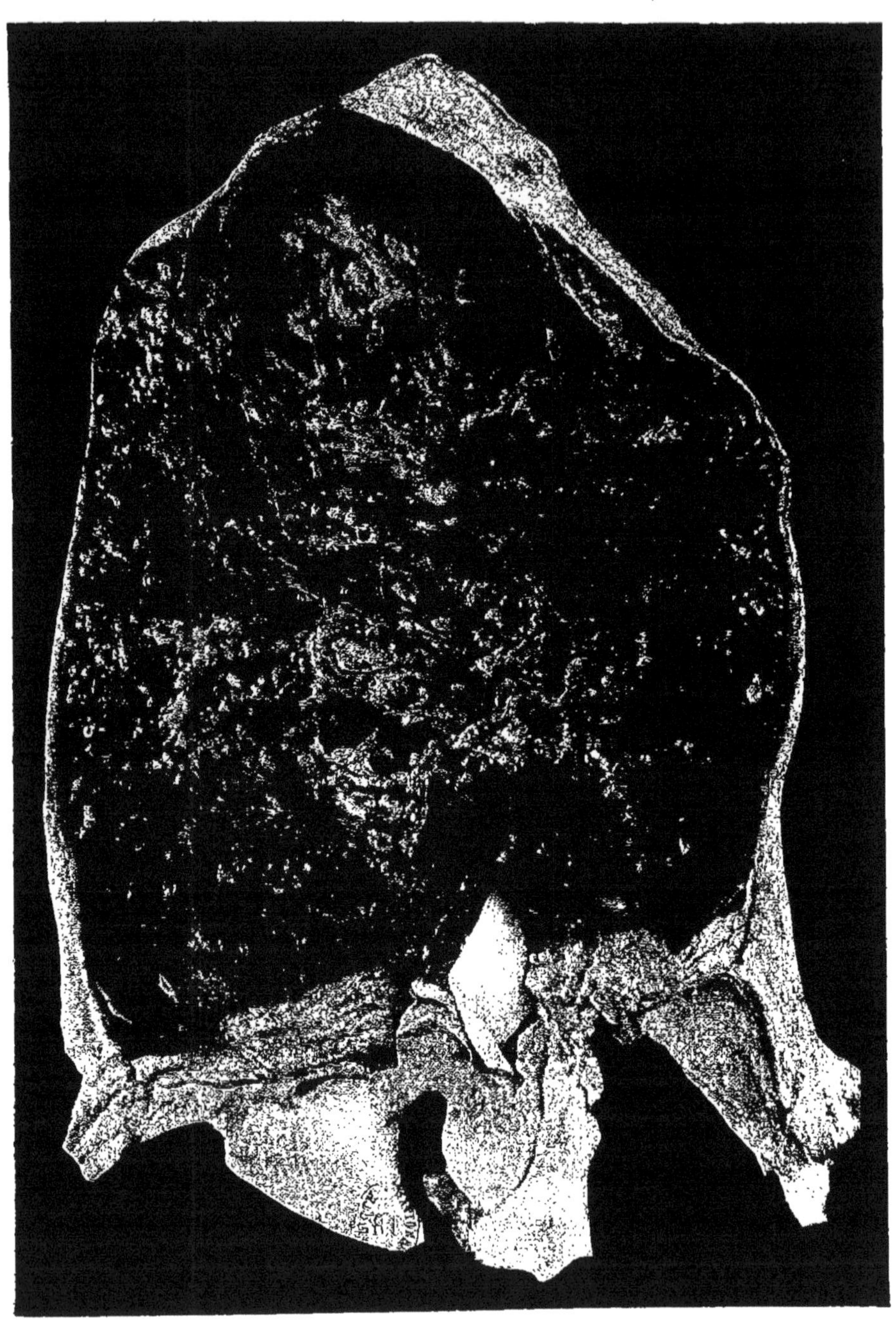

CAVERNES PULMONAIRES

PLANCHE LX

« Phtisie fibreuse » : lésions scléro-emphysémateuses du lobe supérieur. Abcès caséeux enkysté de la plèvre diaphragmatique.

Pour clore la série des Figures macroscopiques mettant en vue les cavernes pulmonaires, voici un poumon atteinte de *Phtisie fibreuse*. L'ensemble correspond à une variété de Tuberculose isolée par les cliniciens, mais justifiée, en somme, par un groupement à peu près constant et, par là même, fort intéressant, de plusieurs lésions chroniques pulmonaires, combinées dans un certain ordre. Ici, le tableau est au complet.

On trouve, en effet, de multiples désordres macroscopiques accumulés suivant une série pour ainsi dire parfaite. C'est, d'abord, une excavation, d'origine certainement tuberculeuse (*cavli*), vieille *caverne* à peu près détergée, à demi guérie, et creusée, juste, *au-dessous* de la plèvre inter-lobaire symphysée : elle constitue une observation assez rare, en somme, de tuberculose ulcéreuse ayant débuté par la partie supérieure du lobe inférieur et s'y étant longtemps confinée.

Puis, vient, corroborant les troubles du passé, une énorme zone d'*emphysème pulmonaire*, associé à une *sclérose pulmonaire* à peine entachée d'anthracose. Tout le lobe supérieur et le tiers supérieur du lobe inférieur sont, de cette façon, devenus secs, d'un rose pâle clair, et exsangues. Bel exemple d'un vaste emphysème atrophique *péri-* et *para*-tuberculeux. Cette preuve de la « guérison » des foyers tuberculeux est, aussi, un tribut payé par le poumon dans sa lutte contre les invasions diffusantes du bacille de Koch.

On doit rapprocher de cette sclérose atrophique du poumon, si particulière, quelques îlots de *bronchectasie* siégeant au sommet même du lobe supérieur. Ces dilatations bronchiques sont monnaie courante dans la Phtisie fibreuse ; elles ressortissent à la Tuberculose, d'une manière beaucoup plus directe que nombre d'observateurs ne le croyaient, jusqu'en ces temps derniers. Mais, non loin de ces canaux aériens anévrysmatiques, voici qu'une véritable cavernule (*cvsp*) sous-pleurale, se découvre, avec ses amas caséeux péri-cavitaires et ses bacilles de Koch enfouis dans les détritus pulpeux qui tapissent la paroi. La « Phtisie » n'est pas, ici, un vain mot.

Enfin, pour terminer la longue série des désordres inflammatoires qui s'accumulent dans cette tranche de poumon désorganisé, la *plèvre* se montre *symphysée*, sur toute la hauteur des vieux foyers scléro-caséeux et cavitaires. La plèvre inter-lobaire, elle-même, marque, d'une large bande cirrhotique, hyaline, la barrière imposée, jadis, à la fonte caverneuse du lobe inférieur.

Quelle est l'origine de toutes ces lésions? La preuve que la Bacillose n'avait pas encore, ici, dit son dernier mot est donnée par la « poussée miliaire » du lobe inférieur (*gntb*) et par l'abcès caséeux enkysté à la base du poumon, dans un repli pathologique de la plèvre diaphragmatique (*acpl*).

Peut-on souhaiter un groupement plus complexe de désordres tuberculeux chroniques? Comment nier, avec de pareils éléments, la gravité progressive, et, on peut dire le mot, l'incurabilité de la Phtisie « fibreuse » ou « scléro-emphysémateuse »?

---

s. c. l. s. *Sclérose avec emphysème* du lobe supérieur; le tissu pulmonaire, d'un gris-rosâtre, est parsemé de quelques rares îlots anthracosiques; symphyse pleurale totale du lobe supérieur.

c. v. s. p. Ilot sous-pleural de pneumonie caséeuse, en état d'effondrement (formation de deux cavernules).

s. f. p. l. i. *Symphyse pleurale inter-lobaire*; le tissu fibreux symphysaire délimite exactement la paroi supérieure d'une vieille caverne, creusée aux dépens du lobe inférieur.

c. a. v. l. i. Grande *caverne sous-pleurale*, presque détergée; le tissu pulmonaire adjacent est, comme celui du sommet, scléro-emphysémateux; tout le tiers supérieur de ce lobe est ainsi transformé.

p. m. c. Parenchyme pulmonaire du lobe inférieur, congestionné par placards, et ponctué de quelques rares nodules tuberculeux.

a. c. p. l. *abcès caséeux enkysté*, formé au dépens de la plèvre diaphragmatique; les masses, jaunâtres, paraissent sèches et fendillées; la plèvre environnante, qui les enkyste, est peu altérée.

p. n. Zone de parenchyme pulmonaire encore sain.

g. n. t. b. Grappe de petits *nodules tuberculeux* coalescents, encore assez jeunes, parsemant le lobe inférieur (Tuberculose miliaire secondaire localisée).

a. p. m. Branches de *l'artère pulmonaire*, saines, coupées obliquement.

b. r. n. c. Coupe d'une *bronche* du lobe supérieur, non dilatée, mais congestionnée; au-dessous de la bronche, on voit la coupe d'un *ganglion lymphatique caséeux*, mi-partie anthracosique, non loin d'autres, très anthracosiques et mi-partie caséeux.

b. r. d. l. Coupes de plusieurs *bronches dilatées* et fibreuses, incluses au milieu d'un parenchyme scléro-emphysémateux (*dilatations bronchiques du sommet*, très communes dans la Phtisie fibreuse).

PLANCHE LX

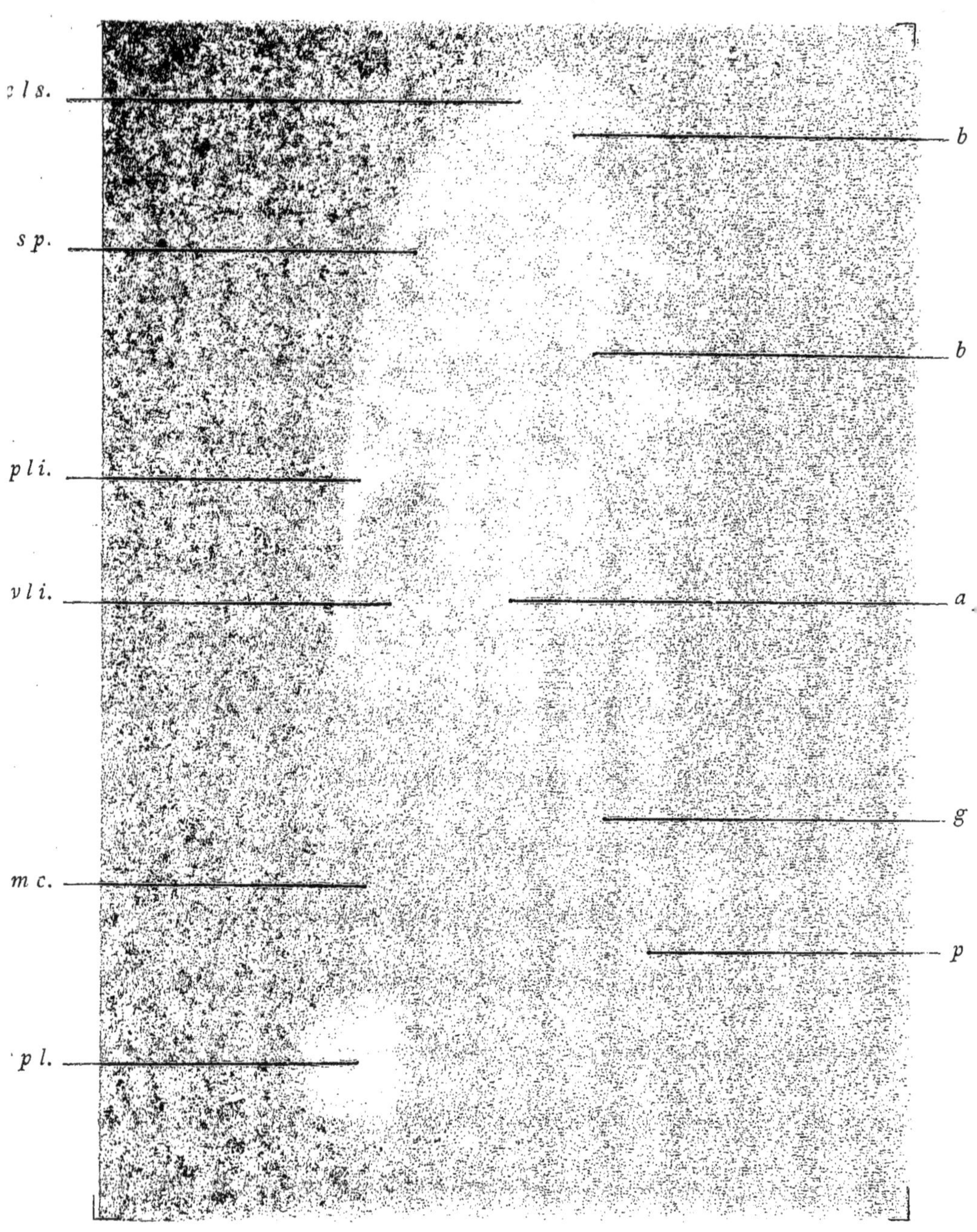

« Phtisie fibreuse ».
Lésions scléro-emphysémateuses du lobe supérieure.
Abcès caséeux enkysté de la plèvre diaphragmatique.

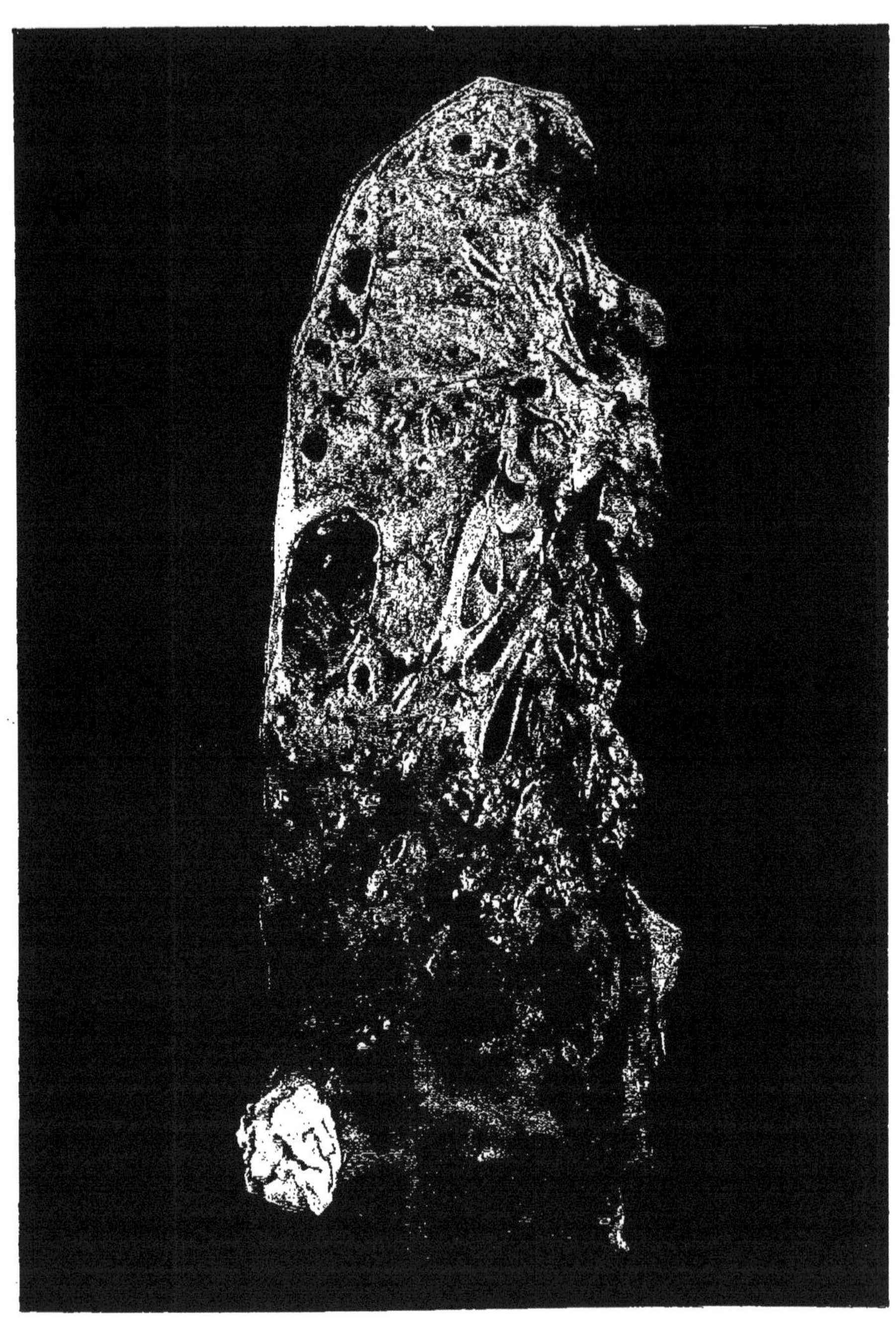

CAVERNES PULMONAIRES

PLANCHE LXI

Les Cavernules tuberculeuses. Mode de formation de la caverne, aux dépens de nodules tuberculeux conglomérés. Pneumonie lobulaire scléro-caséeuse, bacillaire, ulcéreuse.

Coloration : hématéine, éosine, orcéine. — Grossissement 4 : 1.

La « matière caséeuse » se ramollit, se liquéfie et gagne la bronche voisine, par où elle s'évacue.

Telle est la donnée, classique depuis Laënnec. Mais quel mécanisme préside à ce « ramollissement » et comment a lieu cette « évacuation » ? Il suffira d'étudier, de près, les détails rapportés dans les quatre Planches qui vont suivre (LXI à LXIV, inclusivement), pour être à même de juger, *de visu*, du mode de formation d'une cavernule et, par ampliation, de toutes les cavernes tuberculeuses, à quelques détails près.

La Figure LXI met sous nos yeux une longue bande de pneumonie scléro-caséeuse dans laquelle deux lobules pulmonaires commencent à s'ulcérer. L'un, en *fcav*, possède déjà une petite *cavernule*, d'un millimètre et demi de diamètre, tout au plus ; elle est encore obstruée par un bloc fibrinoïde (caséeux) enrobé par une proportion considérable de leucocytes, globules purulents, qui l'entourent, à la façon d'un corps étranger.

Plus haut, dans le lobule *fpnca*, l'exulcération centrale d'un îlot de nodules caséeux coalescents est plus petite, plus jeune encore que la précédente : le bloc nécrobiotique y apparaît infiltré en entier par une proportion de globules blancs telle, qu'ils semblent occuper toute la place ; mais la fissure s'est produite ; la lutte, en vue de l'*évacuation* des parties mortifiées, est engagée : le bloc est entamé. Et le tissu scléreux du voisinage ne saura, peut-être, pas résister, non plus, à l'infiltration caséifiante centrifuge qui suivra l'ulcération des masses centrales.

L'aspect « bigarré » des nodules tuberculeux qui parsèment ces 5 lobules pulmonaires mérite d'être noté, en passant. Ce polychromisme des masses caséeuses n'est pas un accident imputable à la technique : il correspond à la façon, tout individuelle, dont chaque colonie caséifiante a subi les attaques désordonnées de nos défenseurs intimes, les phagocytes, et a réduit les assaillants.

L'ulcération *fissuraire* d'un bloc caséeux est, pour l'organisme, une première victoire, fort aléatoire, certes. Étudions-en les étapes.

---

n. d. t. Trois *nodules tuberculeux*, conglomérés au niveau de la pointe d'une languette pulmonaire et entourés d'îlots d'emphysème atrophique; ces nodules, quelque peu enkystés, non ulcérés, ont une couleur variant du rouge brique au violet rougeâtre foncé.

n. d. c. a. Nodule tuberculeux sous-pleural, remarquable par la tonalité jaune orange sale de la matière caséeuse qui le compose.

u. l. c. n. Nodule tuberculeux en voie d'effondrement; le bloc de matière caséeuse est, en partie, décollé et infiltré d'un nombre considérable de leucocytes altérés, qui lui donnent, sur ses bords, un aspect violet-rouge foncé.

c. a. s. n. f. Gros amas de nodules tuberculeux caséeux, de tonalité jaune orangé clair, non ulcérés; ils sont entourés par des traînées scléreuses, dont les sinuosités dessinent d'élégantes arabesques.

v. p. i. l. Grand *collecteur veineux inter-lobulaire*, manifestement épaissi, mais, en ce point, indemne de tuberculose (*sclérose inter-lobulaire para-tuberculeuse*).

c. l. i. l. *Cloison inter-lobulaire*, se perdant au milieu d'une zone de sclérose bronchio-alvéolaire. La coloration élégante des fibres élastiques des lobules correspondants permet de suivre, à ce faible grossissement, la sclérose considérable de la plèvre, la formation des bourgeons scléreux inflammatoires intra-alvéolaires et intra-bronchioliques, qui établissent une barrière cicatricielle autour des foyers tuberculeux; cette cloison (*c. l. i. l.*) ainsi que la suivante (*c. l. i. l'.*), bien perpendiculaires à la plèvre, permettent de repérer quatre lobules pulmonaires tuberculisés et scléreux (*pneumonie lobulaire scléro-caséeuse*).

c. l. i. l.' *Cloison inter-lobulaire*, épaissie, scléreuse et séparant un lobule supérieur, sous-pleural, de deux lobules sous-jacents (dont *c. l. i. l.* établit la limite inférieure).

s. c. l. b. a. *Sclérose pulmonaire* dite « parenchymateuse », par ce fait que toutes les cavités respiratoires, tant alvéolaires que bronchioliques, sont oblitérées par un tissu conjonctivo-vasculaire bourgeonnant, fibrosé (*alvéolite fibro-vasculaire*).

f. c. a. v. Effondrement et ramollissement de trois nodules tuberculeux conglomérés (*fonte caverneuse*, des auteurs); au milieu des amas de leucocytes (en violet foncé), on voit des blocs caséeux, rouge jaune ou rosâtre, complètement détachés du tissu pulmonaire scléreux environnant.

f. p. n. c. a. Ilot de *pneumonie caséeuse*, dont le centre est, de même, en voie d'effondrement caverneux; cette petite ulcération, encore tout au début, est occupée par un bloc de matière tuberculeuse, colorée en violet foncé par suite de l'afflux considérable de leucocytes en voie de mortification; on notera l'aspect polycyclique dentelé, de cet amas broncho-pneumonique tuberculeux (*bronchio-pneumonie caséeuse, par îlots conglomérés*.

CAVERNES PULMONAIRES

PLANCHE LXI

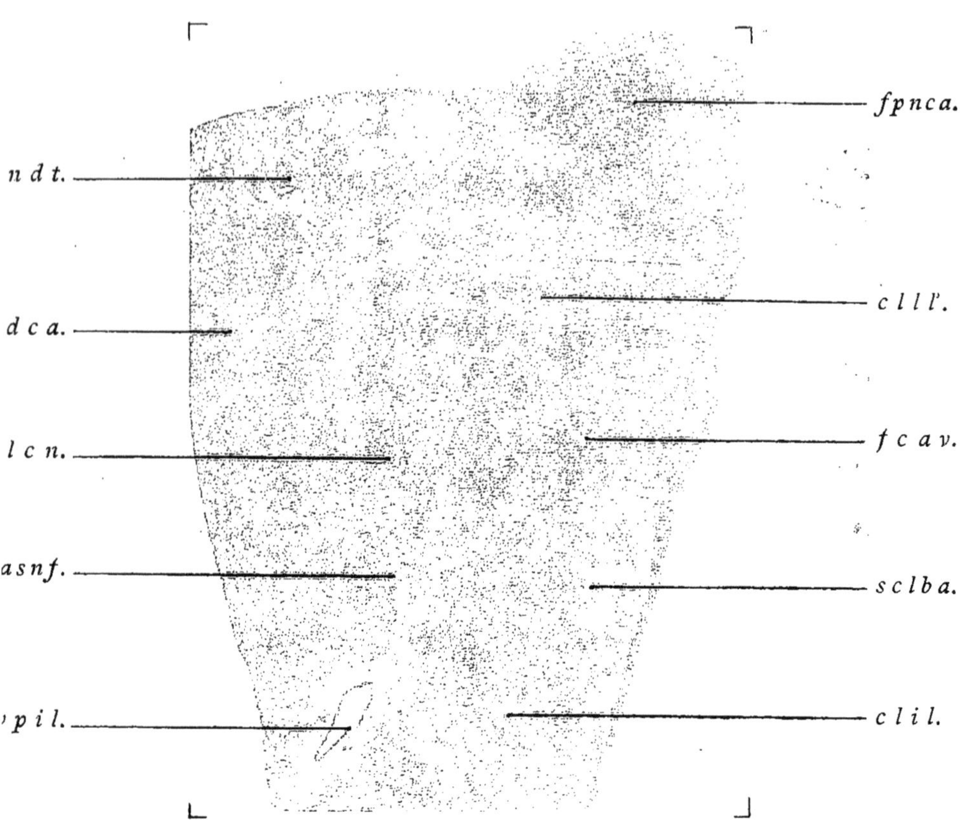

Les Cavernules tuberculeuses.
Mode de formation de la caverne, aux dépens de nodules tuberculeux conglomérés.
Pneumonie lobulaire scléro-caséeuse, bacillaire, ulcéreuse.

(Coloration : hématéine, éosine, orceine.)

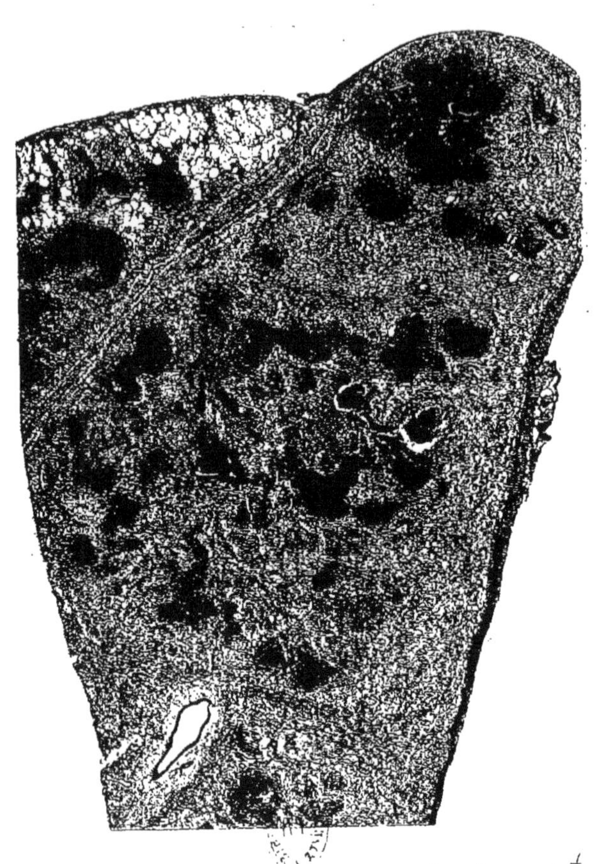

Grossissement $\frac{4}{1}$

CAVERNES PULMONAIRES

PLANCHE LXII

Mode de formation de la cavernule. L'effondrement ulcératif des nodules tuberculeux.

Coloration : hématéine, éosine. — Grossissement 10 : 1.

Les étapes de la victoire sont les suivantes :

Pendant longtemps, les leucocytes doués du pouvoir phagocytaire se sont accumulés à la périphérie, puis dans les interstices de la matière caséeuse; longtemps, ces efforts, pour prendre pied dans le tissu nécrobiotique et pour en assurer la « résorption cicatricielle », ont été infructueux : tant d'apports réitérés d'éléments cellulaires, n'avaient eu pour résultat que d'alimenter le foyer caséogène et d'aider à son extension. Un moment cependant arriva où, l'attaque surmontant la défense, il s'est produit un morcellement de la masse caséeuse : une fissure, minime, centrale à l'ordinaire, est apparue, donnant accès aux cohortes leucocytaires : le ramollissement, c'est-à-dire la « suppuration microscopique ». s'est installé sur une minime surface. La brèche une fois pratiquée, tout le reste, en un mot, la « liquéfaction caséiforme » de Laënnec, a pu suivre, sans temps d'arrêt — et sans plus trouver de résistance.

Une question, capitale, est de savoir le rôle joué par les canaux aériens du voisinage dans cet afflux de leucocytes victorieux et dans le déterminisme de cette pyogénie juxta-bacillaire. Est-ce à d'autres germes, à des microbes pyogènes ordinaires, hôtes banals et constants des voies respiratoires, qu'est due cette suppuration destructive d'un foyer caséeux? Le bacille de Koch peut-il, à lui seul, par ses propres ressources, être le *primum movens* du ramollissement puriforme des masses tuberculeuses enkystées? Les inévitables rapports de contiguïté, entre tout foyer bacillifère et l'arbre bronchique juxtaposé, ne servent-ils qu'à diriger l'évacuation « spontanée » du foyer caséeux ramolli, de l' « abcès froid pulmonaire »? S'il était permis de juger par analogie, une première réponse pourrait être faite : l'évacuation d'un tubercule sous-séreux dans la cavité de la plèvre ou du péritoine, comme l'évacuation, à travers la peau, d'une gomme tuberculeuse sous-cutanée ramollie, se produisent *sans* l'intervention des microbes de la suppuration. N'en peut-il pas être de même pour les tubercules pulmonaires? Comparaison, toutefois, n'est pas raison. Étudions les choses de plus près encore et demandons aux détails fournis par des coupes microscopiques diversement colorées les arguments décisifs. Seuls, les faits, observés avec méthode, doivent répondre.

---

e. x. p. l. *Exsudat pleurétique récent*, adhérent à la surface de la plèvre viscérale. La fibrine, colorée en rouge brun terne, s'est disposée en « lamelles » et en « tourbillons » à la surface du poumon.

f. c. a. v. Un *bloc caséeux* (rouge brun), recouvert d'un nombre considérable de leucocytes (violet foncé), commence à se détacher du tissu pulmonaire scléro-caséeux qui l'encerclait; cet effondrement ulcératif d'un nodule tuberculeux donnera lieu, après évacuation des parties, à une petite *cavernule*, dont les dimensions peuvent être évaluées à un ou deux millimètres.

l. c. p. Partie la plus élevée de la cavernule pulmonaire en voie de formation; l'ulcération y est, déjà, plus avancée, bien que les dimensions de la perte de substance soient beaucoup moindres; la cavité est limitée par un tissu inflammatoire (violet foncé) gorgé de leucocytes et formant une bordure à peu près circulaire, à la fois leucocytaire et caséeuse; la cavité de la cavernule est pleine d'un pus épais, opaque, isolé (par artifice de technique) de la surface de l'ulcère.

c. l. i. l. *Cloison inter-lobulaire*, sectionnée dans sa longueur et à peu près perpendiculaire à la surface de la plèvre; le tissu cellulo-vasculaire qui la compose est épaissi, sclérosé, infiltré d'éléments inflammatoires; cette bande fibreuse délimite (avec une autre bande *c. l. i. l''*. qui lui est parallèle) un lobule pulmonaire; elle repère, d'une manière précise, la coalescence intra-lobulaire des nodules tuberculeux; plusieurs des nodules voisins de *c. l. i. l.* sont remarquables par l'aspect bigarré de leurs couleurs et par la diversité de leur forme.

c. l. i. l'. *Cloison inter-lobulaire*, limitant, du côté droit, un *lobule pulmonaire en voie de fonte cavitaire*; les tubercules conglomérés qui l'entourent ont réagi sur la structure de cette cloison, infiltrée peu à peu par l'inflammation tuberculeuse.

n. d. c. l. Gros tubercule nodulaire, d'aspect réniforme, et dont le bord convexe a repoussé la cloison inter-lobulaire, tout en l'infiltrant.

c. l. i. l''. Portion terminale, sous-pleurale, de la cloison inter-lobulaire, encore bien reconnaissable, quoique les lésions inflammatoires leucocytaires péri-nodulaires s'y soient déjà fort accumulées; de part et d'autre, en effet, le parenchyme pulmonaire est le siège d'une infiltration tuberculeuse caséifiante.

s. c. l. s. p. *Tissu pleural*, fortement sclérosé, épaissi, et ayant presque entièrement perdu ses caractères microscopiques; en ce point, la séreuse n'a pas encore été entamée par les nodules tuberculeux.

CAVERNES PULMONAIRES

PLANCHE LXII

e x p l.

s.c.l.s.p.

c.l. i. l'.

f. c a v.

l.c.p.

m.d.c.l.

c l.i.l.

c.l. i.l'.

Mode de formation de la cavernule.
L'effondrement ulcératif des nodules tuberculeux.

(Coloration : hématéine, éosine.)

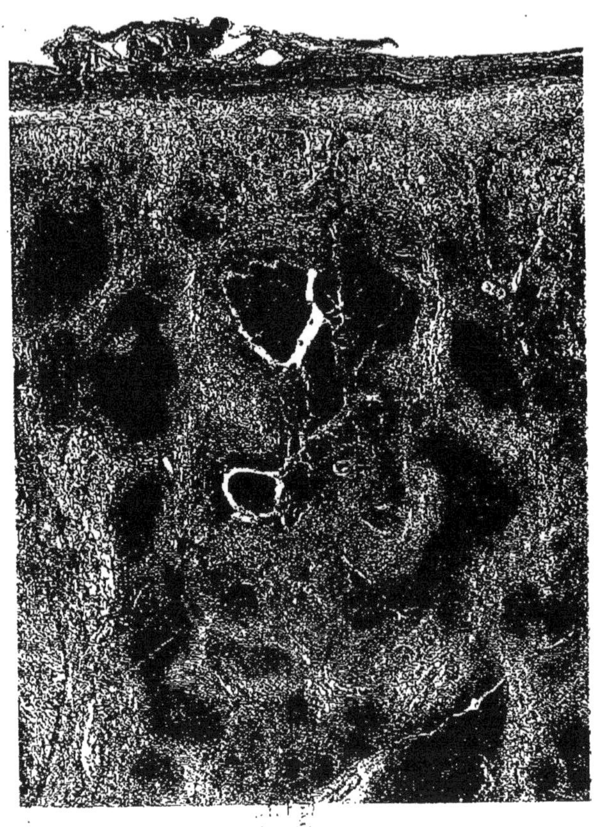

Grossissement $\frac{10}{1}$

CAVERNES PULMONAIRES

PLANCHE LXIII

L'effondrement cavitaire des blocs caséeux. Le morcellement de la matière caséeuse par les afflux leucocytaires.

Coloration : hématéine, orcéine, éosine. — Grossissement 25 : 1.

L'état des parties en voie d'ulcération diffère, d'un point à l'autre, d'une façon assez marquée pour permettre de suivre, pas à pas, la marche du travail destructif.

En *bcl*, à droite de la préparation, un îlot caséeux, tout enrobé qu'il soit par les leucocytes, tient encore au tissu pulmonaire profondément désorganisé. On peut même distinguer, en haut et à droite, d'énormes infiltrats leucocytaires qui ont subi, dans l'intimité de la matière caséeuse, une complète destruction pycnotique : il n'y a plus, là, que des « poussières » de noyaux, accumulées en masses innombrables. Mais cette défaite des phagocytes n'a pas été inutile : elle apporte un appoint incontestable à la fragmentation, au morcellement de la matière caséeuse ; c'est une « voie d'accès », favorable à de nouvelles attaques leucocytaires. La pointe inférieure du bloc triangulaire *bcl* s'en est trouvée, peu à peu, isolée du reste et disséquée par des globules blancs de plus en plus nombreux, libres et vigoureux.

Par comparaison, voyons le bloc caséeux *bcf*, à gauche de la préparation. Sa dissection est, ici, terminée : la matière tuberculeuse, à l'intérieur de laquelle on reconnaît encore plusieurs débris du squelette pulmonaire, n'a plus aucun lien qui la puisse rattacher au tissu pulmonaire : elle est entourée, de toutes parts, par un lac de globules purulents ; ils ont emporté, de haute lutte, toute résistance ; désormais, ils peuvent, en même temps, hâter la désagrégation de l'amas caséeux, gorgé de bacilles de Koch, et en expulser les débris, à travers les voies aériennes.

La « caverne » se trouve, par le fait, constituée.

---

n. d. c. a. *Nodule caséeux* ; le bloc, d'un rose jaune sale, est séparé de la cavernule en formation par une zone, très réduite, mais bien reconnaissable encore, d'*alvéolite exsudative tuberculeuse*.

b. c. f. *Bloc caséeux*, complètement séparé du tissu pulmonaire et flottant dans la cavernule ; la technique colorante a permis d'y différencier :

la matière caséeuse, distendant les alvéoles pulmonaires; quelques trousseaux élastiques onduleux, reliquat de l'armature élastique du poumon; enfin, de larges plages de leucocytes entourant le bloc caséeux, à *la façon d'un corps étranger en voie d'expulsion.*

p. a. r. c. *Paroi de la caverne*; le tissu qui la constitue est, tout à la fois, sclérosé et en voie de caséification; l'infiltration tuberculeuse, en effet, s'y reconnait à la teinte rouge jaunâtre sale, à l'aspect granité, pulvérulent, des parties infiltrées de leucocytes; ceux-ci sont, eux-mêmes, en voie de mortificatiou caséifiante : c'est la *zone d'extension des lésions ulcératives.*

s. c. l. a. v. Ilot de *sclérose pulmonaire* dite *parenchymateuse*; la lésion est constituée par la réplétion des cavités aériennes par un tissu bourgeonnant fibro-vasculaire; les cloisons alvéolaires montrent leur armature élastique (violet rouge foncé) conservée, voire même épaissie; la forme de l'alvéole est défectueuse, affaissée; un *follicule tuberculeux primitif*, avec sa cellule géante bien colorée, s'est développé au centre de cet îlot de pneumonie scléreuse.

p. a. r. c'. La paroi de la caverne forme, ici, un demi-cercle, qui délimite un éperon de tissu pulmonaire saillant au milieu de la nappe de pus et des détritus qui comblent, en cet endroit, la cavité ulcéreuse; l'état caséeux de la surface de la paroi y est des plus évidents.

p. l. c. Larges amas de *leucocytes purulents*, comblant la caverne pulmonaire; les lignes claires qui découpent ces nappes purulentes ne sont que des craquelures résultant de la technique histologique.

i. l. p. n. Ilot de *parenchyme pulmonaire*, en voie de destruction et infiltré d'innombrables leucocytes dégénérés; on distingue, dans ce fragment qui se mortifie : la coupe transversale d'une *veinule inter-acineuse*, caséifiée (mais ayant conservé une partie de son armature élastique); quelques alvéoles pulmonaires, comblés par un exsudat inflammatoire (rouge brun), lui-même caséifié; enfin, quelques cloisons inter-alvéolaires encore vivantes, mais dépourvues de leurs fibres élastiques.

b. c. l. *Bloc caséeux*, de forme vaguement triangulaire, commençant à être disséqué par les fusées leucocytaires inflammatoires; ici aussi, la technique a permis de reconnaître le tissu pulmonaire nécrosé par les toxines bacillaires caséifiantes; de plus, l'orcéine y a mis en valeur plusieurs gros fragments de tissu élastique, dont il est difficile d'établir la provenance; la friabilité de ces parties mortifiées a occasionné quelques craquelures dans leur masse.

v. p. c. *Veinule pulmonaire*, atteinte de *phlébite oblitérante* et saisie sur le bord de la caverne; la progression centrifuge de la matière caséeuse atteint, dans sa moitié inférieure, cette coupe de la veine : elle permet de saisir, sur le vif, le mode d'extension progressive de la fonte cavitaire des tissus caséifiés.

a. l. v. t. Ilot d'alvéoles pulmonaires oblitérés par un exsudat, qui fut, d'abord, inflammatoire, puis s'est caséifié (*alvéolite aiguë fibrino-caséeuse*).

CAVERNES PULMONAIRES

Planche LXIII

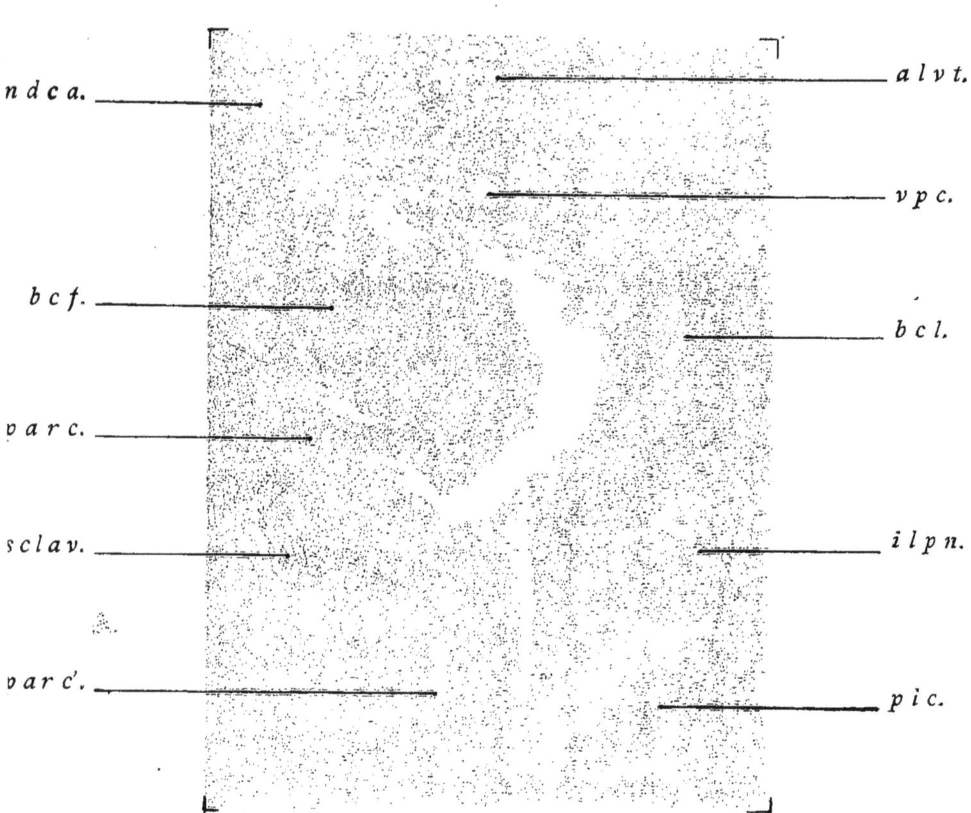

L'effondrement cavitaire des blocs caséeux.
Le morcellement de la matière caséeuse par les afflux leucocytaires.

oration : hématéine, orcéine, éosine.)

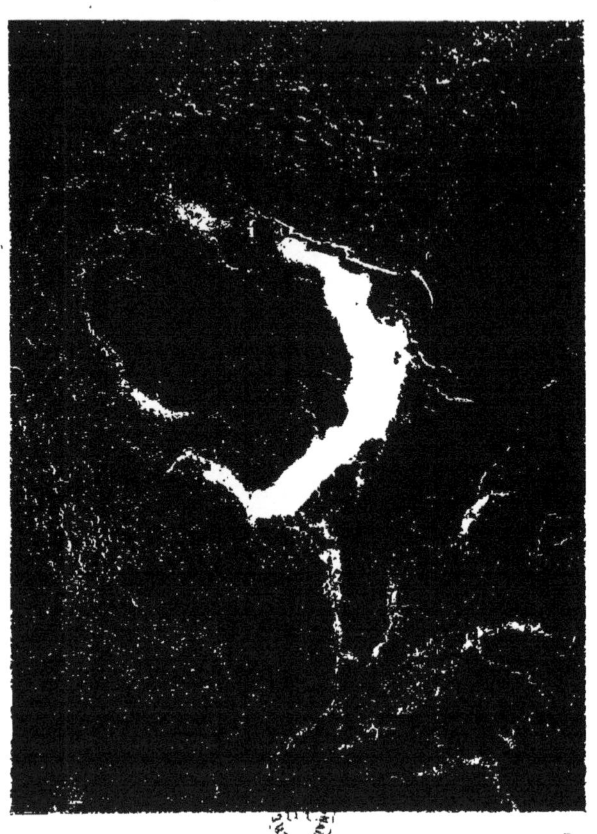

Grossissement $\frac{25}{1}$

CAVERNES PULMONAIRES

PLANCHE LXIV

Le pus, dans la caverne en formation; effritement pariétal progressif du tissu pulmonaire tuberculisé.

Coloration : hématéine, éosine, orcéine. — Grossissement 65:1.

L'étude microscopique des parois des cavernes tuberculeuses du poumon demande beaucoup de soin; elle fourmille de détails précieux. On ne s'étonnera donc point du nombre de Figures qui vont se dérouler et dans lesquelles l'observateur, soucieux de connaître les faits et gestes de la Tuberculose *ouverte*, pourra puiser tous les renseignements désirables.

La Planche LXIV montre un fragment de la paroi d'une cavernule toute récente, en *voie de formation*. Elle complète la série des 4 Planches consacrées à ce sujet. Le tissu pulmonaire s'y révèle en état de fonte parcellaire, de destruction aiguë, cette expression prise, non dans le sens histologique du mot, mais « à la façon tuberculeuse du terme ». En effet, il ne s'agit point d'une infiltration leucocytaire diffuse, dans laquelle des millions de poly-nucléaires, accourus de toutes parts, viendraient corroder et réduire à néant des tissus gorgés de vaisseaux hyperémiés et de cellules connectives proliférées. Tout, ici, se passe autrement. La cavité, remplie d'un pus spécial, dans lequel prédominent les leucocytes frappés de mort pycnotique, n'a pas de limites encore bien isolées. En maints endroits, les nappes purulentes se continuent, sans transition précise, avec le tissu pulmonaire infiltré de leucocytes et, lui-même, méconnaissable, vitrifié par place, en un mot, envahi par une « nécrose caséifiante parcellaire ».

La marche envahissante de la suppuration tuberculeuse à travers le tissu pulmonaire préalablement altéré y met en lumière des débris de tissu élastique, des reliquats de l'armature aérienne ou vasculaire (*élas*). On trouve même, de place en place, dans cette paroi cavitaire en voie d'extension manifeste, certains signes révélateurs. Ainsi, *clga* est une belle cellule géante bacillifère, saisie par le travail ulcéreux qui gagne la paroi pulmonaire. La dissection de l'élément est accomplie et la nappe purulente l'entraînera avec les millions de bacilles qui flottent, libres ou englobés dans les leucocytes purulents, au milieu de la cavernule en voie de formation. De même, encore, *alvf* révèle, en ce lieu, l'existence d'un alvéole pulmonaire atteint de pneumonie, d'« alvéolite fibrino-caséeuse », lésion de nature purement bacillaire et signe d'une réaction inflammatoire aiguë tuberculeuse. Les progrès de l'ulcère tuberculeux, qui s'accusent en ce point même, vont bientôt englober l'îlot d'alvéolite, comme ils engloberont, sans doute aussi, la cloison inter-lobulaire que l'on voit, en état de déchéance caséifiante, au bas de la Figure.

Ainsi se trouve établie la notion de la formation des cavernes par « morcellement centrifuge » et par emprise phagocytaire de tout le tissu tuberculisé, quels qu'aient été, d'ailleurs, les désordres histo-pathologiques, précurseurs de la caséification. Nulle part, dans ce travail destructif, parcellaire et uniforme, on n'a vu, jusqu'à présent, intervenir un processus nouveau, pyogénique, imputable aux germes pathogènes, fauteurs habituels de la suppuration.

---

b. r. c. a. *Bronche*, remplie par la matière caséeuse et dont la double armature élastique est encore reconnaissable, malgré la caséification qui, déjà, envahit sa paroi.

p. a. r. c. *Paroi de la caverne en voie de formation*; le tissu pulmonaire est méconnaissable, parce qu'il était déjà infiltré par la tuberculose (une petite *cellule géante* se reconnaît au-dessus du point indiqué) et parce que des éléments inflammatoires dégénérés s'infiltrent, par traînées irrégulières, dans ce tissu désorganisé, dont ils hâtent la désagrégation moléculaire.

e. l. a. s. *Tronçons de fibres élastiques*, découpés par les lésions inflammatoires, mais montrant, çà et là, l'esquisse de cavités alvéolaires déformées et comblées); on remarquera, toutefois, la disposition générale de ces lambeaux élastiques, qui paraissent comme couchés parallèlement à la surface de la caverne; cette disposition est d'autant plus remarquable que la série des alvéoles pulmonaires affaissés s'appuie, d'autre part (en bas et à gauche), contre une cloison inter-lobulaire.

c. l. i. l. *Cloison inter-lobulaire*, épaissie, fibroïde, en voie de tuberculisation; de nombreux leucocytes dégénérés infiltrent les espaces.

a. l. v. f. Quelques *alvéoles pulmonaires*, oblitérés par un exsudat inflammatoire fibrinoïde, rouge brique (*alvéolite fibrino-caséeuse*).

c. l. g. a. *Cellule géante bacillifère*, saisie par l'invasion ulcérative; le tissu pulmonaire qui l'entourait s'est morcelé, par émiettement, sous la poussée des infiltrats leucocytaires; il en résulte que la cellule géante, disséquée par les leucocytes, flotte, à la surface de la caverne; elle aurait pu être évacuée par les crachats.

l. c. p. Vaste placard de leucocytes, libres dans la cavernule pulmonaire; un grand nombre de ces éléments sont encore vivement colorables; ils entraînent avec eux, par l'expectoration, des nombreux bacilles et des débris du parenchyme pulmonaire caséifié.

CAVERNES PULMONAIRES

PLANCHE LXIV

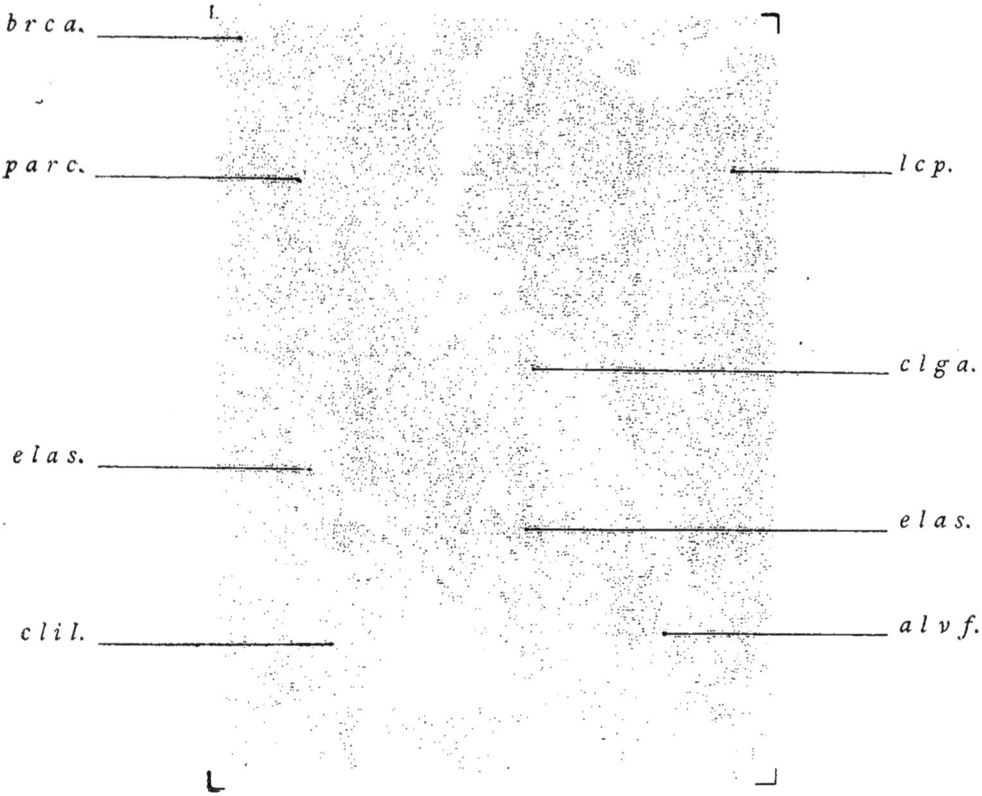

b r c a.

p a r c.

l c p.

c l g a.

e l a s.

e l a s.

c l i l.

a l v f.

Le pus, dans la caverne en formation ; effritement pariétal progressif du tissu pulmonaire tuberculisé.

(Coloration : hématéine, éosine, orcéine.)

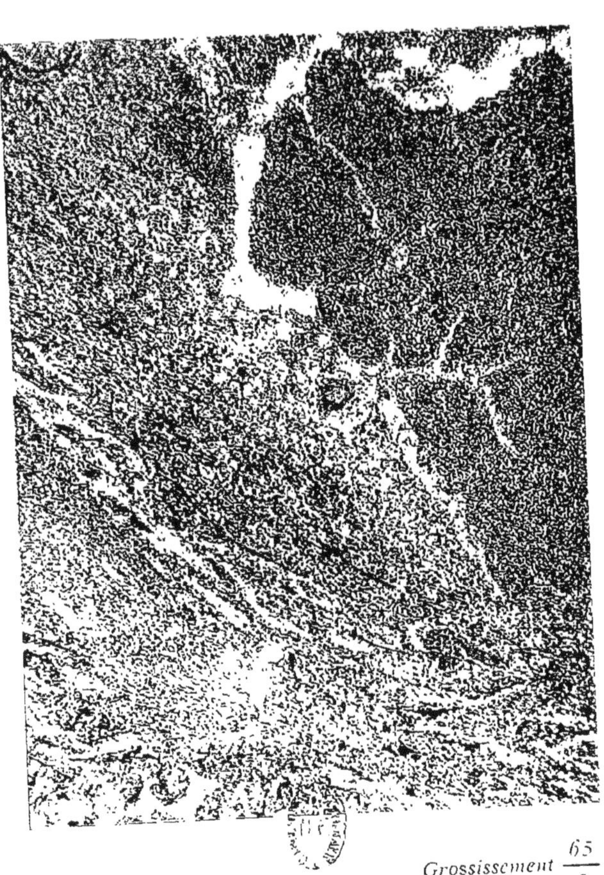

Grossissement $\frac{65}{1}$

CAVERNES PULMONAIRES

PLANCHE LXV

Destruction suraiguë d'une portion de tissu pulmonaire caséifié. (Infiltration pneumonique fibrino-caséeuse aiguë).

Coloration : hématéine, éosine. — Grossissement 5:1.

Les Planches LXV et LXVI mettent en lumière une série remarquable de lésions aiguës tuberculeuses, *pneumoniques*, dans lesquelles l'infiltration caséeuse a marché de pair avec des réactions exsudatives fibrineuses d'apparence la plus franchement inflammatoire.

La complexité des désordres s'accroît, dans l'observation présente, d'un fait fort curieux : la Tuberculose aiguë « infiltrée » s'est développée dans une partie de poumon déjà cirrhotique, emphysémateuse et bronchectasique.

Voici comment, croyons-nous, les choses se sont passées : plusieurs anciens foyers cavitaires sous-pleuraux (figurés en *cavfb* et en *nfb*, par exemple) ont été atteints par une poussée aiguë inflammatoire ayant formé des exsudats fibrino-leucocytaires abondants dans leurs cavités. Cette fibrine exsudée s'est attachée à la surface des placards caséeux tapissant la paroi des cavernes.

On pourrait, à cette inspection première, se demander s'il ne s'est pas agi d'une pneumonie fibrineuse, *franche*, c'est-à-dire pneumococcique, greffée, par accident, sur une tuberculose chronique.

La réponse s'impose : il suffit d'examiner le bloc d'infiltration sous-jacent à la série des cavernes corticales, et qui s'étend, depuis *clil*, jusqu'à *pcr* et même au-dessous. Les cavernes s'y montrent bordées, du côté de la plèvre viscérale, par une bande onduleuse de matière caséeuse, qui rejoint, au haut comme au bas de la préparation, le large bloc d'infiltration caséeuse sous-cavitaire. Les cavernes sont donc enchâssées, pour ainsi parler, dans une masse de pneumonie « fibrino-caséeuse ». Cette première constatation permet, déjà, de penser à l'unicité de la cause des désordres inflammatoires et à sa spécificité bacillaire. Une seconde raison, non moins démonstrative, est fournie par ce que nous savons déjà, concernant la pneumonie caséeuse.

Nous avons vu (Pl. XLVI) les poussées aiguës de la tuberculose déterminer, dans les cavités aériennes de l'arbre respiratoire tout entier (ainsi que dans la cavité pleurale), des réactions exsudatives *fibrineuses* aussi « pures » que dans la pneumococcie la plus franche, et la caséification de l'exsudat ne survenir qu'ensuite.

---

c. . i. l. *Cloison inter-lobulaire*, très élargie, infiltrée par des macrophages vésiculeux (œdème interstitiel aigu, juxta-tuberculeux).

c. a. v. b. Fragment d'une grosse *bronche*, dilatée et ulcérée par une affection tuberculeuse ancienne.

p. l. c. s. Pointe de *pneumonie caséeuse*, se détachant, à gauche, d'un large bloc d'infiltration tuberculeuse pneumonique, non encore ulcéré, de ce côté.

v. p. t. b. *Veine pulmonaire*, englobée au centre du bloc pneumonique et commençant à être envahie, elle-même, à sa partie supérieure, par l'infiltration caséeuse.

p. c. r. Larges bandes de *pneumonie chronique scléreuse interstitielle*, non encore touchées par le processus de caséification centrifuge du voisinage; les vaisseaux et les bronches apparaissent comme sculptés au milieu du tissu pulmonaire.

b. l. c. a. Ilots d'infiltration caséeuse, semés en plein tissu de pneumonie chronique scléreuse.

s. c. l. p. l. *Plèvre viscérale*, très épaissie, sclérosée, et dont les couches profondes sont doublées, de place en place, par une bande de matière fibrino-caséeuse; cette « zone d'extension » de plusieurs cavernes immédiatement sous-pleurales se reconnaît à sa coloration brun rouge sale, à sa sécheresse et à son opacité.

c. a. v. f. b. L'une de ces *cavernes lobulaires sous-pleurales*, remarquable par les lamelles et les fibrilles de fibrine que l'on voit cloisonner la partie profonde de la poche, au contact même d'un gros bloc pneumonique caséeux central, entourant *v. p. t. b.*

n. f. b. Autre *caverne*, en huit de chiffre, et semblant résulter de la coalescence de deux cavernules lobulaires adjacentes; précisément au point *n. f. b.*, un bloc de fibrine, arrondi, presque circulaire, rouge brique foncé, semble même fermer l'orifice de communication ulcérative établie, comme on le voit, entre les deux cavernes sous-pleurales; on a l'impression, très formelle, d'assister à une fonte aiguë, fibrinoïde, ou mieux *fibrino-caséeuse*, du tissu pulmonaire altéré.

n. d. c. a. Bloc triangulaire d'infiltration caséeuse sous-pleurale, séparé de la caverne *n. f. b.* par une très mince lame de tissu fibrosé.

t. r. c. a. v. Ilot de *trois cavernules* adjacentes, remarquables par la très grande densité des cloisons qui les séparent et par la proportion considérable de *fibrine* fibrillaire accumulée dans leur intérieur; il y a, là, une preuve de l'intensité du processus inflammatoire, *pneumonique* à la vérité, mais *tuberculeux* aussi, qui envahissait toutes ces vieilles lésions broncho-pulmonaires.

CAVERNES PULMONAIRES

PLANCHE LXV

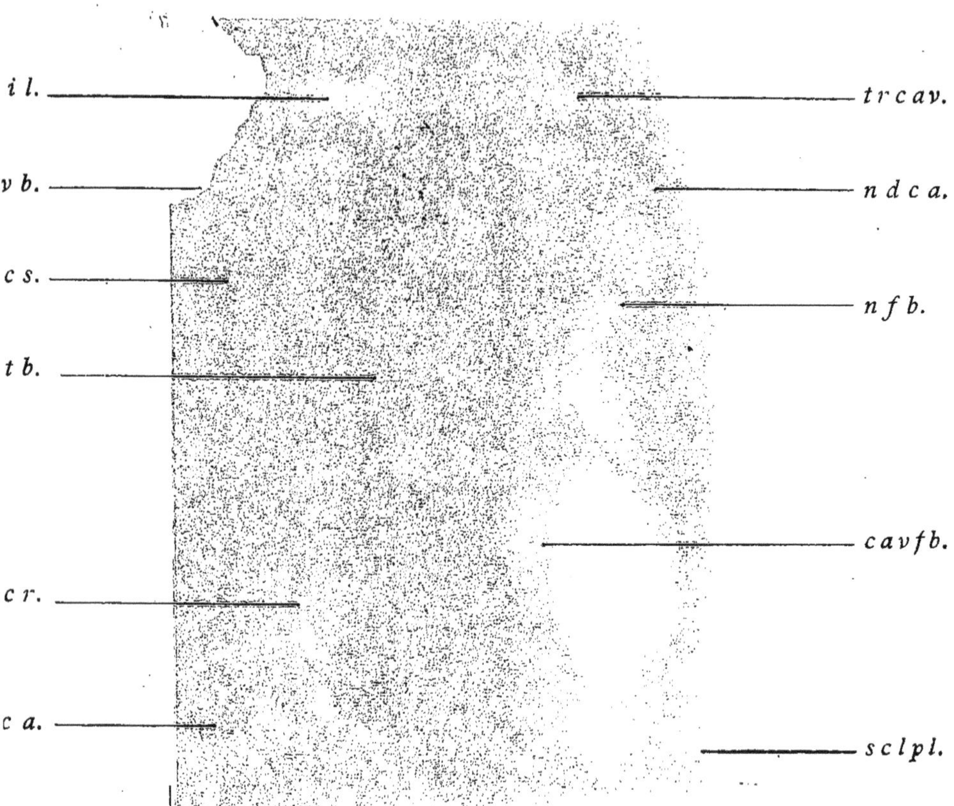

Destruction suraiguë d'une portion de tissu pulmonaire caseifié.
(Infiltration pneumonique fibrino-caséeuse aiguë).

(Coloration : hématéine, éosine.)

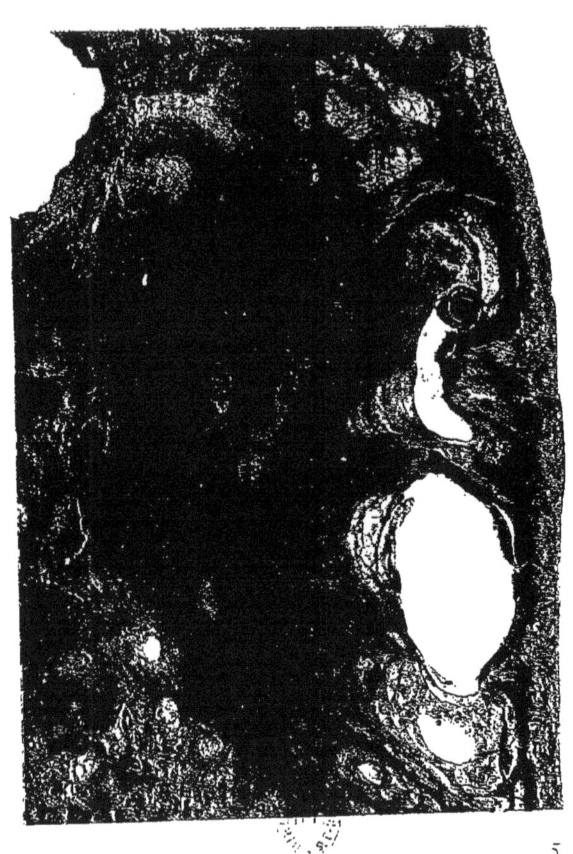

Grossissement $\frac{5}{1}$

CAVERNES PULMONAIRES

PLANCHE LXVI

Exsudats fibrinoïdes aigus, dans un poumon bronchectasique et tuberculeux cavitaire.

Coloration : hématéine, éosine, orcéine. — Grossissement 18 : 1.

La présente préparation confirme les données premières fournies par la Planche LXV.

Dans les intervalles séparant plusieurs coupes de bronches dilatées et, par place, ulcérées, le poumon apparaît, ici, atteint de lésions aiguës manifestes : toute la moitié gauche de Figure montre un vaste placard occupé par des « tourbillons » de Fibrine fibrillaire (*exfb*) brassés, comme à l'étroit et refoulant, tout autour d'eux, les tissus pulmonaires altérés. Mais, au milieu de ces champs de fibrine si faciles à reconnaître, s'étale une substance terne, d'une couleur rouge brique sale, amorphe, dense qui n'est plus, déjà, de la fibrine et qu'il est impossible de ne pas désigner comme matière caséeuse (*nfcb*). Ainsi délimitée, cette « Tuberculose pneumonique » s'enfonce dans le parenchyme adjacent ; elle a frappé, de la même mortification, les infundibula et leurs alvéoles distendus. Çà et là, l'exsudat pneumonique se montre, à son tour, atteint par la métamorphose caséifiante.

A droite de la Figure, les lésions sont moins diffuses, plus ramassées (en *cafb*, ou en *blca*, par exemple) ; elles permettent d'établir les corrélations qui associent, dans une progression constante, les exsudats fibrineux à la caséification aiguë du tissu pulmonaire.

En vérité, vu la multiplicité des désordres produits par elle, la *Tuberculose aiguë infiltrée du poumon* ne saurait plus, dorénavant, être désignée par le terme, insuffisant et, à proprement parler, quasi-erroné, de Pneumonie caséeuse. Cette infection sollicite une réaction violente de *tous* les tissus qu'elle atteint. Certes, dans les régions du poumon où préexistaient, comme pour le cas actuel, l'emphysème, la bronchectasie (*brdl*) et même les cavernules (*cafb*), la défense de l'organisme contre cette poussée bacillaire terminale s'est traduite, en particulier, par l'apparition d'exsudats fibrino-leucocytaires. Les mêmes phénomènes, toutes choses égales d'ailleurs, auraient pu avoir lieu à la surface d'une séreuse (pleurite aiguë), ou d'une muqueuse (tuberculose aiguë pharyngée). On comprend que, dans de telles conditions, les lésions antérieures s'effacent devant la nouvelle infection bacillaire suraiguë; d'ailleurs, l' « imbibition caséifiante » de tous les tissus envahis a bientôt fait d'y anéantir jusqu'aux moindres sequelles d'un passé morbigène.

En résumé, les exsudats fibrineux aigus « pneumoniques » ne constituent, dans la Pneumonie caséeuse, que l'un des détails histo-pathologiques, le moins capital peut-être, du processus complexe qui caractérise la « Tuberculose aiguë *non* folliculaire ».

---

c. a. v. *Cavernule*, dont la paroi est tapissée d'un épais enduit fibrinoïde caséeux.

b. r. m. s. *Bronche musculaire*, sclérosée, quelque peu dilatée, et entourée d'une atmosphère celluleuse extrêmement condensée (*bronchite et péri-bronchite chroniques scléreuses*).

e. x. f. b. Larges plaques d'*exsudats fibrinoïdes*, formés en plein tissu pulmonaire, et dont la nature tuberculeuse est rendue indiscutable par l'existence de placards d'infiltration caséeuse, tels que *n. f. c.* et *n. f. c. b.*, qui les accompagnent; la fibrine exsudée forme des tourbillons, des cercles, d'une grande élégance; dans les mailles des fibrilles et des lamelles, flottent de nombreux éléments, au milieu d'un liquide abondant; il s'agit, en réalité, d'une *pneumonie fibrino-caséeuse aiguë*, que nous avons vue largement destructive (en *c. a. v. f. b.*, fig. LXV).

n. f. c. b. Placards caséeux, détruisant le tissu pulmonaire et la fibrine.

b. r. d. l. *Grosse bronche*, sclérosée et dilatée, entourée, à droite et à gauche, par des lésions pneumoniques aiguës tuberculeuses.

c. l. i. c. Cloison fibroïde, séparant deux cavernes pulmonaires gorgées de tourbillons de fibrine fibrillaire; le tissu fibreux de la cloison est infiltré de nombreux leucocytes (violet foncé); aucune trace de cellules géantes n'existe, sur aucun point de la préparation.

b. l. c. a. Gros bloc, arrondi, de matière fibrino-leucocytaire condensée, en voie de caséification déjà manifeste; à droite de ce bloc, la fibrine fibrillaire dessine des mailles lâches, remplies de sérosité et de leucocytes : cet exsudat, tuberculeux dans sa moitié gauche, est, en apparence, « pneumonique » dans sa moitié droite; il remplit, de cette façon, une cavernule en voie de progression manifeste; la paroi, est, en effet, tatouée, çà et là, par des placards leucocytaires (violet foncé), bien apparents, déjà, à ce faible grossissement.

c. a. f. b. *Cavernule*, totalement comblée par un exsudat fibrineux fibrillaire très riche en sérosité; la fibrine adhère à la paroi de la cavernule, absolument de la même façon que le fait l'exsudat fibrineux pneumonique, à la surface de l'alvéole, dans la pneumonie pneumococcique la plus franche.

b. r. l. c. *Bronche*, dilatée et, en même temps, ulcérée par un processus d'infiltration tuberculeuse (*cavernule bronchique*).

CAVERNES PULMONAIRES

Planche LXVI

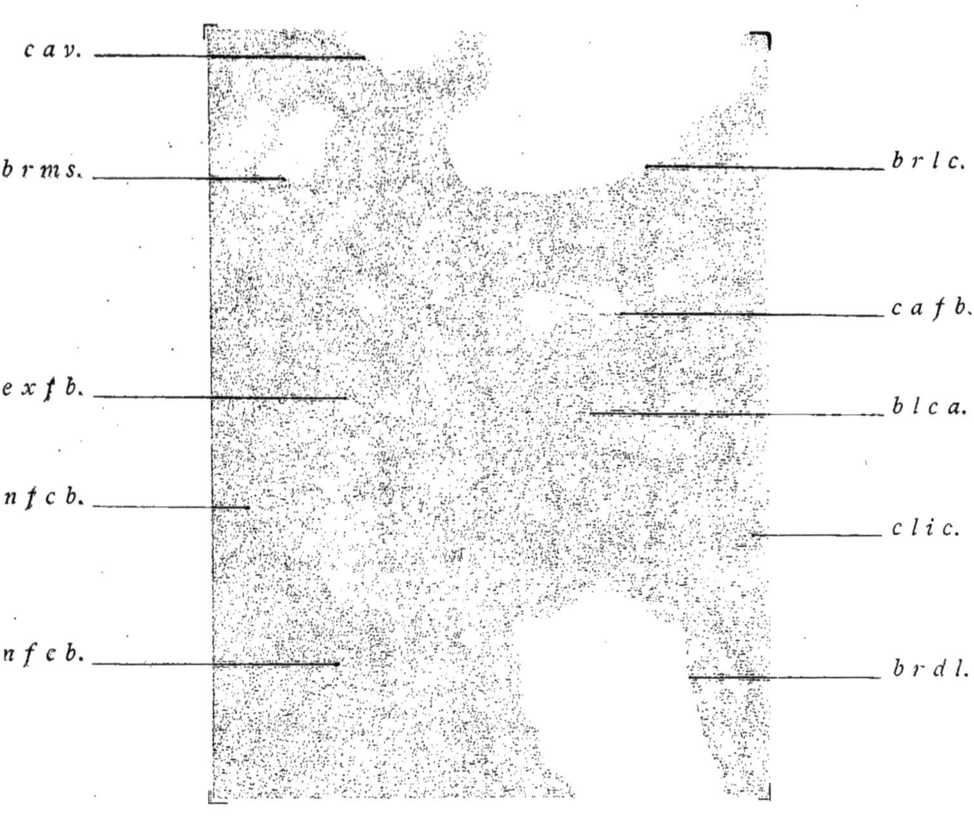

Exsudats fibrinoïdes aigus. dans un poumon bronchectasique et tuberculeux cavitaire.

(Coloration : hématéine, éosine, orcéine.)

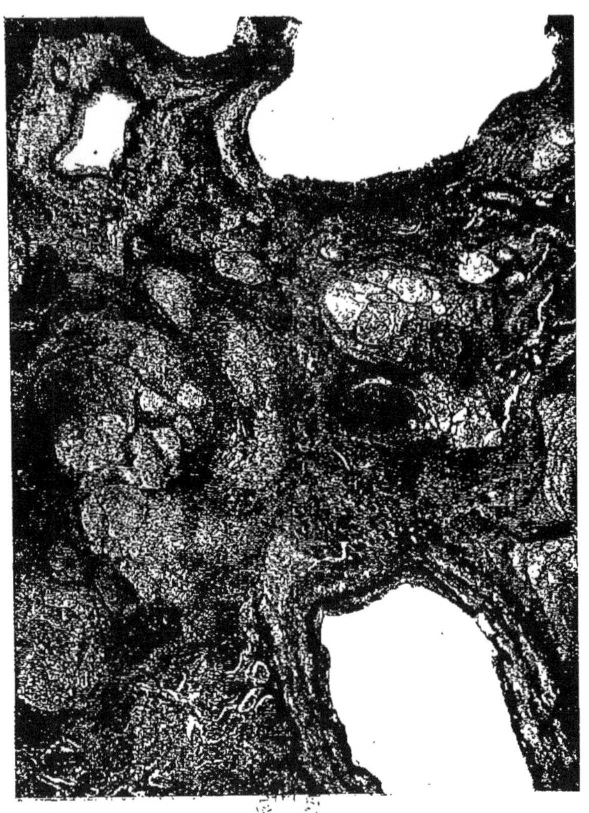

Grossissement $\frac{18}{1}$

CAVERNES PULMONAIRES

PLANCHE LXVII

Effondrement cavitaire d'un îlot pneumonique lobulaire. Pneumonie tuberculeuse lobulaire scléro-caséeuse de la languette antérieure du poumon.

Coloration : hématéine, éosine, orcéine. — Grossissement 4:1.

Voici, à un faible grossissement de 4 diamètres, par conséquent à la façon d'une image vue à la loupe, un remarquable exemple de *caverne lobulaire sous-pleurale*. Un îlot de pneumonie caséeuse, ayant détruit un lobule entier, se trouve évacué presque en totalité. On peut, sans forcer les termes, comparer ce lobule excavé à un autre lobule, caséifié d'une manière non moins massive et situé, à gauche, sous la plèvre, comme le premier.

La fonte, le ramollissement central, qui va transformer en pus, crémeux ou grumeleux, selon les cas, la *matière caséeuse* infiltrée dans le poumon, commence, de ce côté, où elle se manifeste (en *ilpnc*) par une consistance amoindrie, une fluidité apparente, un effritement partiel, déjà appréciables. Toutefois, il faut bien noter, ici, l'absence d'afflux leucocytaires comparables à ceux décrits dans les Planches précédentes. Tout donne à penser que les communications n'étaient point encore établies entre la bronche, située en aval, et le centre du lobule en passe de liquéfaction, que nous venons de repérer. Sitôt que l'issue est donnée au caséum bacillifère, l'armée des phagocytes accourt et noie les parcelles nécrobiotiques (*bcf*, Pl. LXIII).

Un second point, très remarquable et dont on ne saurait nier le haut intérêt, consiste en l'extrême minceur du tissu pleural ayant préservé, en *plca*, la cavité de la plèvre contre la rupture, contre le « Pneumothorax ». Comment expliquer la résistance d'une si minime lame d'un tissu certainement sclérosé (puisque *juxta*-caséeux) et dépourvu, on peut l'affirmer, de son plus solide soutien, du tissu élastique formant la riche armature de la séreuse? C'est un fait; il suffit de l'avoir mis en valeur; d'autant mieux, que le bord gauche de cette « caverne lobulaire » contient une bande de matière caséeuse, en pleine action diffusante centrifuge : en effet, des deux pointes enfoncées par cette bande caséifiante active, l'une, la plus inférieure, confine à un espace péri-bronchique et a même commencé à tuberculiser, de dehors en dedans (par effraction), les couches constitutives de la bronche sus-lobulaire; l'autre, la pointe supérieure, déborde la cloison inter-lobulaire représentant la limite supérieure du lobule excavé. Ce sont ces arrêts brusques ou ces poussées locales qui produisent, au cours de la Phtisie, des désordres aussi inattendus que disproportionnés.

---

p. l. t. b. La *plèvre viscérale*, légèrement enflammée mais contenant dans son épaisseur un îlot caséeux, très distinct, en ce point, des îlots de pneumonie caséeuse accumulés dans la languette antérieure du poumon.

c. l. i. l. *Cloison inter-lobulaire*, très épaissie et commençant, sur un point, à être détruite par la poussée caséeuse centrifuge d'un îlot broncho-pneumonique de la languette.

s. c. l. a. p. *Sclérose* dite *parenchymateuse* juxta-tuberculeuse du poumon (bronchio-alvéolite végétante fibro-vasculaire).

b. c. a. v. Reliquat marginal d'un îlot caséeux pneumonique, dont l'évacuation à travers les bronches a formé la petite caverne adjacente; la masse caséeuse en bordure se prolonge sur toute la moitié gauche de la paroi cavitaire; la caséification commence à envahir, en croissant, la paroi d'une bronche adjacente.

i. l. p. n. c. Gros îlot de *pneumonie caséeuse lobulaire*, remarquable par : l'aspect « bigarré » de sa coupe, la coalescence irrégulière de ses îlots caséeux, enfin, le début de son ramollissement central (caractérisé par la formation, près de son centre, d'une cavité anfractueuse, aux bords encore mal limités); la diffusion de la matière caséeuse a envahi (dans la partie droite de l'îlot) des portions de poumon antérieurement malades, cirrhotiques et infiltrées de charbon.

a. n. t. r. *Dépôts anthracosiques*, logés en pleine matière caséeuse, preuve que la diffusion de l'infiltration caséeuse tuberculeuse ne respecte rien, *pas même les vieux placards* de *sclérose pulmonaire anthracosique.*

c. o. l. p. *Sclérose pulmonaire diffuse, bronchio-alvéolaire*, parsemée de quelques îlots nodulaires, inflammatoires, aigus, leucocytaires.

p. l. c. a. Paroi d'une *caverne sous-pleurale*, uniquement constituée par le squelette, aminci et sclérosé, de la plèvre; seule, cette minc membrane préservait d'un pneumothorax, la grande cavité pleurale; l'exsudat fibrineux visible sur tout le reste de la surface de la plèvre viscérale, semble même, ici, absent.

r. a. m. c. Portion de matière caséeuse bordant la caverne en voie d'effondrement et d'évacuation; il est facile de constater, en ce point, la preuve de l'extension centrifuge du processus caséeux et, par suite, du processus ulcératif cavitaire.

n. d. t. p. n. Amas conglomérés de pneumonie caséeuse (pneumonie lobulaire scléro-caséeuse) de la languette. Aucune portion du parenchyme respiratoire n'y est plus accessible à l'air.

CAVERNES PULMONAIRES

Planche LXVII

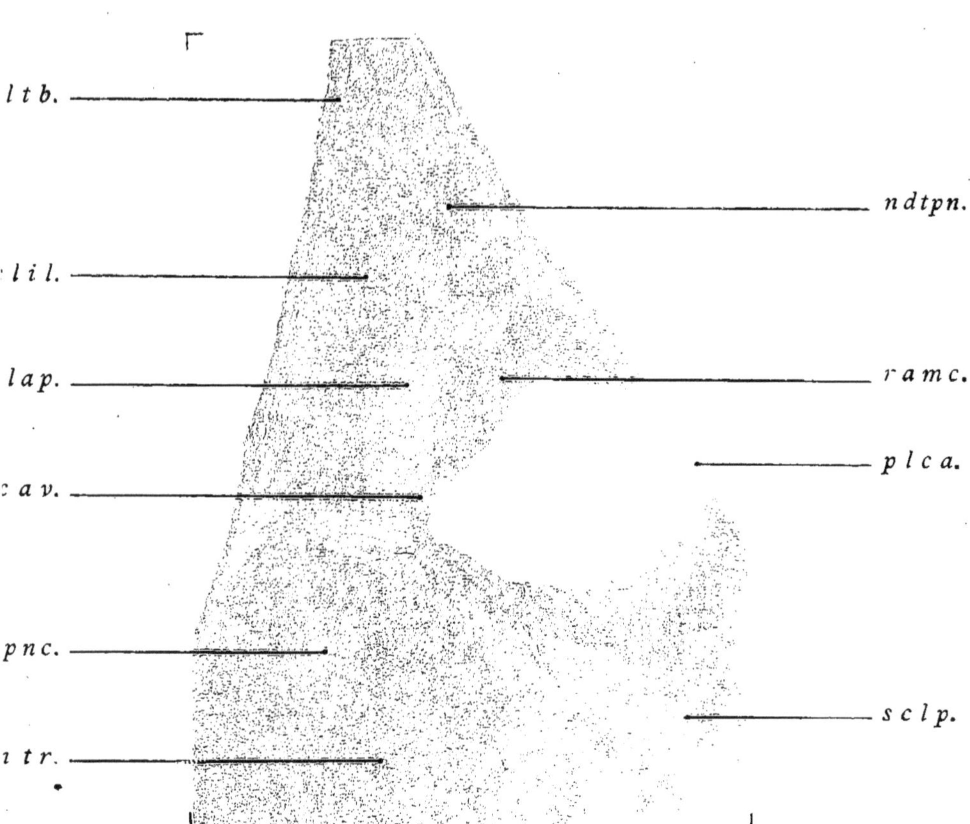

Effondrement cavitaire d'un îlot pneumonique lobulaire.
Pneumonie tuberculeuse lobulaire scléro-caséeuse de la languette antérieure du poumon.

(Coloration : hématéine, éosine, orcéine.)

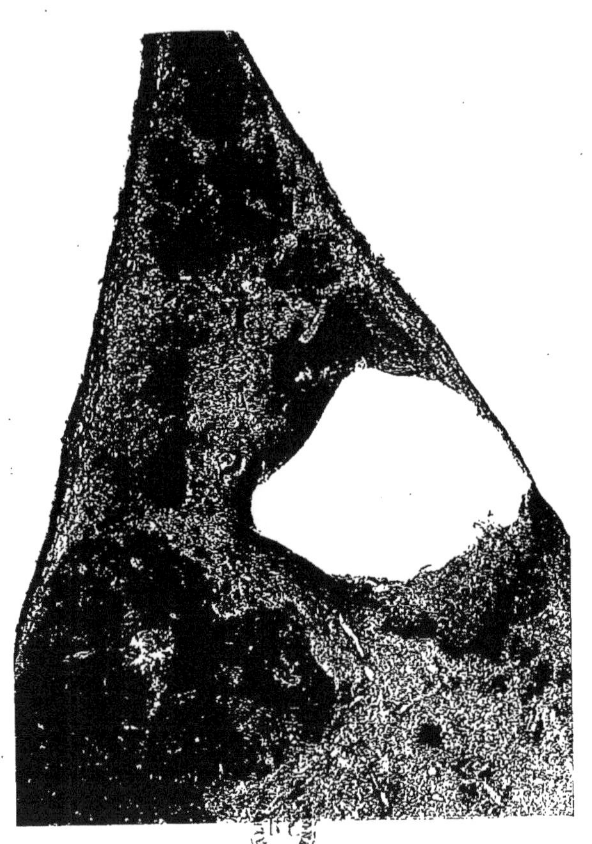

Grossissement $\frac{4}{1}$

CAVERNES PULMONAIRES

PLANCHE LXVIII

Ulcération subaiguë, térébrante, d'un lobule pulmonaire (*caverne lobulaire*); invasion progressive de la plèvre viscérale par le procédé ulcératif.

Coloration : hématéine, éosine. — Grossissement 6:1.

La Planche LXVIII met en belle valeur un lobule pulmonaire cortical presque totalement détruit par un « ulcère tuberculeux ». Les circonstances sont telles que, du côté gauche, la cloison inter-lobulaire (correspondant à la limite inférieure du lobule) est à peu près partout mise à nu ; elle commence même, non loin de *ndca*, à se trouver elle-même quelque peu entamée par le procédé ulcératif. De son côté, la base du lobule (qui s'appuyait sur la face profonde de la séreuse pleurale) apparaît déchiquetée, morcelée, suivant le bord sinueux de la perte de substance.

Sur ces différents points, on voit, de la façon la plus claire, que les limites anatomiques normales du lobule n'allaient plus longtemps encore servir à arrêter l'extension de la Tuberculose ulcéreuse. On peut même avancer qu'en *effpl*, le tissu pulmonaire a été tout à fait corrodé : par conséquent, le tissu pleural, doublé d'une couche énorme de néo-membranes organisées, commençait à être, lui aussi, envahi. Ce début de la progression d'une ulcération à travers les « adhérences » pleurétiques, permet de deviner le mécanisme des « fistules tuberculeuses du poumon ». Ces trajets fusent, comme on sait, au milieu des parties molles du sommet, ou des parties latérales du thorax, jusqu'aux téguments cutanés, en évacuant, de la sorte, à l'extérieur, le pus bacillifère d'une caverne fistulisée.

On remarquera qu'à ce faible grossissement, il est difficile d'établir la nature tuberculeuse de l'ulcération cavitaire. Toutefois, l'état des tissus avoisinants servirait grandement au diagnostic ; de nombreux nodules, *ndnk*, caséeux, à leur centre, et bordés d'un anneau (violet très vif) de leucocytes ; un placard de matière caséeuse (*ndca*), d'un rouge brique chaud, étalé parallèlement à la surface de l'ulcère, ne permettraient guère l'hésitation : ni Syphilis, ni Sporotrichose, par conséquent Tuberculose plus que probable, telle serait, en l'absence de tout autre renseignement, la conclusion inévitable.

s. f. p. l. *Symphyse pleurale*, très épaisse, composée par les deux feuillets pleuraux intimement unis ; de nombreux vaisseaux parcourent cet énorme placard cirrhotique.

e. f. f. p. l. L'*ulcération pulmonaire* commence à entamer, en ce point, la plèvre viscérale dont on peut encore suivre, dans le voisinage, les ondulations, marquées par une mince ligne violet foncé.

c. l. i. l. *Cloison inter-lobulaire*, épaissie, irritée (en rose foncé), entourée, de part et d'autre, par des « nodules inflammatoires », leucocytaires, à coup sûr tuberculeux ; cette cloison descend obliquement, en bas et à droite, parallèle à la surface de la caverne, qui ne l'a pas encore entamée.

n. d. n. k. *Nodules tuberculeux*, en voie d'enkystement ; la tache caséeuse est entourée par un cercle d'amas leucocytaires (en violet), très régulier.

n. d. c. a. *Amas caséeux*, vivement teinté en rouge brique et disposé au-dessous de la paroi cavitaire, à la façon d'une bande allongée parallèle à la cloison inter-lobulaire.

s. c. l. p. *Sclérose pulmonaire lobulaire* (bronchio-alvéolite fibro-vasculaire) ; le poumon, fibrosé, est moucheté de nombreux follicules tuberculeux, qui forment des taches arrondies, d'un violet foncé.

c. l. s. l. Portion inférieure de la *cloison inter-lobulaire*, plus large, et contenant des vaisseaux sanguins altérés ; le travail ulcératif, tuberculeux, commence à entamer, sur ce point, la large bande fibroïde formée par la cloison.

c. l. i. l'. Fragment de *cloison inter-lobulaire*, à peu près parallèle à *c. l. i. l.* et formant comme la limite supérieure du lobule pulmonaire ulcéré ; il en résulte qu'entre *c. l. s. l.* et *c. l. i. l'.*, la perte de substance semble correspondre au pédicule du lobule et, par conséquent, à la *bronche sus-lobulaire*, détruite par l'ulcération pulmonaire.

c. a. v. l. Une *caverne lobulaire*, en grande partie détergée, sauf un petit fragment de tissu pulmonaire obliquement coupé près de *c. l. i. l'.* ; toute la surface de cette *plaie pulmonaire* est sinueuse, déchiquetée ; sauf le long de la plèvre viscérale symphysée, la presque totalité du tissu du lobule a été évacuée, par suite de la marche progressive, centrifuge, de la lésion.

f. p. l. s. *Sclérose fibroïde du tissu de la plèvre viscérale* ; les quelques moignons de tissu pulmonaire appendus à la face profonde de la plèvre viscérale symphysée sont le siège de multiples lésions inflammatoires ; on y reconnaît, en allant de gauche à droite : des placards de pneumonie chronique scléreuse bronchio-alvéolaire, des îlots de tuberculose nodulaire, encore en évolution diffusante, enfin des bandes d'infiltration leucocytaire interstitielle, qui sont l'indice de la marche envahissante du processus ulcéreux.

v. n. f. *Vaisseaux de nouvelle formation*, étendus dans l'épaisseur de la symphyse pleurale, et mettant en communication la circulation pulmonaire et la circulation des parois thoraciques.

CAVERNES PULMONAIRES

Planche LXVIII

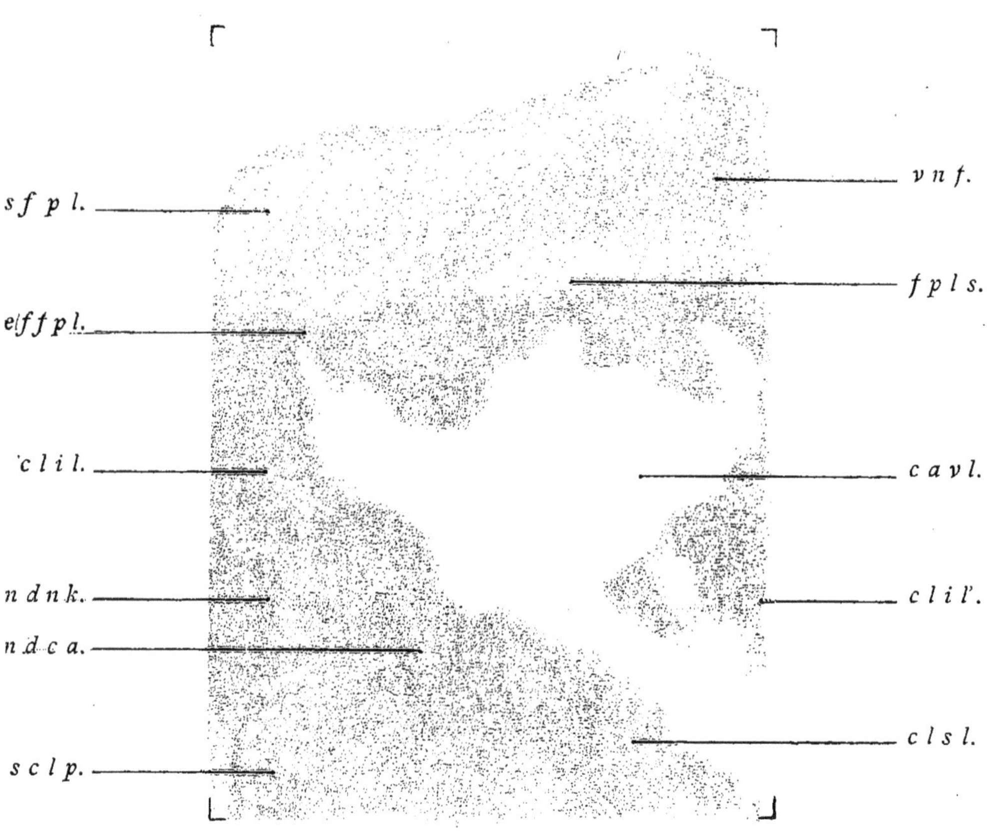

Ulcération subaiguë, térébrante, d'un lobule pulmonaire *(caverne lobulaire)*.
Invasion progressive de la plèvre viscérale par le procédé ulcératif.

(Coloration : hématéine, éosine.)

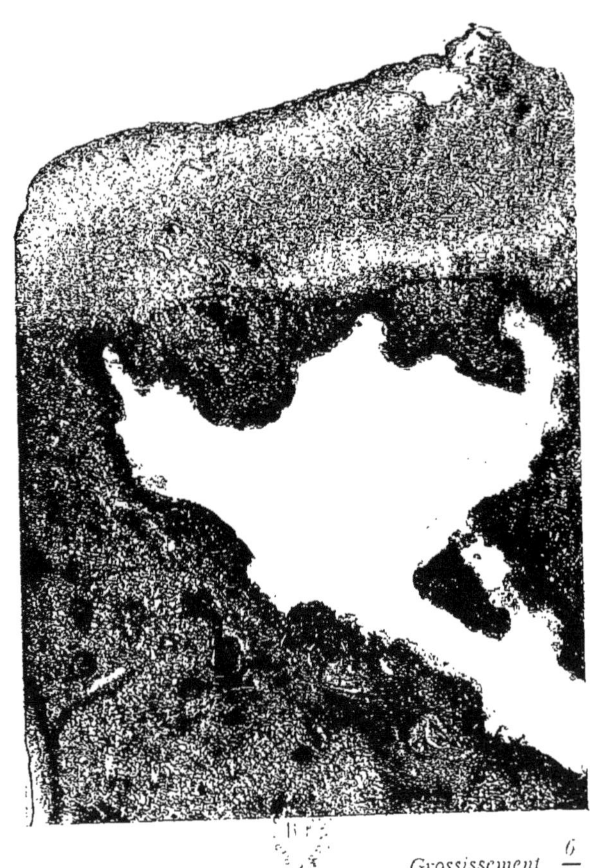

Grossissement $\frac{6}{1}$

CAVERNES PULMONAIRES

PLANCHE LXIX

Effondrements cavitaires de nodules tuberculeux péri-bronchiques. Bronchectasies tuberculeuses et cavernes détergées.

Coloration : hématéine, éosine. — Grossissement 4:1.

Les cavités creusées dans la languette antérieure du poumon photographié sur la Planche LXIX sont de date déjà ancienne. On voit, même, à ce faible grossissement de 4 diamètres, que la matière caséeuse a été, en grande partie, évacuée dans la plupart de ces cavernules dont les parois retiennent encore, de place en place, quelques blocs anhistes, d'un rouge brique caractéristique.

Si l'on prend cependant la peine d'étudier, une à une, chacune des poches qui découpent ce tissu pulmonaire scléro-emphysémateux, voici que se dégage une première constatation, assez impressionnante : toutes ces cavernules affectent une forme, en général, arrondie et plutôt régulière ; à l'exception peut-être de la petite cavité ovalaire située tout au bas de la préparation (au milieu du bord inférieur de la coupe), toutes se montrent, au moins sur un point de leur circonférence, *bordées par une quantité, variable, de matière caséeuse* ; quelques-unes, comme les trois cavités groupées autour de *brect*, semblent même avoir été creusées aux dépens d'amas caséeux compacts conglomérés dans le tissu pulmonaire.

Une petite cavité, *cabr*, en forme de croissant, paraît elle-même être le résultat de l'évidement, partiel et encore en action, d'un nodule caséeux.

Rapprochant ces détails de ceux fournis par l'explication de la Figure, à propos de la grande poche *plvs*, on en arrive à considérer la plupart de ces pertes de substance, moins comme des « cavernes » pulmonaires en état de détersion incomplète, mais bien plutôt comme des bronches et bronchioles mi-partie tuberculisées (*prt*) et mi-partie atrophiées, c'est-à-dire atteintes d'une sclérose diffuse juxta-bacillaire compliquée de dilatation chronique.

Cet exemple, choisi à dessein, de lésions pulmonaires complexes ulcéreuses et bronchectasiques tuberculeuses, donne une impression assez précise du rôle joué par les bronches, sus-lobulaires et autres, dans l'évolution des désordres de l'appareil respiratoire imputables à l'infection bacillaire. Les souffrances de l'arbre bronchique, dans la Tuberculose pulmonaire, sont aussi variées que considérables.

---

n. d. b. r. A la surface interne d'une petite *caverne sous-pleurale* (d'un centimètre de diamètre), des nodules caséeux, denses et brillants (rouge brique sale), font, çà et là, un relief très apparent; la matière caséeuse est à nu dans la cavité et elle paraît avoir résisté aux attaques des leucocytes inflammatoires; n'était la présence de ces îlots caséeux anciens, on croirait avoir affaire à une vaste *dilatation bronchique.*

p. l. v. s. *Plèvre viscérale*, épaissie et doublée par une mince portion de parenchyme pulmonaire sclérosé.

n. d. b. r'. Bloc caséeux, non plus sessile, comme *n. d. b. r.*, mais véritablement pédiculisé et saillant dans la cavité ulcérée; en face de lui, plusieurs nodules caséeux contigus tapissent la paroi de la poche, et font, du petit diverticule annexé à la grande poche, une *cavernule* indiscutable, entièrement tapissée de matière tuberculeuse.

s. c. l. e. f. Placards de *sclérose pulmonaire* associée à quelques îlots emphysémateux; cette sclérose enrobe plusieurs amas tuberculeux caséeux pneumoniques et constitue, avec les cavernules voisines, l'ensemble des lésions de la « phtisie fibreuse » (*poumon scléro-emphysémateux*, avec *tuberculose enkystée* et *ulcérations chroniques cavitaires*).

e. m. f. Ilots d'*emphysème pulmonaire atrophique*, péri-tuberculeux.

b. r. e. c. t. *Bronchiole eclasique*, dont la lumière est limitée (dans sa moitié inférieure) par une bande de matière caséeuse; sa moitié supérieure s'appuie sur un placard de sclérose pulmonaire suspecte quant à la tuberculose; à gauche de cette cavité, il en existe une autre, plus étroite, moins régulière et dont le bord est, lui aussi, formé, par endroits, de matière caséeuse; on remarquera que, dans toute l'étendue de la coupe, toutes les cavités rappelant l'apparence de bronches dilatées possèdent, de même, au moins une particule caséeuse, en bordure.

p. r. t. Cloison en grande partie caséeuse, séparant deux cavités, d'apparence bronchectasique, identiques, d'une manière générale, aux cavités de l'îlot *b. r. e. c. t.*

s. c. l. p. *Sclérose pulmonaire*, largement étalée et contiguë à plusieurs nodules tuberculeux; toutes les cavités aériennes sont, ici, comblées par un tissu inflammatoire bourgeonnant (pneumonie parenchymateuse péri-tuberculeuse).

c. a. b. r. En ce point, une *bronchiole ectasique* semble à demi comblée par un nodule caséeux, ovalaire, faisant relief dans sa cavité; la déformation de cette bronchiole (par le bourgeon caséeux qui l'envahissait) paraîtrait singulière, si l'on n'avait sous les yeux, et par comparaison, les nodules caséeux saillants dans la grande cavité sous-pleurale voisine (*n. d. b. r.* et *n. d. b. r'.*).

s. c. l. e. f. Placards d'*emphysème*, enclavés au milieu d'une large bande de sclérose pulmonaire.

CAVERNES PULMONAIRES

Planche LXIX

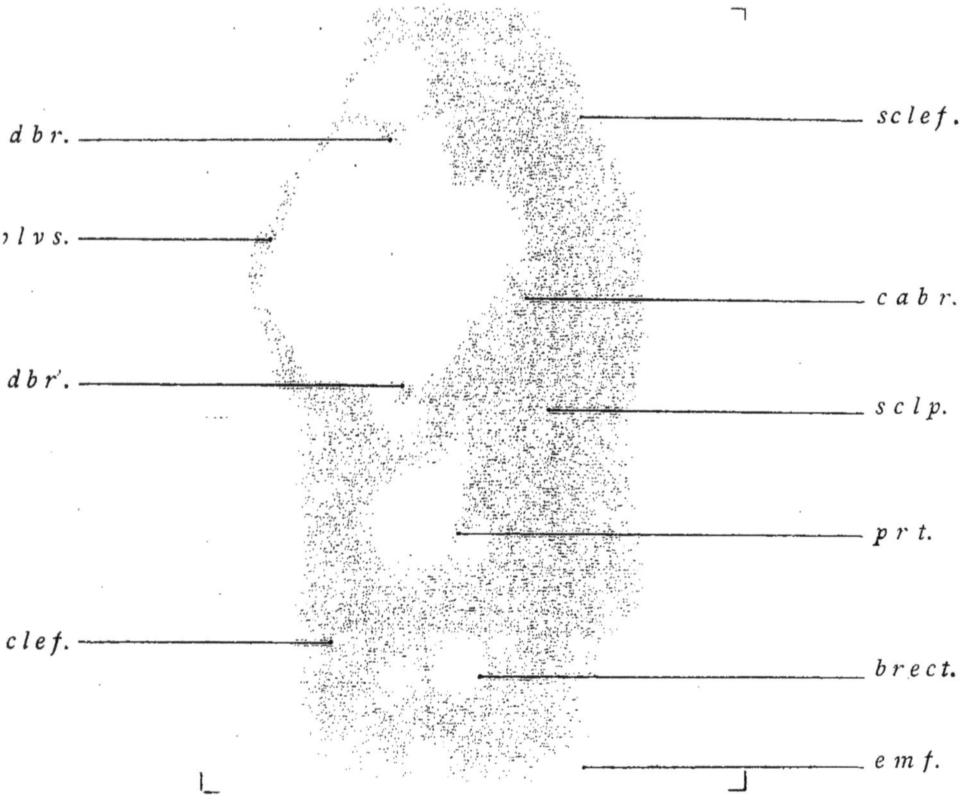

d b r.

ɔ l v s.

d b r'.

c l e f.

s c l e f.

c a b r.

s c l p.

p r t.

b r e c t.

e m f.

Effondrements cavitaires de nodules tuberculeux péri-bronchiques.
Bronchectasies tuberbuleuses et cavernes détergées.

(Coloration : hématéinc, éosinc,)

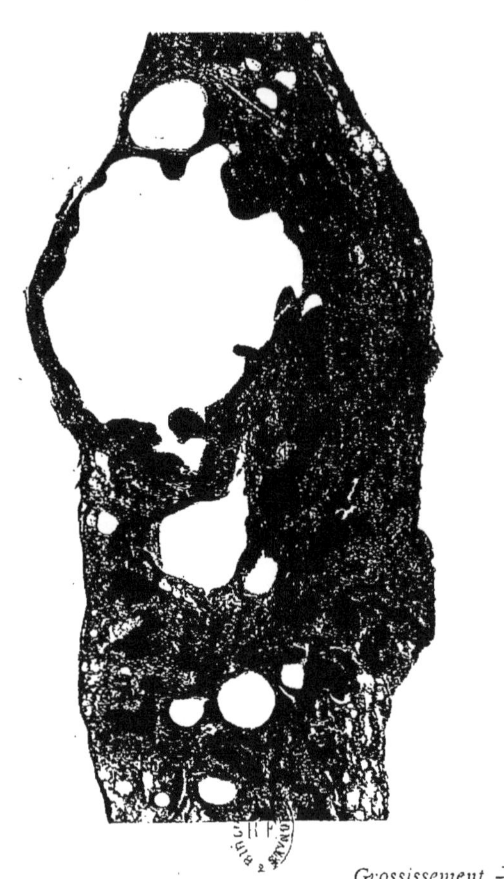

BIBL. NAT.

Grossissement $\frac{4}{1}$

CAVERNES PULMONAIRES

PLANCHE LXX

Bronchectasie chronique et effondrement cavitaire d'un nodule tuberculeux péri-bronchique. Emphysème atrophique du poumon; sclérose atrophique de la plèvre.

Coloration : hématéine, éosine. — Grossissement 5:1.

Pour bien comprendre l'intérêt qui s'attache à l'excavation représentée sur la Planche LXX, il suffit de considérer le segment inférieur de cette caverne comme s'il était encore rempli par une masse caséeuse nodulaire, avant son évacuation, au moment où la bronche à laquelle elle attenait n'avait pas encore atteint une dilatation chronique atrophique aussi considérable qu'à l'heure présente. On peut se figurer un état pathologique assez comparable à celui dessiné en *cabr*, dans la planche LXIX.

Il est logique de supposer qu'ici, l'ulcération caséeuse et l'atrophie bronchectasique combinées ont progressé, chacune de leur côté; l'aboutissant a été, d'une part, une *caverne* (comprise entre *epbc* et *blcl*), et une *dilatation bronchique*, d'autre part (de *epca* à *epbc*, en passant par *brat* et *brad*). L'étroit « canal » réunissant la caverne à la bronche (dessiné par deux éperons saillants) marque la limite commune aux deux cavités.

On se rend compte, par cette Figure, de l'action exercée par les foyers tuberculeux sur la vitalité des bronches qui leur sont adjacentes. Dans le cas actuel, un double travail s'est effectué : une effraction de la paroi bronchique a eu lieu, formant, à la cavité aérienne, une sorte de diverticule accidentel; ce foyer tuberculeux fut longtemps actif; il n'était pas encore éteint, comme *blcl* le démontre. En même temps et loin de ce centre de désagrégation des parois activée par les bacilles, les couches constitutives de la bronche subissaient des poussées inflammatoires chroniques, atrophiantes au premier chef, amplifiées, du reste, par l'inflammation chronique juxta-bacillaire du parenchyme pulmonaire. La sclérose et l'emphysème du poumon, évoluant pour leur part, n'ont pu que faciliter l'ectasie anévrismatique de la bronche contaminée par des produits tuberculeux.

Cet exemple, bien circonscrit, de la multiplicité des désordres imputables à la Bacillose pulmonaire ne laisse pas d'être instructif. Il servira, entre autres faits, à démontrer la complexité des altérations de l'arbre bronchique et la difficulté qui s'attache, maintes fois, au diagnostic exact de la nature de ses altérations histo-pathologiques.

---

p. l. v. *Plèvre viscérale*, épaissie et légèrement tatouée de poussières anthracosiques.

s. c. l. p. Placard de *sclérose pulmonaire*, intercalé entre deux zones d'emphysème atrophique sous-pleural; de nombreux nodules inflammatoires (en violet foncé) tatouent le tissu scléreux qui borde ainsi (en descendant à gauche) la cavité bronchectasique; il s'agit d'*îlots folliculaires tuberculeux* récents, infiltrés parmi les espaces interstitiels du tissu cirrhotique.

b. r. a. t. Paroi atrophiée, distendue et scléreuse, d'une *bronche* extrêmement *dilatée*; cette cavité bronchique semble creusée, comme à l'emporte-pièce, en plein poumon scléro-emphysémateux; sa dimension exacte était de dix millimètres, à l'œil nu.

e. p. c. a. Éperon saillant, entre la bronche dilatée et la caverne nodulaire ouverte dans la bronche; cet éperon, formé de tissu fibreux, est tapissé : en haut, par une bande de tissu fibroïde ressortissant à la paroi bronchique atrophiée; en bas, par une double couche de tissus inflammatoires tuberculeux; la plus superficielle de ces deux couches (en violet foncé) est constituée par des amas leucocytaires abondants, la plus profonde (en rouge brique sale foncé) est de la matière caséeuse, en voie d'élimination.

n. d. s. c. *Nodule tuberculeux caséeux*, sous-jacent à la bande caséeuse limitant la caverne et prêt, comme elle, à être éliminé, par suppuration bacillaire.

t. n. k. *Nodule tuberculeux fibro-caséeux*, bien enkysté, bordé par une mince couche de lymphocytes, au contact d'un îlot emphysémateux.

b. l. c. l. Bloc caséeux et leucocytaire, saillant à la surface interne de la caverne, et sur le point d'être évacué; la proportion de leucocytes qui l'infiltrent est considérable et explique la coloration violet foncé de la plus grande partie de sa surface.

e. p. b. c. Saillie de tissu pulmonaire en partie caséeux, répondant, à la droite de l' « orifice de communication « de la caverne, avec la bronche dilatée : toute la portion sous-jacente à cet éperon représente le vide laissé par un gros « tubercule pneumonique » évacué; toute la région sus-jacente appartient à la bronchectasie.

b. r. a. d. Zone emphysémateuse péri-bronchectasique, dans laquelle on reconnait quelques bronchioles acineuses distendues et dont les parois, atrophiées, tracent des cercles à peu près réguliers.

c. l. i. l. p. La *plèvre viscérale*, distendue, amincie, *très atrophiée*; elle donne insertion, en ce point, à une cloison inter-lobulaire amincie à l'extrême et dans l'épaisseur de laquelle on n'aperçoit plus trace de veines pulmonaires (*élongation atrophique des cloisons interlobulaires, dans l'emphysème pulmonaire*).

CAVERNES PULMONAIRES

PLANCHE LXX

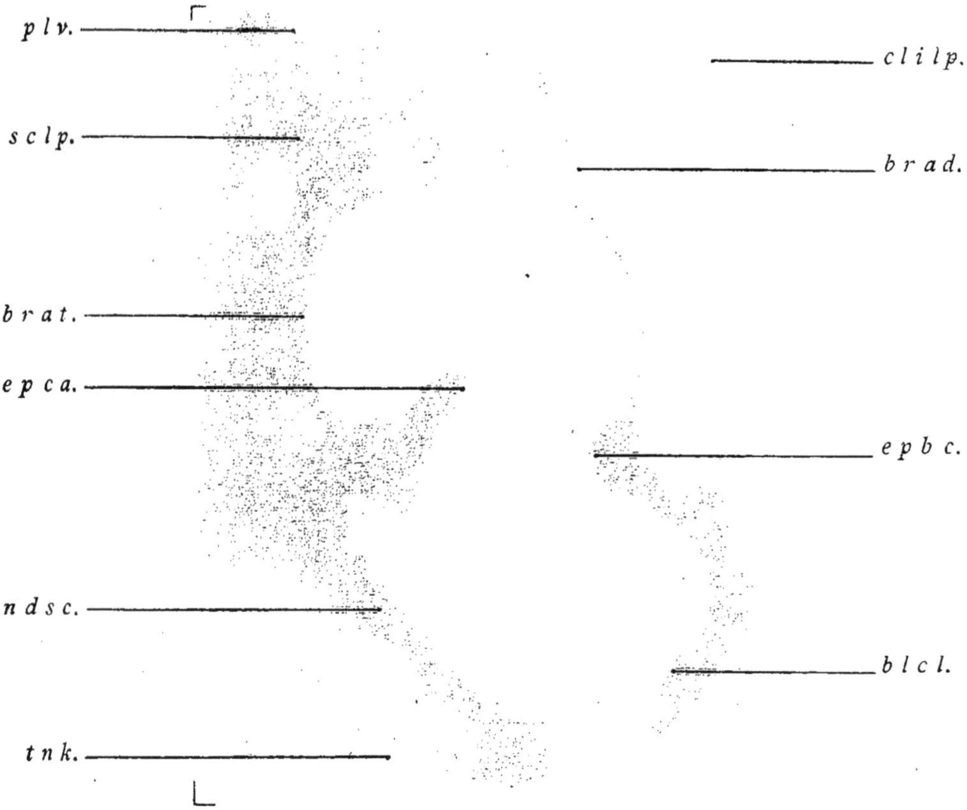

p l v.

c l i l p.

s c l p.

b r a d.

b r a t.

e p c a.

e p b c.

n d s c.

b l c l.

t n k.

Bronchectasie chronique et effondrement cavitaire d'un nodule tuberculeux péri-bronchique.
Emphysème atrophique du poumon ; sclérose atrophique de la plèvre.

(Coloration : hématéine, éosine.)

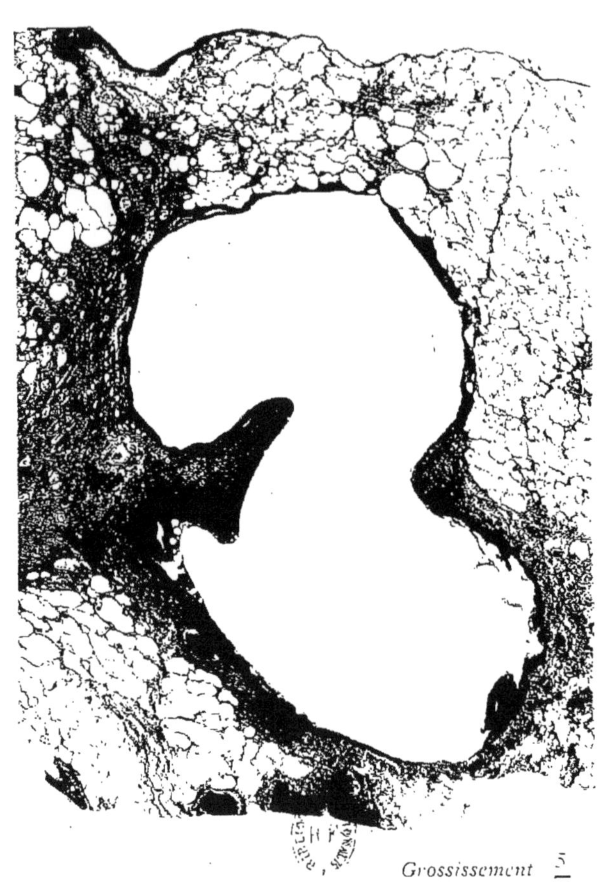

BIBLIOTHÈQUE NATIONALE

Grossissement $\frac{5}{1}$

CAVERNES PULMONAIRES

PLANCHE LXXI

Formation systématique, « lobulaire », des ulcérations pulmonaires; pneumonie chronique fibreuse, parenchymateuse et interstitielle; symphyse pleurale péri-tuberculeuse.

Coloration : hématéine, éosine, orcéine. — Grossissement 2:1.

On ne saurait trop attirer l'attention sur les deux Planches LXXI et LXXII, qui se complètent l'une par l'autre. Elles montrent, à un minime, puis, à un plus fort grossissement, plusieurs *cavernes* en train de corroder un parenchyme pulmonaire atteint de pneumonie chronique fibro-caséeuse.

On reconnaît, tout d'abord, la systématisation manifeste des pertes de substance : c'est à l'*intérieur* des lobules (*cavl*) que commence la destruction, et, pour chacun d'eux, la marche de l'ulcère s'y révèle *centrifuge*, en ce sens que la bronche à laquelle est suspendu le lobule semble diriger le cours du travail morbide qui érode, creuse et dissèque le parenchyme pulmonaire, jusqu'au ras des parois interlobulaires. Ces dernières, d'ailleurs cèdent, à leur tour (*cavpl*), et la cavernule « uni-lobulaire » ne tarde pas à se transformer en une caverne « multi-lobulaire ». Nous avons même vu le désastre atteindre la totalité d'un lobe pulmonaire et l'excavation, énorme, devenir quasiment « lobaire » (v. Pl. LIX).

L'observation qui a fourni ces deux Figures est remarquable par l'intensité des lésions inflammatoires chroniques, réactionnelles, qui occupent une étendue considérable du poumon, dans les intervalles compris entre les multiples foyers ulcéreux. Aucun acinus, nul infundibulum n'a échappé à la *bronchio-alvéolite végétante, fibro-vasculaire* : aucun conduit aérien, même parmi les fines bronches sus-lobulaires (qui devraient sillonner la préparation) n'est plus perméable à l'air. Jusqu'aux bronches cartilagineuses, l'oblitération de l'arbre respiratoire est complète, absolue. A cet égard, une seule réserve, toutefois, est à faire : plusieurs des canaux bronchiques en question (*brul*, et *cavbr*) sont devenus, de leur côté, le siège d'un travail ulcéreux (*cavernule bronchique, bronchite ulcéreuse tuberculeuse*) qui a aggravé encore les désordres pulmonaires et, sans nul doute, sollicité les travaux défensifs du parenchyme respiratoire.

Il est bon de noter, pour l'utiliser plus tard (quand arrivera l'étude des lésions histo-pathologiques de la séreuse pleurale), l'épaississement symphysaire considérable des deux feuillets de la plèvre, au pourtour de ce vaste foyer chronique de suppuration pulmonaire.

---

c. l. i. l. *Cloison inter-lobulaire*, bien reconnaissable à son point d'insertion à la face profonde de la plèvre symphysée.

c. a. v. l. *Caverne lobulaire*, ayant déjà détruit au moins la moitié d'un lobule; l'ulcération pulmonaire se continue, à droite, avec un conduit sinueux, dans lequel on peut, même à ce faible grossissement, reconnaître la *bronche sus-lobulaire* ulcérée (*caverne bronchio-lobulaire*).

c. l. i. l'. Seconde *cloison inter-lobulaire*, délimitant, par en bas, le premier lobule ulcéré et tuberculeux.

s. f. p. l. *Symphyse pleurale*, montrant (outre la soudure des deux feuillets de la séreuse) une certaine quantité de tissu cellulo-adipeux (rose pâle, plus clair) appartenant aux tissus de l'espace intercostal correspondant.

s. c. l. p. *Sclérose pulmonaire*, intercalée entre les cavernes; le parenchyme respiratoire est totalement oblitéré par un tissu fibreux, végétant; les seules cavités que l'on aperçoive appartiennent à des vaisseaux sanguins; la coloration violet rougeâtre foncé du tissu pulmonaire permet de deviner, même à ce faible grossissement, la richesse extrême en tissu élastique de ces zones cirrhotiques diffuses (*sclérose élastigène du poumon*).

c. a. v. p. l. Section partielle d'une *caverne pulmonaire « pluri-lobulaire »*; on ne reconnait plus, ici, les limites des lobules, sauf, peut-être, au niveau du bord droit de la caverne, au sommet de la pointe formée par le tissu pulmonaire en voie de destruction; le fond déchiqueté de l'excavation s'approche plus de la plèvre viscérale qu'en *c. a. v. l.*

s. c. i. l. Large placard scléreux, correspondant à un grand espace interlobulaire du poumon (*sclérose inter-lobulaire hyperplasique*); plusieurs cavernules bronchiques entourent cette travée fibreuse.

b. r. u. l. Coupe transversale d'une *bronche sus-lobulaire*, ulcérée et entourée par un tissu fibreux très riche en tractus élastiques.

n. d. c. *Nodule tuberculeux caséeux*, entouré, de toutes parts, par des placards fibreux, fort denses, peu élastigènes et parsemés de petits tubercules nodulaires.

v. p. i. l. *Veine pulmonaire inter-lobulaire*, dont on peut suivre les progrès et les dimensions croissantes, à mesure que l'on s'éloigne de la surface du poumon.

c. a. v. b. r. *Cavernule bronchique*, résultant de la destruction ulcérative d'une bronche sus-lobulaire.

CAVERNES PULMONAIRES

Planche LXXI

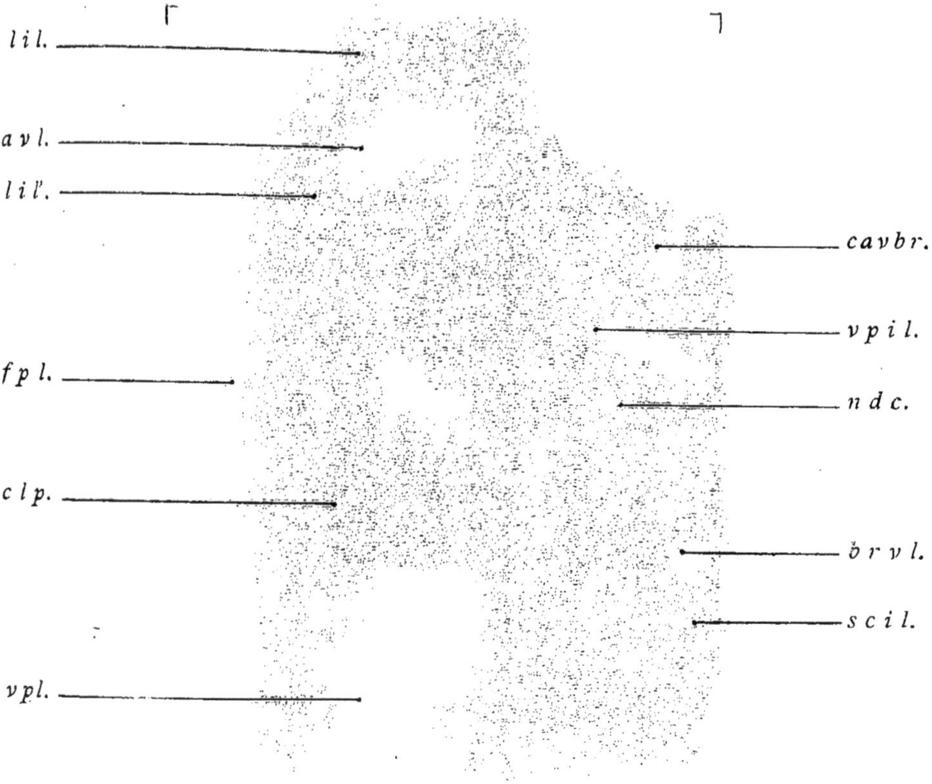

lil.

avl.

lil'.

cavbr.

vpil.

fpl.

ndc.

clp.

brvl.

scil.

vpl.

Formation systématique, « lobulaire », des ulcérations pulmonaires.
Pneumonie chronique fibreuse, parenchymateuse et interstitielle.
Symphyse pleurale péri-tuberculeuse.

(Coloration : hématéine, éosine, orcéine.)

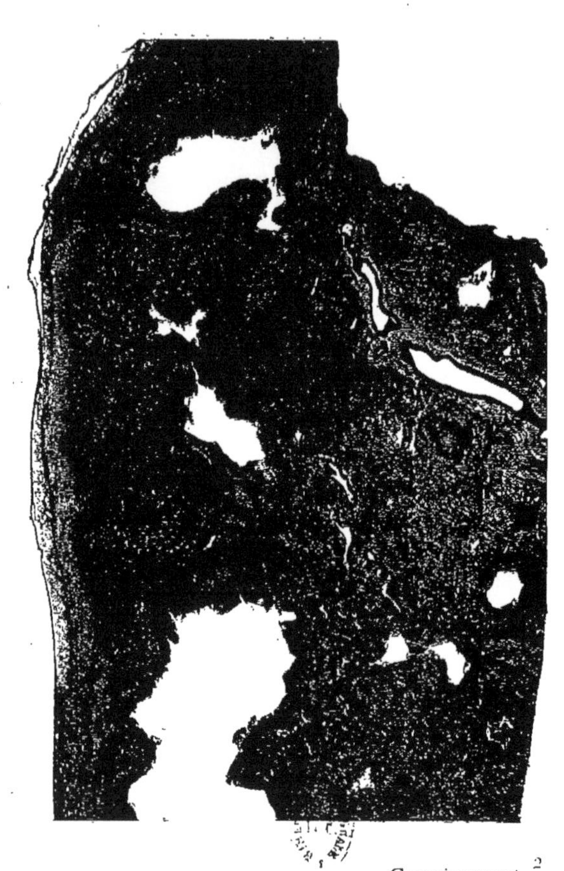

Grossissement $\frac{2}{1}$

CAVERNES PULMONAIRES

PLANCHE LXXII

La caverne lobulaire et son extension centrifuge. Sclérose parenchymateuse du poumon ; bronchio-alvéolite végétante fibro-vasculaire.

Coloration : hématéine, éosine, orcéine. — Grossissement 7:1.

Tous les détails signalés pour la Planche LXXII ont une importance de premier ordre. Il est utile de les étudier de près. Contentons-nous de noter, à propos d'eux, quelques généralités.

L'ulcère occupe, déjà, le tiers, au moins, du volume d'un lobule envahi par la Tuberculose chronique. Les bords de cette plaie atonique, non bourgeonnante, sont morcelés : la substance pulmonaire, caséifiée, s'effrite et laisse choir, çà et là, dans la poche quelques lambeaux mortifiés. La partie en voie de désorganisation forme une bande, rose violâtre terne, d'une épaisseur assez régulière, et parallèle à la surface interne de la caverne. On sent que cette zone d'extension de la fonte caséeuse s'étale, d'une manière excentrique, tout autour du foyer en train de s'évacuer par la bronche sus-lobulaire; celle-ci correspond à la fente anguleuse verticale terminant, par en bas, la caverne. Toutes les cavités aériennes comblées, ici, par la bronchio-alvéolite végétante fibro-vasculaire, ont une tonalité rose orangé. Les parois alvéolaires sont le siège d'une hypergenèse élastique.

---

t. c. l. a. p. Bande de tissu cellulo-adipeux sous-pleural, épaissi, sous-jacent, à l'état normal, aux muscles intercostaux.

n. v. c. l. *Vaisseaux de nouvelle formation,* sillonnant, dans toute son étendue, le tissu inflammatoire scléreux formé aux dépens des exsudats de la plèvre pariétale; cette néo-circulation, installée dans les tissus de la symphyse pleurale, établit une anastomose entre les vaisseaux des parois intercostales et les vaisseaux sanguins du poumon : on peut suivre, d'ailleurs, ces traînées vasculaires *dans toute l'épaisseur de la symphyse pleurale,* jusqu'à *n. v. v.*

l. e. l. i. Bande de tissu élastique très épaisse, transversale (en violet rouge foncé); cette ligne de *sclérose élastigène* correspond à la base des alvéoles infundibulaires corticaux du poumon; elle trace la limite exacte qui sépare le tissu pulmonaire du tissu pleural;

elle constitue une sorte de « limitante élastique interne » pour la plèvre viscérale; au-dessus, comme au-dessous d'elle, le tissu élastique a été produit en excès, ainsi que le montrent les larges placards (en violet foncé) qui s'enfoncent entre les infundibula, d'une part, et les lames de la sclérose symphysaire, d'autre part.

c. l. i. l. *Cloison inter-lobulaire*, bien reconnaissable à la direction verticale de la travée fibreuse qui la constitue, à la présence de quelques cavités vasculaires (veinules pulmonaires) dans son épaisseur, et à la double bordure de tissu élastique (violet foncé) qui la circonscrit, à droite et à gauche; cette hypergenèse élastique des acini périphériques, dans chacun des deux lobules, contribue à la formation de la *sclérose élastigène*, fidèle satellite de la sclérose dite « parenchymateuse » du poumon.

c. a. v. l. *Caverne lobulaire*, formée par l'ulcération progressive de tous les tissus constituant le centre d'un lobule pulmonaire; la moitié du parenchyme lobulaire est, déjà, à peu près détruite; les bords de la caverne sont anfractueux, en voie d'élimination parcellaire; à la surface de l'ulcère, le tissu sous-jacent est en état de désintégration tuberculeuse; de nombreux îlots leucocytaires infiltrent, çà et là (en violet foncé), le parenchyme pulmonaire caséifié (en rose sale); une teinte métachromatique (gris rose et violâtre) en est la conséquence; elle permet de suivre les progrès de la lésion dans l'intimité du parenchyme lobulaire.

s. c. b. a. l. Tout autour de la caverne, le poumon est condensé, imperméable à l'air; la cause en est une *sclérose systématique du poumon* dans laquelle toutes les cavités respiratoires se sont trouvées oblitérées par la formation de bourgeons fibro-vasculaires (placards roses et dentelés); en même temps, les cloisons élastiques des cavités aériennes ont subi une importante hyperplasie avec épaississement de leurs fibres élastiques (*sclérose élastigène*).

g. v. a. Coupe transversale d'une *artère pulmonaire* oblitérée, et dont l'armature élastique apparaît extrêmement épaissie.

v. p. t. Coupe oblique d'une *artère pulmonaire*, satellite de la bronche ulcérée qui donne accès dans la caverne lobulaire sus-jacente; ce vaisseau est également oblitéré et en voie de nécrobiose caséeuse.

p. a. r. c. *Paroi de la caverne lobulaire*, en voie de destruction parcellaire; les infiltrations leucocytaires sont, en ce point, diffuses, confluentes et en état de nécrobiose caséeuse.

b. r. a. l. o. Portion d'un lobule pulmonaire sclérosé, adjacent à la caverne; la coloration (orcéine), en mettant en relief le tissu élastique (rouge violet foncé), montre, ici, plusieurs bronchioles acineuses oblitérées par le tissu fibreux (*bronchiolite végétante fibro-vasculaire*).

c. l. i. l'. Autre *cloison inter-lobulaire*, permettant de repérer, à droite, la topographie de la caverne; cette cloison est élargie et sclérosée.

n. v. v. Vaisseaux de nouvelle formation, sillonnant d'une manière oblique la symphyse pleurale (voy. *n. v. c. l*).

CAVERNES PULMONAIRES

PLANCHE LXXII

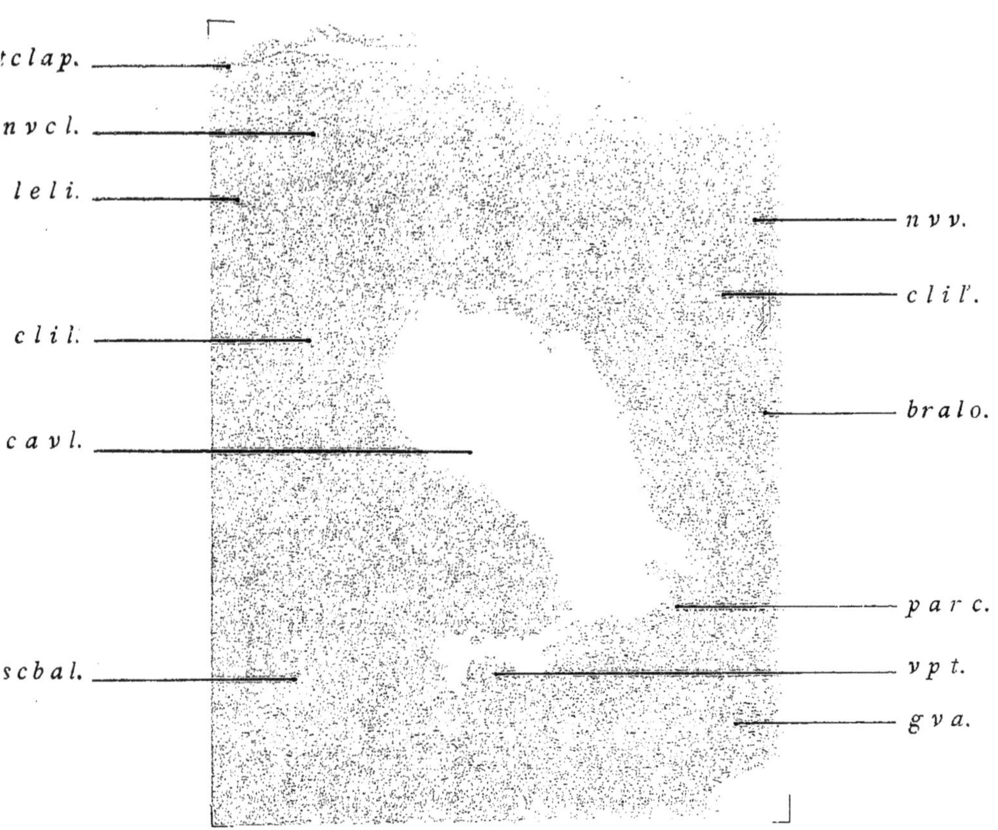

La caverne lobulaire et son extension centrifuge.
Sclérose parenchymateuse du poumon.
Bronchio-alvéolite végétaute fibro-vasculaire.

(Coloration : hématéine, éosine, orcéine,)

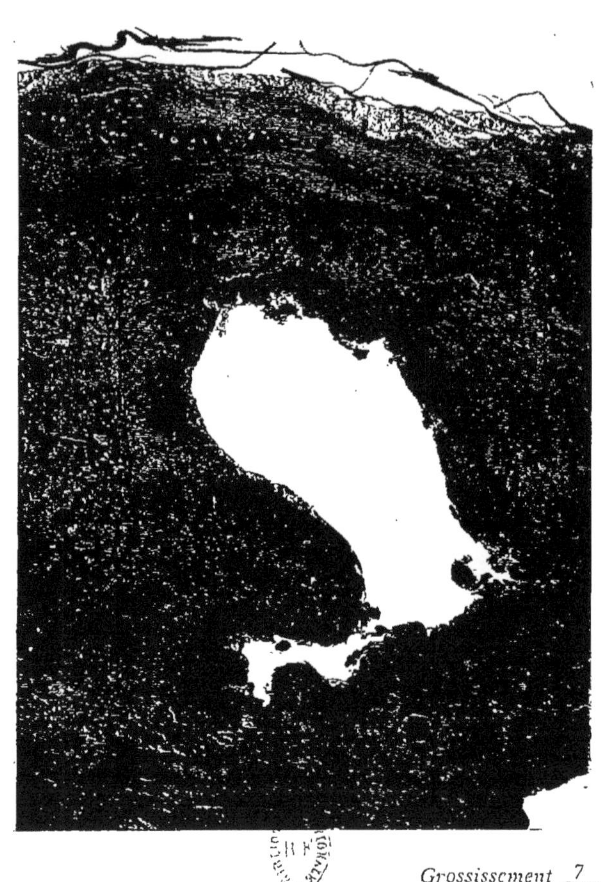

BIBLIOTHÈQUE

Grossissement $\frac{7}{1}$

CAVERNES PULMONAIRES

PLANCHE LXXIII

Vieille caverne sous-pleurale, encore en évolution; destruction totale du tissu pulmonaire, avec effritement ulcéreux de la plèvre symphysée.

Coloration : hématéine, éosine, orcéine. — Grossissement 7:1.

L'extension centrifuge des « ulcères tuberculeux » du poumon peut arriver à dépasser les limites du parenchyme respiratoire et à porter, bien au delà de la plèvre elle-même, les méfaits de la perte de substance. Dans les cas les plus simples (qui seront étudiés plus loin, à propos de la *Pleurite tuberculeuse*), la séreuse, non défendue par des adhérences, cède brusquement et crée le pneumothorax.

Bien plus souvent, la caverne, ou, pour mieux dire le tissu infiltré de tubercules qui borde la plaie excavée, morcelle, peu à peu, la plèvre viscérale; celle-ci, irritée par le voisinage de l'ulcère, s'était enflammée, puis recouverte d'adhérences celluleuses épaisses; elle avait contracté, avec la plèvre pariétale, de solides « adhérences » riches en vaisseaux de nouvelle formation.

Ce tissu cicatriciel a beau avoir comblé la cavité pleurale en organisant, autour de la tuberculose infiltrée dans le poumon, une « ligne de défense » solide et étendue; les bacilles de Koch et leurs toxines se répandent, de proche en proche, et, toujours suivant leur même procédé centrifuge, dans les couches successives de la symphyse pleurale. On comprend, sans qu'il soit besoin d'amples détails, l'envahissement progressif des adhérences, de la plèvre pariétale et de l'aponévrose sous-pleurale; on pourra, de la sorte, assister à l'invasion des parties molles de l'espace intercostal et même, pour finir, à la formation d'amas caséeux, « de gommes tuberculeuses », d'*abcès froids* péri-costaux, inter-musculaires, voire sous-cutanés.

Cette *Tuberculisation progressive, par contiguïté de tissus*, répond, en somme, à la loi biologique qui, sur un milieu favorable, étend vers la périphérie, d'une manière centrifuge et plus ou moins régulière, les riches végétations d'une culture microbienne. Dans la présente observation LXXIII, les germes pathogènes s'avançaient au delà du feuillet viscéral de la plèvre, en plein tissu cicatriciel.

---

t. a. d. *Tissu cellulo-adipeux extra-pleural*, de l'espace intercostal; de gros vaisseaux parcourent ces masses graisseuses; ils établissent des anastomoses entre la circulation pulmonaire et le système vasculaire des parois thoraciques.

l. e. l. i. Énorme masse fibreuse, *coque pleurale*, constituant le sommet d'un poumon cavitaire; les travées scléreuses sont parcourues par de nombreux vaisseaux, sinueux, étendus, du poumon ulcéré, à la surface de la coque pleurale; en ce point, on reconnaît, malgré le faible grossissement, une ligne onduleuse de tissu élastique (brun violet foncé), convexe vers la gauche; elle dessine le reliquat d'un moignon de lobule pulmonaire non encore complètement détruit par l'ulcération; il en résulte qu'au-dessus et au-dessous de ce demi-cercle de poumon sclérosé, toute la surface interne de la caverne appartient, non plus au parenchyme pulmonaire, mais à la plèvre symphysée.

u. l. s. f. Surface interne de la caverne creusée dans l'épaisseur de la sclérose pleurale, au delà du poumon.

s. c. l. p. Mince lambeau du tissu pulmonaire sous-pleural, atteint de *sclérose élastigène* et de *bronchio-alvéolite fibreuse*; les progrès de l'ulcère tuberculeux commencent à produire l'effritement de ce tissu pulmonaire chroniquement enflammé; à ce niveau, et en dehors du bloc pneumonique, on distingue, très nettement, le tissu pleural épaissi et l'armature élastique de la plèvre (sa limitante élastique externe) atteinte d'hypergenèse élastique.

l. e. x. t. Si l'on suit, de bas en haut, cette *limitante élastique externe de la plèvre*, on la voit, en plusieurs points, s'amincir, disparaître même, sur une certaine étendue, pour reparaître, plus haut : ces « effractions insulaires » de la plèvre viscérale, par un tissu de cicatrice, constituent le meilleur des repères pour l'étude des pleurésies tuberculeuses.

l. e. x. p. La *limitante élastique externe* se distingue, ici, bien nettement de la « limitante élastique interne » (correspondant, en l'état normal, à la base des alvéoles infundibulaires terminaux); cette dernière, en effet, dessine, au-dessous et à gauche de *l. e. x. p.*, une ligne parallèle (brun violet foncé), plus épaisse et comme faite de hachures; en dedans d'elle, la paroi de la caverne est composée par un tissu scléro-caséeux, reliquat informe de lobules pulmonaires tuberculisés.

p. l. p. Ligne foncée, formée de trousseaux élastiques et de nombreux vaisseaux et logée en plein tissu symphysaire pleural; cette ligne correspond à l'*armature élastique, fort épaissie, de la plèvre pariétale*; tout le tissu fibro-vasculaire étendu entre la limitante élastique externe (*l. e. x. p.*) et la plèvre pariétale (*p. l. p.*) représente le vrai tissu symphysaire, résultat de l'organisation d'anciennes fausses membranes pleurétiques.

e. f. s. f. Effraction fissuraire de la symphyse pleurale, au sommet même du poumon; la bande de matière caséeuse qui se morcelle ainsi, pour former cette sorte de fissure, est manifestement constituée aux dépens du tissu scléro-vasculaire de la symphyse pleurale, envahi, de proche en proche, par la caséification.

CAVERNES PULMONAIRES

PLANCHE LXXIII

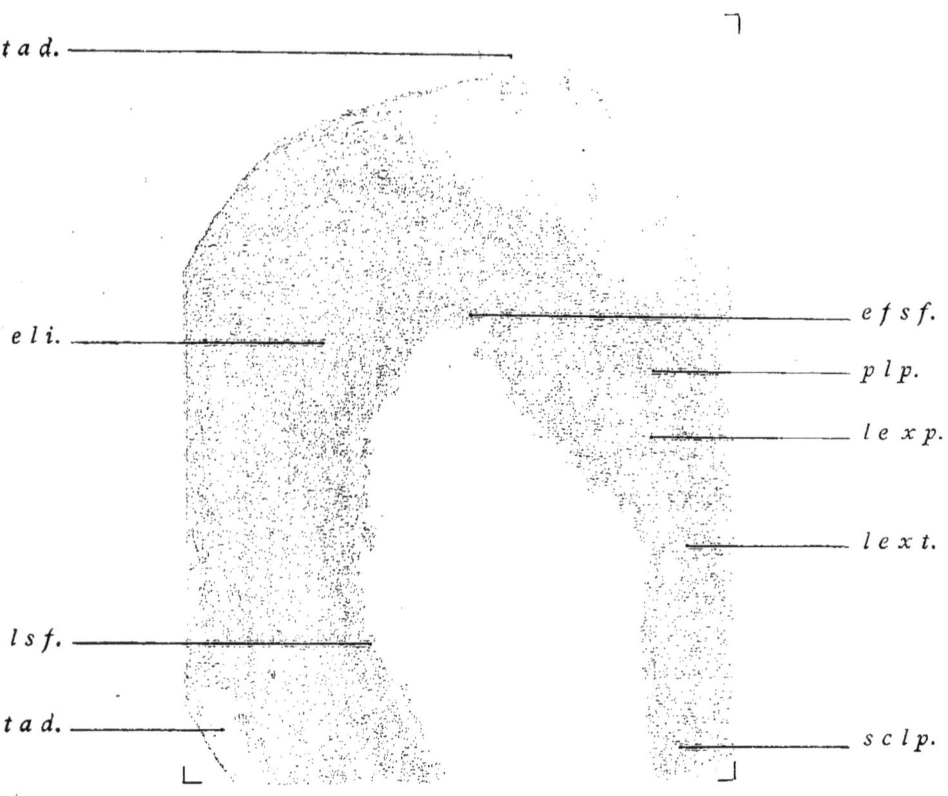

Vieille caverne sous-pleurale, encore en évolution.
Destruction totale du tissu pulmonaire, avec effritement ulcéreux de la plèvre symphysée.

(Coloration : hématéine, éosine, orcéine.)

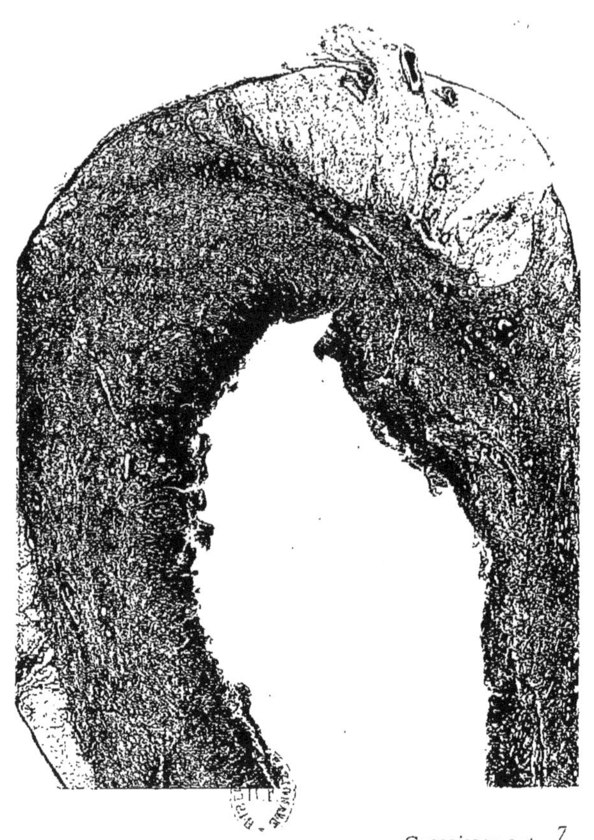

Grossissement $\frac{7}{1}$

CAVERNES PULMONAIRES

L'ANÉVRISME DE RASMUSSEN

PLANCHE LXXIV

Phtisie ulcéreuse du poumon. Effondrement total, cavitaire, du lobe supérieur (demi-grandeur nature).

L'accroissement des cavernes tuberculeuses du poumon procède d'une manière centrifuge, eu égard à l'îlot d'infiltration caséeuse. Le lobule se détruit, s'excave, de façon que ses cloisons limitantes, d'une part, son pédicule, d'autre part, seront les dernières parties atteintes. Mais la fonte cavitaire est, plus souvent (nous l'avons montré dans les Figures précédentes) *multi*-lobulaire qu'*uni*-lobulaire. Dans ces cas, il arrive qu'un lobe pulmonaire tout entier devienne le siège du procédé ulcératif (*ppc*); la caverne peut être dite alors « lobaire ». Les cloisonnements qu'on y observe (*clc*) et qui étaient comparés, par Laënnec, aux « colonnes charnues du cœur », ne sont que les reliquats des cloisons inter-lobulaires de 1er ou de 2e ordre, destinées, normalement, à loger les gros collecteurs des veines pulmonaires, avec les vaisseaux lymphatiques, leurs satellites, et les nombreux ganglions interstitiels du poumon. Ces cloisonnements, presque toujours eux-mêmes caséifiés jusqu'à une certaine profondeur, sont appelés à disparaître à leur tour. Les vaisseaux veineux qu'ils contiennent sont, ou bien déjà thrombosés, ou perméables encore ; ils peuvent assurer un certain débit au sang artérialisé, pour peu qu'il soit encore resté, quelque part, contre les parois cavitaires, des îlots d'acini pulmonaires tant soit peu accessibles à l'hématose.

Que deviennent, pendant ce temps, les nombreuses ramifications de l'*Artère pulmonaire* ?

Les faits répondent. En règle générale, les branches de l'artère pulmonaire destinées aux lobules caséifiés sont prises, de proche en proche, et englobées par les infiltrats tuberculeux. Les nombreuses figures qui précèdent, en particulier les Planches XLVIII et LIII, schématisent, pour ainsi parler, l'état pathologique habituel des artères pulmonaires. Au contact du foyer caséeux, une *péri-méso-endartérite* s'éveille, bientôt touchée par la caséification ; la *thrombo-artérite caséeuse* vient terminer le cycle évolutif de cette variété de lésion, aussi commune que caractéristique. La destruction nécrobiotique totale du vaisseau suit, et le bloc va se perdre dans l'ensemble des désordres ultérieurs (enkystement, fonte cavitaire).

Parfois cependant, la destruction d'un des troncs artériels associés aux bronches cartilagineuses, loin de porter, comme d'ordinaire, sur l'ensemble du conduit vasculaire, n'en affecte qu'un segment. L'artérite tuberculeuse demeure circonscrite, insulaire, pariétale, n'atteignant qu'une portion, minime en somme, des parois vasculaires, et cela, *sans y occasionner la formation d'un thrombus obturateur*. Dans ces faits, assez rares cependant, la caverne pulmonaire, en longeant une artère et une bronche importantes, dénude une portion de la surface de l'artère, l'enflamme, puis la caséifie, de dehors en dedans, et donne naissance, en ce point précis, à l'altération décrite sous le terme d'ANÉVRISME DE RASMUSSEN.

Cette lésion, dont le diagnostic clinique peut, souvent, être porté avant la mort (hémoptysies foudroyantes) n'avait pas échappé à la pénétrante perspicacité de Bayle.

Laënnec, malgré ses nombreuses autopsies, ne l'avait point observée; il rappelle seulement le cas de Bayle, qui « avait trouvé à l'ouverture d'un phtisique mort d'une hémorragie foudroyante, un vaisseau pulmonaire traversant une vaste excavation et présentant, vers le milieu de son trajet, une rupture qui avait donné lieu à l'hémorragie ».

La Planche LXXIV a trait à un cas de ce genre; la lésion occupait le fond de la caverne sous-scissurale, *crsm*. Les cinq Figures qui vont suivre permettent d'étudier, en détails, l'*anévrisme de Rasmussen*.

---

p. p. c. — La *paroi cavitaire*, d'une extrême minceur, est recouverte d'une matière blanc jaunâtre, d'aspect pultacé, reliquat des masses caséeuses évacuées à travers les bronches.

c. r. s. m. — Moyenne caverne, développée aux dépens de la partie supérieure, du lobe inférieur, au-dessous de la plèvre inter-lobaire symphysée; *cette caverne contenait un anévrisme de Rasmussen* (v. les figures LXXV, LXXVI, LXXVII et LXXVIII).

g. m. — Ilots de *granulations tuberculeuses miliaires*, semés dans le haut de la partie moyenne du lobe inférieur.

s. f. d. — Symphyse pleuro-diaphragmatique.

p. m. c. — Partie à peu près saine de la base du poumon (congestionnée).

g. m. c. — Granulations tuberculeuses miliaires, conglomérées en un amas sous-cortical.

c. l. c. — Cloisonnements de la grande caverne lobaire (reliquats de cloisons inter-lobulaires épaissies), en voie de caséification.

s. f. s. — Symphyse pleuro-pariétale du sommet.

CAVERNES PULMONAIRES

PLANCHE LXXIV

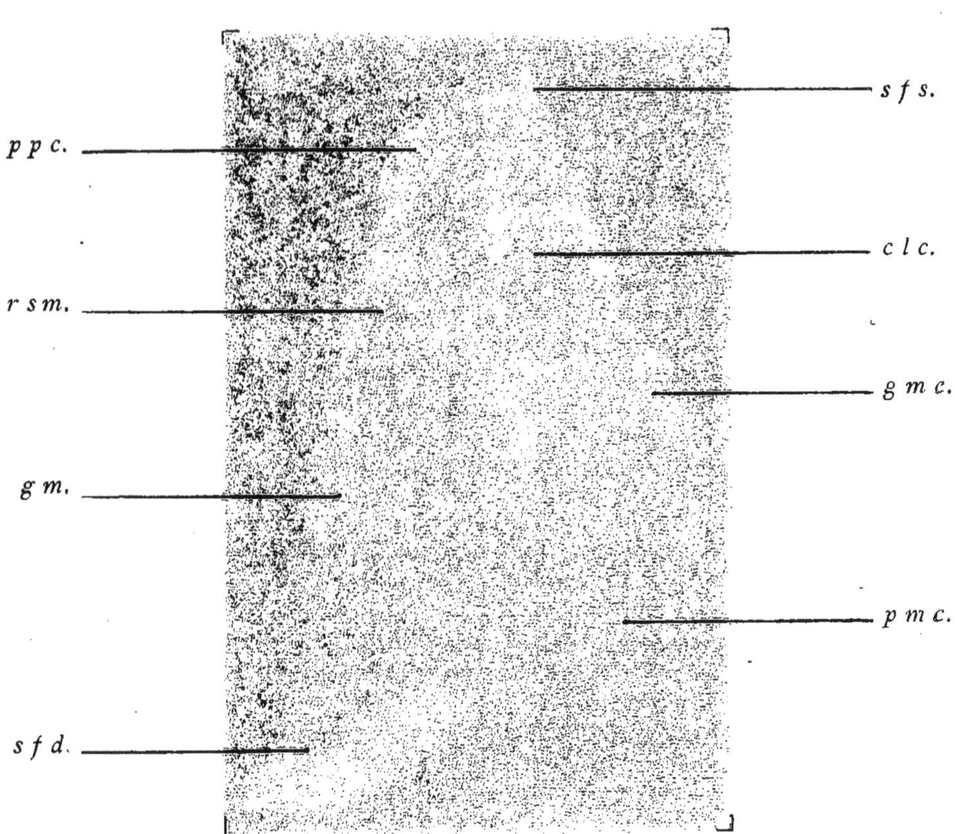

Phtisie ulcéreuse du poumon.
Effondrement total, cavitaire, du lobe supérieur (demi-grandeur nature).

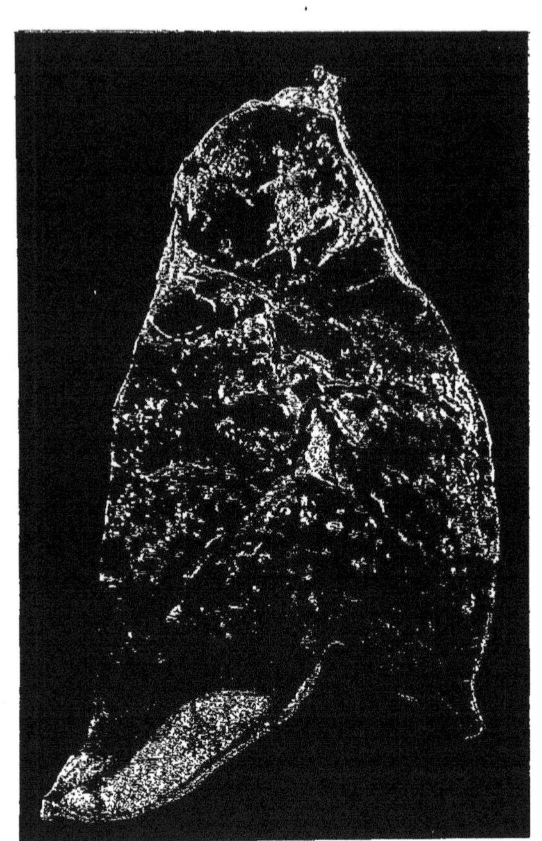

CAVERNES PULMONAIRES

L'ANÉVRISME DE RASMUSSEN

PLANCHE LXXV

Tuberculisation partielle progressive d'une artère pulmonaire satellite d'une bronche cartilagineuse.

Coloration : hématéine, éosine, orcéine. — Grossissement 7:1.

Voici, sur une vue d'ensemble, groupés dans un ordre qu'on dirait schématique, tant tout y est bien en place : 1° une portion de « caverne lobulaire » exactement délimitée et dont le bord inférieur est occupé par : 2° un « anévrisme » d'une artère pulmonaire satellite d'une bronche cartilagineuse, anévrisme rompu au niveau de sa partie la plus déclive; 3° la « bronche », elle-même tuberculisée au contact de l'anévrisme de Rasmussen, et envahie par une inondation sanguine.

Suivre, des yeux, les contours de chacune de ces lésions associées, suffirait pour obtenir, d'un seul coup, la notion exacte de leur nature et de leur succession.

Cette Figure, à elle seule, permettra d'entreprendre l'étude de la plus intéressante et la plus redoutable des complications de la Phtisie pulmonaire chronique.

---

s. c. l. p. Placard de *sclérose pulmonaire*, formée aux dépens d'un lobule sous-jacent à une caverne lobulaire.

c. l. i. l. *Cloison inter-lobulaire*, limitant, à droite, la caverne lobulaire; la mince portion de parenchyme pulmonaire qui sépare cette cloison de la surface interne de la caverne est en plein état de caséification progressive.

p. a. r. c.v. *Paroi de la caverne lobulaire*, bien délimitée par une bande de matière caséeuse (en rouge brique sale); on aperçoit, à cheval sur la matière caséeuse et le poumon déjà infiltré, la coupe à peu près transversale d'une *veinule pulmonaire* thrombosée, caséifiée, mais dont l'armature élastique, bien qu'atrophiée, a été mise en valeur par l'orcéine (brun violet noir foncé).

p. m. c. Partie profonde du lobule pulmonaire, en voie d'ulcération; on distingue encore, dans ce tissu dense et scléreux, les lignes onduleuses des parois de cavités aériennes : à droite de cette région, la matière caséeuse de la paroi cavitaire rejoint, très exactement, le tissu élastique qui constitue l'armature de l'artère pulmonaire; la disparition brusque de cette bande élastique, au contact de la transformation caséeuse des parties, éclaire le mécanisme de la formation de l'anévrisme de Rasmussen.

a. r. t. p. Portion, encore normale, de la limitante élastique interne de l'*artère pulmonaire* : par ailleurs, la lumière du vaisseau, avec sa forme irrégulièrement triangulaire, permet de penser que la dilatation anévrismatique s'est produite en un point où le tronc de l'artère pulmonaire subissait une bifurcation.

a. r. b. r. Coupe transversale de l'*artériole bronchique*, nourricière de la bronche cartilagineuse sous-jacente (à droite); la lumière de l'artère est oblitérée : le vaisseau paraît incrusté dans un placard de tissu scléreux péri-bronchique et péri-artériel; cette sclérose de « l'atmosphère du pédicule broncho-artériel » se rattache manifestement aux progrès de la tuberculisation pariétale de l'artère pulmonaire.

b. r. h. m. Coupe transversale d'une *bronche cartilagineuse* (mesurant, grandeur nature, 5 millimètres de diamètre); le conduit respiratoire est atteint, à la fois de *bronchite chronique scléro-atrophique* et de tuberculose ulcérative (en *t. b. a. b.*).

h. m. b. Gros caillot sanguin, ayant rempli la bronche, par suite de la rupture de l'artère pulmonaire dans la caverne : on remarquera la différence de coloration qui existe entre la portion fibrineuse (rouge carminé) de ce caillot fibrino-cruorique et la paroi *fibrinoïde* (brique orangé foncé) de la portion anévrismatique de l'artère pulmonaire).

a. n. c. v. Zone intermédiaire, ou de transition, entre la surface de la caverne et le tissu constitutif, *fibrinoïde*, de la paroi anévrysmatique; n'était la légère dépression qui marque la séparation entre la lame caséeuse fibrinoïde de la surface de la caverne et le relief légèrement bombé dessiné par la surface de la portion anévrismatique de l'artère, on ne saurait établir de limite précise entre ces deux sortes de lésions.

p. f. a. n. Paroi de l'*anévrisme de Rasmussen* : la matière fibrinoïde, composant cette paroi anhiste, rappelle, de tous points, la nécrose fibrinoïde de certaines masses caséeuses pulmonaires : même opacité, même sécheresse, même coloration (rouge brique orangé), enfin, même friabilité, cause de la rupture de la poche et de l'hémorragie mortelle; on notera qu'à la face interne de cette coque caséeuse fibrinoïde, le sang ne s'est coagulé qu'en partie et au moment même de la mort (caillot agonique).

c. a. v. l. *Caverne lobulaire*, ayant presque complètement éliminé le tissu pulmonaire; une partie de la cavité de la caverne est occupée par la saillie, sessile et assez régulière, de l'anévrisme partiel de l'artère pulmonaire.

v. p. i. l. Coupe longitudinale d'une *veine pulmonaire inter-lobulaire*; la coupe, oblique, donne à la veine une forme en 8 de chiffre: la lumière de ce vaisseau important est entièrement oblitérée; la bande de matière caséeuse qui délimite la paroi de la caverne affleure la limitante élastique de la veine, qu'elle a même sectionnée, sur un point circonscrit (à droite).

CAVERNES PULMONAIRES

Planche LXXV

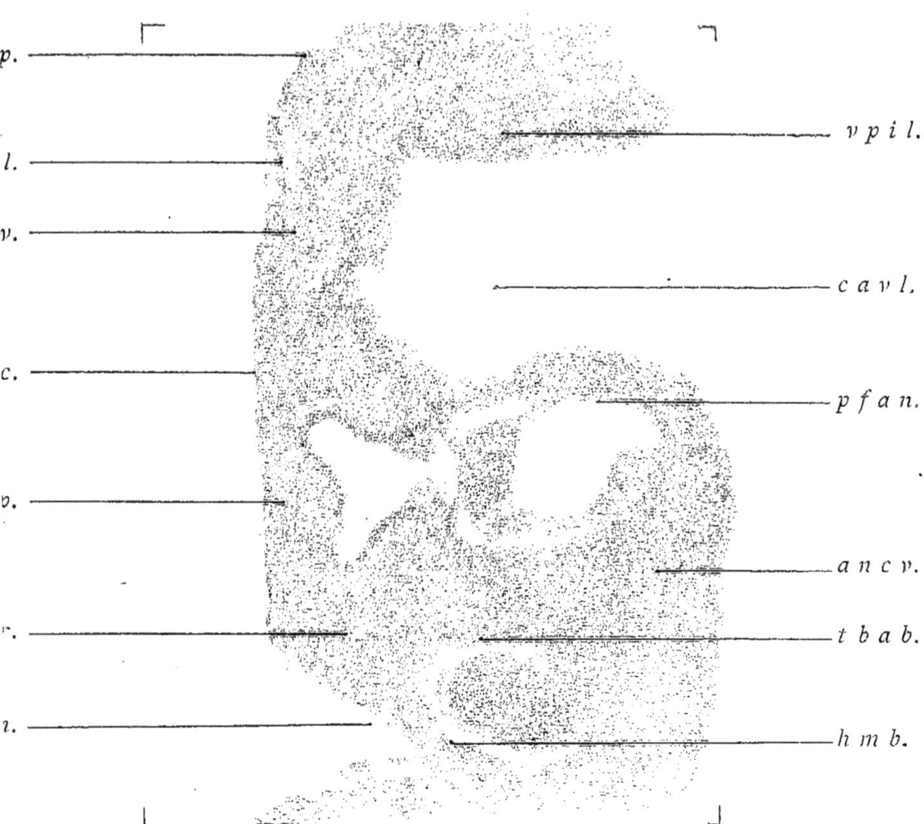

L'anévrisme de Rasmussen. Tuberculisation partielle progressive de l'artère pulmonaire satellite d'une bronche cartilagineuse.

(Coloration : hématéine, éosine, orcéine.)

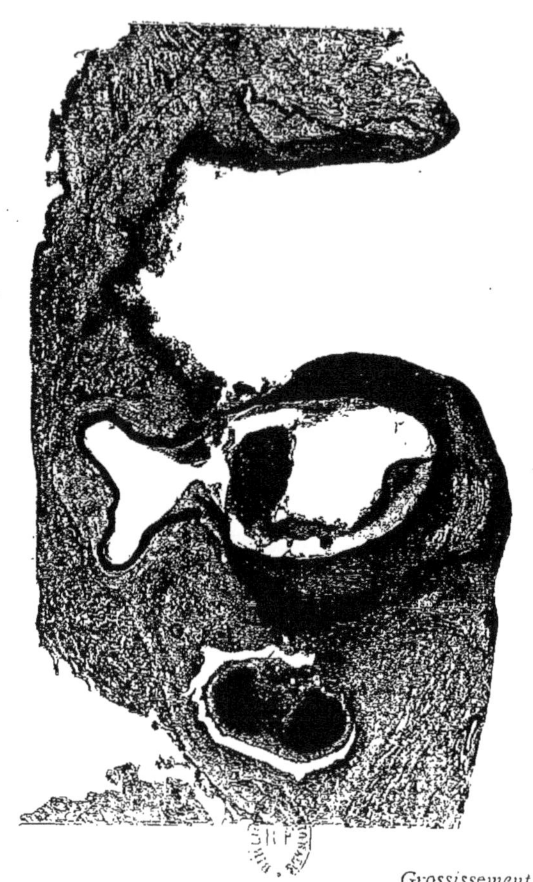

Grossissement $\frac{7}{1}$

CAVERNES PULMONAIRES

L'ANÉVRISME DE RASMUSSEN

PLANCHE LXXVI

Artère pulmonaire et sa portion ectasique et tuberculisée.

Coloration : hématéine, éosine, orcéine. — Grossissemeut 12:1.

Aucun des nombreux détails relevés dans cette Figure LXXVI ne saurait être négligé. Tous concordent pour établir les données fondamentales que voici :

L'anévrisme de Rasmussen n'est que l'expression, accidentelle et terminale, d'une *panartérite chronique*, tout d'abord hyperplasique et parcellaire, en même temps que *juxta-tuberculeuse.*

En poursuivant sa poussée centrifuge, l'infiltration caséeuse constituant la paroi de la caverne pulmonaire envahit, de proche en proche, la totalité des couches, d'abord fibrosées, puis ectasiques, du segment de l'artère pulmonaire adjacente. Peu à peu, la partie de l'anévrisme mise à nu finira par n'être composée que par une couche de plus en plus morcelée de matière caséeuse, d'aspect fibrinoïde, et infiltrée de bacilles de Koch. Cette coque caséifiée, d'épaisseur minime, est vouée à une rupture d'autant plus inévitable, qu'elle n'a pu, à aucun moment, se doubler d'une couche de caillots sanguins.

---

s. c. a. n. *Surface caséeuse de l'anévrisme de Rasmussen* : on peut admettre, jusqu'à un certain point, qu'une partie de la surface de la poche anévrismatique est encore constituée par la matière fibrinoïde, reliquat du parenchyme pulmonaire tuberculisé; de nombreux leucocytes infiltrés à la surface de la poche anévrismatique prouvent les progrès du processus ulcératif; on remarquera, cependant, l'apparente continuité des couches de la substance anhiste composant la paroi anévrismatique.

p. f. a. n. En cet endroit déclive, assez éloigné de la surface de la caverne (*a. n. c. v.*), la coque fibrinoïde qui délimite la poche anévrismatique appartient, sans nul doute, aux tissus constitutifs de l'artère tuberculisée; or, aucune différence ne peut être établie, à la condensation près, entre les couches artérielles dégénérées *p. f. a. n.* et la matière fibrinoïde située entre *a. n. c. v.* et *a. n. f. b.* : partout, c'est la même mortification rappelant la fibrine, c'est la même *nécrose de caséification tuberculeuse.*

h. m. a. *Caillot agonique*, presque uniquement composé de globules rouges enserrés dans de fines mailles de fibrine fibrillaire; tous ces caillots adhèrent à peine à la face interne de la poche anévrismatique, qui, sans eux, serait lisse et presque régulière.

r. u. p. t. Pointe effilée de la paroi fibrinoïde de l'anévrisme, circonscrivant *l'orifice de rupture*, par où le sang a fait irruption dans la caverne; en ce point, la matière caséeuse est entourée de quelques fragments de fibrine récemment coagulée; le lambeau flottant *r. u. p. t.* a été écarté brutalement du moignon de matière caséuse, que l'on voit en *m. i. c. s.*

m. i. c. s. *Ligne de rupture* de la paroi caséifiée de l'artère pulmonaire, en un point où le travail ulcératif de la caverne avait, semble-t-il, profondément corrodé (en l'amincissant) la paroi anévrismatique; cette région montre clairement que la membrane interne de l'artère pulmonaire, après avoir été le siège d'une *endartérite hyperplasique* juxta-tuberculeuse, a vu, successivement, la périartère, la mésartère et la limitante élastique interne disparaître après s'être, de proche en proche, caséifiées; elle-même, à son tour, a subi le processus de nécrose fibrinoïde, terme ultime et très commun des « vascularites tuberculeuses » du poumon.

pa. r. c. v. Paroi, caséeuse, de la caverne pulmonaire, en voie d'effondrement.

a. r. t. p. Portion, encore intacte, de la limitante élastique interne de l'artère pulmonaire.

p. r. m. a. *Sclérose diffuse* de la péri-artère et de la mésartère, au contact d'une bande de matière caséeuse infiltrée dans l'atmosphère celluleuse du « pédicule broncho-artériel ».

a. r. b. r. Coupe transversale d'une *artériole bronchique*, presque complètement oblitérée, en plein tissu scléro-caséeux.

m. i. s. c. Portion rétrécie de la lumière de l'artère pulmonaire, au niveau de la bifurcation de la branche qui devient anévrismatique; ici, comme en *m. i. c. s.*, se montrent tous les signes d'une *panartérite tuberculeuse* : sclérose hyperplasique de la membrane interne, destruction caséifiante des membranes externe et moyenne (*péri-artérite* et *mésartérite scléro-caséeuses*), disparition atrophique de la limitante élastique interne, enfin, nécrose caséifiante, fibrinoïde, de la membrane interne préalablement enflammée et hyperplasiée.

a. r. b. r. c. Zone de caséification progressive, intermédiaire entre l'artère pulmonaire, anévrismatique et caséifiée, et la bronche ulcérée; de nombreux leucocytes dessinent une zone d'« extension », en dehors de la bande caséeuse anévrismatique.

a. n. f. b. Partie de la paroi anévrismatique, plus densifiée et sous-jacente à un placard moins condensé où la nécrose fibrinoïde, quelque peu liquéfiée, affecte un aspect fibrillaire; dans les mailles de cette *pseudo-fibrine*, on ne trouve point traces de globules rouges épanchés, non plus que de leucocytes.

a. n. c. v. Zone de transition entre la surface de la caverne et la matière fibrinoïde caséeuse appartenant aux tissus anévrismatiques.

CAVERNES PULMONAIRES

PLANCHE LXXVI

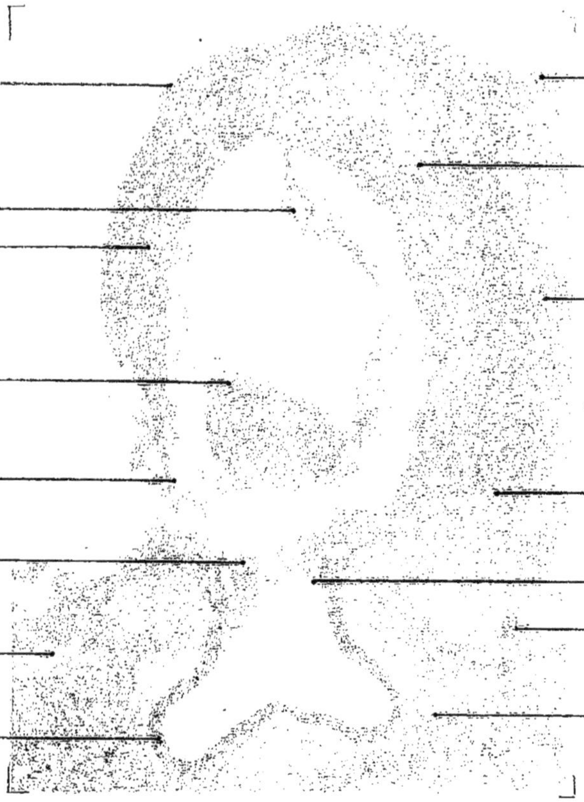

s c a n.

a n c v.

a n f b.

h m a.

p f a n.

a r b r c.

h m a.

r u p t.

a r b r c.

m i c s.

m i s c.

a r b r.

p a r c v.

p r m a.

a r t p.

Artère pulmonaire et sa portion ectasique et tuberculisée.

(Coloration : hématéine, éosine, orcéine.)

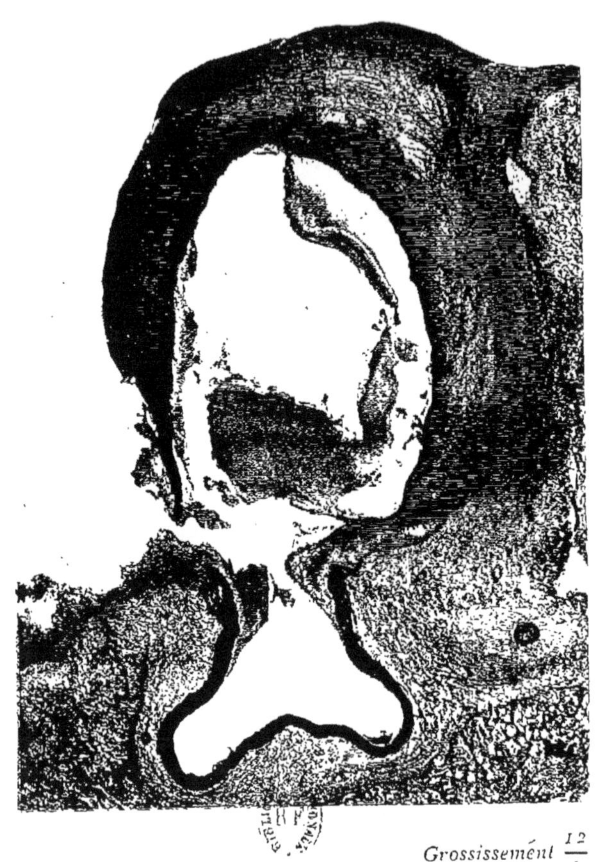

BIBLIOTHEQUE NATIONALE

Grossissement $\frac{12}{1}$

CAVERNES PULMONAIRES

L'ANÉVRISME DE RASMUSSEN

PLANCHE LXXVII

Caséification centripète (nécrose fibrinoïde) des couches constitutives de l'artère pulmonaire, préalablement enflammées.

Coloration : hématéine, éosine, orcéine. — Grossissement 24:1.

Cette Figure correspond au « collet » de l'anévrisme. Elle apporte la preuve de l'origine *panartéritique* de la coque, d'apparence fibrinoïde, qui constitue la paroi anévrismatique. Les couches artérielles, sclérosées en totalité, puis dilatées, se sont caséifiées en masse, sans qu'aucun caillot fibrineux « actif » ait pu se former en ce lieu.

---

c. a. i. l. Sang coagulé au moment de la mort, après la rupture de l'anévrisme; les globules rouges prédominent sur les fibrilles de fibrine du caillot; les blocs sanguins de ce caillot agonique adhèrent, sur quelques points, à la surface interne de la poche anévrismale ; en aucun endroit, on ne trouve trace de ces coagula fibrino-leucocytiques lamellaires (« caillots actifs »), si communs à la surface interne des sacs anévrismaux artériels ordinaires.

c. n. d. Surface interne de la poche anévrismale, à peu près lisse et régulière, sauf dans les points où le caillot agonique lui adhérait quelque peu ; un grossissement suffisant permettrait de reconnaître, en cette région, la présence d'une couche continue d'*endothéliums*, plus ou moins atrophiés, en continuité directe avec la membrane endothéliale qui, plus bas, revêt le cap formé, en *n. c. f c.*, par la bifurcation du tronc artériel pulmonaire; tout le tissu sous-jacent au revêtement endothélial en question, depuis le haut de la figure, jusqu'au voisinage du cap *n. c. f. c.*, apparaît constitué par une substance anhiste, sèche, friable, colorée en rouge brique pâle, et très comparable, pour ne pas dire identique, aux blocs fibrinoïdes bacillifères décrits précédemment comme caractéristiques de la caséification, dans l'épaisseur des nodules tuberculeux du poumon.

n. c. f. c. Pointe de la bifurcation de deux branches artérielles, dont l'une, l'inférieure (*l. m. l. i.*), est reconnaissable, l'autre, la supérieure (*c. n. d.*), étant anévrismatique et tuberculeuse; en se portant de gauche à droite, en travers, on trouve, tout d'abord : une saillie triangulaire, formée d'un tissu fibroïde dont la partie centrale contient une bandelette verticale de matière nécrosique fibrinoïde, *caséeuse*; il s'agit de la couche sous-endothéliale du collet de la bifurcation de l'artère pulmonaire, et le tissu fibroïde, qui la compose, est considérablement épaissi; ce tissu sous-endothélial hyperplasié est riche en éléments cellulaires logés dans les espaces interstitiels. On est donc en présence d'un îlot d'*endartérite hyperplasique fibroïde* ayant subi, dans une certaine partie de son étendue, la nécrose fibrinoïde caséifiante; ce désordre est, de tous points, identique à la lésion décrite précédemment à propos des endo-vascularites caséifiées des artères et des veines, dans le « Poumon tuberculeux ». Pour expliquer de telles altérations, nul besoin d'avoir recours à l'hypothèse de la coagulation préalable d'un thrombus fibrineux, à la surface de la membrane interne enflammée.

l. m. l. i. *Limitante élastique interne* de la branche inférieure de l'artère pulmonaire; l'armature élastique, dans la portion sus-jacente au point *l. m. l. i.*, commence à montrer les signes d'une atrophie parcellaire, déjà bien reconnaissable sur quelques points : les lames élastiques et les trousseaux de fibrilles se dissocient, au contact du tissu mésartériel profondément lésé (*m. s. a.*); des taches claires, jaune rosâtre, s'intercalent au milieu de la bande élastique (violet noir foncé); l'atrophie de l'armature élastique de l'artère s'effectuait, ici, progressivement, de dehors en dedans.

m. s. a. *Couche mésartérielle*, totalement atrophiée, d'apparence fibroïde, et même en voie de dégénérescence hyaline, par suite de l'existence d'un foyer tuberculeux fibro-caséeux (bien visible auprès de *m. i. s. c.*, sur la Fig. LXXVI).

p. r. a. t. *Péri-artère* et tissu de l' « atmosphère broncho-artérielle » envahis par la dégénérescence tuberculeuse fibro-caséeuse; quelques tronçons de fibres élastiques, disloquées et atrophiées, indiquent encore la direction générale des parois de l'artère et de l'atmosphère cellulo-vasculaire qui l'enveloppait; de place en place, des fusées leucocytaires dessinent, autour de la matière fibro-caséeuse, des taches, d'un violet sale caractéristique.

a. l. r. l. i. Tronçon terminal et seul reliquat de la *membrane élastique interne* qui doublait, à l'état normal, la branche supérieure de l'artère pulmonaire totalement transformée par la tuberculose caséeuse; les quelques petits fragments de fibres élastiques, à peu près bout à bout, s'arrêtent court; en dedans et à gauche, c'est la *membrane interne*, considérablement hyperplasiée, mais dont une partie (la plus interne) s'est caséifiée, par contamination progressive du foyer tuberculeux adjacent; en dehors et à droite, c'est la *mésartère*, occupée, précisément ici, par un foyer tuberculeux nodulaire complet, jusques et y compris sa cellule géante centrale (dégénérée).

c. a. s. a. Limite imprécise entre les parois artérielles, caséifiées en masse, et l'atmosphère du pédicule broncho-artériel tuberculisée de même, mais contenant encore un certain nombre d'éléments cellulaires (en voie de dégénérescence) colorés en rose pâle.

f. b. c. a. *Bloc caséeux fibrinoïde*, dans lequel se confondent les parois de l'artère, épaissies et dégénérées, et le parenchyme pulmonaire, caséifié d'une façon uniforme et progressive.

CAVERNES PULMONAIRES

Planche LXXVII

f b c a.
c a i l.
c a s a.
e n̄ d.
a t r l i.
n c f c.
p r a t.
l m l i.
m s a.

Caséification centripète (nécrose fibrinoïde) des couches constitutives de l'artère pulmonaire, préalablement enflammées.

oration : hématéine, éosine, orcéine.)

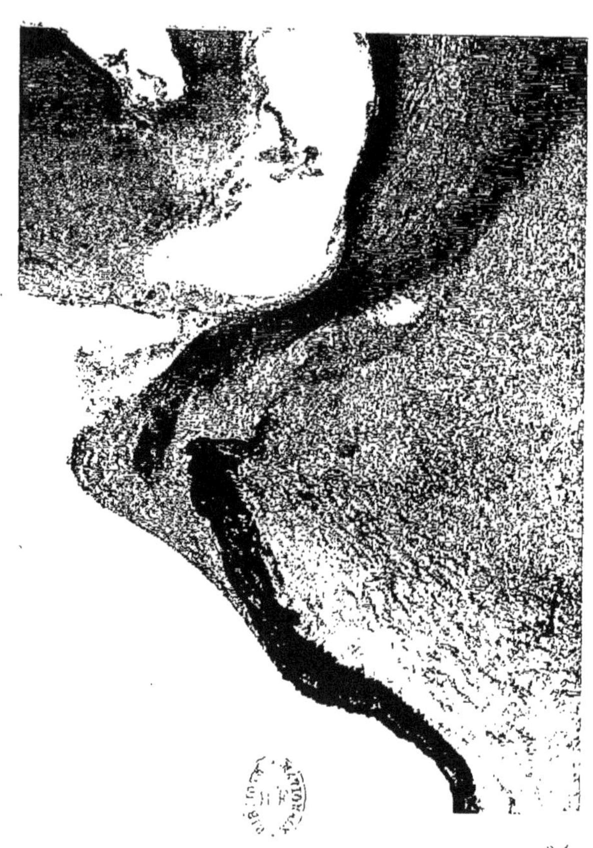

BIBLIOTHÈQUE H F

Grossissement $\frac{24}{1}$

CAVERNES PULMONAIRES

L'ANÉVRISME DE RASMUSSEN

PLANCHE LXXVIII

Effondrement ulcératif du lobule pulmonaire; phlébite oblitérante et caséification secondaire des veines pulmonaires péri-cavitaires. Le collet du sac anévrismal.

Coloration : hématéine, éosine, orcéine. — Grossissement 15:1

Ici, la portion de la caverne pulmonaire faisant face à l'anévrisme permet de suivre le morcellement et la fonte caséeuse des tissus. Au bas de la préparation, est le collet de l'anévrisme ; on voit, à côté, l'extrême minceur de la paroi (caséeuse) de la poche artérielle, dont on peut constater la rupture, non loin du collet. Enfin, la dislocation de l'armature élastique sous-endartérielle et le mode de caséification de l'endartère épaissie s'y dessinent, dans toute leur clarté.

s. c. l. p. Portion corticale d'un *lobule pulmonaire* péri-cavitaire, atteint de broncho-pneumonie caséeuse; les alvéoles infundibulaires terminaux sont remplis par des blocs de matière caséeuse et les cloisons inter-alvéolaires sont épaissies; leur armature élastique est, sur nombre de points, encore bien reconnaissable.

c. l. i. l. *Cloison inter-lobulaire*, limitant, en haut, la caverne lobulaire dans laquelle bombait l'anévrisme de Rasmussen; on remarquera l'épaississement considérable du tissu cellulaire qui formait le squelette de la cloison ; au-dessus comme au-dessous de ce point, on voit deux lignes élastiques, limite normale de la base des infundibula corticaux, s'écarter l'une de l'autre en divergeant, preuve de l'extrême épaississement du tissu cellulaire péri-veineux ainsi que de la veine pulmonaire elle-même (*v. p. i. l.*).

l. i. m. l. b. Ligne verticale de tissu élastique, représentant la continuité de la bordure élastique qui, à l'état normal, limite, pour ainsi dire, la périphérie de chaque lobule pulmonaire et trace, de chaque côté de la cloison inter-lobulaire, une sorte de barrière continue; sur cette figure, cette « limitante élastique » du lobule pulmonaire excavé apparait bien reconnaissable : elle occupe les trois cinquièmes de la hauteur de la figure; on voit encore se détacher d'elle, à droite, quelques tronçons élastiques, accompagnés ou non de veinules oblitérées (cloisons inter-infundibulaires, sillons inter-acineux); tout le tissu pulmonaire situé entre cette limitante élastique du lobule et la paroi caséifiée de la caverne est le siège d'une infiltration tuberculeuse diffuse, déjà fort avancée.

v. p. i. a. Coupe d'une *veinule pulmonaire inter-acineuse*, oblitérée et caséifiée; seule, l'armature élastique du vaisseau est reconnaissable.

p. m. c. Ilot scléro-caséeux de la partie profonde du lobule pulmonaire; la dislocation des armatures élastiques de l'arbre respiratoire et des vaisseaux est, ici, très accusée; l'infiltration caséeuse pneumonique du reste du lobule pulmonaire permet encore de reconnaître, par place, la structure acineuse et infundibulaire du parenchyme respiratoire devenu imperméable à l'air.

m. i. c. s. Le collet, près duquel la rupture de l'anévrisme s'est produite; ici, (comme en *n. c. f. c.* de la Fig. LXXVII), la tuberculisation des parois artérielles, s'effectua, de dehors en dedans, secondairement à l'établissement d'une *panartérite subaiguë*, d'abord hyperplasique; en examinant, de la péri-artère vers la membrane interne, on voit ceci : le tissu tuberculeux de la caverne (*p. a. r. c.*) s'étend vers la péri-artère préalablement très épaissie et sclérosée (comme le montre la partie inférieur de la Figure); de même, la mésartère (dont l'aspect histologique est devenue méconnaissable) après s'être tuméfiée, s'est tuberculisée; puis, la limitante élastique interne, largement dissociée et atrophiée par le processus caséeux, a cédé tout à coup, envahie par la nécrose fibrinoïde; enfin, la membrane interne elle-même, c'est-à-dire la couche sous-endothéliale, hyperplasiée d'une manière extrême, s'est, en grande partie déjà, transformée en un vaste placard fibrinoïde; c'est au niveau de ce point, précisément, que la paroi tuberculisée et anévrismatique de l'artère a subi la rupture terminale.

p. a. r. c. Paroi caséeuse de la caverne pulmonaire lobulaire; on remarquera l'épaisseur relative et la coloration rouge brique sale des tissus tuberculeux de cette région; l'étude méthodique des parties permet d'établir qu'en ce point, la paroi de la caverne répond, non plus au parenchyme pulmonaire proprement dit, mais, d'une part, à l'atmosphère cellulo-vasculaire du pédicule broncho-artériel, et, de l'autre, aux membranes péri-artérielle et mésartérielle et, certainement aussi, à la limitante élastique interne envahies par la caséification.

r. u. p. t. Mince lambeau, représentant la *paroi* même de l'anévrisme, à l'endroit où s'est effectuée la rupture de la poche; les différents blocs fibrinoïdes qui entourent cette pointe effilée cachent, ici, la fissure (bien visible en *r. u. p. t.*, Fig. LXXVI), par où s'est échappé le sang; la minceur de la poche artérielle s'explique, à coup sûr, par la corrosion exercée, à sa surface externe, par les cultures de bacilles tuberculeux accumulées dans son épaisseur.

v. p. i. l. Grosse *veine pulmonaire* d'une cloison inter-lobulaire, totalement oblitérée et caséifiée; l'armature élastique de la veine, encore bien visible (grâce à l'orcéine), permet d'affirmer que le vaisseau, au contact des lésions tuberculeuses lobulaires voisines, a été atteint d'altérations panphlébitiques; en même temps que la lumière vasculaire s'oblitérait (probablement sous la poussée d'une thrombo-phlébite totale), les tissus péri-veineux s'hyperplasiaient en repoussant, de part et d'autre, le tissu cellulaire de la cloison; actuellement, la couche caséeuse et ulcérée de la caverne franchit les reliquats de la limitante élastique interne et commence à caséifier le tissu fibreux cicatriciel qui avait oblitéré la lumière du vaisseau.

CAVERNES PULMONAIRES

PLANCHE LXXVIII

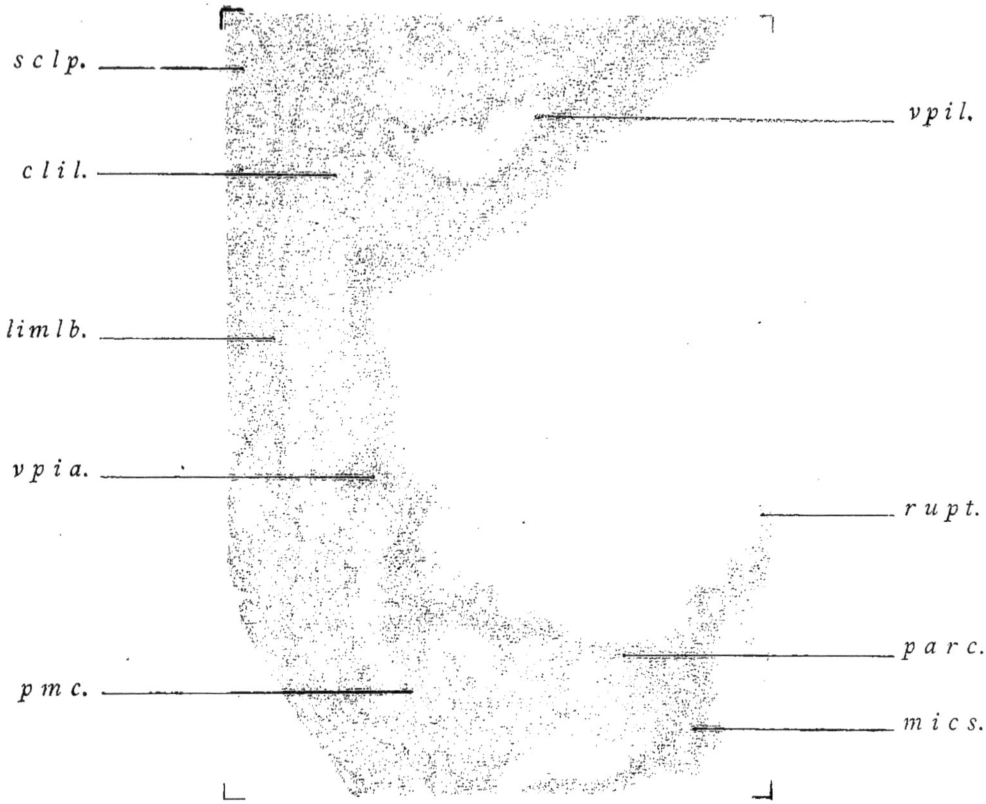

s c l p.

v p i l.

c l i l.

lim l b.

v p i a.

r u p t.

p a r c.

p m c.

m i c s.

Effondrement ulcératif du lobule pulmonaire.
Phlébite oblitérante et caséification secondaire des veines pulmonaires péri-cavitaires.
Le collét du sac anévrismal.

(Coloration : hématéine, éosine, orceine.)

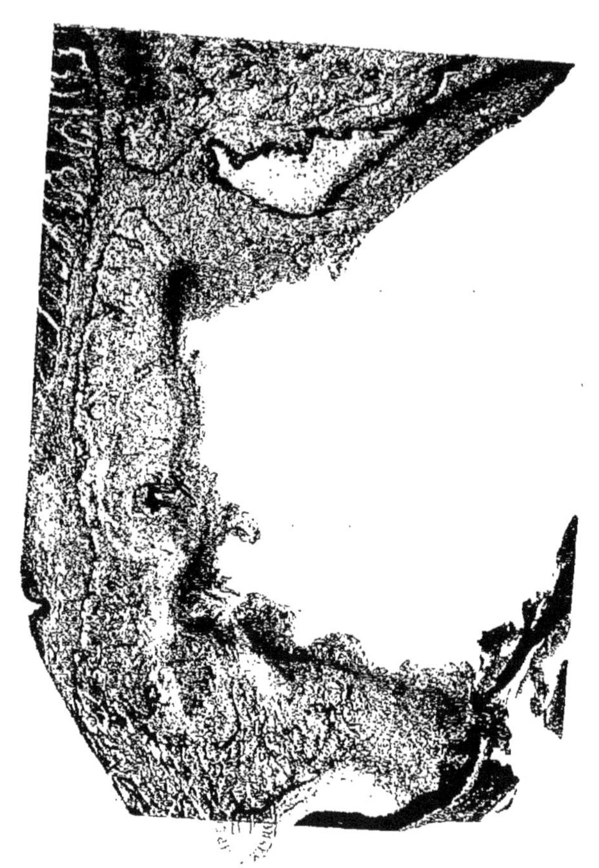

Grossissement $\frac{12}{1}$

CAVERNES PULMONAIRES
L'ANÉVRISME DE RASMUSSEN

PLANCHE LXXIX

Infiltration tuberculeuse d'une bronche cartilagineuse, au contact d'un anévrisme de Rasmussen (caséification bronchique, par contiguïté de tissus : Tuberculose par effraction).

Coloration : hématéine, éosine, orcéine. — Grossissement 15:1.

Cette dernière des Figures consacrées à l'anévrisme de Rasmussen, mérite grande attention. Elle établit : 1° que la poche ectasique s'était développée au niveau d'une bifurcation vasculaire ; 2° que la caséification de l'artère se poursuivait, en même temps, au contact de la caverne pulmonaire et, aussi, le long du moignon broncho-artériel juxta-cavitaire, aux dépens de l'atmosphère cellulo-vasculaire qui engaine, à l'état sain, la bronche et l'artère pulmonaire, sa satellite.

La caséification récente de la paroi bronchique (par effraction exercée de dehors en dedans) est, ici, de toute évidence.

---

g. l. r. g. *Caillot sanguin agonique*, très riche en globules rouges (colorés en jaune verdâtre) ; le caillot adhère faiblement à la face interne de l'artère pulmonaire, en totalité caséifiée.

e. n. d. t. Ligne de la couche endothéliale, tapissant encore, en ce point, la paroi artérielle épaissie, dilatée et casélifiée.

n. c. f. *Nécrose caséo-fibrinoïde* totale des parois de la branche anévrismatique de l'artère pulmonaire ; les lacunes et fentes plus claires qui parsèment ce tissu nécrobiotique ne contiennent point de globules rouges ; un fort grossissement permettrait d'y trouver des leucocytes d'autant plus nombreux qu'on se rapprocherait du tissu pulmonaire péri-artériel ; les colorations appropriées y montreraient, de même, des masses de *bacilles tuberculeux*, surtout abondants dans la portion de l'anévrisme saillant à la surface de la caverne (voy. *s. c. a. n.*, Fig. LXXVI).

f. h. m. Fusées apoplectiques, infiltrées entre les parois caséifiées de l'artère et le tissu de l'atmosphère broncho-artérielle ; cette hémorragie date du moment de la mort.

a. t. b. a. Portion de l' « atmosphère cellulaire broncho-artérielle » en état de caséification très accusée (bien reconnaissable à la tonalité rouge brique du tissu conjonctif); en ce point, et malgré la dislocation des parties (par suite de la technique microscopique), on peut reconnaître que les parois de la bronche sont le siège d'une destruction tuberculeuse; l'infiltration caséeuse inter-artério-bronchique a, en cet endroit précis, occasionné une véritable effraction de la bronche et produit une sorte de bourgeon caséo-leucocytaire, saillant dans la lumière du canal aérien; la cavité bronchique est remplie par un caillot sanguin fibrino-cruorique, reconnaissable à la coloration jaune verdâtre des globules rouges et aux réseaux (rouge carminé) de la fibrine enserrant les hématies.

a. m. l. Portion encore bien reconnaissable de l'*armature musculo-élastique* de la bronche; cette armature cède brusquement, au niveau de *a. t. b. a.*; de nombreux leucocytes infiltrent, déjà, ici, les faisceaux musculaires et les réseaux élastiques.

c. h. r. m. *Chorion de la muqueuse bronchique*, infiltré de nombreux éléments inflammatoires.

s. c. l. p. *Tissu pulmonaire*, sclérosé au contact de l'atmosphère celluleuse broncho-artérielle, elle-même très condensée et fibrosée.

c. a. r. t. *Noyau cartilagineux bronchique* sain, bien reconnaissable à son armature élastique péri- et intra-cartilagineuse.

m. r. s. Anneau musculaire et élastique de la paroi bronchique (*muscle de Reissessen*), intact en ce point.

a. r. t. b. *Artériole bronchique*, presque en totalité oblitérée, mais ayant conservé son armature élastique; cette artériole se trouve entourée (à sa droite) par un croissant de matière tuberculeuse (rouge brique pâle), dans lequel on peut reconnaître, sans peine, à ce faible grossissement, deux belles *cellules géantes*.

i. n. f. t. Placard de *Tuberculose folliculaire*, appartenant à l'atmosphère celluleuse inter-broncho-artérielle, et dans laquelle, à côté d'éléments leucocytaires déjà mal colorables (en voie de caséification), on découvre une troisième cellule géante; la caséification progresse vers la paroi de l'artère pulmonaire dont les couches, hyalines, commençaient à prendre une tonalité rouge brique sale, bien caractéristique.

e. n. d. t. En ce point, l'*endartérite chronique*, fibroïde et hyaline, vient d'être touchée par le processus de caséification: le tissu (jaune pâle) de la couche sous-endothéliale tuméfiée vire vers le rouge brique.

l. i. m. i. La *limitante élastique interne* forme, en cet endroit, une bifurcation nette; à droite, elle dessine une courbe à concavité supérieure et va circonscrire la branche, encore à peu près saine, de l'artère pulmonaire; à gauche, l'anneau élastique, qui devrait descendre verticalement, pour contourner la branche gauche (tuberculisée) de l'artère pulmonaire, s'arrête tout à coup, détruit par la tuberculose développée dans l'atmosphère celluleuse du pédicule broncho-artériel; si bien, que le tissu tuberculeux étendu entre *e. n. d. t.* et *i. n. f. t.* appartient, en réalité, bien plus à la péri-artère, à la mésartère et à la limitante élastique interne, qu'à l'atmosphère celluleuse elle-même.

CAVERNES PULMONAIRES

Planche LXXIX

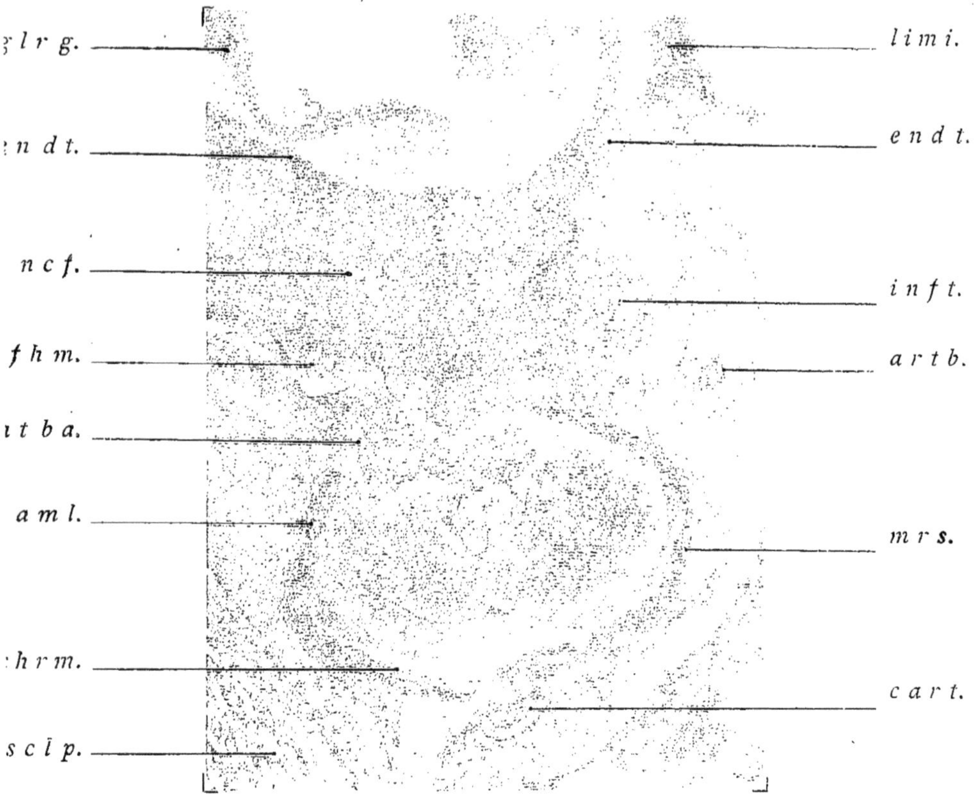

glrg.
ndt.
ncf.
fhm.
tba.
aml.
hrm.
sclp.

limi.
endt.
inft.
artb.
mrs.
cart.

Infiltration tuberculeuse d'une bronche cartilagineuse, au contact d'un anévrisme de Rasmussen (caséification bronchique, par contiguïté de tissus : Tuberculose par effraction).

(Coloration : hématéine, éosine, orcéine.)

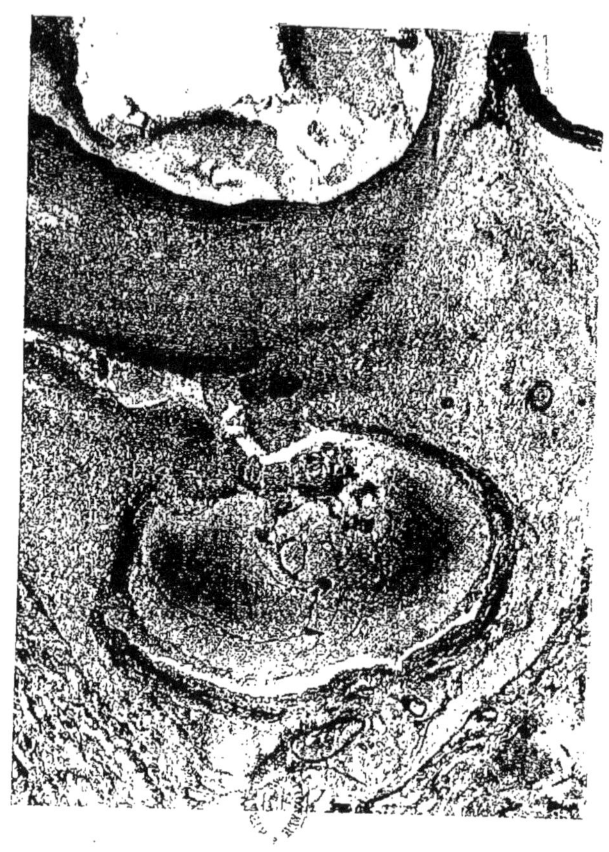

Grossissement $\frac{15}{1}$

V

LES PLEURÉSIES TUBERCULEUSES

(Consultez, pour l'étude des lésions *macroscopiques*, les 28 Planches dont voici les numéros : I, II, XXIV, XXV, XXXVI, XXXVII, XXXVIII, XXXIX, XL, XLI, LVII, LVIII, LIX, LX, LXXIV, LXXX, LXXXI, LXXXII, LXXXIII, LXXXIV, LXXXV, LXXXVI, LXXXVII, LXXXVIII, LXXXIX, XC, XCI et XCII).

La Séreuse pleurale participe, d'une façon très commune quoique non constante, aux désordres matériels causés, dans l'appareil pulmonaire, par les bacilles tuberculeux, et ses lésions troublent à fond les fonctions respiratoires.

On ne saurait, cependant, établir une étroite concordance entre le siège, la forme et le degré des altérations bacillaires du poumon et les états organopathiques du feuillet viscéral, encore moins du feuillet pariétal de la Plèvre correspondante. Une grande disproportion existe, maintes fois, entre ces deux séries de lésions superposées. La pleurite bacillaire, souvent bénigne et spontanément curable, est susceptible de précéder, d'accompagner ou de suivre le développement d'une Tuberculose ulcérative des voies aériennes. On pourrait, sans exagération, avancer même que les manifestations les plus « inflammatoires » de la pleurésie tuberculeuse ne correspondent pas, d'ordinaire, à des désordres similaires du parenchyme sous-jacent. Dès 1882, Landouzy, révolutionnant de fond en comble les conceptions erronées de la Médecine traditionnelle, démontrait, le premier, la nature essentiellement tuberculeuse de la presque totalité des cas de pleurésie aiguë, dite *a frigore*, dont la terminaison, normale et régulière, est la guérison. Les preuves cliniques, anatomo-pathologiques, bactérioscopiques et expérimentales accumulées par l'éminent doyen de la Faculté de médecine de Paris ont établi, d'une manière définitive, que, dans le développement de la Pleurésie la plus *franche* en apparence, le bacille tuberculeux est la vraie cause, la cause efficiente, et le « refroidissement », une simple occasion.

Le champ des Pleuropathies tuberculeuses, ainsi agrandi, a été, depuis lors, fouillé à fond. L'étude chimique, bactériologique et cytologique des liquides inflammatoires épanchés dans la plèvre a permis de suivre, sur le malade, l'évolution des pleurites en général et, pour ce qui nous occupe, des pleurésies bacillaires, en particulier. Aujourd'hui, le diagnostic de la Tuberculose pleurale est porté, à coup sûr, par tout clinicien soucieux de son devoir; il dispose de l'inoculation (au cobaye) du liquide pleurétique ponctionné; il a à son service la coloration, souvent difficile, toujours possible (après centrifugation), des bacilles de Koch flottants dans le liquide épanché ; enfin, le cyto-diagnostic lui montre la prédominance des lymphocytes parmi les éléments cellulaires diapédésés dans le liquide inflammatoire.

En même temps que ces enquêtes nouvelles étaient menées par le laboratoire et appliquées à la clinique, l'étude histo-pathologique des Pleurites bacillaires se poursuivait d'une façon méthodique. Nous en allons résumer les données fondamentales, acquises à la Science.

Le plan imposé au présent ouvrage ne saurait comporter les longs développements nécessaires à la description complète de toutes les manifestations pleuropathiques imputables à la Tuberculose bacillaire. Nous devrons nous contenter de résumer, en quelques pages, les principales notions générales concernant ce vaste sujet. Puis, viendront les détails les plus caractéristiques propres à éclairer le problème, encore discuté, de l'Histo-pathogénie de la Tuberculisation de la séreuse pleurale.

§ 1. LÉSIONS MACROSCOPIQUES DES PLEURÉSIES TUBERCULEUSES.

Tout d'abord, la *fréquence des lésions de la Plèvre*, au cours de la Tuberculose pulmonaire. Cette fréquence est extrême et tous les observateurs sont unanimes sur ce point, du moins en ce qui concerne la Phtisie chronique : Les phtisiologistes ont pu, à juste titre, établir, à ce sujet, une sorte de loi : *Dans la Tuberculose pulmonaire chronique, la participation de la plèvre est la règle, son intégrité, l'exception.* Une confirmation, restreinte à la vérité, en est fournie par nos 24 planches représentant des lésions chroniques tuberculeuses du poumon ; sur ce nombre, un seul cas (Planche LVII, phthisie galopante) montre la plèvre tout à fait indemne. Presque toujours en effet, la phthisie pulmonaire s'accompagne, soit d'adhérences pleurales anciennes, soit d'exsudats pleurétiques récents partiels dont, au surplus, les caractères détaillés illustrent nos nombreuses Figures. Par contre, la tuberculose aiguë du poumon comporte souvent l'intégrité de la séreuse pleurale. (Pl. I, XXXVI et XXXVII).

Une question, qui se pose naturellement et dont la solution est loin d'être toujours possible, est celle de *l'ordre chronologique des altérations pleurales*, par rapport aux lésions pulmonaires. Tant qu'il s'agit de placards d'exsudats fibrineux, ou d'épanchements séreux circonscrits au milieu de vieilles adhérences pleurales aréolaires ou cloisonnées, la réponse est aisée. Si le poumon se montre sclérosé et creusé d'anciennes cavernes, les altérations pleurétiques aiguës, récentes, sont, à n'en pas douter, secondaires. Il n'en va plus de même en présence de vieilles lésions symphysaires généralisées à toute l'étendue de la plèvre, et coïncidant avec un ou plusieurs foyers caséeux pulmonaires encore en pleine évolution bacillifère. Maintes fois alors, en l'absence de renseignements cliniques (eux-mêmes souvent aléatoires), l'observateur ne peut qu'hésiter. Il existe, en effet, des pleurésies tuberculeuses *primitives*, en ce sens qu'elles ne se rattachent point à une tuberculose du poumon sous-jacent. Les bacilles proviennent d'un foyer plus ou moins éloigné : le poumon opposé, par exemple, ou une adénopathie caséeuse péri-bronchique ou médiastinale, parfois un mal de Pott, ou une tumeur blanche, voire une adéno-lymphangite bacillaire mésentérique, secondaire elle-même à une tuberculose intestinale. Dans ces diverses circonstances, la pleurite se rattache à des « embolies bacillaires » qui, on le conçoit, peuvent avoir respecté le parenchyme pulmonaire, tout en infectant à fond sa séreuse.

Les *Sérites primitives* (pleurésie, péritonite, péricardite, méningite, etc.) ressortissent ainsi à un même molimen histo-pathogénique, à l'embolus microbien. Il faut le reconnaître, les lésions tuberculeuses de la plèvre sont bien plus couramment déterminées par des tubercules du poumon sous-jacent (Tuberculose *pneumogène* de la plèvre), qu'elles ne deviennent, elles-mêmes, la cause de lésions pulmonaires secondaires (Tuberculose *pleurogène* du poumon).

Une question incidente mérite encore d'être posée : toutes les lésions pleurétiques découvertes à l'autopsie d'un poumon tuberculeux sont-elles de *nature bacillaire* ?

Maintes fois, une réponse positive est facile à donner : on aperçoit, par exemple, au milieu ou au-dessous de fausses membranes pleurétiques, un semis de granulations miliaires (*grlb*, Pl. LXXXV) ; ou bien, on découvre un foyer caséeux (*acpl*, Pl. LX) enkysté dans la plèvre ; nulle hésitation possible. Mais que répondre, en face d'une pleurésie séro-fibrineuse aiguë franche, lorsque les fausses membranes récemment formées adhèrent à peine à la séreuse hypérémiée (*fmf*, Pl. LXXXII), le poumon sous-jacent étant indemne de toute lésion tuberculeuse ? Force est de recourir aux coupes histologiques, nombreuses, bien préparées, et de chercher, avec une patience inlassable, la preuve anatomo-pathologique de la Bacillose, alors même que, durant la vie, un examen bactérioscopique positif du liquide en aurait, déjà, fourni la démonstration positive.

A plus forte raison, le microscope devra-t-il intervenir dans toutes les observations qui ont trait aux vieilles adhérences pleurétiques, à la symphyse, totale ou partielle, de la plèvre, quand, l'infection bacillaire étant, depuis longtemps éteinte, l'œil nu ne reconnaît, parmi ces travées scléreuses et vascularisées, aucune trace suspecte : pas même ces quelques petites masses calcaires, si souvent perdues, incrustées qu'elles sont entre les deux feuillets symphysés, ici, dans le sillon costo-diaphragmatique, là, au niveau de la plèvre médiastinale, ou même au fond d'une scissure inter-lobaire depuis longtemps comblée. Là où les doigts d'un anatomo-pathologiste expérimenté n'avaient rien pu découvrir, les coupes microscopiques diront, souvent, le dernier mot.

La TUBERCULOSE PLEURALE se caractérise par deux grandes séries de lésions macroscopiques, par des *exsudats et transsudats inflammatoires*, et par des *adhérences*, lesquelles n'en sont que les conséquences plus ou moins tardives.

La *Pleurésie tuberculeuse* peut être unilatérale et correspondre, ou non, à des lésions pulmonaires de même nature. Ses lésions, qu'elles soient aiguës, subaiguës ou chroniques, se montrent tantôt généralisées à la totalité de la séreuse, y compris ses replis scissuraires, tantôt fort étendues, tout en respectant une ou plusieurs régions de la surface du poumon, tantôt, enfin, très circonscrites à l'un de ses départements, comme le sommet, l'interlobe, la face diaphragmatique, une portion de la convexité d'un lobe pulmonaire. Ces pleurésies « partielles » ne se présentent guère qu'à l'état chronique; elles peuvent d'ailleurs, n'affecter qu'un seul de ces segments du poumon, ou, au contraire, s'associer, en donnant lieu à des combinaisons variées. Les deux plus fréquentes sont les suivantes : « sommet + base », et « sommet + interlobe ».

La *Pleurite exsudative* se manifeste sous plusieurs aspects différents. La variété la plus commune répond à la grande *pleurésie séro-fibrineuse*, caractérisée par la formation de « fausses membranes » à la surface des deux feuillets de la séreuse, accompagnée d'un transsudat de « sérosité albumineuse », jaunâtre, ou jaune verdâtre, qui s'accumule, en quantités variables, au bas du sac pleural progressivement distendu aux dépens du poumon. La proportion de fibrine exsudée et de sérosité transsudée détermine, d'une manière générale, l'évolution clinique de l'affection.

En principe, dans la pleurite aiguë, les fausses membranes fibrineuses se forment sur toute l'étendue de la surface de la séreuse, et la pleurésie *devrait* être (Pl. LXXXII), d'emblée, généralisée. Très souvent, au contraire, les lésions semblent se circonscrire spontanément; elles paraissent commencer par les parties déclives, postéro-inférieures, de la séreuse, remonter, de proche en proche (Pl. LXXXI), en arrière, puis « tourner » en avant, pour n'atteindre qu'à la fin les régions antéro-supérieures de la cavité hémi-thoracique. Cette tendance manifeste à la circonscription rétro-inférieure de la pleurite séro-fibrineuse trouve, comme on le verra, sa raison principale dans le développement même des fausses membranes et dans leur précoce « organisation ». Elle s'explique, souvent aussi, par la préexistence d'anciennes lésions pleurétiques (adhérences symphysaires) plus ou moins étendues autour du lobe supérieur du poumon (*s/pl*, Pl. LXXXVI). Enfin, la quantité de la sérosité épanchée et la rapidité de son afflux prennent une part qui peut devenir prédominante dans l'extension des lésions inflammatoires. Plus l'épanchement de sérosité albumineuse sera abondant et hâtif, moins la défense des parties encore intactes de la séreuse (à l'aide de la formation des fausses membranes) pourra assurer une solide résistance.

Quoiqu'il en soit, la pleurésie séro-fibrineuse peut affecter deux formes principales. Dans l'une, le dépôt de fausses membranes a été considérable; les masses de fibrine, molles, blanc jaunâtre, forment des paquets peu adhérents, filamenteux, qui enserrent dans leurs mailles une quantité modérée de sérosité, citrine et plus ou moins claire. Dans une seconde forme, la pleurésie sera demeurée beaucoup plus séreuse que fibrineuse; l'épanchement liquide l'emportera même, dans certains cas, indéfiniment.

La surface de la plèvre, pour ces *pleurésies séreuses*, n'est recouverte que par un exsudat pseudo-membraneux peu dense, d'une minceur variable (*plpr*, Pl. LXXXIV) qui, le temps aidant, s'organise en une couche uniforme, à peine chagrinée (*grlb*, Pl. LXXXV), inapte à assurer la guérison des lésions au moyen des « procédés symphysaires » ordinaires. La *pachy-*

pleurite (*pcpl*, Pl. C.), caractérisée par une sclérose bacillifère, en représentera l'ultime et incurable manifestation.

Au cours de la pleurésie séro-fibrineuse ou séreuse, l'existence d'anciennes adhérences partielles détermine les formes si variables et les localisations, parfois si inattendues, de la pleurésie « cloisonnée ».

Les *fausses membranes pleurétiques* récentes sont remarquables par leur coloration blanchâtre, leur mollesse quasi-élastique et leur laxité. Leur épaisseur est variable : tout au début, dans les quelques heures qui suivent l'infection aiguë pleurale, la séreuse apparaît terne, simplement « dépolie », un peu pâle (*exsd*, Pl. LXXXIII). La mince membrane qui recouvre le feuillet viscéral, sans presque lui adhérer, laisse encore bien visible, au-dessous d'elle, le damier des lobules pulmonaires corticaux. Pendant ce temps, le feuillet pariétal, de son côté, peut être soit dans le même état de réaction exsudative légère, soit atteint de lésions beaucoup plus profondes. Une tuberculose miliaire aiguë, circonscrite à la plèvre pariétale (*plpr*, Pl. LXXXIV), peut aussi avoir agi, par contiguïté, sur la plèvre viscérale.

En s'épaississant par couches successives, les pseudo-membranes pleurétiques arrivent à produire les exsudats dont nous esquissions, plus haut, les traits. La fibrine réalise alors des tractus, des voiles membraneux, des aréoles, des placards, des lames ou des « ponts », donnant lieu aux aspects les plus divers. Leur épaisseur n'a rien de régulier, pas plus que leur disposition topographique. On peut dire, cependant, qu'à la surface de la plèvre pariétale, les fausses membranes fibrineuses affectent, d'une façon générale, une régularité et une uniformité (*plpl*, Pl. LXXXII) plus grandes que sur le feuillet viscéral. En fait, leur épaisseur s'y montre, d'ordinaire, aussi, plus marquée (*Plfd*, Pl. LXXXVIII), surtout au voisinage du sillon costo-diaphragmatique et à la surface du diaphragme. Plus tard, lorsque la pleurite, de « pseudo-membraneuse » qu'elle était, les premiers jours, sera devenue « néo-membraneuse », l'apparence des exsudats fibrineux même récents se modifiera souvent. Les dépôts successifs de fibrine prennent, par exemple, un ton sale, plus jaunâtre, plus terne (*fmfl*, Pl. LXXXVIII). Dans le cas où la pleurésie est devenue *hémorrhagique*, c'est-à-dire quand les néo-membranes vascularisées ont laissé échapper une trop forte proportion de globules rouges au sein de la sérosité épanchée, la fibrine exsudée peut affecter des teintes jaune brunâtre, rouge orangé, rouge brun (*fmhm*, Pl. LXXXI) intenses, bien caractéristiques.

Enfin, il arrive, maintes fois aussi, que la fibrine exsudée à la surface des néo-membranes pleurétiques soit envahie, elle-même, en partie ou en totalité, par une « infiltration caséifiante », de tous points identique à celle décrite, précédemment, à propos de la Pneumonie caséeuse. Dans ces conditions, les amas de fibrine caséifiée se trouvent, peu à peu, enserrés entre les deux feuillets pleuraux épaissis, fibroïdes et, de place en place, symphysés. C'est, en particulier, aux régions déclives de la cavité pleurale qu'on découvre, le plus souvent, ces îlots de « pleurésie fibrino-caséeuse » partielle, qui sont autant de foyers bacillifères, d'une virulence quasi inépuisable.

Cette première variété de *Pleurite caséeuse*, « enkystée » est, très commune et ses manifestations restent circonscrites à une minime portion de la séreuse. Une autre forme, plus étendue, affecte la disposition suivante : sur une surface assez vaste, qui peut, par exemple, occuper une large partie ou la totalité même de la plèvre diaphragmatique, avec une portion notable de la surface du lobe inférieur du poumon correspondant, les deux feuillets, épaissis, blanchâtres, scléreux, sont séparés, l'un de l'autre, par une couche souvent discontinue, de matière « fibrinoïde » plus jaunâtre, plus sèche, plus dense que la fibrine ordinaire; le microscope montrera qu'il s'agit d'exsudats fibrineux tuberculisés. Avec le temps, les soudures partielles des deux feuillets s'accusant davantage, les blocs caséeux, segmentés, subiront soit un ramollissement puriforme (*abcès froid enkysté de la plèvre*), soit une dessiccation calcifiante (dégénérescence caséo-plâtreuse, caséo-calcaire, des auteurs), soit même une métamorphose ossiforme (*os de la plèvre*), dans les lamelles jaunâtres et cassantes de laquelle le microscope ne pourra, pour ainsi dire, presque jamais découvrir traces de lamelles osseuses véritables.

Lorsqu'une grande étendue, ou même la totalité de la séreuse pleurale a été envahie par des exsudats fibrineux largement caséifiés, on peut mettre à nu, par éviscération (*cvpl*, Pl. LXXXIX), un vaste foyer puriforme (*pleurésie purulente tuberculeuse*), dont la paroi, tapissée par un enduit jaunâtre, friable et pulpeux, rappelle, toutes porportions gardées, la membrane pyogénique d'une caverne tuberculeuse du poumon. Le liquide épanché possède les caractères du pus « séreux »; il est souvent gorgé de bacilles et les leucocytes qui entrent dans sa composition sont en état de dégénérescence graisseuse et pycnotique très avancée. Avec le temps, quelquefois, ces *épanchements caséeux puriformes* se transforment en un liquide jaunâtre filant, dont l'aspect oléagineux (*épanchement huileux de la plèvre*) est dû à d'innombrables cristaux de cholestérine précipités aux lieu et place des globules blancs et des bacilles détruits.

L'organisation des fausses membranes pleurétiques commence, comme l'ont montré les expériences de Cornil et de Toupet, dès le quatrième jour de la maladie : la *pseudo*-membrane se vascularise et passe, par ce fait, à l'état de *néo-membrane*. L'organisme manifeste, de cette façon, ses moyens de défense, ses efforts pour circonscrire le mal et sa tendance à la guérison, par soudure des deux feuillets de la séreuse enflammée. Par contre, la transsudation de sérosité albumineuse à la surface de chacun de ces deux feuillets, en s'interposant entre les deux couches néomembraneuses, retarde leur vascularisation et s'oppose à leur accolement curateur. L'histoire entière des « pleurésies avec épanchement » tient dans cette lutte, souvent prolongée. Le développement d'un tissu inflammatoire néo-membraneux à la surface de la plèvre tuberculisée et les réitérations de ce qu'on pourrait appeler la « poussée fibrinogène », d'une part, et, de l'autre, les afflux séro-albumineux bacillifères, rendent, pour un certain laps de temps, la séreuse inapte à la résorption des liquides épanchés. La pachy-pleurite est l'expression la plus accusée de cette inaptitude fonctionnelle et rend compte de l'incurabilité absolue de certaines pleurésies tuberculeuses. La résorption totale de la sérosité est beaucoup plus fréquente; elle permet, en dernier terme, aux deux feuillets de se souder l'un à l'autre, au moyen « d'adhérences symphysaires »; celles-ci représentent autant de « cicatrices vicieuses », temporaires ou définitives, selon les circonstances. Maintes fois aussi, les néo-membranes (ou les placards symphysaires qui leur succèdent) conservent longtemps encore, dans leur épaisseur, la signature pathognomonique de la cause de l'affection : sur la section de la plèvre, pariétale ou viscérale, ordinairement même sur l'un et l'autre feuillet à la fois, l'œil peut suivre le développement d'une ligne continue, plus ou moins épaisse, remarquable par ses rugosités et sa tonalité blanc jaunâtre terne; cette couche intercalaire est formée de petits amas nodulaires d'une matière sèche et friable : ce sont autant de tubercules, enchâssés dans le tissu néo-membraneux qui a poussé à la surface de la séreuse.

Les Adhérences symphysaires de la plèvre, adhérences pleurales, sont, peut-être, les plus communes des altérations chroniques relevées à l'autopsie de tout individu, ayant succombé soit à la Tuberculose, soit à une maladie infectieuse aiguë ou chronique, soit même à une cause accidentelle. Cette *fréquence* inouïe fait que, dans les grandes villes au moins, on signale comme exceptionnelle l'absence d'adhérences pleurétiques après la 40e année. La question de savoir si, en l'absence de lésions tuberculeuses du poumon, l'existence d'adhérences pleurales peut être rattachée à l'une quelconque des autres affections reconnues comme « pleurogènes » (rhumatisme aigu, fièvre typhoïde, paludisme, rougeole, scarlatine, syphilis, goutte, etc.) n'est pas à débattre ici, malgré le grand intérêt doctrinal qu'elle soulève. Le plan de cet ouvrage demeure circonscrit aux adhérences pleurales ressortissant, sans conteste, à la Tuberculose bacillaire.

En général, au cours de la Phtisie pulmonaire chronique,

les adhérences pleurétiques symphysaires anciennes sont la règle, et l'intégrité parfaite de la séreuse recouvrant le poumon malade, l'exception. Nos Planches confirment cette notion anatomo-pathologique, fort utile aux cliniciens : elles montrent, en effet, la séreuse adhérente, peu ou prou, au poumon, vingt-quatre fois sur vingt-cinq cas de lésions chroniques[1] du parenchyme respiratoire. Par contre, nos Figures font ressortir l'intégrité fréquente de la plèvre, au cours de la Tuberculose aiguë pulmonaire : dans la granulie (Pl. I), comme dans la pneumonie caséeuse (Pl. XXXVI et XXXVII), il est assez commun de trouver la plèvre libre, même si elle se montre semée de granulations miliaires; la raison la plus appréciable de cette exception tient à l'âge, souvent fort peu avancé, des victimes de la Bacillose aiguë : les enfants et les adolescents lui paient le tribut le plus large.

La *Symphyse pleurale* peut se montrer *généralisée* à toute l'étendue de la séreuse, y compris ses divers replis scissuraires inter-lobaires. Cette lésion *totale*, qui fixe à la paroi costale, au médiastin, aussi bien qu'au diaphragme l'ensemble de la masse pulmonaire, est beaucoup moins fréquente que la symphyse *partielle*. Celle-ci se localise en des régions plus ou moins circonscrites et, si l'on peut ainsi parler, par le fait, privilégiées. Selon les cas, les adhérences pleurales se cantonnent sur une portion déterminée de la surface du poumon, ou bien s'essaiment en de multiples foyers. A cet égard, le sommet (dôme pleural) et la base (face diaphragmatique) ainsi que les scissures inter-lobaires sont, pour les adhérences symphysaires, des lieux d'élection; souvent, ils ont été envahis soit d'une manière simultanée, soit par « poussées » successives.

Pour donner une idée assez exacte des répartitions régionales des adhérences, en même temps que de la fréquence de leurs localisations, nous avons dressé, à l'aide de nos Planches, le tableau suivant : Il montre la symphyse partielle susceptible d'occuper, par ordre de fréquence, tout d'abord, le sommet du

1. Une seule observation (Pl. LVII), de phtisie subaiguë bronchio-pneumonique avec plèvre intacte, faisait exception à la règle. Il faudrait se garder d'en déduire un pourcentage (de 4 p. 100) qui serait, à coup sûr, exagéré.

poumon et le lobe supérieur (y compris le sommet), puis le lobe inférieur (y compris ou non compris la plèvre diaphragmatique), ensuite la plèvre médiastine et les scissures inter-lobaires, ou, enfin, d'être généralisée à l'ensemble de la membrane séreuse.

Répartition régionale des adhérences pleurales constatées, dans 22 observations[1].

Les adhérences occupaient :

Le sommet	14	fois
Le lobe supérieur (en entier)	13	»
Le diaphragme	6	»
Le lobe inférieur (entier)	9	»
Le médiastin	6	»
La scissure inter-lobaire	9	»
La presque totalité ou la totalité de plèvre .	5	»

Ce tableau concorde avec les indications fournies par les auteurs au sujet du siège et de l'étendue des adhérences pleurales, étant bien entendu que ces limites régionales sont, maintes fois, dépassées par les empiètements des tractus cellulo-vasculaires symphysaires. Notons, en outre, la fréquente coïncidence de lésions pleurétiques aiguës, exsudatives[2], surajoutées aux altérations chroniques en question.

1. Comme on peut le voir, en parcourant nos Planches, les adhérences prenaient le *sommet* du poumon dans les observations II, XXIV, XXV, XXXVIII, XXXIX, XL, LIX, LX, LXXIV, LXXXIII, LXXXVI, LXXXVIII, LXXXIX et XC.

Elles occupaient tout ou partie de la *face diaphragmatique*, dans les observations XLI, LVIII, LIX, LXXIV, LXXXIV et XC.

L'une des *scissures inter-lobaires*, ou la totalité de l'inter-lobe était symphysée, dans les observations XXXVIII, XL, XLI, LVIII, LIX, LX, LXXXIV, LXXXV et XCI.

Le *lobe supérieur* était adhérent, en totalité ou en partie, dans les observations XXIV, XXXV, XXVIII, XL, LIX, LX, LXXIV, LXXX, LXXXVI, LXXXVIII, XC, XCI et XCII, le sommet proprement dit non compris.

La *plèvre médiastine* était largement adhérente dans les observations LXXX, LXXXII, LXXXIV, LXXXV, LXXXIX, et XC.

Le *lobe inférieur* (face diaphragmatique non comprise), était adhérent dans les observations XXIV, XXXVIII, XL, XLI, LIX, LX, LXXIV, XC et XCI.

La plèvre était symphysée *presque tout entière*, dans les observations II, XXXVIII, XLI, LIX et XC.

2. Consultez, à ce sujet, les observations : XXV, LXXXV, LXXXVI et LXXXVIII.

L'*étendue* des adhérences n'a rien de réglé; ici, l'îlot symphysaire sera large, étalé, et ses bords, bien tracés, dessineront une ligne régulière (*lmif*. Pl. LXXXIII) à la surface du poumon; là, au contraire, les tractus celluleux ou filamenteux se limiteront à une portion peu étendue d'un département pleural (*sfli*, Pl. XCI), voire même à une minime surface (*scil*, Pl. LXXXV); ailleurs, encore, les bords de la lésion se perdront d'une manière insensible sur un *placard lactescent*, identique, de tous points, à la « tache laiteuse » de l'épicarde. « L'état lactescent » de la plèvre viscérale correspond, comme pour le péricarde, à un îlot cicatriciel, reliquat d'adhérences anciennes libérées par l'atrophie progressive de végétations inflammatoires développées entre les deux feuillets.

Les autres caractères macroscopiques des adhérences pleurales sont bien connus; il nous suffira de les rappeler. Leur *forme* est des plus variables : on les voit dessiner des « filaments », des « lamelles » ou des « brides », minces ou épaisses, de préférence aplaties, quand elles découpent la grande cavité pleurale asséchée, plutôt arrondies, quand elles flottaient au sein d'un épanchement séreux pleurétique abondant.

La *longueur* de ces tractus symphysaires est, de même, fort variable : les uns se montrent courts, serrés, trapus; ils maintiennent au contact les deux feuillets séreux, qu'ils soudent l'un à l'autre en les immobilisant; d'autres, allongés, lâches, membraniformes ou aréolaires, façonnent des sortes de cloisons irrégulières pouvant couper la cavité pleurale par des poches diverticulaires, parfois même, par des loges véritables, closes de toutes parts et, selon les cas, vides ou remplies de liquide (*plpr*, Pl. LXXXVI).

La *consistance* d'une « adhérence » varie suivant l'épaisseur, la forme, la longueur et la structure des travées conjonctivo-vasculaires qui la constituent, comme aussi suivant l'âge de la lésion. Dure et fibroïde, dans certains cas, à la façon d'un tendon musculaire (dont elle peut rappeler la forme arrondie et la couleur), l'adhérence pleurale présente, plus souvent, la mollesse et la laxité d'un « voile membraneux » : blanchâtre, translucide; elle apparaît parcourue de nombreux vaisseaux sanguins distendus;

les lamelles qui la composent sont, souvent alors, comme percées à jour par des orifices, ovalaires ou arrondis, que le microscope montre dus à une résorption atrophique, insulaire, des fibres connectives et des vaisseaux. Les adhérences symphysaires peuvent, encore, contenir, dans leurs mailles étroites et serrées, des séquelles, bien reconnaissables, des foyers tuberculeux qui leur ont donné naissance : amas caséeux (*plca*, Pl. XL), nodules fibroïdes, îlots plâtreux, masses calcaires, placards ossiformes, s'y logent, en nombre et en forme des plus variables, de préférence cependant, semble-t-il, aux régions déclives de la cavité pleurale.

L'*état des deux feuillets fondamentaux de la plèvre*, au niveau des adhérences symphysaires, doit être étudié avec soin. En règle presque absolue, chacun d'eux se montre épaissi, sclérosé, sur toute l'étendue de la région symphysée. La sclérose de la plèvre, bien visible, déjà, à l'œil nu, résulte surtout des apports successifs de « néo-membranes » accumulées à la surface interne de chacun des deux feuillets séreux. Cette « pachypleurite symphysaire » est, quelquefois, extrême, marquée principalement dans la moitié inférieure de la plèvre (*sfd/*, Pl. LIX); il en va, maintes fois aussi, de même, pour le dôme pleural (*plca*, Pl. XL). Lorsque, le feuillet viscéral prend une part à peu près égale au processus hyperplasique qui épaissit la plèvre diaphragmatique, il en peut résulter un énorme placard, cirrhotique, blanchâtre, épais d'un demi à un centimètre, parfois davantage : la coupe de ce bloc est tantôt gorgée de sucs, tantôt tatouée, çà et là, de masses fibrinoïdes, caséiformes, d'un aspect des plus saisissants. Dans ces conditions, la symphyse est demeurée, le plus souvent, incomplète et les deux feuillets séreux, rigides, nacrés, énormes, glissent encore quelque peu l'un sur l'autre, reliés ensemble par des adhérences déchiquetées, entrecoupées de masses fibrino-caséeuses.

A cet épaississement fibroïde de la plèvre, qui frappe, comme on va le voir bientôt, non moins profondément le squelette de la membrane séreuse lui-même, il est nécessaire, pour compléter l'ensemble des désordres, d'ajouter les « lésions péri-pleurales pariétales » satellites constants de la pleurésie tuberculeuse. Cette *péri-pleurite pariétale*, bacillaire au même titre que les altérations de la membrane séreuse, est, comme elles, des plus variées. Les altérations vont depuis le simple épaississement scléreux du fascia péri-pleural et des couches cellulo-adipeuses sous-périostées et sous-inter-costales, jusqu'à l'infiltration granulique diffuse (Pl. II), jusqu'aux lymphangites tuberculeuses, avec adénopathies caséeuses, et même jusqu'aux abcès froids périostiques, intra- ou extra-thoraciques et aux ostéites ou aux périchondrites bacillaires.

La lésion péri-pleurale la plus commune, coïncidant avec une symphyse épaisse du lobe supérieur, consiste en une sclérose hyperplasique diffuse englobant toutes les parties molles confinant au dôme pleural et les confondant en un bloc hyalin d'une épaisseur, d'une dureté et d'une adhérence au gril costal inimaginables. Seul, le fort couteau à autopsie parvient, en sculptant ce bloc fibroïde, à extraire le poumon de la cage thoracique. Ces lésions cirrhotiques péri-pleurales expliquent les affaissements et déformations du segment supérieur de la poitrine signalés par tous les auteurs, au cours de la Phtisie chronique.

Les considérations qui précèdent permettent de distinguer les adhérences symphysaires de la plèvre, d'après leur distribution, en deux groupes distincts : les unes sont, en effet, *pariéto-viscérales*, et les autres, *viscéro-viscérales*. Ces dernières sont, en général, beaucoup moins épaisses que les premières; le rôle joué par elles dans les désordres pulmonaires semble peu important. Hormis les cas, en somme assez rares, où la séreuse inter-lobaire, symphysée partiellement, « en bordure », est devenue le siège d'un épanchement enkysté dans l'épaisseur du poumon (*pleurésie inter-lobaire enkystée*), les symphyses scissuraires inter-lobaires font peu parler d'elles. La part attribuable à la plèvre pariétale dans les grandes symphyses pariéto-viscérales en paraît d'autant plus considérable.

§ 2. HISTO-PATHOLOGIE DES PLEURÉSIES TUBERCULEUSES

Consultez : 1° pour les lésions *aiguës*, les Planches III, XXVIII, XLII, XLIII, LXI, LXII, LXVII, XCIII, XCIV, XCV, XCIX.

2° Pour les lésions *néo-membraneuses*, les Planches XCVI, XCVII, XCVIII, CIII, CIV, CV, CVI.

3° Pour les lésions *chroniques* de la plèvre, les Planches XXI, XXIII, XXIX, XXXV, XLIV, LXV, LXVIII, LXIX, LXX, LXXI, LXXII, LXXIII, C, CII, CVII.

L'étude microscopique des altérations Pleurales en rapport avec la Tuberculose demande, pour être fructueuse, à être répartie en plusieurs chapitres, dont la division, justifiée par l'Histologie pathologique et par la Pathologie générale, est loin de répondre toujours aux données de la clinique.

On peut admettre que les Pleuropathies tuberculeuses ressortissent à trois ordres de lésions, *aiguës*, *subaiguës*, et *chroniques*, ces termes étant utilisés dans leur précision purement anatomo-pathologique. Les lésions subaiguës succèdent aux aiguës, par transitions souvent insensibles. Les altérations chroniques leur sont un aboutissant habituellement très tardif.

PLEUROPATHIES TUBERCULEUSES AIGUES

Deux grandes variétés, fort distinctes, de lésions aiguës, concernent ce premier groupe : la *Tuberculose miliaire aiguë pleurale*, et les *Pleurésies bacillaires*.

I. *Tuberculose miliaire aiguë de la plèvre* (*granulie pleurale*).

A l'autopsie d'une tuberculose miliaire aiguë pulmonaire, il n'est pas rare de trouver la plèvre viscérale parsemée d'un nombre variable, souvent minime, de « granulations miliaires », très fines, brillantes, quasi incolores (il faut, pour les bien voir, les chercher, souvent, à jour frisant) et semi-transparentes. La séreuse n'a, dans ces cas, rien perdu de son aspect poli, rien de sa souplesse; en palpant légèrement, le doigt apprécie le relief et la résistance de ces minimes saillies, autour desquelles nulle réaction exsudative ne s'est encore produite. Tout au plus, la proportion de la sérosité pleurale demeurée normale, comme aspect, est-elle quelque peu accrue. Le feuillet pariétal de la plèvre peut offrir les mêmes désordres.

Telle est la Granulie pleurale typique. Au microscope, la membrane séreuse[1] apparaît (*gmsp*, Pl. III) bossuée de place en place, par de petits îlots tuberculeux pauci-folliculaires et dont les plus caractéristiques sont enclavés dans l'épaisseur même de la membrane conjonctivo-vasculaire fondamentale. Souvent, d'ailleurs, le parenchyme pulmonaire sous-jacent a pris une part plus ou moins accusée à la formation de l'îlot bacillifère.

Dans les cas typiques, la granulation miliaire est rigoureusement pleurale. On peut alors observer tous les caractères histo-pathologiques propres à la Tuberculose folliculaire décrite avec soin au début de cet ouvrage : un ou plusieurs follicules primitifs se sont développés, avec leurs lésions orientées concentriquement à la cellule géante centrale, ou au bloc caséeux; les deux zones, l' « épithélioïde » et la « lymphocytaire », la formation d'un tissu fibro-vasculaire de « défense », à la périphérie de l'îlot nodulaire, sont autant de détails, bien connus, qui se retrouvent, ici, avec les variétés d'aspect et les irrégularités si fréquentes de leur distribution. Un point, capital en l'espèce, est l'état de souffrance subie par la double « armature élastique » de la membrane séreuse. Le tubercule miliaire de la plèvre com-

1. Rappelons, en quelques mots, la *structure normale de la Plèvre viscérale*. Une couche, unique et continue, d'endothéliums polygonaux, aplatis, repose sur une mince lame de tissu connectif avasculaire (couche sous-endothéliale) à laquelle fait suite un réseau serré, assez peu épais, de fibres élastiques disposées en *limitante élastique* (*lmle*, fig. XCVIII), à la façon de la limitante interne des vaisseaux sanguins. Cette « limitante élastique superficielle » fait partie de la membrane conjonctivo-vasculaire fondamentale de la plèvre (*vsqp*, fig. XCVIII) remarquable par ses vaisseaux sanguins et par ses riches lymphatiques, appelés à jouer un rôle important dans l'évolution des pleuropathies tuberculeuses. Le squelette pleural se termine par une *limitante élastique profonde* (*lil*, fig. XCVIII) qui donne, d'autre part, insertion aux acini, infundibula ou alvéoles pulmonaires sous-jacents. Au niveau des cloisons inter-infundibulaires, inter-acineuses et inter-lobulaires (*elil'*, fig. LXXII), la limitante élastique profonde s'amincit et disparaît, pour donner passage au squelette conjonctivo-vasculaire interstitiel du poumon, dont la plèvre viscérale se trouve, par conséquent, n'être qu'une expansion, une « dépendance ».

mence par repousser, de part et d'autre, les deux limitantes élastiques, dans l'intervalle desquelles il a pris naissance et s'est progressivement accru. Le tissu néoplasique refoule sur les cavités aériennes sous-jacentes le réseau élastique, qui leur est commun avec la partie profonde de la membrane pleurale : les fibres élastiques s'étirent, s'amincissent et finissent, peu à peu, par disparaître. En même temps, la limitante élastique superficielle (doublant, à l'état normal, la mince couche sous-endothéliale coiffée de son revêtement endothélial), se soulève, sous la poussée de la granulation miliaire qui grossit; ses fibres élastiques, refoulées suivant la convexité du tissu inflammatoire spécifique, s'allongent en s'atrophiant. Arrive, enfin, un moment où les lymphocytes et les cellules connectives multipliées sous l'action des bacilles brisent cette barrière élastique disloquée et pointent à la surface de la cavité séreuse, tout en restant quelque temps encore recouvertes par la couche endothéliale proliférée.

Jusque-là, on n'a eu affaire qu'à la simple granulie pleurale. Bientôt, un second acte du drame va se dérouler : il constituera la phase « exsudative » ou, à proprement parler, « pleurétique », de la Tuberculose miliaire.

II. *Les Pleurites aiguës bacillaires.*

Considérées au point de vue purement histologique, les lésions aiguës de la plèvre comprennent plusieurs sortes d'altérations dont il est bon de rappeler, tout d'abord, les caractères microscopiques. C'est ainsi qu'avant la formation des foyers folliculaires composant la granulie pleurale, résumée plus haut, la pleurite bacillaire peut être représentée, déjà, par le développement d'*îlots lymphocytaires* dans l'épaisseur des fentes interstitielles de la membrane fondamentale, viscérale ou pariétale. Ces fins amas d'éléments inflammatoires peuvent paraître semés au hasard; plus souvent, peut-être, ils se disposent au voisinage ou au contact d'un vaisseau sanguin ou d'un lymphatique; parfois même, ils se sont manifestement tassés au pourtour ou dans l'épaisseur d'un de ces minimes *ganglions lymphatiques*, normalement logés soit dans la plèvre elle-même, soit au pied des « carrefours inter-lobulaires » du tissu interstitiel sous-pleural. Ces lésions, si réduites qu'elles soient, ont une valeur histo-pathogénique de premier ordre : elles constituent une première signature de la Tuberculose, en montrant des bacilles inclus dans leur épaisseur; elles précèdent la formation des cellules géantes (lésions folliculaires pré-caséeuses). La Tuberculose miliaire aiguë pleurale sera, en quelque sorte, leur apogée.

1° La *Pleurésie exsudative* (*pleurésie fibrineuse*) constitue une forme commune des pleurites bacillaires, plus accusée que les précédentes et, à proprement parler, plus aiguë, c'est-à-dire plus franchement réactionnelle.

L'inflammation aiguë simple d'une membrane séreuse se caractérise, en effet, par la formation de fausses membranes fibrineuses adhérentes à sa surface. La pleurite séro-fibrineuse aiguë la plus franche, développée à l'occasion d'un refroidissement (*pleurésie a frigore*), est, dans l'immense majorité des cas, comme l'a bien vu Landouzy, de nature tuberculeuse. Les recherches histo-pathologiques de Kelsch et Kiener, de mon regretté élève et ami Péron et de Le Damany en ont multiplié les preuves documentaires.

Il n'est pas inutile de passer en revue les phases successives de cette pleurite exsudative et d'en fixer les principaux caractères spécifiques.

La fausse membrane. — Au début, quand il ne s'agit encore que de l' « état dépoli » de la plèvre, une mince *pseudo-membrane*, toute récente, s'étale à la surface de la séreuse, en la recouvrant d'une manière uniforme (*pltb*, Pl. LXVII). La face libre de l'exsudat membraniforme est un peu rugueuse, inégale; de minimes saillies la hérissent même, formées qu'elles sont de petits blocs ou pelotons de fibrine (*fbtb*, Pl. XCIII) rattachés à la couenne lamellaire qui double la plèvre viscérale.

A un plus fort grossissement, on reconnaît que le revêtement endothélial de la plèvre est, sur certains points, abondamment proliféré : il peut former des amas de plusieurs couches de cellules, ovalaires ou polygonales, munies d'un gros ou même de plusieurs noyaux; certains de ces endothéliums ont déjà subi la *nécrose fibrinoïde* : leur protoplasma, brillant, sec, contient un noyau fripé ou mortifié. Partout ailleurs, l'endothélium est en grande partie, sinon même en totalité désquamé; la plupart des éléments ont disparu, laissant la place à un enduit particulier, anhiste, disposé, ici, en lamelles, là, en fibrilles ténues enchevêtrées en tous sens. Les réactifs colorants habituels différencient d'une façon précise cette substance pathologique, reconnue, à l'œil nu, pour être de la fibrine, et l'identifient à celle qui forme le caillot lors de la coagulation du sang extrait de la veine. Cette *fibrine*, « exsudée » (suivant l'expression consacrée) à la surface de la membrane séreuse (*exdl*, Pl. XCV) se colore en brun orangé par l'éosine. Nous avons vu, précédemment, comment on la sait différencier de la matière caséeuse. Les recherches modernes ont établi que la fibrine déposée à la surface d'une membrane séreuse, en général et, pour ce qui a trait à la pleurite exsudative, à la surface de la plèvre, résulte d'un travail morbide beaucoup plus complexe que celui consistant en une simple exsudation de la matière fibrino-plastique du sang à travers les parois des vaisseaux de la séreuse enflammée. Ce n'est pas, ici, le lieu d'en donner la démonstration.

Il nous suffira de signaler que, dans l'épaisseur de la fausse membrane pleurétique, les endothéliums, mortifiés par la poussée infectieuse (sollicitée, ici, par les apports de bacilles tuberculeux), ont subi, pour la plupart, une « nécrobiose fibrinifiante » comparable ou, sans doute, identique à celle qui frappe le protoplasma et le noyau d'un leucocyte diapédésé hors des vaisseaux sanguins ou lymphatiques. D'ailleurs, l'adhérence des premières assises de fibrine appliquées à la surface de la séreuse ne peut s'effectuer qu'à la condition d'une désquamation endothéliale plus ou moins étendue et, suivant les points, continue ou discontinue. A cet égard, la fausse membrane pleurétique équivaut, toutes choses égales, au thrombus fibrino-leucocytaire formé à la surface interne d'un vaisseau enflammé. On sait, au surplus, que, pour toute muqueuse, la formation d'une pseudo-membrane exige une destruction préalable et, à tout le moins parcellaire, de son revêtement épithélial protecteur.

L'afflux de leucocytes appelés vers la région enflammée, l'exsudat de la fibrine du sang (en même temps, du reste, que de la sérosité albumineuse), la diapédèse des hématies, tout concourt donc activement à l'épaississement progressif de l'enduit pseudo-membraneux. Suivant les cas, la fausse membrane l'emportera, pour quelque temps du moins, sur les transsudats séreux; ailleurs, au contraire, la sérosité épanchée dans la cavité pleurale prédominera, de toute la force de son poids. Ainsi, les dépôts fibrineux, décelables sur le vivant par les « frottements pleuraux », constituent la première forme anatomique de la pleurite aiguë, la *pleurésie sèche*.

Sur les coupes microscopiques, la lésion, encore tout à fait au début, consiste en une première assise de fibrine insérée directement sur la couche sous-endothéliale de la plèvre; cette lame primordiale affecte l'une des deux dispositions suivantes, plus ou moins régulièrement combinées, à l'ordinaire : un mince enduit, d'apparence lamellaire, bien parallèle à la plèvre, s'étale, rattaché, de place en place, à la surface de la séreuse par de minces et grêles prolongements, sortes de colonnettes obliques ou perpendiculaires à la plèvre et s'insérant sur elle, chacune, par un pied quelque peu élargi. Les intervalles compris entre ces colonnettes forment autant de logettes ou de loges irrégulières limitées, en bas, par la séreuse, en haut et sur les côtés, par les échafaudages de fibrine lamellaire fondamentale; dans ces petites loges (dont les dimensions varient d'un point à l'autre), se trouvent accumulés des endothéliums, les uns, en fort petit nombre, encore en place, les autres, désquamés et tuméfiés, fusiformes, ovalaires ou arrondis, uni- ou multinucléés, proliférés ou déjà en voie de nécrose fibrinoïde; avec eux flottent des globules blancs mononucléaires et des hématies; le tout est associé, en proportions des plus variables, à de la sérosité albumineuse et, souvent aussi, à de minces réticulums fibrillaires de fibrine inter-cellulaires. Sur d'autres points, cette disposition aréolaire ou réticulée de la première couche de fibrine exsudée fait défaut et la lamelle de matière anhiste adhère intimement à la séreuse dénudée, sans interposition d'aucun élément cellulaire. Dans les deux cas, une question se posera : savoir quel a été le degré de la participation de la couche sous-endothéliale proprement dite à la formation de la première strate de fibrine, qu'il s'agisse soit des minces colonnettes formant autant de « piles de pont » jetés sur la plèvre viscérale, soit des larges placards lamelliformes. Ce problème, dont la solution est aisée quand on a affaire à une membrane muqueuse (comme celle de l'amygdale ou du larynx, au cours de la diphthérie, par exemple), est plus difficile pour une membrane séreuse, aussi déliée, surtout, que l'est la plèvre. L'étude des désordres inflammatoires consécutifs nous apportera sur ce point, des indications précieuses.

Au-dessus de la première couche de fibrine ainsi adhérente, l'exsudat pseudo-membraneux se compose de fibrilles et de lamelles enchevêtrées les unes dans les autres; elles laissent entre elles des espaces irréguliers occupés par une sérosité albumineuse, au sein de laquelle flottent des éléments cellulaires composés, presque en entier, de leucocytes mononucléaires et, en particulier, de lymphocytes, associés ou non à des endothéliums vésiculeux; ces derniers sont d'autant plus rares qu'on s'éloigne davantage de la séreuse.

Une fausse membrane aussi récente est, en général, d'une grande minceur : elle ne dépasse guère 2 à 3 millimètres. Sa surface libre est, d'ordinaire, irrégulière, mouvementée (*expl*, Pl. LXII), bosselée, de place en place, par des paquets de fibrilles en « tourbillons ». Sur certains points aussi, la fausse-membrane se hérisse, parfois, de saillies petites, acuminées (*exdl*, Pl. XCV) à la façon des papilles d'une muqueuse. Ces « colonnettes » de fibrines sont, toutes, perpendiculaires à la surface du poumon, d'où elles paraissent se détacher soit directement, soit à travers la bande primordiale, lamelliforme, dont nous esquissions, plus haut, les caractères. Leur point de départ réside, croyons-nous, dans la nécrose fibrinogène d'endothéliums pleuraux irrités, multi-nucléés et *non desquamés*. Cette disposition « papilliforme » de l'exsudat fibrineux est fort élégante, et n'a rien de régulier; chacun des blocs qui font ainsi relief peut être de forme variée et de longueur inégale ; un certain nombre même n'atteignent pas la surface libre de la pseudo-membrane et se contentent de tracer, dans son épaisseur, des sortes de cloisons rigides, verticales, qui donnent, de toutes parts, insertion à des lamelles fibrineuses parallèles entre elles et plus ou moins régulièrement horizontales. Les saillies papilliformes les plus longues et les plus épaisses portent souvent, elles aussi, un certain nombre de couches de lamelles de fibrine superposées qui, obliquement appendues à leur tronc, avant d'aller se perdre dans le reste de l'exsudat, rappellent, d'une façon saisissante, les branchages obliques et allongés des sapins de Norvège.

Ces détails ont un réel intérêt; ils montrent qu'un certain ordre préside, dès le début, à la formation de la fibrine et de la « pseudo-membrane ».

Pendant ce temps, la couche la plus superficielle de la membrane pleurale, celle que nous désignons, pour plus de clarté, sous le terme de *couche sous-endothéliale*, est atteinte par des lésions d'un haut intérêt. On sait qu'à l'état sain, le mince étage connectif qui sépare la limitante élastique externe du revêtement endothélial est assez riche en éléments conjonctifs parallèles à la surface, mais est *dépourvu de vaisseaux*. Dans un grand nombre de circonstances, cependant, cette sous-séreuse est anormalement vascularisée, par suite, sans aucun doute, d'une ancienne inflammation cicatrisée. Souvent, en effet, la sous-endothéliale, en ces points vascularisés, est augmentée d'épaisseur.

Ces détails expliquent comment il est fréquent de trouver, sur quelques coupes d'une pleurite fibrineuse toute récente, des vaisseaux sanguins capillaires, larges ou étroits, tout au contact de la première assise de fibrine exsudée. Partout ailleurs, dans les régions sous-endothéliales préalablement saines, on n'observe qu'une tuméfaction des fibrilles connectives, avec gonflement de leurs cellules fixes et prolifération de leurs noyaux; de nombreux leucocytes mononucléaires se sont insinués dans les espaces interstitiels; parfois aussi, on découvre quelques filaments ou blocs de fibrine intercalés entre les fibres connectives œdématiées.

Plus bas, au-dessous de la limitante élastique superficielle, dont les fibres élastiques sont un peu écartées, la membrane fondamentale de la séreuse présente les signes les plus caractéristiques de l'inflammation aiguë. Elle se tuméfie d'une manière uniforme, et tous ses vaisseaux sont distendus par un sang trop riche en leucocytes; les lymphatiques, en particulier, ont leur paroi bordée de lymphocytes et de gros mononucléaires; le squelette fibreux a élargi ses mailles; les espaces interstitiels sont distendus par une lymphe remplie de cellules vivement colorées (*plif*, Pl. XCV). De ces éléments cellulaires, certains sont des cellules fixes tuméfiées : proliférées, fusiformes ou ovalaires, elles sont souvent décollées, ou ne tiennent presque plus à la fibre connective qui leur servait, normalement, de support. Les autres éléments accumulés dans les espaces interstitiels sont des leucocytes de différents ordres; presque tous, sinon tous, appartiennent aux mononucléaires, surtout aux lymphocytes, et se pressent vers la surface de la plèvre.

L'ensemble de ces lésions aiguës, caractéristiques des quatre premiers jours de la pleurésie, n'a, en apparence, rien de spécifique, pour ce qui est, du moins, de la Tuberculose. On ne saurait espérer réussir à colorer les bacilles au milieu des mailles de la fibrine; souvent, il faudra pratiquer un nombre incalculable de coupes en séries pour découvrir quelque foyer nodulaire giganticellulaire bacillifère, inclus dans la gangue fibro-vasculaire de la membrane séreuse enflammée. Au surplus, on peut l'avouer, le nombre des autopsies de pleurésie franche aiguë généralisée, fibrineuse et tuberculeuse, pratiquées *avant* la fin de la quatrième journée est, aujourd'hui encore, d'une rareté exceptionnelle. Force est donc de se contenter des placards circonscrits de pleurite aiguë naissante, qu'on trouve, sans peine, sur des poumons peu ou prou tuberculeux. Ces lésions, toutes partielles qu'elles soient, permettent une étude complète et détaillée.

La néo-membrane. — Dès la fin du quatrième jour, la fausse membrane, comme l'ont montré les expériences de Ranvier, Cornil, Toupet, commence, déjà, son travail d'organisation : elle devient *néo-membrane*. En se vascularisant, elle se laisse envahir par des néo-formations de tissu conjonctif. Pour résumer, en quelques mots, le travail qui va suivre, la plèvre enflammée réagit contre les lésions dites « exsudatives » développées à sa surface ; ses deux feuillets bourgeonnent et le « tissu de granulation » qu'ils envoient à travers la matière mortifiée dont ils sont, chacun, recouverts s'efforce de rejoindre, par inosculation, les bourgeons charnus de la face opposée. En cas de succès, la cavité pleurale, d'abord comblée par « symphyse cicatricielle », se libérera ensuite, peu à peu, par résorption atrophique des adhérences. Dans les formes bénignes, la *restitutio ad integrum* pourra clore, au prix d'une sclérose interstitielle légère, le drame pathologique dont nous allons observer, en ce moment, les dernières phases.

L'apparition de *vaisseaux de nouvelle formation* dans la couche la plus profonde de la fausse membrane pleurétique n'est pas aussi facile à suivre, sur les coupes d'un poumon humain, que sur des pièces expérimentales. Notons aussi que les altérations cadavériques (avec lesquelles, en France du moins, il faut toujours compter) ne sont pas pour favoriser de telles recherches. Sur les coupes heureuses, pourtant, on arrive à saisir le début même de la « vascularisation de l'exsudat pleural ». Dans l'épaisseur de la couche lamellaire primordiale, intimement adhérente à la couche sous-endothéliale épaissie et vascularisée, on découvre, tout à coup, un petit nombre d'éléments cellulaires bien différents de tous ceux qui peuvent exister dans le voisinage. Ces éléments se reconnaissent à leur longueur effilée, à la faible colorabilité de leur protoplasma, à leur noyau mince, allongé, enfin et surtout, à leur disposition topographique dans l'épaisseur de la fibrine : toutes ces cellules fusiformes sont, en effet, plus ou moins exactement perpendiculaires à la surface de la plèvre, d'où elles semblent se détacher; en outre, elles marchent couplées, à l'ordinaire, par paires, et en demeurant à une faible distance l'une de l'autre. Pour Cornil, il s'agit de cellules endothéliales pleurales, non détruites par le flux inflammatoire fibrinogène, et qui ont acquis le pouvoir de se transformer en endothéliums vasculaires. Cette « métamorphose angiogénique » des endothéliums de la plèvre leur permettrait de se redresser au sein de la fibrine exsudée, et de s'y disposer en colonnes perpendiculaires à la séreuse. Elles auraient pour fonction de « canaliser » la fausse membrane, en attendant que les vaisseaux superficiels de la séreuse, progressivement dilatés, ampullaires, viennent s'ouvrir à la base de ces « canaux endothéliaux » aptes à recevoir le sang des vaisseaux de la plèvre. Que tel soit le mécanisme de la néo-vascularisation de l'exsudat fibrineux pleurétique, ou qu'il s'agisse, plus vraisemblablement, d'un bourgeonnement *direct* des vaisseaux superficiels, proliférés, de la séreuse, le fait, capital en lui-même, est formel : la plèvre envoie, dès le 5e jour de la lésion, des vaisseaux capillaires de nouvelle formation dans l'épaisseur de la couche de fibrine qui lui adhère.

A partir de ce moment, tout marche d'une façon aussi simple que rapide. En quelques jours, donc en quelques heures, la fausse membrane primordiale se trouve parcourue, de bas en haut, par un réseau irrégulier, mais de plus en plus riche, de canaux vasculaires néo-formés : largement anastomotique, ce réseau découpera progressivement, en tous sens, les lames de fibrine.

Les capillaires qui constituent ce nouveau système sont remarquables par la minceur extrême de leur paroi : elle semble uniquement constituée par le protoplasma effilé des endothéliums vasculaires, alignés bout à bout et s'élevant vers la surface de la néo-membrane. De plus, les dimensions de ces nouveaux vaisseaux sont rapidement anormales, ectasiques, car leur lumière contient, de champ, plusieurs globules rouges et des leucocytes, que l'on voit traverser, sans effort, la paroi capillaire. On peut dire que l'irrigation de la néo-membrane est, du moins dans ses parties profondes, manifestement disproportionnée. Si donc le réseau vasculaire naissant de la sorte à la surface de la plèvre ne produit pas de véritables « bourgeons charnus », comparables aux végétations papilliformes érigées à la surface de la plaie d'une muqueuse, il crée, en réalité, les assises d'une véritable « membrane » conjonctivo-vasculaire qui se superposera à la membrane séreuse proprement dite. En même temps, en effet, que se développent les capillaires de nouvelle formation et suivant toutes leurs inflexions anastomotiques, un tissu conjonctif nouveau apparaît, péri-capillaire tout d'abord, et, bientôt, plus ou moins exubérant. On voit monter, satellites de la paroi capillaire qui progresse, des fibroblastes caractéristiques, le long desquels se forment bientôt des fibrilles collagènes; si bien, que le réseau vasculaire se transforme rapidement en un tissu conjonctivo-vasculaire aréolaire. Dans les mailles de ce tissu, s'encastrent des blocs de fibrine de plus en plus réduits. La matière fibrineuse, hyaline, morcelée, se résorbe peu à peu, par une sorte de fonte liquéfiante. A un moment donné, la couche profonde de l'exsudat primordial aura totalement disparu : elle sera remplacée par une lame de tissu fibro-vasculaire cicatriciel, d'une épaisseur variable.

Lorsque tout reste aussi bien réglé, la pleurite aiguë *sèche*, d'abord pseudo-membraneuse, puis néo-membraneuse, se termine par la fusion anastomotique des deux néo-membranes conjonctivo-vasculaires accollant le feuillet viscéral au pariétal : une *symphyse* légère termine la série des désordres inflammatoires qui ont comblé la séreuse. On étudiera plus loin les caractères de ces adhérences celluleuses. Il s'en faut, cependant, que la pleurite aiguë tuberculeuse demeure toujours aussi bénigne; bien plus ordinairement, elle s'accompagne d'un épanchement séro-fibrineux dont l'abondance et la persistance sont très variables. La *pleurésie séro-fibrineuse* entre, dès lors, en scène.

2° La *Pleurite séro-fibrineuse* constitue le second type anatomopathologique des Pleurésies tuberculeuses. Tout aussi commune que la pleurésie sèche, elle donne lieu à des désordres plus accentués, bien isolés par les cliniciens, et dont les caractères histologiques offrent un grand intérêt. L'intervention d'une quantité plus ou moins considérable d'un liquide séro-albumineux contenant une certaine proportion de fibrine va, d'emblée, compliquer le tableau des lésions : elle retardera leur évolution vers l'accollement symphysaire cicatriciel, dont nous esquissions plus haut les traits. D'autre part, la pleurésie avec épanchement décèle toujours une intensité plus grande de l'infection tuberculeuse. Les altérations microscopiques indiquent la gravité de la lutte. Immobilisée par l'invasion bacillaire, la séreuse s'efforce d'amplifier (*tnob*, Pl. XCVI) son unique moyen de défense, la *néo-membrane*. En même temps, les germes pathogènes, réactivés, dirait-on, à de multiples reprises, multiplient leurs attaques, au moyen de la formation itérative de fausses membranes superposées (*elfb*, Pl. XCVI) et par l'accumulation répétée des transsudats séro-albumineux.

Nos Figures microscopiques sont, à cet égard, des plus démonstratives. Elles permettent de suivre l'évolution hyperplasique du tissu néo-membraneux (*tfb*, Pl. XCVIII) et d'assister à sa vascularisation intensive; elles constatent les fréquentes irrégularités de la résorption parcellaire des exsudats fibrineux et la variabilité de leur enclavement par les réseaux conjonctivo-vasculaires (*nomb*. Pl. XCVII). Suivant les points observés, les apports successifs de fibrine, lamellaire ou fibrillaire, se présentent, soit sous l'aspect de lames aplaties (*clfb*, Pl. XCVIII), superposées, soit de blocs massifs isolés (*clfb*, Pl. XCVII), soit même de réseaux columnaires (*clfb*, Pl. XCVI) très comparables aux cloisonnements acuminés décrits, dans la primordiale assise de fibrine, au début même de la pleurite, lors de la formation des premières couches pseudo-membraneuses.

On observe l'organisation progressive, à vrai dire ascensionnelle, des couches de fausses-membranes superposées. Les vaisseaux de nouvelle formation (*nvs*, Pl. XCVIII) s'enfoncent, de bas en haut, dans la fibrine et s'y ramifient, en même temps que leur calibre s'amplifie; leurs corrélations avec le système circulatoire de la membrane fondamentale et de la couche sous-séreuse hyperplasiée ne fait aucun doute (*mle*, Pl. XCVIII) et l'on peut y observer, de près, la continuité des efforts dépensés par l'organisme en vue d'une réparation cicatricielle rendue plus difficile. D'autre part, l'épaississement scléreux de la membrane séreuse est manifeste: ses vaisseaux propres (*vsqp*, Pl. XCVIII) se montrent élargis, béants; leurs parois sont densifiées, fibrosées; les fibres connectives qui les entourent sont devenues fibroïdes, parfois même hyalines; bientôt, la gangue interstitielle tout entière apparaît condensée, dure et pauvre en cellules connectives. Partout où la Tuberculose n'a pas signifié directement son emprise, détail important, l'armature élastique de la séreuse pleurale, surtout représentée par ses deux réseaux parallèles de fibres limitantes (*lmle* et *lil*, Pl. XCVIII) peut être non seulement conservée, dans ces régions de pleurite néo-membraneuse réitérante, mais même plus ou moins hyperplasiée, par place (*lmle*. Pl, CV) : elle amplifie, de la sorte et d'une façon quasi-schématique, la structure fondamentale de la séreuse viscérale. Ajoutons, sans tarder, que, d'ordinaire, au contraire, la limitante élastique superficielle (*tnob*, Pl. XCVI) est devenue le siège de mutilations profondes, anciennes ou récentes, qui compteront parmi les meilleurs des signes pathognomoniques de la Bacillose pleurale. Il en sera de même pour la limitante élastique profonde (*ndt*, Pl. CV.)

La démonstration de la *nature tuberculeuse des lésions de la pleurésie séro-fibrineuse* est, souvent, des plus aisées, à la condition, bien entendu, que l'observateur dispose d'un nombre considérable de coupes microscopiques orientées comme il faut et colorées pour les besoins de la cause. Sans parler d'une première série de preuves fournies, déjà, pendant la vie, au moyen de la bactérioscopie (après centrifugation du liquide pleurétique extrait par thoracentèse) et au moyen d'inoculations faites au cobaye et reconnues positives, les preuves histo-pathologiques sont nombreuses. L'état du parenchyme pulmonaire (Pl. XCVI, XCVII, CV) est, à lui seul, très souvent, un premier indice suffisant, sans doute, pour entraîner toute hésitation. Il se pourrait, cependant, qu'une pneumonie caséeuse ou qu'une tuberculose nodulaire se fût compliquée d'une infection pleurale aiguë tout à fait étrangère à la Bacillose. Le pneumococcie, si fréquente au cours de la Tuberculose pulmonaire, peut être donnée comme exemple.

Il faut donc chercher, dans la plèvre elle-même et dans les produits inflammatoires développés à sa surface, la démonstration pathogénique demandée. On l'y trouvera souvent. Ici, par exemple, on apercevra (*lfca*, et *lfgt*, Pl. XCIV) les vaisseaux lymphatiques de la plèvre distendus par des amas de matière fibrinoïde ou par des thrombus leucocytaires desséchés, au sein desquels les bacilles tuberculeux foisonnent. La lymphangite tuberculeuse de la plèvre fait mieux que dépister la nature spécifique de la pleurite sous-jacente : elle en éclaire le mécanisme pathogénique. Ailleurs, la membrane séreuse épaissie, tuméfiée, apparaîtra semée de traînées lymphocytaires péri-vasculaires abondantes, étalées (*sqpl*, Pl. XCVII) ; ou bien, elle sera découpée, de place en place, par des îlots de follicules giganti-cellulaires, sûrement tuberculeux (*folt*, Pl. CIII) et pathognomoniques, même en l'absence des colorants bactériologiques. D'autres fois, enfin, ce sera dans l'épaisseur même de la néomembrane, écrasée par un abondant épanchement séro-albumineux, que se révélera la preuve, vraiment élégante, de la nature bacillaire des lésions : tantôt, une simple cellule géante bacillifère (*clgt*, Pl. XCVIII) y sera dépistée, incluse au milieu de la fibrine, et sa masse centrale, granuleuse, caséifiée, mettra en relief les traits différentiels qui la séparent de la fibrine adjacente. Tantôt, enfin, le tissu néo-membraneux et ses placards fibrineux se seront laissé envahir, de place en place, par « l'infiltration caséifiante », de la même façon que nous avons vu la pneumonie fibrineuse devenir caséeuse. Dans ces cas, la tuberculose caséeuse pourra s'être contentée de former un seul bloc (*mca*, Pl. CVI) immobilisé dans l'épaisseur de la plèvre (*tubercule enkysté*) ; ou bien les lésions caséeuses se seront multipliées, étendues à une grande partie de la séreuse, en donnant lieu à une variété toute spéciale de pleurite tuberculeuse avec épanchement, à la pleurésie « caséeuse », à « l'abcès froid de la plèvre », dont nous retracerons, plus loin, les traits distinctifs.

Pour en terminer avec la pleurésie séro-fibrineuse, rappelons que ses diverses variétés répondent, le plus souvent, à des altérations non plus *aiguës*, au sens histo-pathologique de ce terme, mais *subaiguës*, quelle qu'ait été, d'ailleurs, leur évolution clinique. L'abondance des bourgeonnements néo-vasculaires et leur proximité de la surface de la néo-membrane expliquent la fréquence relative de la *pleurésie* dite *séro-hémorragique* : du fait de la thoracentèse, l'évacuation du liquide épanché dans la cavité pleurale sollicite la diapédèse de nombreux globules rouges hors des capillaires néo-formés. Le plus souvent, c'est cet acte chirurgical qui, en décomprimant les feuillets pleuraux enflammés et végétants, crée l'hémorragie. Une preuve, décisive à nos yeux, en est donnée par l'exceptionnelle rareté de « l'hémothorax spontané », même circonscrit, constaté à l'autopsie des pleurésies tuberculeuses. La pleurite néo-membraneuse tuberculeuse n'est, pour ainsi dire, jamais apoplectique, sauf dans les cas, très rares, d'accidents généraux hémorragipares ou purpuriques survenant chez un phtisique cachectique.

3° La *Pachy-pleurite bacillaire.* Lorsque l'épanchement est devenu *séreux* et, par là même, *chronique*, la lésion pleurale tend vers la *pachy-pleurite bacillaire.* Sans qu'il soit besoin d'entrer dans des détails circonstanciés, on comprend comment la plèvre viscérale, refoulée par un épanchement séro-albumineux abondant et persistant, se trouve dans l'impossibilité d'arriver au contact direct de la plèvre pariétale, trop distante d'elle. La séreuse viscérale se transforme donc progressivement en une coque dure, blanchâtre, nacrée, cuirasse épaisse, rugueuse à sa surface et engainant le poumon aplati contre le médiastin.

Sur la coupe, les exsudats fibrineux ont disparu, envahis par le tissu conjonctivo-vasculaire (*pcpl*, Pl. C) qui s'est, peu à peu, lui-même transformé en une épaisse couche fibroïde, parallèle à la surface du poumon affaissé. Au milieu des tractus scléreux, très peu vasculaires et pauvres en éléments cellulaires, dont la superposition constitue la « coque pachy-pleurétique », on distingue encore, çà et là, quelques traînées de fibrine couchées, en général, parallèlement à la membrane pleurale. Vers la surface de cet énorme placard fibreux lamelliforme, hyalin par endroits, on découvre un plus grand nombre d'éléments, leucocytes mononucléaires et petits lymphocytes, qui ont progressé à travers les espaces interstitiels de ce tissu parasite.

Tel est l'aspect général de l'enduit fibreux recouvrant la plèvre. L'état de la membrane séreuse proprement dite est des plus remarquables: épaissie et, le plus souvent, elle aussi, fibrosée, elle apparaît sinueuse et comme « plissée »; sous la poussée de l'épanchement séro-fibrineux, qui la refoula dès le début même de l'affection, elle a pris, sur toutes les coupes, une disposition dentelée (*lmle*, Pl. C); elle est même découpée de *plicatures* plus ou moins profondes. Chacune de ces « plicatures pleurales » se trouve comblée par un tissu fibro-vasculaire adhérent, qui a succédé à l'exsudat fibrineux formé aux dépens des endothéliums proliférés. Autant de plicatures, autant donc de « soudures viscéro-viscérales partielles » de la plèvre pulmonaire et, par le fait, autant de portions de la surface de l'organe respiratoire réduites, sinon même supprimées. L'affaissement inévitable du poumon au-dessous d'un épanchement pleurétique de quelque importance se produit en déterminant ainsi de multiples plissements : ils représenteront, pour l'avenir, autant de « cicatrices corticales du poumon » plus ou moins profondes. Un examen approprié saura en retrouver les traces indélébiles.

Les colorations électives du tissu élastique permettent, seules, de suivre, avec la plus grande exactitude, la série des désordres dus à la pachy-pleurite tuberculeuse. Elles montrent l'épaississement fréquent de la limitante élastique superficielle (*lmle*, Pl. C), le plus souvent accompagné d'une hyperplasie équivalente de la limitante élastique profonde (*lil*); souvent aussi, elles expliquent la persistance des transsudats, en montrant l'existence d'« épines inflammatoires » cause de la prolongation quelquefois extraordinaire de la pleurite séreuse. Maintes fois, en effet, on découvre, soit en pleine masse de cette vieille « sclérose épi-pleurale », soit au sein de la membrane séreuse elle-même (*capl*, Pl. C), des foyers tuberculeux nodulaires caséeux encore tatoués de cellules géantes bacillifères, preuve irrécusable de leur activité pathogénique quasi intarissable.

L'état du poumon sous-jacent à la pleurésie demande à être signalé, en quelques mots. Lors de pleurite exsudative simple, ou fibrineuse (pleurésie sèche), il peut être normal ou atteint de lésions inflammatoires aiguës (splénisation, pneumonie, broncho-pneumonie), subaiguës, ou chroniques dont nos nombreuses Planches donnent la série variée.

Dès qu'un épanchement de sérosité fibrino-albumineuse se se dépose dans la cavité pleurale, en d'autres termes, quand les transsudats entrent en jeu, tant par leur abondance que par leur composition, un nouvel élément pathologique intervient ; la *com-*

pression du poumon. Le parenchyme respiratoire s'affaisse, il se vide peu à peu de son air résiduel, au fur et à mesure qu'il est davantage refoulé sur son pédicule broncho-vasculaire, c'est-à-dire vers le médiastin. Le *collapsus pulmonaire* est l'expression anatomo-pathologique de cet état d'inactivité, par cause mécanique, des lobules pulmonaires.

Les zones sous-pleurales sont les premières et les plus gravement atteintes, par suite des plissements auxquels la séreuse, extensible mais incontractile, s'est trouvée, d'emblée, assujettie. Les plicatures, si marquées dans la pachy-pleurite, sont aussi fort accusées dès le début de la pleurite fibrineuse, pour peu que l'épanchement ait affecté une rapide activité. En s'affaissant, le tissu pulmonaire (*coll*, Pl. C) perd tout caractère. Ses cloisons inter-lobulaires reviennent sur elles-mêmes, en dessinant des ondulations de plus en plus accentuées (*clil*) : les vaisseaux sont gorgés de sang; les parois bronchiques, presqu'accolées, ne laissent place, dans la lumière aérienne réduite au maximum, qu'à quelques amas de cellules à poussières; les alvéoles ont, pour ainsi parler, disparu.

On comprend qu'une telle immobilité du parenchyme pulmomaire ait pu être considérée, par nombre d'observateurs, comme défavorable à l'évolution des foyers tuberculeux, nodulaires ou même pneumoniques, y inclus. De là à conclure à la nécessité de respecter les grands épanchements pleuraux, en vue de ralentir l'évolution d'une Tuberculose pulmonaire sous-jacente, ou à proposer de comprimer le poumon tuberculeux, en ayant recours à des injections de liquide ou de gaz dans la plèvre encore saine, il y a loin, selon nous. Enlever à l'hématose un champ aussi vaste que l'est un poumon entier, constitue une tentative thérapeutique fort discutable; d'autant plus, que les signes abondent de l'activité durable des foyers tuberculeux enchâssés dans un poumon en collapsus. Une de nos observations de pachy-pleurite (*fltb*, Pl. CI) en fournirait la preuve la plus démonstrative.

PLEUROPATHIES TUBERCULEUSES CHRONIQUES.

1° *Les Pleurésies caséeuses.* — Après la tuberculose miliaire pleurale, les *pleurites caséeuses* complètent, avec la pleurésie sèche, la pleurésie séro-fibrineuse et la pachy-pleurite séreuse, le cycle des manifestations tuberculeuses de l'enveloppe séreuse du poumon.

Considérée au point de vue de ses formes anatomo-pathologiques microscopiques, la pleurite caséeuse peut se présenter sous trois aspects assez différents.

Dans une première série de faits, il s'agit d'une *Tuberculose nodulaire de la plèvre*, par conséquent d'une pleurite insulaire, caractérisée par un ou plusieurs foyers circonscrits. Développés soit primitivement dans l'épaisseur de la membrane séreuse elle-même (*mca*, Pl. CVI), soit dans le parenchyme pulmonaire d'abord, puis propagés, *intus ad extra*, du poumon au tissu pleural (*csp*, Pl. XLIII), ces foyers caséeux suivent diverses destinées. Ils peuvent, et c'est la condition la moins défavorable, s'enkyster dans l'épaisseur du tissu inflammatoire créé par la plèvre pour sa protection (*tubercule enkysté de la plèvre*) et y subir les élaborations régressives habituelles, calcifiantes, qui mènent, si lentement, à la guérison définitive. Plus souvent peut-être, surtout quand elles proviennent du poumon, ces colonies tuberculeuses nodulaires sont fauteurs de désordres graves. Dans certains cas, elles donnent naissance à l'une des variétés de pleurésie exsudative et transsudative étudiées plus haut; ou bien, la plèvre n'ayant pu mettre assez vite en jeu ses moyens de défense, le tubercule nodulaire ou broncho-pneumonique, qui l'infiltre par en dessous, la caséifie trop vite et la rompt, tout d'un coup, sur un espace très circonscrit, occasionnant le *Pneumothorax tuberculeux* (*pnth*, Pl. XCIX). Les bords de la plaie pulmonaire sont formés de matière tuberculeuse ramollie, friable, autour de laquelle la plèvre, encore vivante, organise tant bien que mal ses exsudats fibrino-leucocytaires. La pleurésie séro-fibrineuse qui s'éveille à l'entour s'étend, sans tarder, à la plus grande partie de la séreuse (*Hydro-pneumothorax*); elle ne diffère en rien de toute autre pleurite séro-fibrineuse; à la condition, toutefois, que des germes infectieux, hôtes nocifs habituels des cavités bronchiques, ne soient pas projetés dans la cavité pleurale par le foyer caséeux broncho-pulmonaire fistulisé et ne viennent pas prendre part aux désordres inflammatoires. Dans le cas contraire, un *Pyo-pneumothorax* se développe, redoutable par ses conséquences prochaines. Les poly-nucléaires affluent dans la cavité pleurale, en proportions considérables, et se joignent aux lymphocytes et aux mononucléaires bacillifères; les fausses membranes se ramollissent et la fibrine se liquéfie, pour bientôt disparaître au milieu du pus.

Dans les cas les plus favorables, l'hydro-pneumothorax reste purement tuberculeux. Les gaz, pressés par l'épanchement liquide, se résorbent et la pleurésie séro-fibrineuse, en comblant la plaie pulmonaire, suit son évolution ascensionnelle. Elle se termine par la résorption du liquide séro-albumineux accumulé dans la cavité séreuse, et la symphyse clôt le tout. Pour ces observations du moins, la séreuse a utilisé au mieux ses moyens banals de défense et la Tuberculose diffuse de la plèvre s'est trouvée être, en définitive, une utile complication.

Un second groupe de cas de Pleurite caséeuse a trait à ces faits, fréquents, dans lesquels un exsudat fibrineux s'est étalé au niveau d'une zone de tubercules, miliaires ou nodulaires, développés dans l'épaisseur de l'un, et, plus souvent, des deux feuillets de la plèvre (*exca*, Pl. CIII). Une semi-symphyse pleurale en résulte, constituée par l'accolement des deux feuillets, au moyen de masses fibrineuses consolidées, de place en place, par de courtes adhérences néo-conjonctivo-vasculaires inter-pleurales (*nvad*, Pl. CIV). En même temps que les foyers bacillifères inclus dans chaque membrane séreuse se développent et progressent latéralement, la fibrine intercalaire, intra-pleurale, se laisse envahir par le procédé de caséification propre aux invasions tuberculeuses. Il en résulte que, peu à peu, la fibrine, loin de se résorber à sa façon habituelle, arrive à se transformer, sur place, en matière caséeuse : là, foisonnent les bacilles et, là, se forment aussi, maintes fois, des cellules géantes solitaires (*plp*, Pl. CIII), loin de tout vaisseau, loin du tissu conjonctivo-vasculaire qui tend à cloisonner les blocs fibrineux. Pendant ce temps, dans le voisinage même, les tractus néo-conjonctifs et leurs vaisseaux nouveaux ont pu évoluer : ils réunissent, par symphyse, les deux surfaces de la plèvre, en anastomosant, par inosculation, deux systèmes vasculaires distincts, celui du poumon et celui de la paroi thoracique. Pour peu que la force d'expansion des colonies bacillaires soit assez grande, il arrivera même que ces néo-membranes soient, à leur tour, infiltrées par les bacilles et se caséifient secondairement en masse.

L'avenir de ces pleurites caséeuses est indéterminé. Selon les circonstances, le placard fibro-caséeux, pariéto-viscéral, se réduira (avec le temps et en cas de guérison) à ces épaisses lames symphysaires largement calcifiées qu'on observe, si souvent, par exemple à la base du poumon, non loin du sillon costo-diaphragmatique. D'autres fois, la caséification de la plèvre s'étendant plus ou moins loin, subira la fonte puriforme et donnera lieu à la « pleurésie purulente caséeuse ».

L'*abcès froid pleural* comprend un troisième groupe de Pleurites caséeuses. Sur une notable partie de son étendue, quelquefois même dans sa totalité, la plèvre est transformée en une poche remplie d'un *pus* d'aspect assez variable, tantôt séro-grumeleux, tantôt crémeux, gorgé de débris de leucocytes granulo-graisseux et caséiformes et rempli de bacilles tuberculeux accumulés en quantités parfois inouïes. La paroi de l'abcès est constituée par une couche, souvent épaisse, de matière fibrinoïde, sèche, anhiste, infiltrée, çà et là, de mononucléaires tôt mortifiés et pycnotiques. Le tissu fibroïde recouvrant la membrane séreuse fondamentale est infiltré d'amas caséeux coalescents qui, çà et là, pénètrent dans les lames élastiques et les mutilent profondément.

Avec le temps, la séreuse, en particulier au niveau de son feuillet pariétal, cède, par place, et se laisse défoncer par les infiltrats caséogènes. Sur ces points, l'*abcès froid pleural* ne diffère plus, par aucun caractère, d'un abcès tuberculeux développé en un point quelconque et ses progrès centrifuges s'accusent, de proche en proche. Les nodules tuberculeux giganti-cellulaires, associés aux infiltrats mono-folliculaires, propagent, à travers les différents tissus adjacents, leurs méfaits. Le fascia péri-pleural, les aponévroses intercostales, les muscles intercostaux, le périoste ou le périchondre recouvrant les segments de la cage thoracique, voire du sternum ou des corps vertébraux, les ganglions lymphatiques de la région peuvent, suivant les cas, se prendre à leur tour, sans ordre, et sans qu'il soit toujours possible de déterminer quelle a été la marche des lésions. Les abcès extra-thoraciques, bi- ou multiloculaires, les fistules, cutanées ou pleuro-œsophagiennes, bref, toutes les complications tuberculeuses secondaires à la pleurite caséeuse puriforme abcédée gardent, partout, leur signature histo-pathologique caractéristique. Il nous suffira de marquer que le feuillet viscéral résiste mieux que le pariétal aux progrès diffusants de la Tuberculose caséeuse. La clinique a, de tout temps, noté l'exceptionnelle rareté des vomiques pleurales caséeuses, si tant est qu'elle les admette, aujourd'hui que l'on connaît à fond l'Actinomycose pleuro-pulmonaire. On peut même remarquer que les replis scissuraires inter-lobaires, si souvent atteints par la pleurésie tuberculeuse plastique symphysaire, ne deviennent guère des foyers de collections caséeuses puriformes enkystées au centre du poumon.

Sans parler du collapsus, les lésions du parenchyme pulmonaire imputables à la pleurite caséeuse sont des plus rares; elles sont avant tout, d'ordre réactionnel chronique; elles se résument en une « sclérose interstitielle pleurogène » systématique, étudiée par Brouardel, et dont la pathogénie relève, surtout, des poussées itératives de lymphangite pleuro-pulmonaire méta-pleurétique (*clil*, Pl. XCIV).

2° *Les Pleuropathies chroniques méta-tuberculeuses* (*adhérences pleurales*). — Ce dernier paragraphe, consacré aux lésions chroniques de la plèvre trouvées dans la Tuberculose, appartient, par le fait, au chapitre des « séquelles de la Tuberculose pleuro-pulmonaire » dont nous esquisserons, plus loin, les grandes lignes. Il ne comprend pas, en effet, seulement les *adhérences pleurales* et les différentes variétés de la symphyse pleuro-pulmonaire, mais aussi les placards fibro-hyalins de la pleuropneumonie ardoisée, les cicatrices vicieuses du poumon dit « frisé », les taches lactescentes de la plèvre et jusqu'à l'atrophie simple, scléreuse, du feuillet viscéral engainant les zones d'emphysème pulmonaire péri-tuberculeux.

Les *adhérences symphysaires* de la plèvre, étudiées au microscope, diffèrent selon qu'elles sont encore récentes, ou anciennes, et qu'elles rattachent le feuillet pariétal au viscéral, (symphyse pariéto-viscérale) ou deux feuillets scissuraires inter-lobaires (symphyse viscéro-viscérale).

La symphyse *récente*, en général étroite et serrée, est constituée par un épais placard de tissu conjonctivo-vasculaire qui paraît confondre les deux membranes et leurs couches néoformées interposées comblant la cavité pleurale. Souvent, à l'aide de bonnes préparations, bien colorées à cet effet, on peut encore reconnaître, au sein des travées lamelliformes épi-pleurales, des fragments de fibrine hyaline enchâssés dans les espaces interstitiels; ces blocs non encore résorbés sont entourés de macrophages, qui travaillent à leur morcellement. De nombreux vaisseaux s'étendent entre les deux feuillets (*s/pl*, Pl. CII). Parfois, on découvre, épars au milieu du tissu symphysaire, des foyers tuberculeux folliculaires ou fibrinoïdes et caséeux, qui démontrent l'origine et la cause des lésions non encore éteintes (*scla*, Pl. CV). Dans ces cas, la symphyse peut être dite « scléro-caséeuse ». Le temps aidant, elle deviendra purement scléreuse, ou mieux scléro-hyaline; elle pourra, même, au besoin, se libérer, à l'instar de tout placard symphysaire, et donner lieu à une de ces cicatrices cartilaginiformes, sèches, lisses et brillantes de la surface pleurale, que l'on trouve, plus d'une fois, au sommet du poumon, encapuchonnant un îlot de *Pneumonie ardoisée* (*spl*, Pl. XXXV). Cette lésion rappelle, d'une façon saisissante, les vieux placards nacrés lamelliformes devenus presqu'invasculaires et quasi anhistes, qu'on découvre, souvent, à la surface du péritoine splénique ou hépatique, chez les vieux cardiopathes et chez les cirrhotiques.

Une fois bien irriguée, l'adhérence symphysaire parfait son organisation; elle tend à se transformer en un département conjonctivo-vasculaire complet, voire même composé. Certains de ses vaisseaux sanguins s'entourent de nombreuses fibres musculaires lisses, et façonnent, de mieux en mieux, leur armature élastique : ils se modèlent, parfois, jusqu'à donner, sur leurs coupes transversales, l'image presque parfaite d'une artériole, dont les couches et la lumière sont proportionnées normalement, ou encore d'une veine bien développée. On peut, de même, dans certaines adhérences, assister à l'évolution de canaux lymphatiques assurant une anastomose directe à la circulation de la lymphe des deux feuillets pleuraux. Ces vaisseaux lymphatiques renforcent, aussi, leur paroi par des faisceaux musculaires lisses.

Il n'est pas jusqu'à des troncs nerveux, pourvus de fibres de Remak et même de fibres à myéline, qui ne parviennent à pénétrer dans l'épaisseur des adhérences pariéto-viscérales; leur provenance paraît, dans ces cas, presque en entier pleuro-pariétale.

L'organisation du « tissu parasite » intercalé entre les deux feuillets pleuraux y formera encore, surtout en cas de symphyse épaisse, de volumineux pelotons adipeux, par métamorphose des cellules connectives péri-vasculaires. Ces îlots de cellules adipeuses semblent même, çà et là, avoir répondu aux lois de l'adipogenèse, en se diposant par « lobules » appendus à de courts axes artériels. Certains auteurs sont allés jusqu'à affirmer que le tissu néo-formé intra-pleural est susceptible d'ossification réelle. Il nous a été impossible, jusqu'à ce jour, de confirmer cette donnée. La présence d'artérioles, de veinules et de lymphatiques y est, au contraire, d'observation commune. Il n'est pas rare de constater, à l'œil nu, l'existence de lymphatiques devenus tuberculeux et parcourant, d'un bout à l'autre, certaines adhérences, lâches et celluleuses.

En vieillissant, le placard symphysaire subit une régression atrophique qui, normalement pour ainsi dire, devrait amener sa disparition complète. Quand les circonstances sont favorables, (adhérences peu serrées, éloignées du dôme pleural ou de la face diaphragmatique, etc.), l'adhérence, lâche et lamelleuse, se réduit peu à peu et semble s'allonger, sous l'influence des mouvements respiratoires. La couche endothéliale, qui tapisse sa surface libre, s'amincit et disparaît; ses vaisseaux s'étirent; leurs parois, déjà sclérosées, se tassent, perdent leurs noyaux, en même temps que leur lumière se rétrécit. S'il s'agit d'un vaisseau capillaire, il s'effile et ses endothéliums se condensent en un mince lambeau dont les noyaux, densifiés, foncés, linéaires, s'aplatissent jusqu'à cesser d'être visibles et même sans laisser trace, au milieu des amas de fibres connectives étirées ou déliquescentes.

Il en va de même pour tous les autres éléments constitutifs de la lame fibrosée.

Le procédé qui use ainsi, par parcelles, le tissu symphysaire n'est pas partout uniforme; il frappe par îlots et y occasionne, très souvent, des pertes de substance lacunaires, des fentes ovalaires, des trous même, qui creusent les lamelles connectives; bientôt, l'adhérence est percée dans la totalité de son épaisseur. En dernier terme, la membrane séreuse, libérée par cette usure atrophique du tissu symphysaire vieilli, n'apparaît que légèrement épaissie, lactescente. Sur les coupes cependant, la cicatrice d'un passé morbide persiste au-dessous de l'endothélium régénéré : la couche sous-endothéliale fait un relief, elle est fibrosée et très vasculaire, contrairement à l'état sain; de plus, la membrane fondamentale, fibrosée de même et pourvue de lacs sanguins trop larges et trop nombreux, montre l'une de ses limitantes élastiques, sinon les deux, coupées par des cicatrices mutilantes, preuve indélébile d'un travail pathologique ancien et de désordres presque pathognomoniques, imputables à la Tuberculose.

Dans les cas graves, quand une symphyse épaisse, cartilaginiforme, immobilise à jamais une partie plus ou moins étendue d'un lobe pulmonaire et, à plus forte raison, le poumon entier, les lésions scléreuses, hyperplasiques, deviennent hyalines. Les vaisseaux s'y raréfient, de même, en grand nombre, mais sans se résorber tous (*sfpl.* Pl. LXVIII). La circulation anastomotique, pariéto-pulmonaire, y persiste (*nval*, Pl. LXXII), assurant la vitalité de ce vieux tissu de cicatrice. On peut même y découvrir les preuves de néo-formations élastiques désordonnées, surtout périvasculaires. Bref, le mal est acquis et la séreuse pleurale, définitivement supprimée dans cette région, peut être devenue méconnaissable (*tspl.* Pl. XXIII), ou à peine reconnaissable grâce encore aux débris persistants de ses limitantes élastiques (*plp* et *plvs*, Pl. CVII).

Les tissus péri-pleuraux, les pelotons adipeux (*sfpl*, Pl. LXXI) et le fascia endo-thoracique (*tclap*, Pl. LXXII), les faisceaux des muscles striés intercostaux (*mic*, Pl. CVII) présentent, d'une façon à peu près constante, les marques de lésions inflammatoires anciennes, contemporaines de la poussée pleurétique bacillifère.

On comprend, sans qu'il soit utile d'insister, que les progrès ulcératifs des lésions tuberculeuses du poumon peuvent atteindre, à son tour, le tissu symphysaire, si organisé soit-il, ou si cirrhotique (*efsf*, Pl. LXXIII). Pas plus qu'aucun autre tissu, normal ou pathologique, la sclérose intra-pleurale ne saurait résister aux invasions bacillaires caséifiantes; elle s'ulcère donc et, laissant passer le fléau, elle contribue à circonscrire, pour un laps de temps variable, la paroi cavitaire ou le trajet fistuleux, de provenance pulmonaire.

Les *symphyses viscéro-viscérales* ou *inter-lobaires* sont, d'ordinaire, beaucoup plus discrètes que les pariéto-viscérales. Les deux feuillets séreux adhèrent au moyen de néo-membranes fort peu épaisses, à l'ordinaire (*sfpl*, Pl. XXIX et LVI). Les lamelles connectivo-vasculaires se sont insinuées entre les stratifications fibrineuses parallèles à la surface des deux lobes pulmonaires adhérents; leur vascularisation est modérée, et leur sclérose rarement hyperplasique à l'excès. Souvent, d'ailleurs, les foyers tuberculeux pulmonaires du voisinage entament la membrane fondamentale de l'un ou des deux feuillets séreux et traversent, sans difficulté aucune, en le caséifiant, le tissu néo-membraneux ou scléreux symphysaire intercalaire.

V

TUBERCULOSE PLEURALE

PLEURÉSIES TUBERCULEUSES

PLANCHE LXXX

Ouverture (incision mento-pubienne) d'un cadavre atteint de Pleurésie séreuse tuberculeuse droite et d'adhérences pleurétiques gauches (en partie libérées).

Les vingt-huit Planches qui vont suivre termineront cet ouvrage par une étude, à peu près complète, des lésions produites dans la Séreuse pleurale par le Bacille tuberculeux. Ce nombre élevé de Figures attribuées à la *Tuberculisation de la plèvre* sera amplement justifié par la grande diversité des altérations et par l'intérêt primordial qui s'attache à leur exposition détaillée. L'extrême fréquence des « Pleuropathies tuberculeuses » s'explique, pour une part importante, par la proximité du poumon, ce terrain de prédilection pour les cultures du bacille de Koch. En sorte que, comme on va le constater, les manifestations pleurales de la Tuberculose sont, dans une proportion considérable de cas, d'origine bien plutôt *pleuro-pulmonaire*, que purement *pleurale*. Toutefois, cette constatation ne paraît point suffire, à elle seule, pour justifier cette attraction manifeste de la Tuberculose pour le tissu conjonctivo-vasculaire et élastique composant les deux feuillets de la membrane pleurale.

La planche LXXX, due à l'ingénieuse habileté de M. E. Normand, montre trois sortes de lésions pleurétiques : une *pleurésie séreuse*, dont l'épanchement occupe la cavité thoracique droite; des placards de *pleurésie exsudative*, pseudo-membraneuse, recouvrant la partie antérieure du lobe inférieur du poumon gauche; enfin, des *adhérences pleurales*, anciennes, fixant le lobe supérieur gauche à la paroi thoracique (dont une partie fut arrachée avec le « plastron » sternal. Cette réunion de trois degrés de l'inflammation pleurale ainsi combinés sur la même figure macroscopique ne laisse pas d'offrir un réel intérêt. La vérité des tonalités des désordres cadavériques, leur exacte disposition topographique donnent, grâce à la photographie en couleurs et à la trichromie, une impression d'ensemble, d'une saisissante vérité.

On comprend, entre autres faits, le rôle exercé par le poids du liquide épanché. Rrefoulé contre le médiastin, le poumon droit, a disparu sous la nappe abondante de sérosité faiblement fibrineuse. On distingue même encore, dans cette cavité largement ouverte, le refoulement du cœur vers la gauche de la cage thoracique ; de même, le lobe droit du foie apparaît repoussé, quelque peu, par en bas, sous la pesée du diaphragme cédant à la pression des deux litres et demi de liquide exsudé dans la cavité pleurale droite (ouverte en vue de l'*Éviscération totale des organes*).

Il est utile, avant d'entrer en matière, de signaler que les Planches suivantes ne permettent point de tenir compte de la *quantité*, non plus, du reste, que de la *qualité* du liquide épanché dans la cavité de la séreuse pleurale altérée. L'étude cytologique des épanchements pleurétiques ressortit à l'histo-pathologie la plus intéressante, puisqu'elle se poursuit sur le vivant, et qu'elle fournit de précieux renseignements diagnostiques et pronostiques. Ce chapitre figure, à plus juste titre, parmi les « procédés de laboratoire » mis au service de la *clinique* médicale.

---

i. n. m. t. L'incision verticale (mento-pubienne) commence immédiatement au-dessous de la saillie du maxillaire inférieur.

m. s. c. v. Masse cervicale, déjà en partie isolée, en vue de l'*Éviscération totale*. (Voir : *La Pratique des Autopsies*, Masson et Cie, Paris.)

g. r. c. t. Section verticale du gril costal, ayant permis l'ablation du plastron sternal.

p. l. s. r. La *cavité pleurale* est remplie par une abondante sérosité jaune verdâtre (le cadavre est étendu à plat, sur la table d'autopsie).

l. d. f. Le *foie*; son lobe droit présente une esquisse de « lobe flottant » inférieur; la glande hépatique est séparée de l'épanchement pleural par le diaphragme vivement teinté en rouge.

i. g. Anses de l'*intestin grêle*.

i. n. p. b. Limite inférieure, pubienne, de la ligne d'incision médiane verticale destinée à faciliter l'*éviscération totale*.

c. l. t. v. *Colon transverse*, distendu.

e. s. t. m. *Estomac*, volumineux, distendu.

l. b. p. g. Lobe inférieur du *poumon gauche*, recouvert de quelques fausses membranes fibrineuses, peu épaisses, récentes (pleurite aiguë exsudative fibrineuse).

t. c. l. p. p. Tissu cellulaire pré-péricardique, irrité, très congestionné.

c. l. v. g. Extrémité interne de la *clavicule gauche*, désarticulée, en vue de permettre l'ablation du plastron sternal.

TUBERCULOSE PLEURALE

PLANCHE LXXX

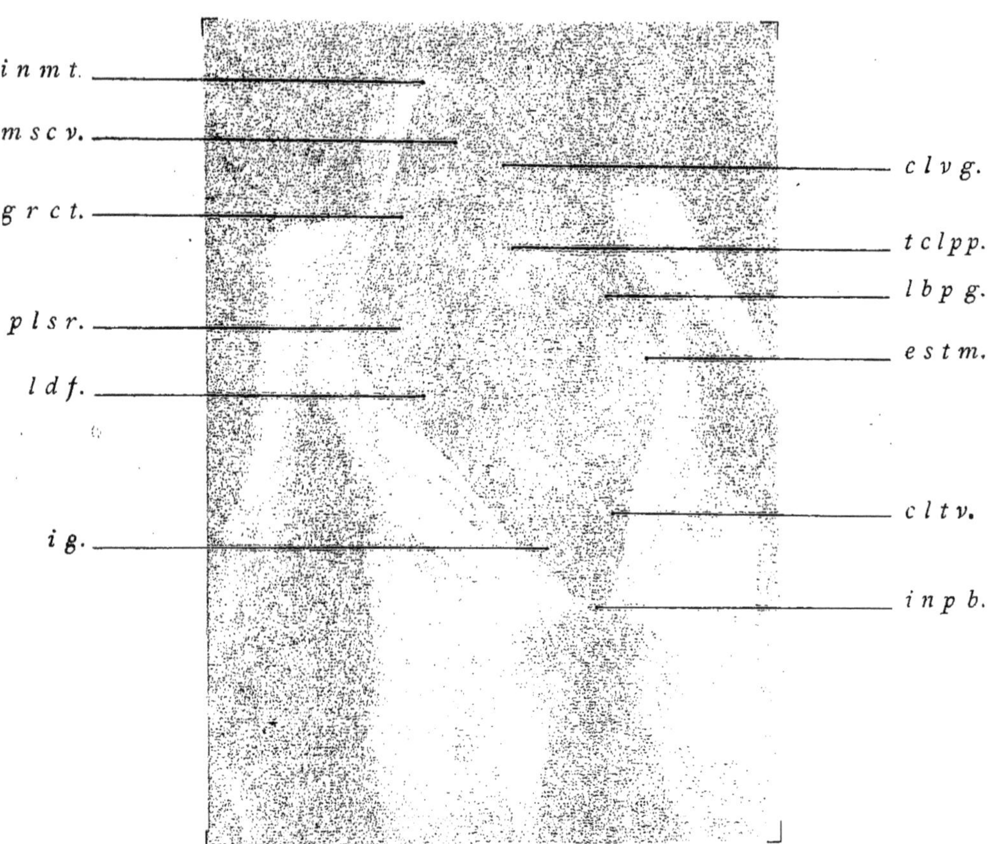

Ouverture (incision mento-pubienne) d'un cadavre atteint de Pleurésie séreuse tuberculeuse droite et d'adherences pleurétiques gauches (en partie libérées).

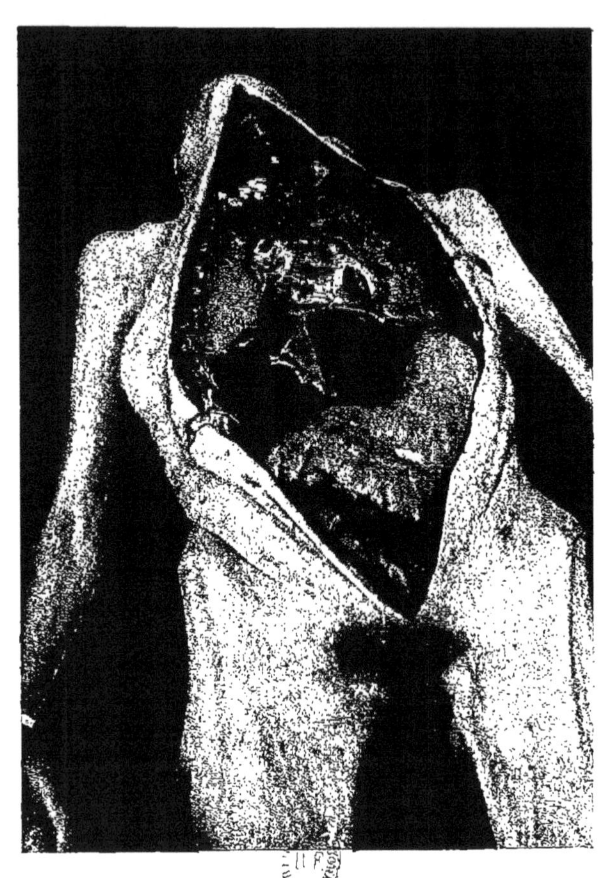

TUBERCULOSE PLEURALE

PLEURITES TUBERCULEUSES

PLANCHE LXXXI

Pleurésie et Péricardite aiguës fibrino-hémorragiques tuberculeuses. Adénopathie caséeuse sous-trachéo-bronchique

---

L'intéressante pièce anatomo-pathologique photographiée sur la Planche LXXXI montre, tout d'abord, un poumon gauche déformé par suite d'un *épanchement séro-fibrineux et hémorragique.* Le lobe inférieur apparaît, en outre, recouvert par une couche, fort épaisse, de fausses membranes, dont le plus grand nombre sont teintées en rouge sombre (*fmhm*), à cause de la grande quantité de globules rouges du sang épanchés dans la cavité pleurale. La forme du poumon s'est ainsi modifiée : le bord postérieur de l'organe, jusqu'au sommet (*fmsp*), a subi une compression manifeste et la pleurite, avec ses néo-membranes, a collecté les produits exsudatifs, de façon à aplatir cette région de l'organe, tout en respectant les parties antéro-latérales. Déformation du poumon, par compression due à l'épanchement de sérosité de fibrine et de sang, immobilisation (ici, partielle), de l'appareil respiratoire, enkystement des lésions pleurétiques, telles sont les premières données fournies par l'examen de cette préparation.

La présence de sang ayant teint les fausses membranes ajoute un fait nouveau et caractérise une forme toute particulière des inflammations des séreuses, la forme *hémorragique.* Nous verrons, plus loin, à propos de l'histologie pathologique des pleurésies, l'importance, très grande, des néo-membranes dans la genèse des lésions chroniques de la plèvre tuberculisée.

La séreuse péricardique, tout au contact de la plèvre, a, de son côté, participé, d'une façon identique, aux désordres inflammatoires: Une *péricardite néo-membraneuse et séro-hémorragique*, de nature également tuberculeuse, s'est développée. Et la cause de cette double altération subaiguë affectant, d'une façon simultanée, l'une des plèvres et le péricarde est, selon toute probabilité, unique : elle réside dans les ganglions lymphatiques sous-trachéo-bronchiques (*gltb*) dont l'un, volumineux, jaunâtre (rappelant la chair du marron d'Inde), se montre caséifié en totalité.

— Les *adénopathies caséeuses du médiastin*, d'une extrême fréquence dans l'enfance, sont beaucoup moins communes chez l'adulte. A cet égard, la présente observation, avec son énorme ganglion ovoïde tuberculisé en masse (réduit de moitié, il mesure encore deux bons centimètres et demi de longueur) est, sinon une rareté, du moins un exemple très frappant des méfaits possibles de la Tuberculose ganglionnaire médiastinale. Nous étudierons, plus tard, le mécanisme histo-pathogénique qui préside à la diffusion des colonies bacillaires hors de ces formidables « foyers tuberculeux latents » dont le danger s'accroît de ce qu'ils sont, tout à la fois, péri-bronchiques, péri-vasculaires et juxta-séreux.

Il serait difficile d'invoquer, dans le cas actuel, la propagation de la tuberculose d'un ganglion lymphatique au péricarde et à la plèvre gauche, par *contiguïté* de tissus. Le cul-de-sac supérieur du péricarde ne s'élève point à cette hauteur, en arrière de l'oreillette gauche du cœur, et la plèvre médiastine gauche est loin de l'origine de la bifurcation trachéale. Que de fois, au surplus, ces adénopathies médiastinales sont reconnues comme étant le point de départ d'accidents tuberculeux *à distance* : la méningite tuberculeuse et la péritonite aiguë bacillaire en fournissent, chaque jour, aux cliniciens d'innombrables exemples très démonstratifs.

---

f. m. s. p. *Fausses membranes fibrineuses*, étalées à la surface du sommet du poumon gauche et ayant aplati le bord postérieur du lobe supérieur; l'épanchement séro-fibrineux, collecté dans cette zone, respectait la face interne du poumon et la plèvre médiastine.

f. m. h. m. Énorme paquet de *néo-membranes fibrino-hémorrhagiques*, accumulées et tassées le long du bord postérieur du poumon; la portion de la plèvre médiastine correspondante est envahie.

f. m. f. b. Ilot de *fausses membranes* fibrineuses, blanchâtres, récentes, formées à la surface des *néo-membranes* pleurales.

p. r. h. m. *Péricardite néo-membraneuse hémorrhagique tuberculeuse*; la face postérieure du cœur (avec une incision, le long du ventricule gauche) apparaît mouchetée de taches sanglantes.

g. l. t. b. Énorme *ganglion sous-trachéo-bronchique*, totalement caséifié; sa couleur, jaunâtre, et sa forme, ovalaire, tranchent vivement sur les parties voisines.

t. r. c. h. *Trachée* (ouverte, le long de sa face postérieure), normale, ainsi que les deux bronches primitives (légère imbibition cadavérique).

l. r. x. *Larynx*, normal.

l. g. Base de la *langue*, normale.

TUBERCULOSE PLEURALE

PLANCHE LXXXI

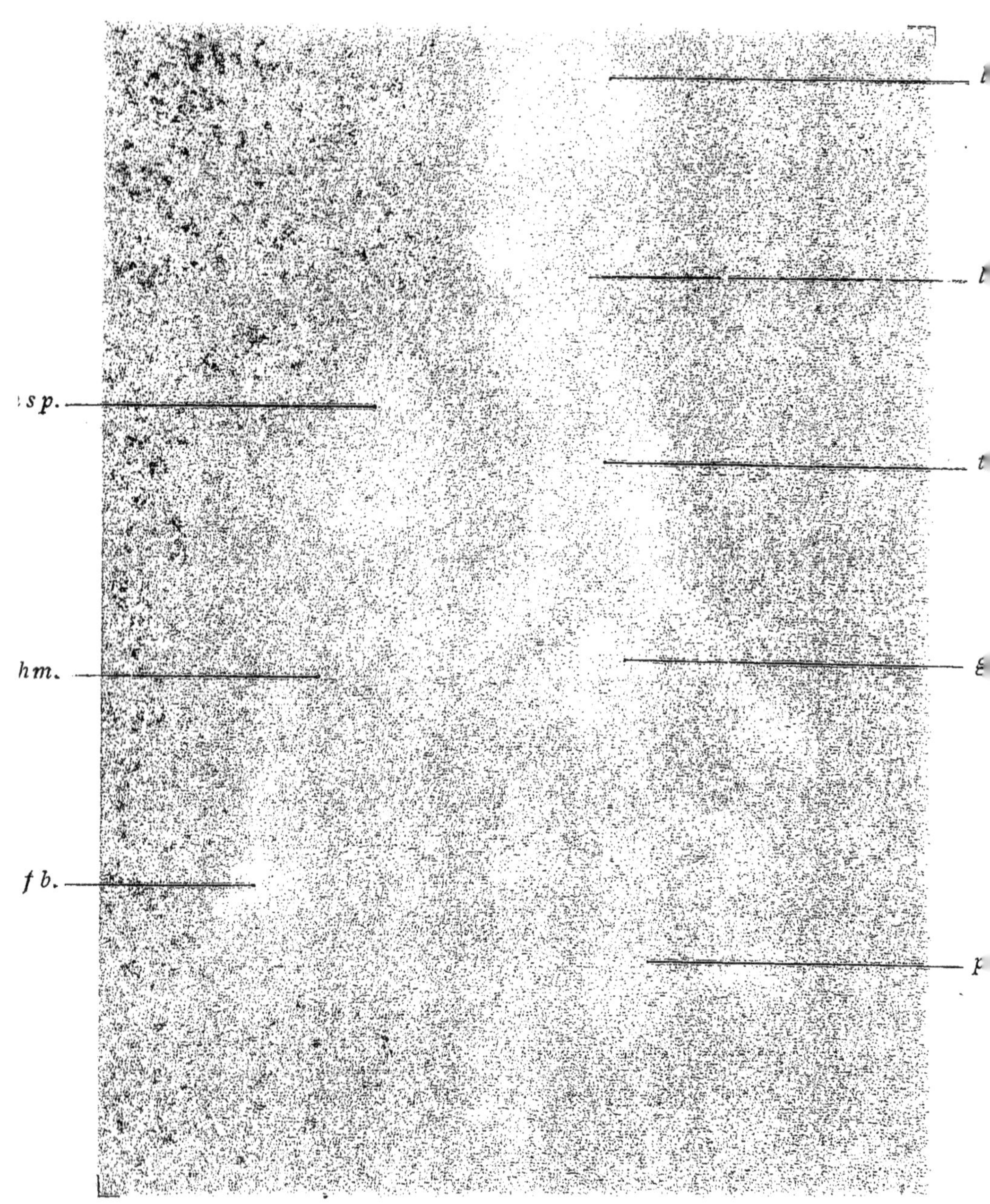

Pleurésie et Péricardite aiguës fibrino-hémorrhagiques tuberculeuses.
Adénopathie caséeuse sous-trachéo-bronchique.

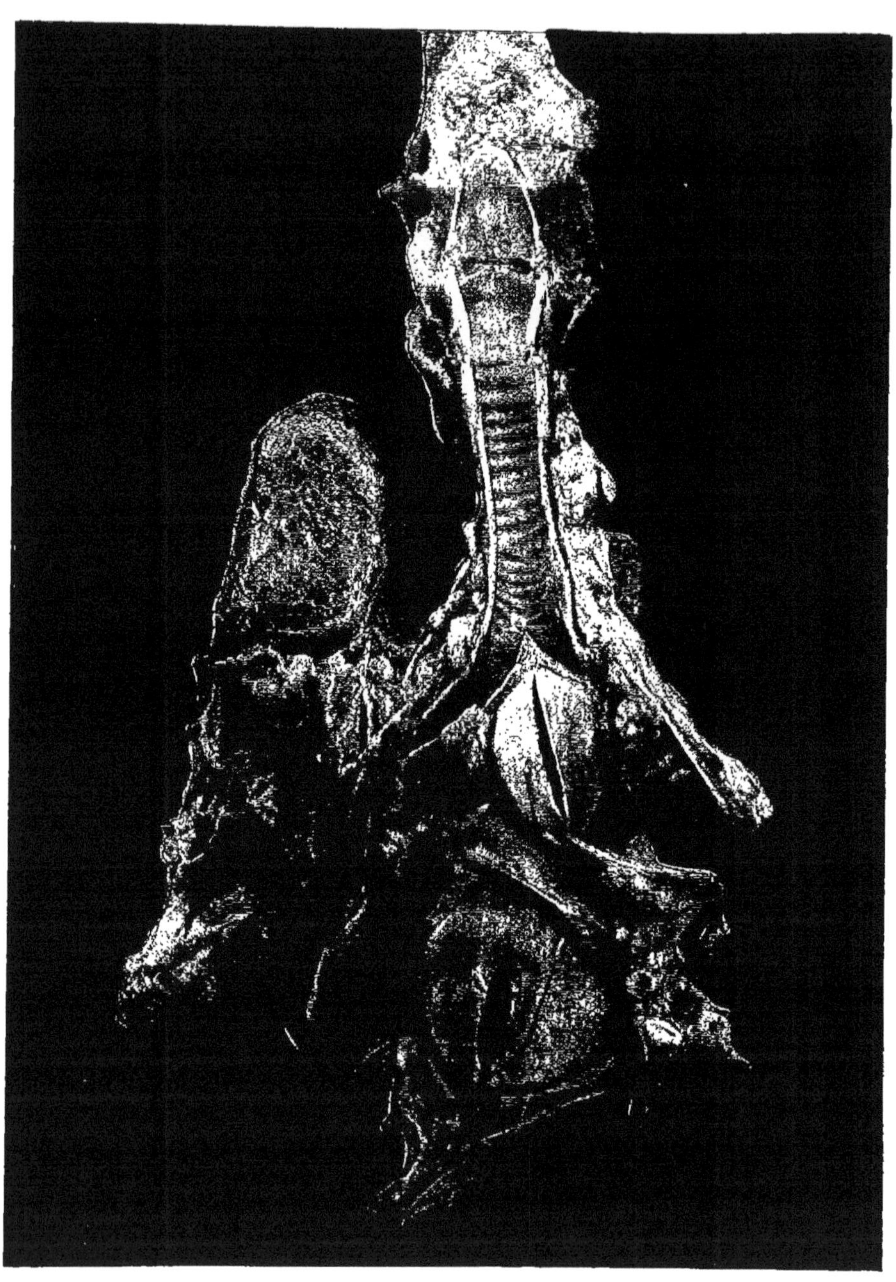

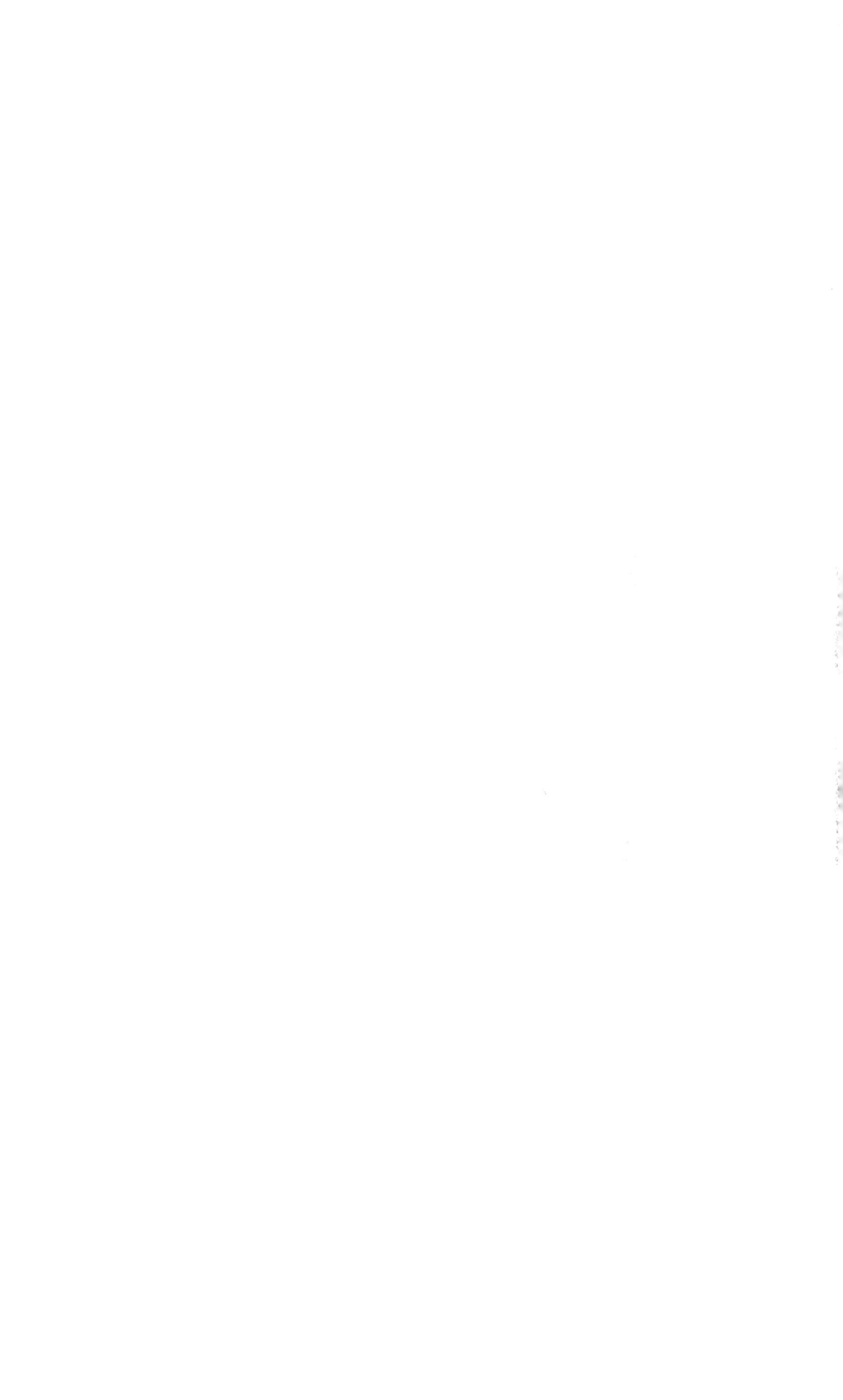

TUBERCULOSE PLEURALE

PLEURITE FIBRINEUSE

PLANCHE LXXXII

Grande pleurésie séro-fibrineuse, dite « franche, aiguë », dite *a frigore*. Les fausses membranes fibrineuses pleurales récentes. « Le collapsus » pulmonaire.

La Planche LXXXII, pour être appréciée à sa juste valeur, a, peut-être, besoin d'être expliquée. Une inflammation séro-fibrineuse, suivie d'un épanchement très notable, s'est développée dans la cavité pleurale gauche. Le poumon (qui s'étend de *Pmc* et *plpl*, jusqu'à *spg* et *rfb*, en passant à droite et au-dessous de *lic*) s'est trouvé comprimé, refoulé contre la plèvre médiastine et contre le péricarde.

Tout le reste de la Figure (de *fmf*, jusqu'au haut de la Planche) appartient à la plèvre pariétale, c'est à-dire au feuillet qui doublait la face interne de l'hémi-thorax gauche et que nous avions pris soin de décoller, au moment de l'éviscération totale.

Le poumon gauche, écrasé par le liquide inflammatoire, s'est tassé : en même temps que s'aplatissait la convexité latérale de ses deux lobes, son bord postérieur tendait à disparaître ; le sommet, recouvert par des couches épaisses de fausses-membranes (*spg*), se rétractait vers le hile pulmonaire, seul point immuable de l'organe comprimé. Enfin, la base, représentée par la face diaphragmatique du lobe inférieur, remontait vers le hile, tout en se rétractant. Si bien, que la totalité du poumon apparaît, au-dessous des paquets de fausses membranes, réduite à une saillie légèrement convexe dans les deux sens et haute, sur cette figure LXXXII, de 7 à 8 centimètres. N'étaient le mince rebord transversal que l'on peut suivre au-dessous et à gauche de *lic* et le coup de couteau vertical (qui a tranché, dans presque toute sa hauteur, le parenchyme respiratoire), on pourrait croire à l'absence du poumon gauche.

L'organe est en état de *collapsus*, c'est-à-dire privé d'air résidual. Les exsudats inflammatoires ont si bien recouvert la languette antérieure du poumon, en *pmc* et *plpl*, et leur couche y est si épaisse, qu'il est impossible d'y reconnaître trace de l'organe affaissé. Les longues « plicatures » qu'on y aperçoit (*plpl*) sont en train de s'immobiliser, au-dessous des néo-membranes qui les recouvrent. Ces plissements verticaux apportent la preuve de la rétraction du parenchyme pulmonaire, en montrent l'ordination et en fixent le mécanisme.

Il est bon de faire remarquer la finesse et la légèreté des *fausses membranes fibrineuses* qui s'étendent, à la façon de « toiles d'araignée », sur la plèvre, tant viscérale que pariétale. La variété des dessins, les « aréoles » pseudo-membraneuses, les « ponts » jetés (*rfp*) sur les reliefs encore quelque peu saillants, l'uniformité continue de certains placards exsudatifs (comme en *pmc*), la couleur même des différentes régions de l'exsudat et de la plèvre donnent à l'ensemble de l'image une fidélité, une exactitude vraiment saisissantes. Il n'est pas jusqu'à la « symphyse » partielle de la plèvre inter-lobaire (*plil*), dont la section verticale du poumon a permis de constater l'existence, qui n'apporte son appoint à l'intérêt présenté par cette préparation.

Signalons l'aspect macroscopique franchement « inflammatoire » de ces grands épanchements aigus, si riches en exsudats fibrineux et dont, seule, l'inoculation au cobaye peut révéler la *nature* bacillaire. Rappelons l'allure souvent favorable de l'affection, qui, d'ordinaire, ne dépasse pas les six semaines traditionnelles et se termine par un asséchement définitif de la plèvre, après formation d' « adhérences » légères, rapides à se résorber. Tous ces caractères expliquent l'erreur pronostique trop longtemps propagée par la clinique, qui, avant les travaux de Landouzy, considérait la *pleurésie aiguë, séro-fibrineuse*, comme l'exemple typique de la Maladie *a frigore*.

---

p. m. c. *Languette antérieure* du poumon gauche, affaissée, recouverte de fausses membranes en continuité avec le feuillet pariétal.

p. l. p. l. *Plicatures* longitudinales, tracées à la surface du poumon revenu sur lui-même : les fausses membranes immobilisent ces plissements de la plèvre viscérale et les rendent indélébiles en les recouvrant, peu à peu, d'une couche uniforme de néo-membranes.

f. m. f. *Fausses membranes fibrineuses*, récentes, étendues, en toiles d'araignée, à la surface de la plèvre pariétale.

p. l. p. *Plèvre pariétale*, décollée, hypérémiée, recouverte d'un mince enduit pseudo-membraneux.

l. i. c. *Lobe inférieur* du poumon gauche, affaissé, en état de *collapsus*.

p. l. i. l. *Scissure pleurale inter-lobaire*; la plèvre y est le siège d'une symphyse totale, d'apparence déjà ancienne.

r. f. b. *Réseaux fibrineux*, étendus, de la plèvre pariétale, au bord postérieur du poumon.

s. p. g. *Sommet* du poumon gauche, complètement coiffé par des fausses membranes fibrineuses, blanchâtres, d'une épaisseur très notable.

PLANCHE LXXXII

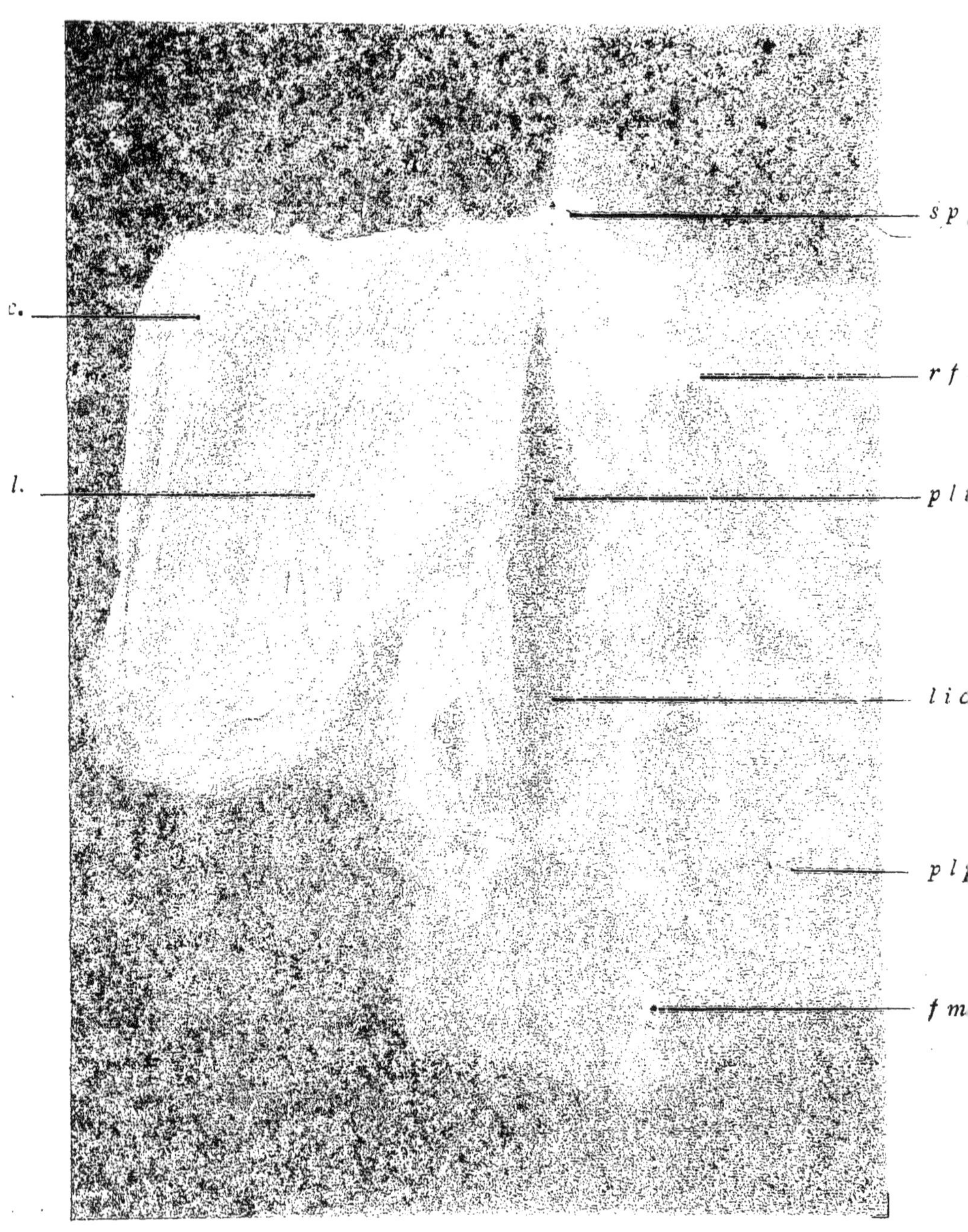

Grande pleurésie séro-fibrineuse, dite « franche, aiguë », dite *a frigore*.
Les fausses membranes fibrineuses pleurales récentes.

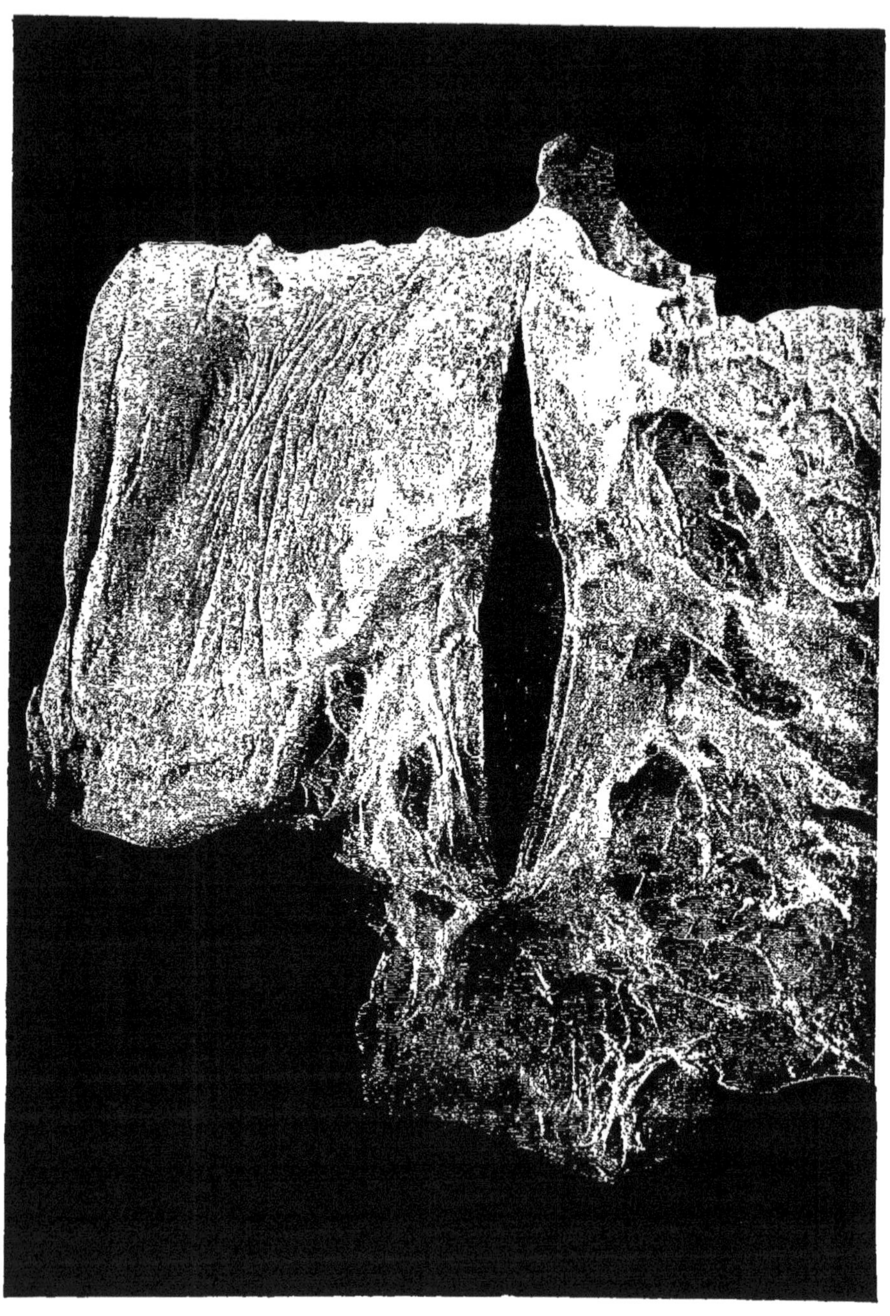

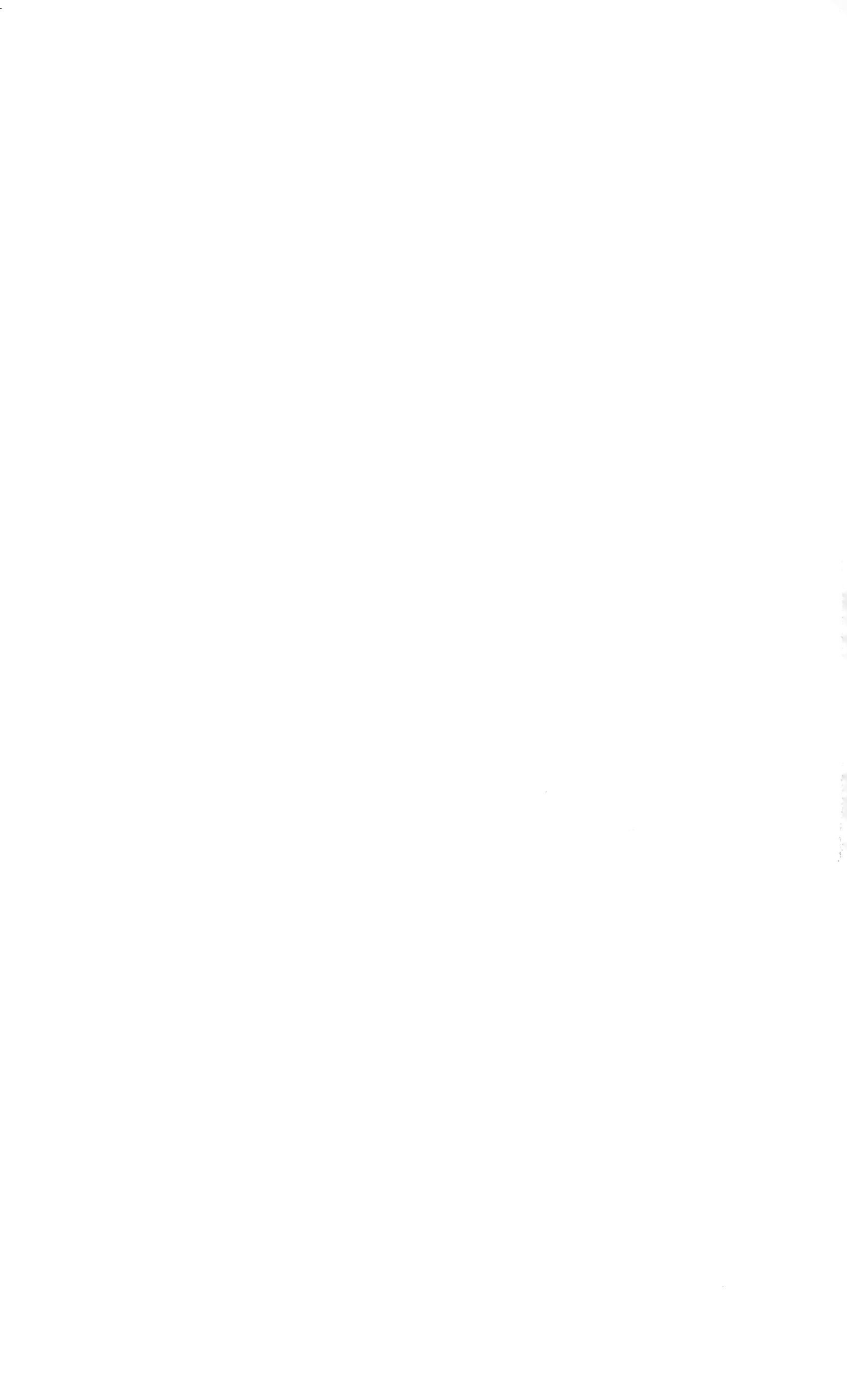

TUBERCULOSE PLEURALE

LES PLEURITES BACILLAIRES

PLANCHE LXXXIII

Symphyse pleuro-pulmonaire ancienne, du sommet. Pleurite aiguë récente; état « dépoli » de la plèvre recouverte par un exsudat fibrineux récent, en voie de formation.

Cette Planche LXXXIII permet d'assister au début même de la formation de la *pleurite exsudative aiguë*, dans les deux tiers inférieurs d'un poumon recouvert, par ailleurs, à son sommet, de vieilles adhérences pleurales.

L'*état dépoli de la plèvre*, qui caractérise le commencement de la formation d'une couche de fibrine à la surface de la séreuse, est, ici, déjà, assez marqué, sur certains points de la plèvre viscérale : il cache à la vue le damier dessiné, au-dessous de la membrane, par la base des lobules corticaux du poumon ; il efface même toute trace des scissures inter-lobaires. Une petite portion de plèvre non recouverte de fibrine (en *plvn*), sans doute parce qu'un léger tiraillement fut exercé contre l'exsudat pseudo-membraneux en cet endroit précis, permet d'apprécier la minceur grande de l'exsudat et son adhérence encore minime au feuillet viscéral. Il faut noter, en même temps, l'inégale épaisseur de l'exsudat, plus opaque en certains points qu'en d'autres, sans qu'on puisse donner une explication de ces différences locales.

A mesure qu'on se rapproche du sommet du poumon, on voit l'exsudat fibrineux blanchir et devenir moins uni, plus irrégulier, jusqu'au moment où il aborde (en *lmif*) le bord inférieur de la coque symphysaire qui coiffait le sommet et le haut du lobe supérieur. Autant les lésions les plus déclives sont manifestement récentes, vieilles d'à peine trois ou quatre jours (puisqu'elles ne sont, pour ainsi dire, point encore adhérentes à la surface de la plèvre viscérale), autant le capuchon fibro-vasculaire enserrant le lobe supérieur est, à coup sûr, d'ancienne date.

Ce que l'on voit, de *sfsm* à *lmif*, en passant par *plpr*, représente la surface extérieure du feuillet pariétal de la plèvre : accolé, d'une façon très solide, à la plèvre viscérale, qu'il recouvre en ayant donné lieu à une « symphyse pleurale partielle », ce feuillet se montre riche en vaisseaux sanguins et fortement fibrosé.

La portion de poumon que la symphyse recouvre est manifestement resserrée, en forme de cône. On en peut conclure que, le sommet proprement dit étant resté en place, fixé au haut du dôme pleural, le reste de la surface du cône ainsi maintenu s'est rétracté, car le poumon sous-jacent était tuberculisé à fond. Il en est résulté, de toute nécessité, que les espaces inter-costaux correspondants et les côtes elles-mêmes, qui les limitent, ont été « attirés » vers le bloc pleuro-pulmonaire sclérosé et atrophié. La clinique a bien décrit ces rétractions atrophiques, d'allure quasi-cicatricielle, de l'appareil pulmonaire bloqué par la symphyse pleurale et par les vastes foyers de tuberculose scléro-caséeuse sous-jacents.

Les causes susceptibles de déterminer la formation d'un exsudat *fibrineux* à la surface de la plèvre en même temps qu'une certaine quantité de liquide séreux transsude dansla cavité de la séreuse, sont, aujourd'hui, bien étudiées. On peut dire qu'à l'exception de certains « hémothorax traumatiques » survenant sans plaie apparente du corps, toute pleurite aiguë exsudative est de nature *infectieuse*. De tous les germes pathogènes actuellement acceptés comme fauteurs de pleurésie, le bacille tuberculeux est le plus commun, comme, aussi, le plus traître et le mieux connu.

---

s. f. s. m. *Symphyse pleurale*, coiffant le haut du poumon droit; la surface extérieure de la plèvre pariétale, mise à nu après éviscération, apparait très vascularisée.

l. m. i. f. Limite inférieure de la symphyse pleuro-pulmonaire, sectionnée aux ciseaux, afin de montrer le reste de la cavité pleurale récemment enflammée.

p. l. r. g. Surface de la plèvre viscérale du lobe inférieur, atteinte de *pleurite aiguë récente*; un mince exsudat fibrineux recouvre, d'une manière assez uniforme, la séreuse et lui donne une tonalité terne (*état dépoli de la plèvre viscérale*).

p. l. v. n. Petit fragment de la surface pleurale, voisin du bord inférieur du poumon et au niveau duquel l'exsudat fibrineux fait défaut, soit qu'il s'agisse d'un artifice, soit spontanément; ici, la plèvre, brillante et mince, laisse reconnaître, par transparence, la coloration rose-jaunâtre, normale, des lobules pulmonaires corticaux.

c. x. s. d. L'exsudat fibrineux récent apparait, ici, plus opaque qu'à gauche; il cache, d'une manière complète, toute trace des lobules et des scissures pleurales inter-lobaires.

g. r. t. p. Petite *granulation tuberculeuse miliaire*, reconnaissable à la surface de la plèvre, et tranchant, par sa blancheur, sur l'aspect terne du léger exsudat pleurétique.

p. l. p. r. *Plèvre pariétale*, intimement soudée à la plèvre viscérale et cachant la partie supérieure du poumon (profondément tuberculisée).

TUBERCULOSE PLEURALE

PLANCHE LXXXIII

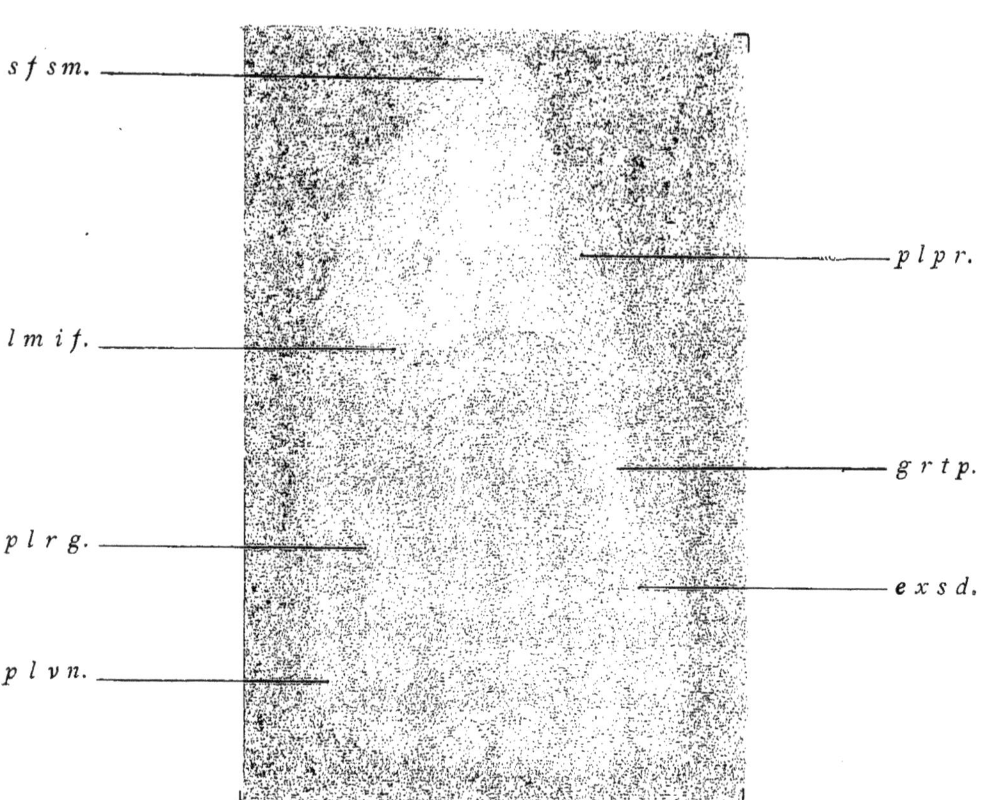

Symphyse pleuro-pulmonaire ancienne, du sommet.
Pleurite aiguë récente ; état « dépoli » de la plèvre recouverte par un exudat fibrineux récent, en voie de formation.

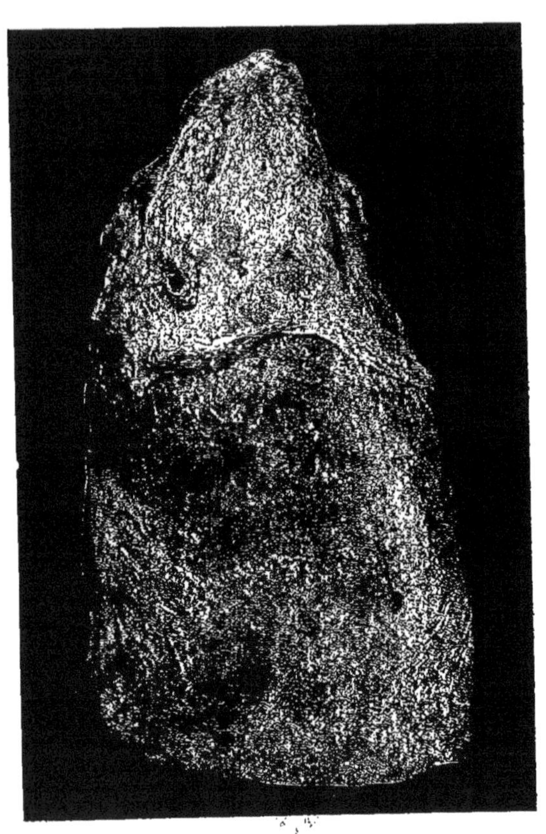

TUBERCULOSE PLEURALE

LES PLEURITES BACILLAIRES

PLANCHE LXXXIV

Tuberculose miliaire aiguë de la plèvre (Granulie pleurale); pleurésie séro-fibrineuse; symphyse pleurétique inter-lobaire et diaphragmatique; collapsus pulmonaire.

Autant les deux Figures précédentes pouvaient laisser planer quelque doute concernant la nature tuberculeuse de la pleurésie séro-fibrineuse, dont elles rapportent de beaux exemples, bien caractéristiques, autant la Planche LXXXIV est démonstrative à cet égard ; il en sera, d'ailleurs, de même pour la suivante.

Ici, la plèvre pariétale, que l'on a pris soin de décoller (pour l'enlever en même temps que le poumon), apparaît criblée d'innombrables petites *granulations miliaires* ou *sub-miliaires*. En certains points même (par exemple *grtb*), le semis de ces îlots pauci-folliculaires est si dense, si serré, que la surface interne de la séreuse pariétale se trouve, pour ainsi dire, cachée. L'aspect granité, chagriné, qui en résulte est aussi caractéristique que possible, et l'altération est rendue encore d'autant plus appréciable que la plèvre est hypéremiée, épaissie et, déjà, recouverte d'une couche d'un tissu inflammatoire éminemment vasculaire (*nmv*).

Sur ce fond de pleurite végétante et « granulique », quelques filaments de fibrine, assez minces et plutôt rares, se sont accrochés, juste assez abondants pour ne pas permettre d'intituler pleurésie « séreuse », mais bien « séro-fibrineuse », les lésions subaiguës en question.

On notera que l'épanchement de sérosité a été considérable, car le poumon se montre affaissé, déformé, en « galet », selon une expression qui fut longtemps consacrée. Le sommet proprement dit n'est point adhérent à la voûte pleurale, sauf, peut-être, par sa partie la plus interne. Par contre, les scissures inter-lobaires, en se comblant, ont soudé les uns aux autres les trois lobes de ce poumon droit. De même, la face diaphragmatique du lobe inférieur et la totalité de la plèvre médiastine ont été le siège de lésions inflammatoires qui y ont déterminé la formation de symphyses partielles. En résumé, l'étude des lésions pleurales consignées sur la Planche LXXXIV permet d'affirmer qu'avant la présente poussée de « Tuberculose miliaire aiguë pleurale », une affection symphysaire, partielle, avait suivi son évolution et fait disparaître les scissures inter-lobaires et la plèvre médiastine.

Malgré l'extrême abondance de fines granulations tuberculeuses qui, dans un cas pareil à l'observation LXXXIV, se montrent semées à la surface de la membrane séreuse pleurale, il ne faudrait pas refuser à cette infection (localisée, ici, presqu'uniquement au feuillet pariétal) les aléas d'une *guérison* toujours possible. Les travaux d'Empis avaient montré, au milieu du Siècle dernier, la curabilité de pareilles *poussées granuliques*. Plus près de nous, Fernet accumula les preuves de la bénignité relative de certaines variétés, pleuro-péritonéales, de la « Tuberculose miliaire aiguë ».

---

p. l. p. r. Le *feuillet pariétal de la plèvre* est étalé et se montre épaissi par quelques néo-membranes très vasculaires; un réseau très délicat de fausses membranes fibrineuses, blanchâtres, lâches, flottantes, recouvre la séreuse enflammée.

n. m. v. Région très congestionnée, par place, même, ecchymotique, de la plèvre pariétale enflammée; quelques petits *tubercules* se reconnaissent, çà et là, à leur coloration blanc jaunâtre et au relief qu'ils font parmi les filaments de fibrine fibrillaire.

g. r. t, b. Larges placards de *granulations tuberculeuses miliaires conglomérées* donnant un aspect granité, jaunâtre, à la surface de la plèvre diaphragmatique enflammée; une longue bande de ces tubercules conglomérés suit exactement la ligne formée par l'angle de réunion (sinus costo-diaphragmatique) de la plèvre diaphragmatique et de la plèvre pariétale.

p. l. d. f. Surface de la *plèvre diaphragmatique*, épaissie, vascularisée, semée de granulations tuberculeuses et de minces fausses membranes.

l. b. i. f. *Lobe inférieur du poumon droit*, symphysé, en état de *collapsus*, et rétracté vers le médiastin, par suite de l'abondance de l'épanchement pleurétique. La face diaphragmatique de ce lobe ne s'est symphysée qu'à la suite de l'épanchement.

l. b. m. *Lobe moyen*, très rétracté, violacé (bleu d'acier); le *collapsus* y est plus accusé encore qu'au niveau du lobe inférieur.

p. l. i. l. *Scissure inter-lobaire*, complètement comblée par des adhérences pleurétiques; la surface de la plèvre viscérale, au-dessus comme au-dessous de cette ligne symphysaire, apparaît recouverte de minces fausses membranes laissant voir, par transparence, la couleur violacée, à peu près uniforme, du poumon rétracté.

l. b. s. p. *Lobe supérieur du poumon*, en *collapsus* plus accusé dans sa moitié supérieure et au sommet, que dans sa moitié inférieure. Le poumon, tout entier, se trouve donc refoulé vers le médiastin et l'aplatissement du parenchyme est plus marqué, à la base et au sommet, que dans la zone moyenne (état du poumon dit « en galet »).

TUBERCULOSE PLEURALE

PLANCHE LXXXIV

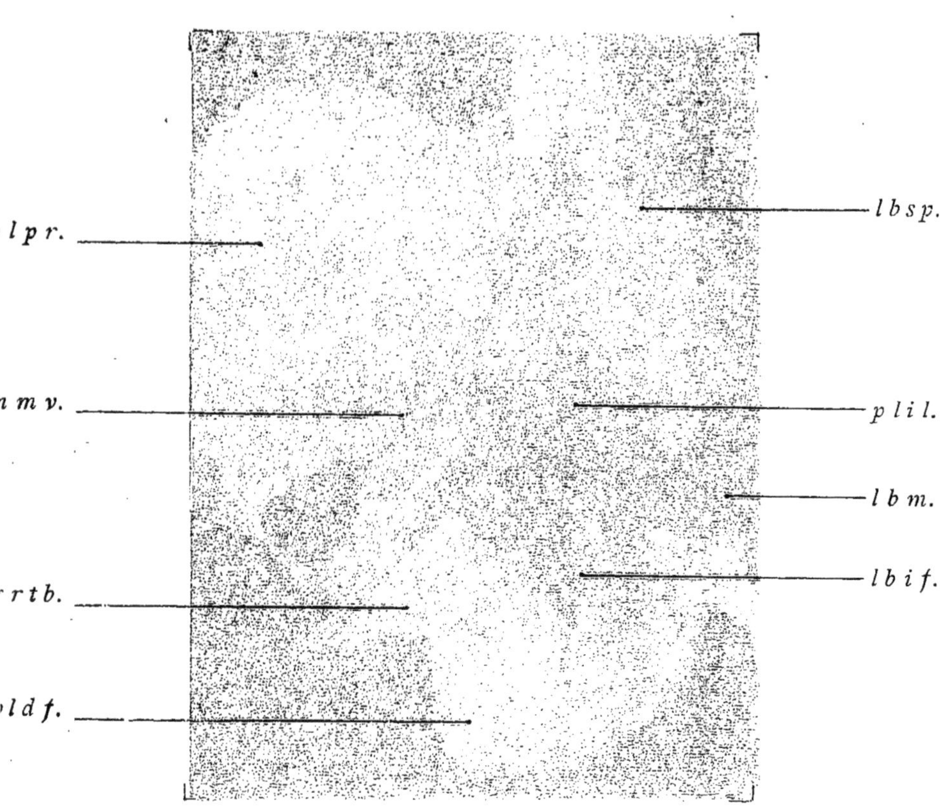

Tuberculose miliaire aiguë de la plèvre (Granulie pleurale).
Pleurésie séro-fibrineuse.
Symphyse pleurétique inter-lobaire et diaphragmatique.
Collapsus pulmonaire.

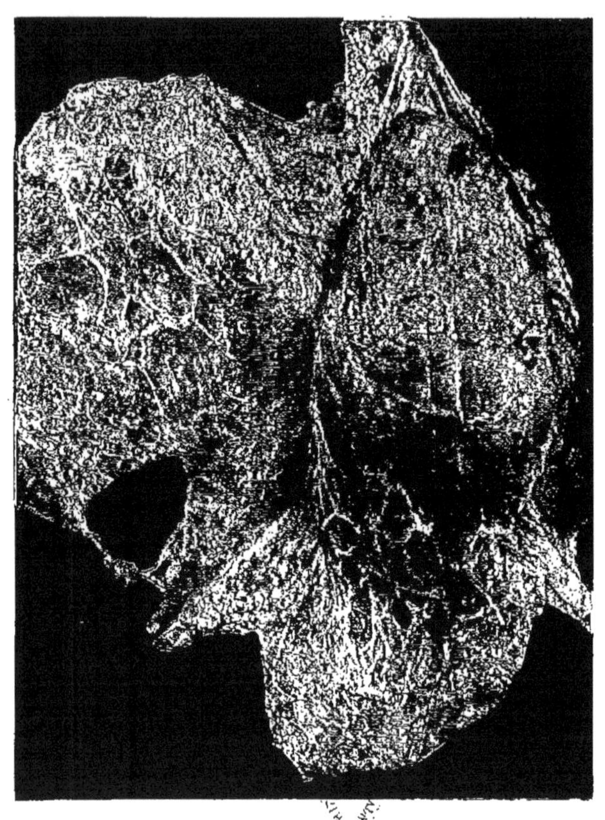

TUBERCULOSE PLEURALE

LES PLEURITES BACILLAIRES

PLANCHE LXXXV

Pleurésie séreuse. Tuberculose aiguë pleurale. Ilots symphysaires pleurétiques anciens. Collapsus pulmonaire.

Le poumon gauche, saisi par la photographie en couleurs et représenté sur la Planche LXXXV, occupait une minime portion de la cavité thoracique gauche, refoulé qu'il était contre le médiastin par un épanchement considérable de sérosité citrine, à peu près dépourvue de fibrine.

Le COLLAPSUS PULMONAIRE, dans lequel la presque totalité de l'air résiduel a été chassé des voies aériennes et par suite duquel l'hématose est devenue impossible, présente, ici, un double caractère, qui mérite une mention spéciale. Le lobe supérieur du poumon se trouve non seulement comprimé contre le médiastin, ainsi que sa couleur bleue violâtre et sa forme en « galet » le démontrent; il est, de plus, adhérent à la plèvre médiastine, et cette adhérence, effectuée *après* la production de l'épanchement pleurétique, est si intime que la languette antérieure, avec son bord tranchant (*lgat*) a, pour ainsi dire, disparu. En outre, la scissure inter-lobaire, qui assure, à l'état normal, aux régions postéro-inférieures du dit lobe supérieur une certaine laxité, s'est comblée, sur la moitié, au moins, de son parcours (*sfpi*). Et même, la partie demeurée encore libre, présente (près de *scil*) un cordage fibreux, une « adhérence », isolée, filamenteuse, de date très ancienne, qui s'étend, à la façon d'un pont fibreux, entre les deux lobes pulmonaires.

Ces détails ont un intérêt majeur; ils montrent que la plèvre, atteinte sur toute son étendue par une Tuberculose aiguë miliaire, a réagi de différentes manières, suivant les régions. Il se trouve, en outre, que le terrain sur lequel s'est développée cette poussée aiguë tuberculeuse, miliaire, avait déjà souffert, bien avant les manifestations pathologiques actuelles.

Il est encore un point sur lequel on doit attirer l'attention. C'est l'état du lobe inférieur (*lbif*). Ce lobe, à peu près libre (sauf au niveau d'une portion de la scissure inter-lobaire et le long de la plèvre médiastine), apparaît déformé. Cette déformation est fort commune dans les épanchements pleuraux, sinon séreux purs, du moins, pauvres en fibrine. Elle consiste en ce fait, que le lobe entier, rétracté, voit sa face inférieure, ou diaphragmatique, s'excaver, tout en se rétrécissant. En même temps, la surface extérieure du lobe semble avoir raccourci, d'une manière inégale, les rayons de sa convexité : sa partie moyenne est plus resserrée que ses deux régions extrêmes, supérieure et inférieure. Cette rétraction irrégulière a pour résultat de déformer le bord postérieur du lobe (de *sfpi*, à *lbif*), qui n'est plus rectiligne, mais concave, vu sur le champ de la préparation.

---

l. b. s. — *Lobe supérieur du poumon gauche*, adhérent à la plèvre médiastine; la séreuse viscérale est recouverte d'un très mince exsudat fibrineux, étalé d'une manière uniforme: la couleur, violet-rougeâtre, du parenchyme pulmonaire, en état de *collapsus*, se reconnaît au-dessous de l'exsudat.

p. l. m. d. — Fragment de la *plèvre médiastine*, à la surface de laquelle le poumon gauche adhère intimement.

l. g. a. t. — *Languette antérieure du poumon*, rétractée, en collapsus; elle s'est fusionnée avec la plèvre médiastine.

s. c. i. l. — *Scissure pleurale inter-lobaire*, extrêmement élargie à sa partie inférieure, par suite de la rétraction simultanée du bord inférieur du lobe supérieur, d'une part, et de la surface correspondante du lobe inférieur, d'autre part; une vieille *adhérence columnaire*, transversalement placée, retient encore, en ce point, une partie de la face scissuraire du lobe inférieur.

n. m. g. r. — *Néo-membranes pleurétiques*, développées à la surface du diaphragme (et quelque peu décollées, en cet endroit); un certain nombre de *granulations tuberculeuses* (reconnaissables à leur couleur jaunâtre et à leur saillie) tranchent sur l'aspect rougeâtre, hypérémique, de la lame néo-membraneuse.

d. f. g. — Face pleurale du diaphragme gauche, mise à nu, après arrachement d'une partie de la néo-membrane pleurétique.

g. r. t. b. — Riche semis de *granulations tuberculeuses conglomérées* à la surface et dans l'épaisseur de la néo-membrane pleurétique diaphragmatique; on remarquera l'absence, presque complète, à ce niveau, d'exsudats fibrineux récents.

l. b. i. f. — *Lobe inférieur du poumon*, rétracté, en *collapsus* : la forme générale du lobe est caractéristique; elle se retrouve dans tous les épanchements pleuraux de longue durée : la surface diaphragmatique du lobe a exagéré sa concavité normale; la surface externe et le bord postérieur de l'organe ont subi, de leur côté, une notable dépression transversale, semi-circulaire.

s. f. p. i. — *Symphyse partielle de la plèvre inter-lobaire*, à la hauteur et en dehors du bord postérieur du poumon.

TUBERCULOSE PLEURALE

Planche LXXXV

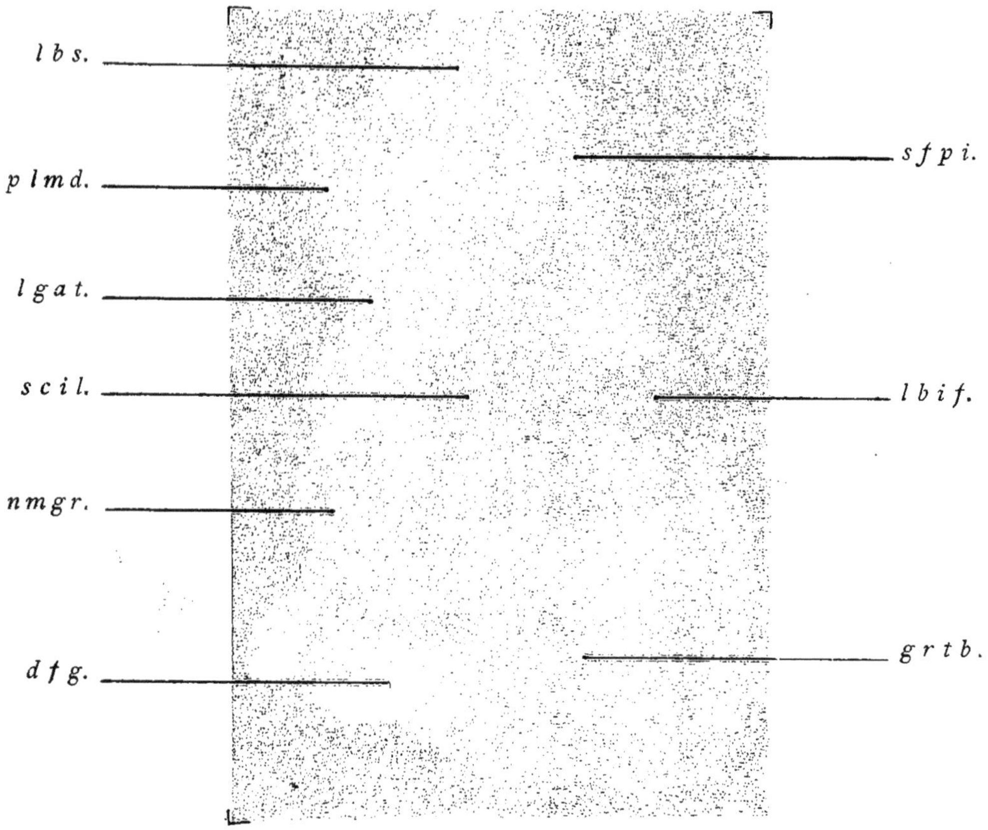

l b s.

s f p i.

p l m d.

l g a t.

s c i l.

l b i f.

n m g r.

g r t b.

d f g.

Pleurésie séreuse.
Tuberculose aiguë pleurale.
Ilots symphysaires pleurétiques anciens.
Collapsus pulmonaire.

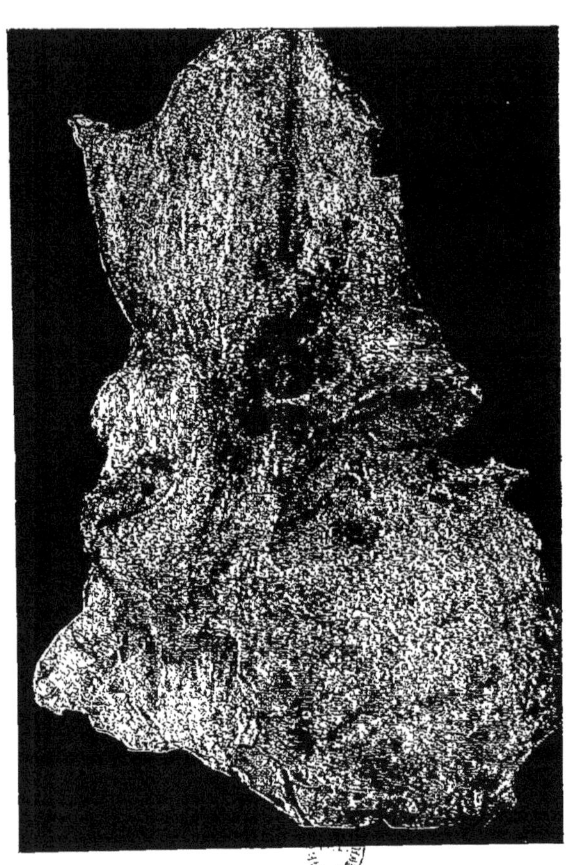

TUBERCULOSE PLEURALE

LE PNEUMOTHORAX

PLANCHE LXXXVI

Tuberculose pleuro-pulmonaire. Pneumothorax, pleurésie séro-fibrineuse secondaire (Hydro-pneumothorax).

Les trois Planches qui vont suivre auront trait au PNEUMOTHORAX TUBERCULEUX. La perforation spontanée de la plèvre, produite par une lésion tuberculeuse pulmonaire corticale, constitue une complication d'une réelle importance ; en effet, elle aggrave d'une façon redoutable la marche de la maladie, la mort subite résultant, trop souvent, de l'irruption de l'air dans la cavité pleurale ; en outre, une disproportion extrême existe entre les minimes dimensions habituelles du foyer caséeux pleuro-pulmonaire, cause de la rupture de la plèvre, et les désastres pleurétiques qui en peuvent être le résultat.

L'observation rapportée dans la Figure LXXXVI montre (en *pnth*) l'orifice de communication, par où l'air pénétrait dans la cavité pleurale. A vrai dire, la tuberculose ulcérative qui s'est développée au pourtour de la rupture de la plèvre a transformé cette fissure en un « trajet fistuleux », très visible et bordé par un bourrelet de matière « fibrinoïde », autrement dit, caséifiée. Au bout de quelques jours, quand les lésions inflammatoires réactionnelles se sont développées à la surface de la séreuse, il est rare d'observer aussi bien qu'ici la perforation pleuro-pulmonaire. D'ordinaire, même, des fausses membranes fibrineuses se développent autour de la perte de substance et la recouvrent peu à peu ; elles établissent, de la sorte, une espèce de réparation, d'apparence cicatricielle, en attendant que l'organisation de véritables néo-membranes fibro-vasculaires viennent obturer tout à fait la plaie pleurale. Suivant les cas, donc, la fistule peut s'établir à demeure et donner lieu, d'une manière quasi-inévitable, à une suppuration de la plèvre, au *Pyo-pneumothorax* ; ou bien, la rupture pleurale est comblée par la pleurite exsudative et l'affection, toute tuberculeuse qu'elle soit, prend l'allure d'une « pleurésie avec épanchement » où prédominera, soit la sérosité, soit la fibrine (*hydro-pneumothorax*).

On remarquera, pour la figure actuelle, que la partie antéro-supérieure et interne de la cavité pleurale était comblée par une vieille symphyse, très épaisse (*sfpl* et *sfpr*) et secondaire à une ancienne tuberculisation du sommet pulmonaire, en sorte que le pneumothorax n'avait pu, dans le cas actuel, envahir qu'une partie de la séreuse (pneumothorax circonscrit). De plus, la fibrine exsudée récemment formait, à la base du poumon, des « loges » irrégulières, étendues entre le diaphragme et les deux lobes. Le poumon n'était atteint que de collapsus incomplet, grâce aux régions maintenues au contact des parois thoraciques par les adhérences symphysaires anciennes.

On comprend, sans plus amples détails, que le pneumothorax puisse être, suivant les circonstances, beaucoup plus circonscrit encore que dans le cas présent, ou, au contraire (condition plus habituelle), que l'air atmosphérique se répande, au moment de la perforation, dans la totalité de la cavité pleurale jusqu'alors intacte.

---

s. f. p. l. Vieille *symphyse pleurale partielle*, immobilisant le sommet du poumon gauche et la moitié antéro-supérieure et interne du lobe correspondant.

p. n. t. h. *Perforation du parenchyme pulmonaire*, cause du *pneumothorax*; la perte de substance, arrondie, est entourée par un bourrelet de fausses membranes fibrineuses, ponctuées, çà et là, de placards hémorrhagiques.

p. l. i. l. *Scissure inter-lobaire*, partiellement comblée par des fausses membranes fibrineuses; le lobe supérieur s'y montre plus abondamment recouvert de néo-membranes que la portion correspondante du lobe inférieur; sur ce dernier, on aperçoit quelques îlots tuberculeux pleurétiques disséminés.

b. d. i. f. Portion du bord inférieur de la *languette pulmonaire*, libre d'adhérences; à droite de ce point, le bord inférieur du poumon donne, au contraire, attache à des sortes de voiles membraneux, blanchâtres, fibrineux, encore tout récents.

p. l. d. f. Surface pleurale du *diaphragme* gauche, recouverte de néo-membranes vascularisées et d'exsudats fibrineux, qui rejoignent, par en haut, le lobe inférieur du poumon.

f. m. l. g. Série de *fausses membranes lamellaires*, disposées en « arceaux » et formant des sortes de « logettes » distinctes, source fréquente de pleurésies aréolaires, ou « cloisonnées ».

p. l. p. r. *Plèvre pariétale*, très épaissie, recouverte de néo-membranes vascularisées, partiellement adhérente au bord inférieur du poumon.

p. l. v. s. Plèvre viscérale du lobe inférieur, recouverte d'une mince couche de fausses membranes, semées de quelques nodules tuberculeux, mais laissant encore voir, par transparence, le poumon, d'un violet rougeâtre, et affaissé (collapsus).

s. f. p. r. *Symphyse pleurale*, immobilisant le haut du lobe inférieur, cachant le bord postérieur du poumon et se continuant avec la symphyse du sommet.

TUBERCULOSE PLEURALE

Planche LXXXVI

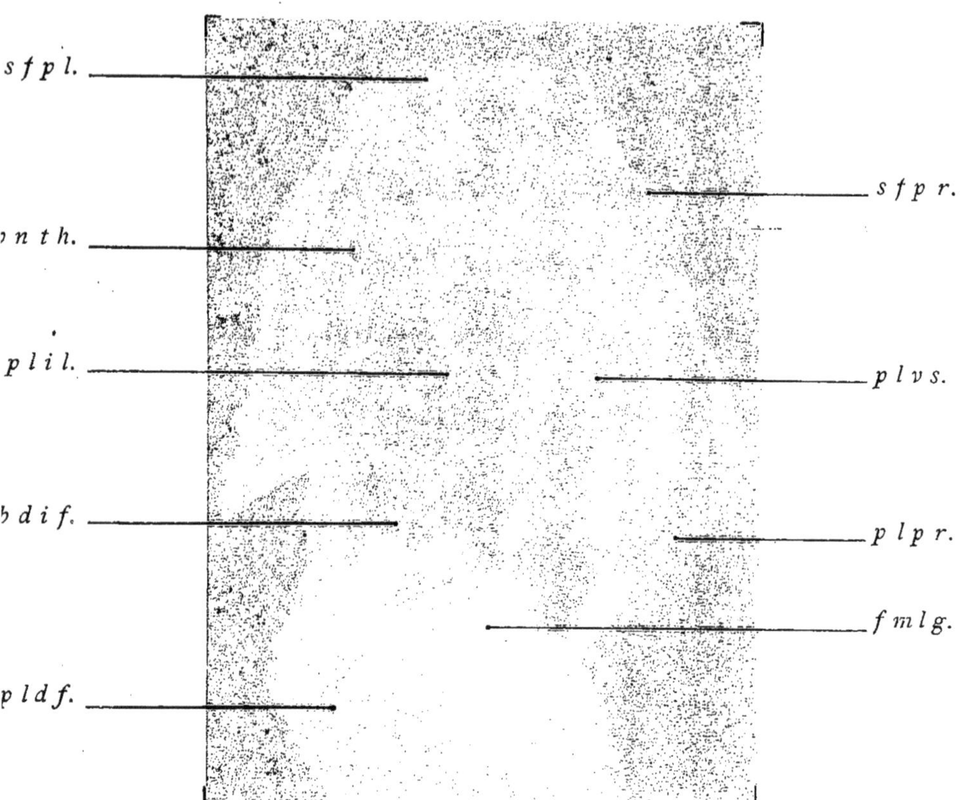

Tuberculose pleuro-pulmonaire.
Pneumothorax, pleurésie séro-fibrineuse secondaire (Hydro-pneumothorax).

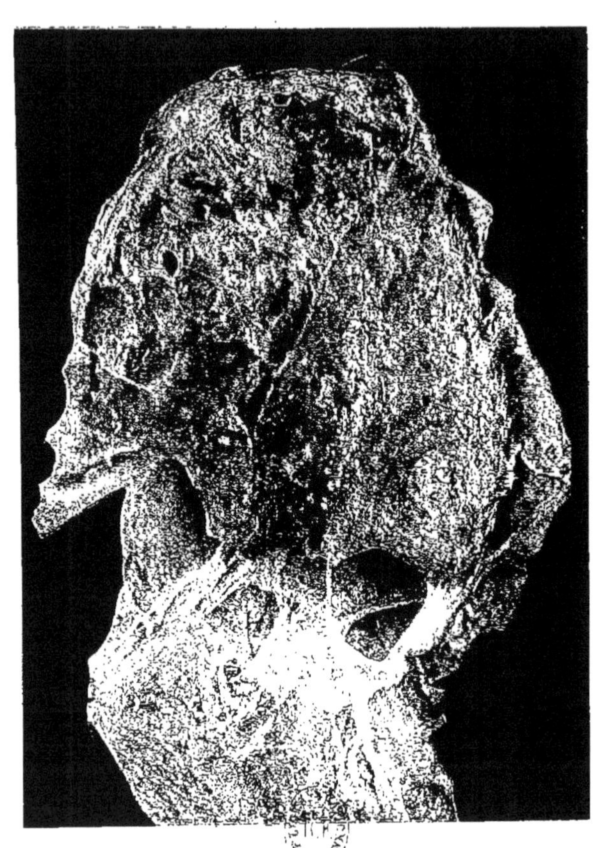

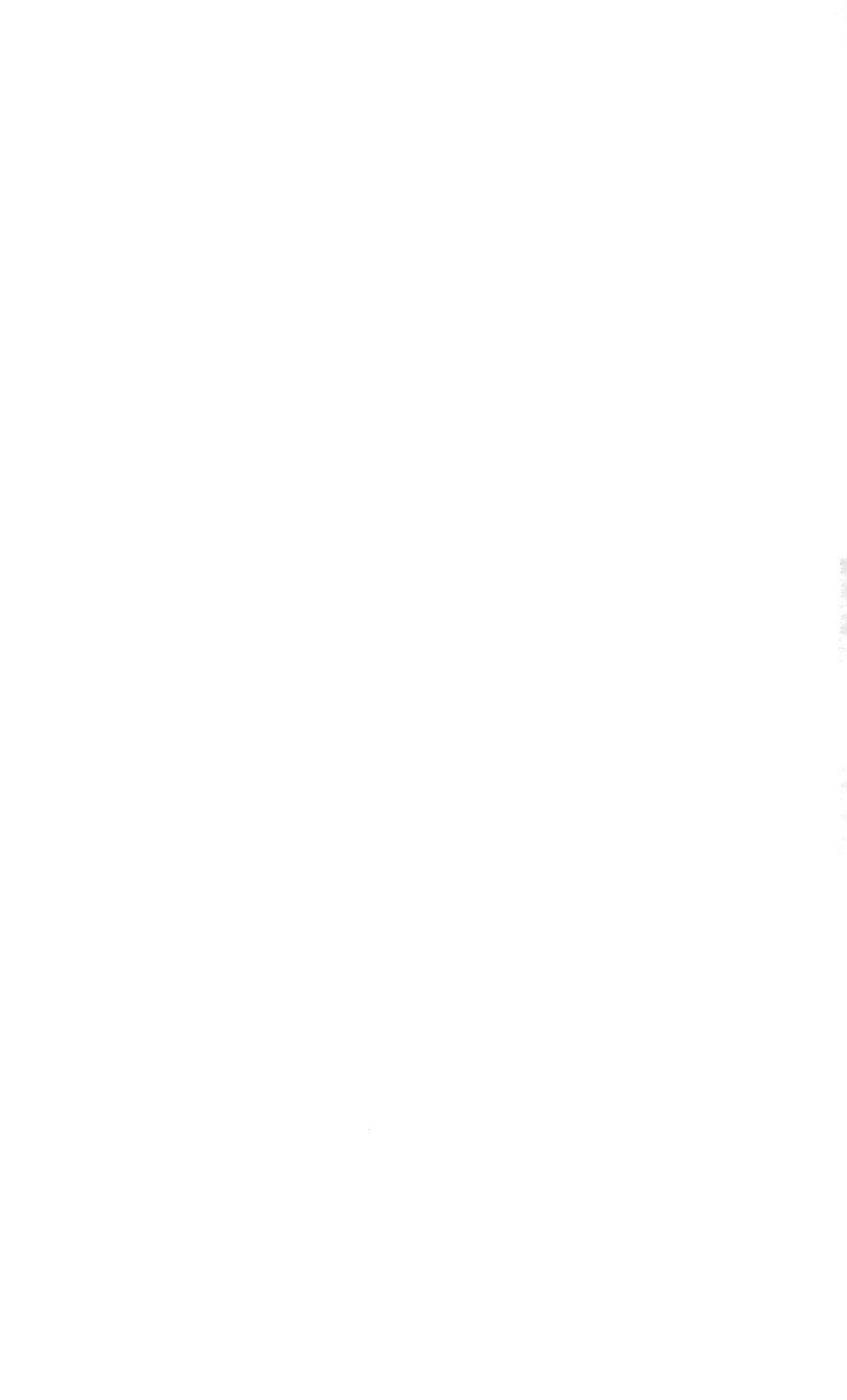

TUBERCULOSE PLEURALE

LE PYO-PNEUMOTHORAX

PLANCHE LXXXVII

Tuberculose pulmonaire chronique. Pyo-pneumothorax récent. Aspect verdâtre de l'enduit purulent de la plèvre; absence presque totale d'exsudats fibrineux.

La perforation tuberculeuse du poumon droit, figurée sur la Planche LXXXVII, s'est produite (comme pour l'observation précédente) à la partie moyenne du lobe supérieur, vers le milieu de sa face externe.

Les perforations qui causent le pneumothorax occupent un siège des plus variables. On peut dire cependant, qu'il existe certaines régions prédisposées à cet accident, et d'autres à peu près absolument indemnes. La partie moyenne de la face externe des lobes supérieur et inférieur, pour chaque poumon, est, certes, la plus fréquemment atteinte. Le sommet, par contre, la face diaphragmatique du lobe inférieur et les surfaces bordant, de part et d'autre, les scissures inter-lobaires échappent, si nous en croyons notre expérience, d'une façon pour ainsi dire absolue, à la perforation tuberculeuse. L'explication que l'on pourrait donner de cette immunité serait forcément basée sur une hypothèse vague et, par là même, peu admissible; d'autant plus, que la lésion tuberculeuse, cause de tout le mal, est des plus banales.

Un îlot d'infiltration tuberculeuse, plus rarement, peut-être, un foyer nodulaire (composé de granulations multi-folliculaires conglomérées), s'est développé à la base d'un des lobules pulmonaires corticaux, au contact même de la face profonde du feuillet viscéral de la plèvre. La caséification y progresse, comme nous l'avons vu (fig. XLII), d'une manière centrifuge et infiltre la plèvre, en même temps que (du côté du pédicule du lobule) les ramifications bronchiques correspondantes. La fonte liquéfiante, puis le ramollissement évacuateur de la masse caséifiée ouvrent à l'air l'accès du foyer; rien n'est plus facile, ensuite, pour la portion correspondante du feuillet pleural, caséifié et *non encore protégé par des adhérences inflammatoires*, que de se rompre, à la première occasion : un léger effort, une quinte de toux suffira pour déchaîner brusquement le drame.

Une fois la voie pleurale ouverte à l'air, en même temps qu'au pus caséeux, la série des lésions inflammatoires pleurétiques en découle. Il suffira de tenir compte des aléas provenant de la composition variable des produits inflammatoires évacués, disons : « projetés » dans la cavité pleurale, pour comprendre la variété des réactions de la séreuse. Les désordres pourront donc aller, de la pleurite séreuse, à la pleurésie purulente, simple, fétide ou caséeuse, en passant par les exsudats fibrino-leucocytaires, ou même hémorrhagiques.

Dans l'observation LXXXVII, la réaction pleurale paraît avoir été, d'emblée, pyogénique et très aiguë. Le feuillet viscéral ne s'est pas recouvert d'un exsudat fibrineux épais, comparable à celui de la Figure précédente. L'épanchement a été assez peu abondant, le pus s'est répandu dans la cavité pleurale et la mort est survenue tôt, après toutefois que la plaie pulmonaire eut été cachée (*pfrp*) par les enduits puriformes circonvoisins. Les cas de mort rapide survenue presqu'au début d'un pneumothorax compliqué de pleurésie purulente aiguë, à germes pyogènes, sont rares, au cours de la Tuberculose pleuro-pulmonaire. Le pyo-pneumothorax, dans cette affection, est bien plus fréquemment caséeux; autrement dit, la perforation tuberculeuse de la plèvre se complique plus volontiers de pleurite caséo-bacillaire, soit simple, soit associée à quelqu'un des microbes pathogènes, commensaux habituels des voies trachéo-bronchiques.

---

s. p. m. Sommet du poumon, exempt d'adhérences, mais recouvert d'un très mince exsudat puriforme (*pleurite aiguë purulente récente*).

p. l. i. l. Scissure pleurale inter-lobaire, à peu près intacte en ce point, à peine léché par l'enduit puriforme.

l. i. f. Lobe inférieur du poumon droit dont les quatre cinquièmes seulement apparaissent recouverts de *fausses membranes* puriformes, blanchâtres, molles, quasi diffluentes.

f. m. p. v. Rares fausses membranes, d'aspect puriforme, verdâtres, à peine adhérentes à la plèvre inter-lobaire, dans sa partie inférieure.

p. f. r. p. *Plissements de la plèvre* recouverts de fausses membranes minces lamellaires; la disposition verticale et parallèle de ces plis (qui n'ont rien d'artificiel) permet de suivre le début de la rétraction du parenchyme pulmonaire refoulé par l'épanchement pleurétique; c'est au niveau de ces fausses membranes et de ces plicatures que se produisit la *perforation* tuberculeuse du poumon, rapidement recouverte, dans le cas actuel, par un enduit pleurétique puriforme, crémeux, peu adhérent.

i. n. c. v. Longue incision verticale, faite, au couteau, suivant l'axe du poumon, de manière à montrer la couleur jaunâtre, pâle, du parenchyme pulmonaire affaissé.

TUBERCULOSE PLEURALE

Planche LXXXVII

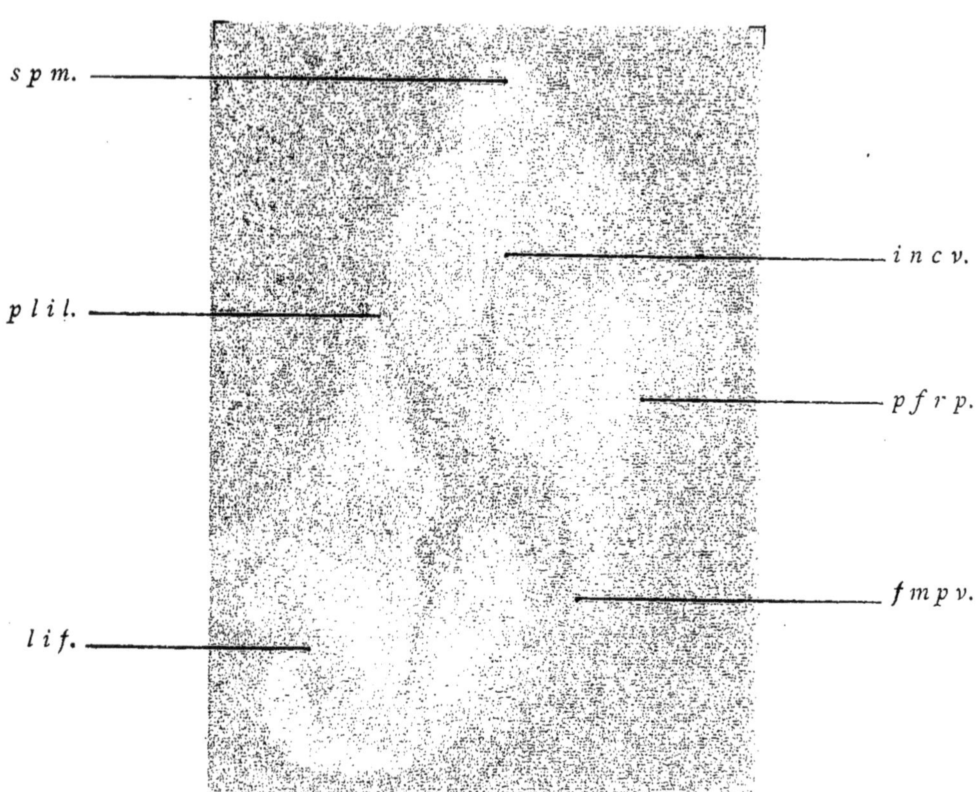

Tuberculose pulmonaire chronique.
Pyo-pneumothorax récent.
Aspec verdâtre de l'enduit purulent de la plèvre.
Absence presque totale d'exsudats fibrineux.

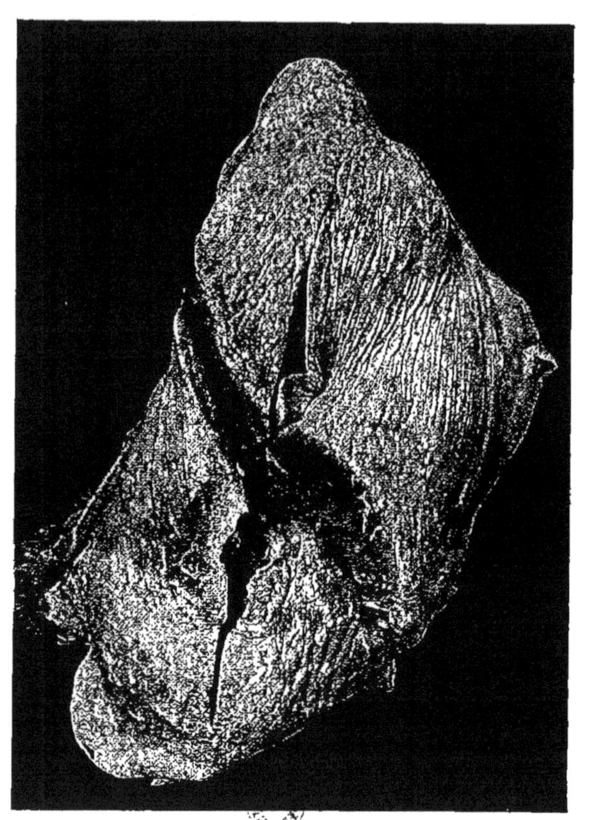

TUBERCULOSE PLEURALE

HYDRO-PNEUMOTHORAX
ET PLEURITE SÉRO-FIBRINEUSE

PLANCHE LXXXVIII

Hydro-pneumothorax ancien, compliqué d'épanchement subaigu séro-fibrinoïde. Sclérose anthracosique du lobe supérieur du poumon.

Voici un troisième cas de « perforation spontanée » du poumon, par caséification progressive d'un minime îlot de la plèvre viscérale recouvrant la face externe du lobe inférieur. Seulement ici, la réaction inflammatoire de la séreuse a duré longtemps : l'hydro-pneumothorax s'est peu à peu modifié, par résorption progressive de l'air et par accroissement du liquide, qui prenait la place de l'oxygène, puis de l'azote. Au bout de quelques semaines, les gaz épanchés dans la plèvre ayant disparu sous la poussée ascendante de la sérosité pleurétique, la lésion s'est trouvée transformée en une pleurésie séro-fibrineuse ; cette pleurésie s'est trouvée limitée, à sa partie supérieure, par de vieilles adhérences symphysaires ayant encapuchonné largement le sommet pulmonaire, lui-même atteint de sclérose anthracosique.

Avec le temps, ces grands épanchements stationnaires et que les thoracentèses répétées ne parviennent, pour ainsi dire, jamais à assécher, s'installent d'une manière définitive. Les fausses membranes qui tapissent certaines régions de la plèvre, surtout le feuillet pariétal et, en particulier sa face diaphragmatique et le sinus costo-diaphragmatique, s'organisent mal, en néo-membranes très vascularisées. La fibrine qui forme ces enduits « fibrino-fibroïdes » devient mollasse, pulpeuse, friable et, à proprement parler, *fibrinoïde*, quand elle n'est pas envahie par la dégénérescence caséeuse. Aussi, dans des centaines de pareilles observations, peut-on suivre, grâce à des ponctions réitérées, les transformations de l'épanchement : au début, nettement séro-fibrineux, il devient de moins en moins riche en fibrine, apparaît de plus en plus séreux, voire même séro-hémorrhagique ou séro-puriforme, pour finir, soit par un véritable *abcès caséeux de la plèvre* dépourvu de microbes pyogènes (mais souvent gorgé de bacilles tuberculeux) soit par un épanchement d'aspect « huileux » rempli de cristaux de cholestérine.

Dans la présente observation, on voit le lobe inférieur, refoulé par l'épanchement, se recouvrir d'une couche assez peu épaisse de néomembranes, sauf au niveau de son bord postérieur, où se produisit la rupture de la plèvre (*lbif*). De même, à la partie supérieure de cette cavité distendue (en *lbs*), des anciennes adhérences pleurales sont à peine recouvertes de minces néo-membranes. La partie déclive de la séreuse (*pldf* et *fmfl*) disparaît, au contraire, sous les saillies onduleuses tracées par un épais exsudat, organisé en néomembranes, mais écrasé par la lourde pesée de l'épanchement.

On comprend comment, dans ces conditions, la symphyse pariétopulmonaire, en un mot la guérison par soudure du poumon à la plèvre pariétale, soit devenu presqu'irréalisable. Peu à peu, le temps aidant, les feuillets pleuraux séparés s'épaississent et se sclérosent. Suivant les cas, ou bien la lésion donne lieu à une « pachy-pleurite » avec épanchement séreux intarissable, dont Dieulafoy rapportait, il y a quelques années, les variétés cliniques les plus intéressantes, ou bien la caséification progressive des exsudats produit un vaste « abcès froid pleural » enkysté, que les chirurgiens se gardent de mettre à jour, assurés qu'ils sont des dangers auxquels ils exposeraient le malade et conscients de l'inefficacité de leurs moyens d'intervention.

---

l. b. s. Lobe supérieur, coiffé par une *symphyse pleurale* étendue ; la partie supérieure de ce lobe a été arrachée de la plèvre symphysée et montre un parenchyme pulmonaire gris ardoisé (vieille *sclérose anthracosique*) ; cette tuberculose de « guérison » avec symphyse pleurale, a empêché l'affaissement et le collapsus du lobe supérieur ; sous l'action de l'hydro-pneumothorax, la plus grande partie du lobe inférieur s'est, au contraire, rétractée.

p. l. m. d. *Plèvre médiastine*, au-dessous de laquelle on distingue la saillie du cœur ; la séreuse pariétale est recouverte d'un épais enduit pseudo-membraneux, jaunâtre, pultacé, friable.

p. l. d. f. Surface pleurale du *diaphragme* gauche, recouverte d'épaisses néo-membranes tomenteuses, « fibrinoïdes », très adhérentes à la surface de la séreuse.

f. m. f. l. Fausses membranes fibrineuses, réunies en volumineux paquets étendus du bord inférieur du poumon à la face supérieure du diaphragme, et tendant à cloisonner la cavité pleurale.

l. b. i. f. Lobe inférieur du poumon gauche, en état de collapsus peu accusé par le fait d'adhérences pleurétiques anciennes ayant immobilisé une partie du bord inférieur du poumon : les exsudats fibrineux recouvrant, en ce point, la plèvre viscérale sont assez opaques pour cacher la couleur du poumon sous-jacent.

s. f. p. l. *Symphyse pleurétique du sommet*, très ancienne, coiffant le parenchyme pulmonaire manifestement sclérosé et anthracosique.

TUBERCULOSE PLEURALE

PLANCHE LXXXVIII

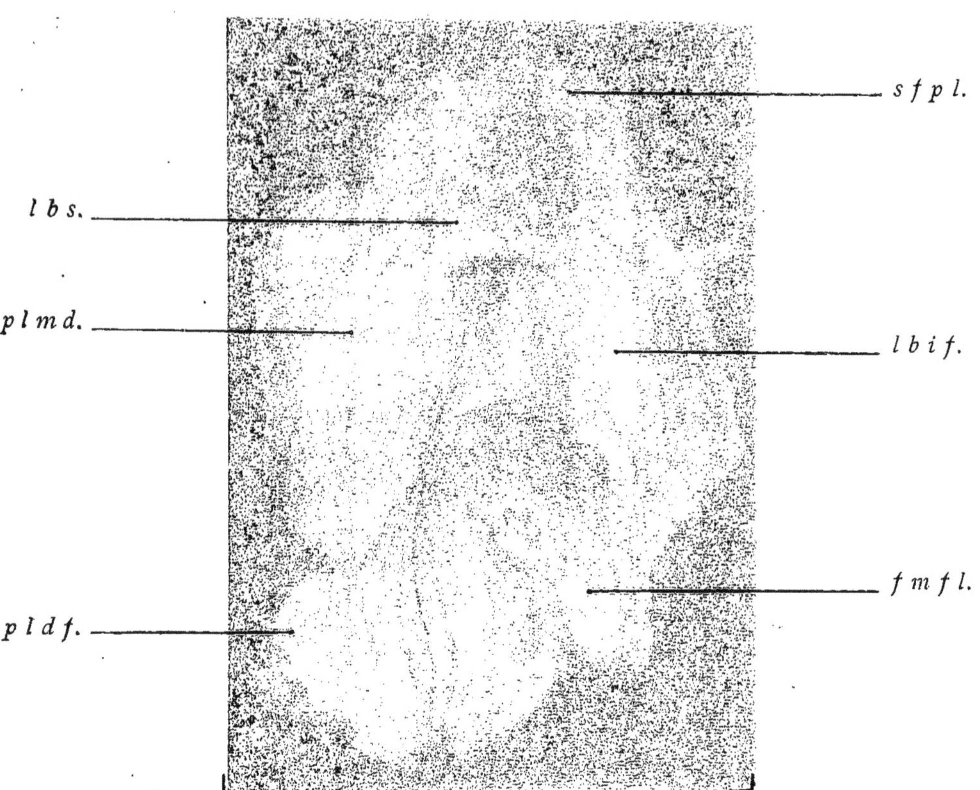

Hydro-pneumothorax ancien, compliqué d'épanchement subaigu séro-fibrinoïde.
Sclérose anthracosique du lobe supérieur du poumon.

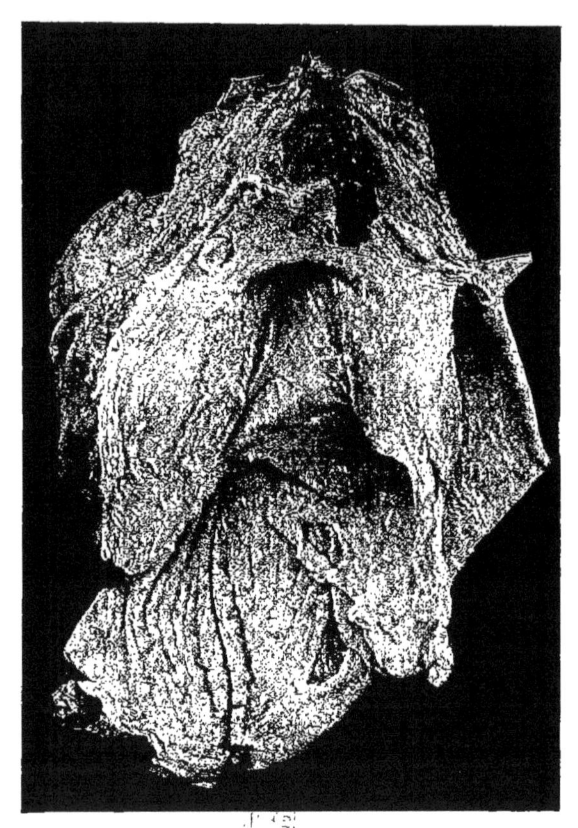

TUBERCULOSE PLEURALE

PLEURÉSIE PURULENTE TUBERCULEUSE (ABCÈS FROID PLEURÉTIQUE)

PLANCHE LXXXIX

Vaste pleurésie caséeuse gauche, avec collapsus pulmonaire extrême. Symphyse pleurale droite.

La Planche LXXXIX met en lumière l'exemple le plus complet d'une *Pleurite caséeuse* généralisée à la totalité de la séreuse recouvrant le poumon gauche. Cette vaste poche, qui contenait trois litres d'un pus séreux, grumeleux, semé de milliards de bacilles de Koch, était, à coup sûr, le résultat d'une inflammation exsudative développée sous l'influence directe de ces germes spécifiques. Cette lésion, dont la cause immédiate paraît bien avoir été une caséification partielle de la plèvre viscérale, suivie d'un pyo-pneumothorax, pourrait être comparée à un de ces « abcès froids » ossifluents, énormes abcès « par congestion », qui compliquent, d'une façon si commune, la Tuberculose vertébrale. Avec cette différence, toutefois, que les vastes collections purulentes bacillaires nées de rachis et fusant au loin (jusque, parfois, dans le triangle de Scarpa) se sont creusées, de proche en proche, aux dépens de masses infiltrées, d'abord, puis ramollies.

Ici au contraire, les « nappes caséeuses » n'ont eu que la peine de s'étaler à la surface d'une cavité préformée, virtuelle, à l'état sain. La poche, de plus en plus distendue par le pus bacillifère, n'eut pas à se creuser : elle s'est, tout au plus, « élargie », en refoulant autour d'elle, progressivement, toutes les parties molles du voisinage.

On doit, pour ces cas, constater que les colonies tuberculeuses peuvent progresser dans l'épaisseur du feuillet pariétal de la plèvre, et gagner la surface même du fascia pleural (*plp*), en route vers les espaces intercostaux (Voy. la Pl. II). De même, les puits lymphatiques du diaphragme sont, souvent, infectés. Ici, la rate, en particulier, s'est soudée, par des adhérences, à la concavité du dôme diaphragmatique gauche, tandis que la pulpe splénique (*spl*) devenait le réceptacle de deux volumineux nodules tuberculeux, d'une richesse extrême en bacilles. Ces preuves d'une activité persistante d'un foyer bacillifère aussi étendu que la cavité pleurale tout entière, méritaient d'être mises en valeur; elles expliquent la gravité du pronostic de tous les cas de *Tuberculose infiltrée de la plèvre*. La masse pesante, représentée par la collection puriforme, suffirait, à elle seule, pour constituer un danger redoutable, en comprimant le cœur et le poumon tout entier. Le foyer, de ce qu'il est bacillifère, est plus menaçant encore.

Il est facile, d'autre part, de comprendre comment l'état pathologique antérieur de la plèvre peut modifier l'étendue et la forme de ces inflammations caséeuses développées dans la grande cavité pleurale.

D'ordinaire, en effet, l'infiltration caséifiante de la séreuse a lieu à titre de complication secondaire : souvent, déjà, des traces indélébiles d'une infection pleurétique avaient immobilisé, par exemple, le sommet du poumon, ou une grande partie du lobe supérieur, en les fixant par des adhérences symphysaires fort solides. Parfois aussi, les amas caséeux s'étendent, à la façon d'un enduit, entre les deux feuillets tuberculisés et leur établissent une sorte d'accolement durable, capable de résister à la liquéfaction puriforme. Tous ces détails figureront plus loin, à propos de leur étude histo-pathologique.

---

c. p. t. — *Larynx* et paquet des *organes cervicaux*, enlevés par « éviscération totale ».

s. m. p. d. — *Sommet du poumon droit*, enrobé par la plèvre pariétale symphysée; le reste du poumon est, de même, presque partout, adhérent.

o. r. d. — *Auricule de l'oreillette droite*, visible, le sac péricardique ayant été sectionné.

v. d. — Masse du *ventricule droit*, arrondie, saillante; (dilatation chronique hypertrophique du cœur droit).

s. p. l. — *Rate*, sectionnée, entourée d'adhérences nombreuses anciennes (*périsplénite chronique*); la pulpe splénique, bien caractérisée par sa teinte rouge-violet foncé, contient deux volumineux *tubercules caséeux*, blanc jaunâtre.

p. l. m. d. — *Plèvre médiastine*, recouverte par un enduit néo-membraneux et caséeux, très épais, déchiré en plusieurs endroits (au moment de l'éviscération).

p. l. p. — *Plèvre pariétale*, très épaissie, blanchâtre, et parcourue, sur sa face *externe*, par des nodules tuberculeux caséeux.

c. v. p. l. — La *cavité de la plèvre*, énormément distendue; un liquide séro-puriforme et granuleux, très riche en bacilles tuberculeux, remplissait cette poche pleurale.

c. l. p. s. — Le *poumon gauche*, réduit à un mince moignon triangulaire, se trouvait refoulé, au haut et en dedans de l'hémi-thorax gauche; on le reconnaît, sur la section, à sa coloration foncée, bleu verdâtre, ardoisée. Ce poumon gauche, entier, ne représentait pas la dixième partie du poumon droit.

TUBERCULOSE PLEURALE

PLANCHE LXXXIX

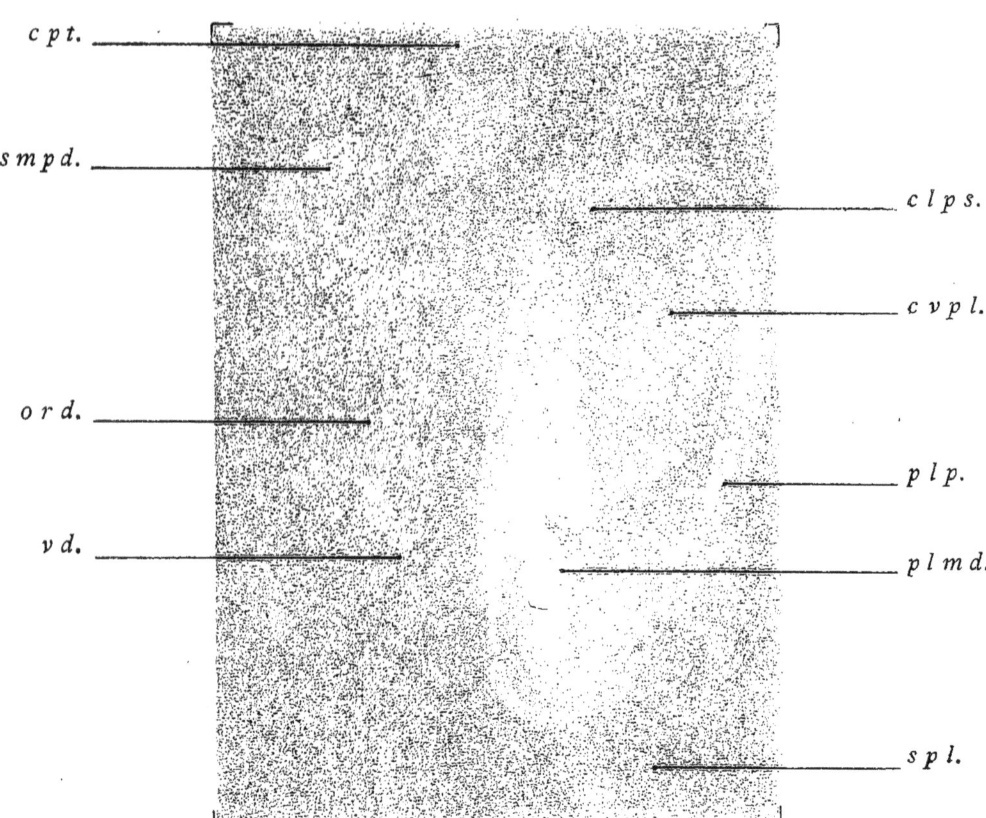

Vaste pleurésie caséeuse gauche, avec collapsus pulmonaire extrême.
Symphyse pleurale droite.

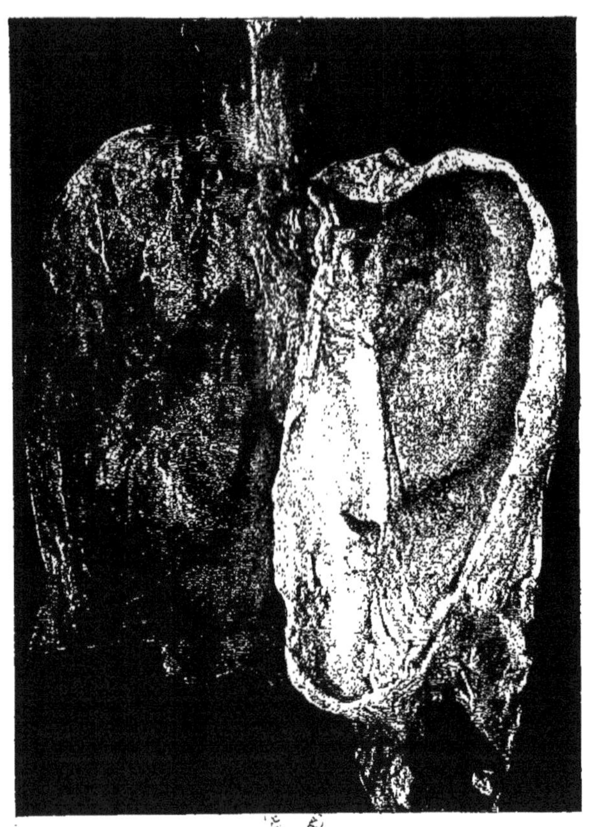

TUBERCULOSE PLEURALE

LES SYMPHYSES PLEURALES

PLANCHE XC

Symphyse totale de la plèvre gauche; nodules tuberculeux symphysaires.

La Planche XC n'est pas la seule qui offre un exemple de symphyse pleurétique généralisée à toute l'étendue de la séreuse. Les Planches XXIV, XXXVIII, XLI et LIX ont, déjà, représenté différents aspects de lésions chroniques pleurales comblant, en entier, la cavité, au moyen d'adhérences anciennes. La Figure actuelle montre le poumon recouvert, dans son ensemble, par le feuillet pariétal de la plèvre à peu près complètement adhérent à l'organe respiratoire. Une légère incision verticale (pratiquée après l'éviscération totale) a permis de reconnaître le nature tuberculeuse de l'altération. Les différences de coloration des régions de cette surface extérieure de la plèvre suffisent, à elles seules, pour indiquer la marche de l'affection et l'âge différent de la symphyse, suivant qu'on examine le sommet, la partie moyenne ou la base du sac pleural. Au sommet (*sgsf*), rien n'est plus facile que d'affirmer l'existence de lésions anciennes, atrophiques, du poumon et de la coque fibroïde qui l'encapuchonne; au-dessous, les espaces intercostaux s'accusent et se succèdent, en s'intercalant aux bandes bleuâtres, aplaties, qui répondent aux saillies de la face interne des côtes; à la base, la plèvre symphysée est doublée de tractus celluleux épais, preuve d'une ancienneté, grande aussi, du processus inflammatoire spécifique.

Ces traits sont à rapprocher d'autres Figures dans lesquelles (comme les Planches XL et LXXXIII en font foi) le sommet se trouve définitivement fixé par une symphyse rigide, épaisse, très solide. On sait combien souvent, dans la Phtisie chronique, les adhérences pleurétiques de la voûte rendent des plus malaisées l'extraction du poumon hors de la cavité thoracique, au cours de l'éviscération totale. On est même, maintes fois, obligé de sculpter de près, au couteau, ces sommets encapuchonnés. La Figure XC répond à cette altération (*sclérose pleuro-pulmonaire symphysaire*).

Les symphyses pleurétiques, qu'elles soient généralisées ou partielles, montrent, souvent, une prédominance très marquée de leurs adhérences sur certains points, autres que le sommet. C'est, par exemple, la face diaphragmatique du poumon ou le lobe inférieur entier (les Figures XXXVIII, ainsi que XLI et LIX): d'autres fois, ce sont les scissures (obs. XXV et LX) et, souvent aussi, la plèvre médiastine (obs. LXXXIV, LXXXV, LXXXVI et LXXXIX) qui ont fixé, d'une manière étroite et circonscrite, la raison pathogénique par excellence, la source la plus commune de l'inflammation adhésive de leurs feuillets, c'est-à-dire le Bacille tuberculeux.

Dans l'observation actuelle, les circonstances, particulièrement favorables, ont permis de découvrir, du premier coup, la cause effective (*ndtb*) des lésions symphysaires : des nodules tuberculeux, bien caractéristiques, se montrent entre les deux feuillets pleuraux incisés. Maintes fois, cependant, les conditions de l'enquête sont tout autres ; l'ancienneté grande de l'affection pleurétique a fait disparaître les foyers tuberculeux, fondus au sein de placards fibro-hyalins et le microscope même a la plus grande difficulté à en déceler les vestiges.

---

p. l. c. r. Surface extérieure, sous-costale, du *feuillet pariétal de la plèvre* ; le sommet de la coque pleurale se montre épaissi, densifié, jaunâtre ; les lésions de la symphyse sont, à coup sûr, plus anciennes et plus profondes, à ce niveau, que dans le reste de l'étendue de la séreuse.

i. n. c. v. Section verticale de la *plèvre pariétale*, s'étendant jusqu'au bord inférieur du poumon ; à travers l'écartement des lèvres de l'incision, le bord postérieur du poumon apparaît, quelque peu décollé ; un peu plus bas, le couteau est entré dans le poumon lui-même, fort congestionné.

l. p. b. l. Lambeau du *tissu cellulaire péri-pleural*, densifié (*péri-pleurite fibroïde*).

p. l. f. Lobe inférieur du poumon, très congestionné, rougeâtre, sectionné par le couteau.

d. f. d. Lambeau du *diaphragme gauche*, recouvert de lames cellulaires densifiées.

b. d. d. Bord droit de l'incision pleurale, quelque peu récliné, afin de montrer la surface de la *plèvre viscérale* ponctuée de granulations tuberculeuses conglomérées.

n. d. t. b. Amas de nodules tuberculeux conglomérés, intercalés entre les deux feuillets de la plèvre, peu adhérente à leur niveau.

s. l. i. c. Dépressions et saillies superposées, parallèles, montrant, imprimés sur la surface extérieure de la plèvre pariétale, le relief des *côtes* et les sillons des *espaces intercostaux* (empreintes costales).

s. g. s. f. Sommet, tuberculisé, du poumon, déformé, aplati, et coiffé par un « capuchon » pleurétique symphysaire.

TUBERCULOSE PLEURALE

PLANCHE XC

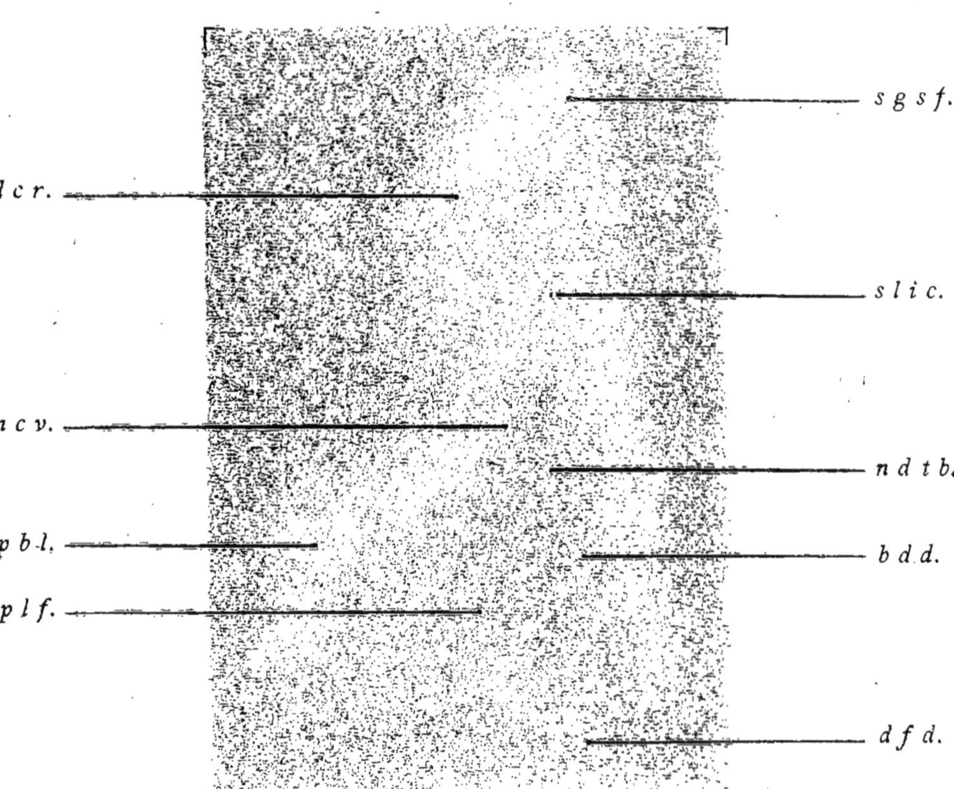

Symphyse totale de la plèvre gauche.
Nodules tuberculeux symphysaires.

Pl. XC

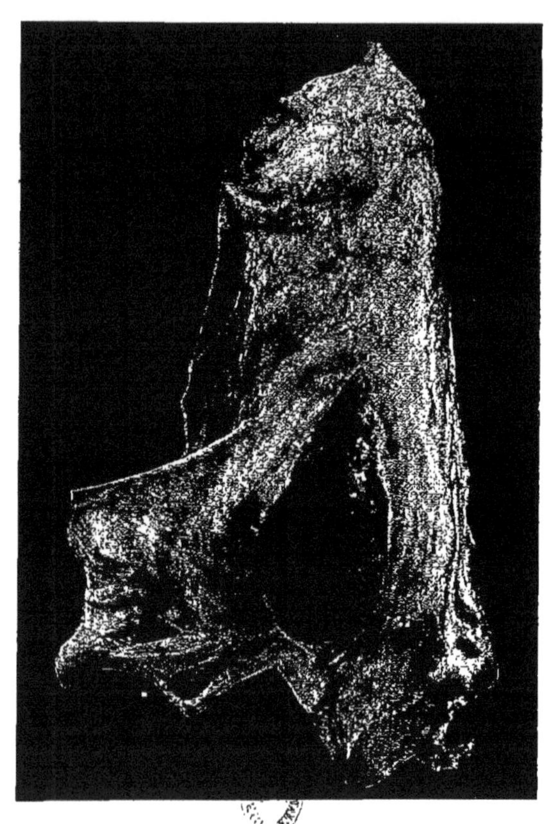

TUBERCULOSE PLEURALE

ADHÉRENCES PARTIELLES ET PLACARDS LACTESCENTS

PLANCHE XCI

Anthracose pulmonaire; état « tigré » du poumon; emphysème lobulaire. Placards lactescents de la plèvre; symphyse partielle du lobe inférieur.

On peut résumer, de la façon suivante, les caractères de la *Symphyse pleurale*. Elle est le satellite très commun, mais non obligatoire, de la Tuberculose pulmonaire chronique. Sa généralisation est d'une grande fréquence; ses localisations partielles ont une prédilection manifeste pour le sommet de la voûte pleurale; puis viennent, dans un ordre de fréquence à peu près égal, le lobe inférieur (en particulier les feuillets diaphragmatiques), les scissures inter-lobaires et la plèvre médiastine.

La Planche XCI, montre trois sortes de lésions, également intéressantes et fort communes au cours de la Tuberculose pulmonaire : des placards de *symphyse partielle*, un *état lactescent* de la plèvre viscérale, et, enfin, un exemple fort remarquable d'*anthracose pulmonaire sous-pleurale*, associée à un emphyse atrophique des mieux caractérisés.

Trois îlots de symphyse partielle (*adpls*, *sfpil* et *sfli*) s'y montrent sous des aspects fort différents. Certains sont fibrillaires, lâches, en voie d'atrophie manifeste (*adpls*), et permettent de prévoir l'évolution qui les amènerait, avec le temps, à se résorber et à devenir autant de *placards lactescents* de la plèvre, semblables à ce que *plpl* nous montre, à la surface du lobe inférieur. D'autres, comme *sfpil*, accolent l'un à l'autre deux replis de la plèvre viscérale, sans rapport d'aucune sorte avec la plèvre pariétale : telle est du moins l'apparence, car, non loin de cet îlot de symphyse inter-lobaire (symphyse scissuraire), on voit, sur le lobe inférieur, une large « plaque laiteuse » reliquat, d'une vieille « adhérence pariéto-viscérale » libérée par usure, ou, autrement dit, *résorbée*.

Une dernière symphyse partielle est représentée en *sfli* : on y retrouve tous les caractères habituels de l'adhérence symphysaire ancienne, fibroïde et vasculaire, identique, comme aspect et comme structure, aux solides « capuchons du sommet » étudiés précédemment. Nul doute qu'en cet endroit aussi, les adhérences ne se soient, en grande partie, résorbées : l'aspect blanc, presque nacré, de la plèvre viscérale, libre à quelque distance au-dessous de l'adhérence, en donne la preuve.

Ainsi, et quand les circonstances locales s'y prêtent, les *adhérences pleurétiques se résorbent* à fond et disparaissent en entier, conclusion importante au point de vue de la thérapeutique des affections pulmonaires. Ces données anatomo-pathologiques apportent la justification, sans débats, de l'utilité grande de la gymnastique respiratoire appliquée, contre les « sequelles » de la pleurésie, avec toute la prudence et avec toute la sévérité des méthodes recommandées par les phthisiologistes modernes. La respiration et, par elle, l'hématose pulmonaire et la circulation cardiaque ont tout à gagner à ces « libérations pleurales » progressives.

---

e. f. n. t. *Emphysème* et *anthracose sous-pleurale* du sommet; les portions de parenchyme pulmonaire intercalées aux placards d'anthracose sous-pleurale sont d'une blancheur anémique caractérisant les lésions emphysémateuses.

a. d. p. l. s. *Adhérence partielle* du lobe supérieur, partie moyenne ; les tractus fibroïdes de la plèvre tranchent, par leur blancheur mate, sur la tonalité noir verdâtre des placards de charbon accumulés au-dessous de la plèvre viscérale ; quelques lobules pulmonaires corticaux, dans le voisinage, se montrent rouges, fortement congestionnés.

e. f. l. a. *Emphysème lobulaire*, occupant toute *la languette antérieure* du poumon gauche; l'anthracose inter-lobulaire sous-pleurale fait presque entièrement défaut, en cette région.

s. f. p. i. l. *Symphyse partielle de la plèvre inter-lobaire* ; la scissure redevient libre, au-dessus comme au-dessous de l'adhérence pleurale.

e. t. g. r. *Placards anthracosiques sous-pleuraux*, anguleux, déchiquetés, formant des mouchetures, de dimensions variées; le point de départ de ces dépôts de charbon correspond, d'ordinaire, aux carrefours inter lobulaires (état « tigré » du poumon).

p. l. p. l. Larges *placards lactescents de la plèvre*, étalés à la surface d'une région du poumon richement anthracosique; l'épaississement du feuillet pleural n'y est pas uniforme ; il laisse voir, par transparence, des zones, soit anémiques, soit congestionnées.

s. f. l. i. Ilot symphysaire du lobe inférieur; la plèvre pariétale adhérait intimement, en cet endroit au feuillet viscéral, qu'elle recouvre; on aperçoit la riche vascularisation des tissus pleurétiques, ponctués de lignes et de taches hypérémiques.

s. l. i. l. Sillon de la *scissure inter-lobaire* ; le dépôt de charbon sous-pleural dessine, en cet endroit, un fin liseré noir verdâtre, continu, suivant exactement le sommet de l'angle aigu formé par la réunion des deux surfaces pleurales (bord supérieur, ou scissuraire, du lobe inférieur).

PLANCHE XCI

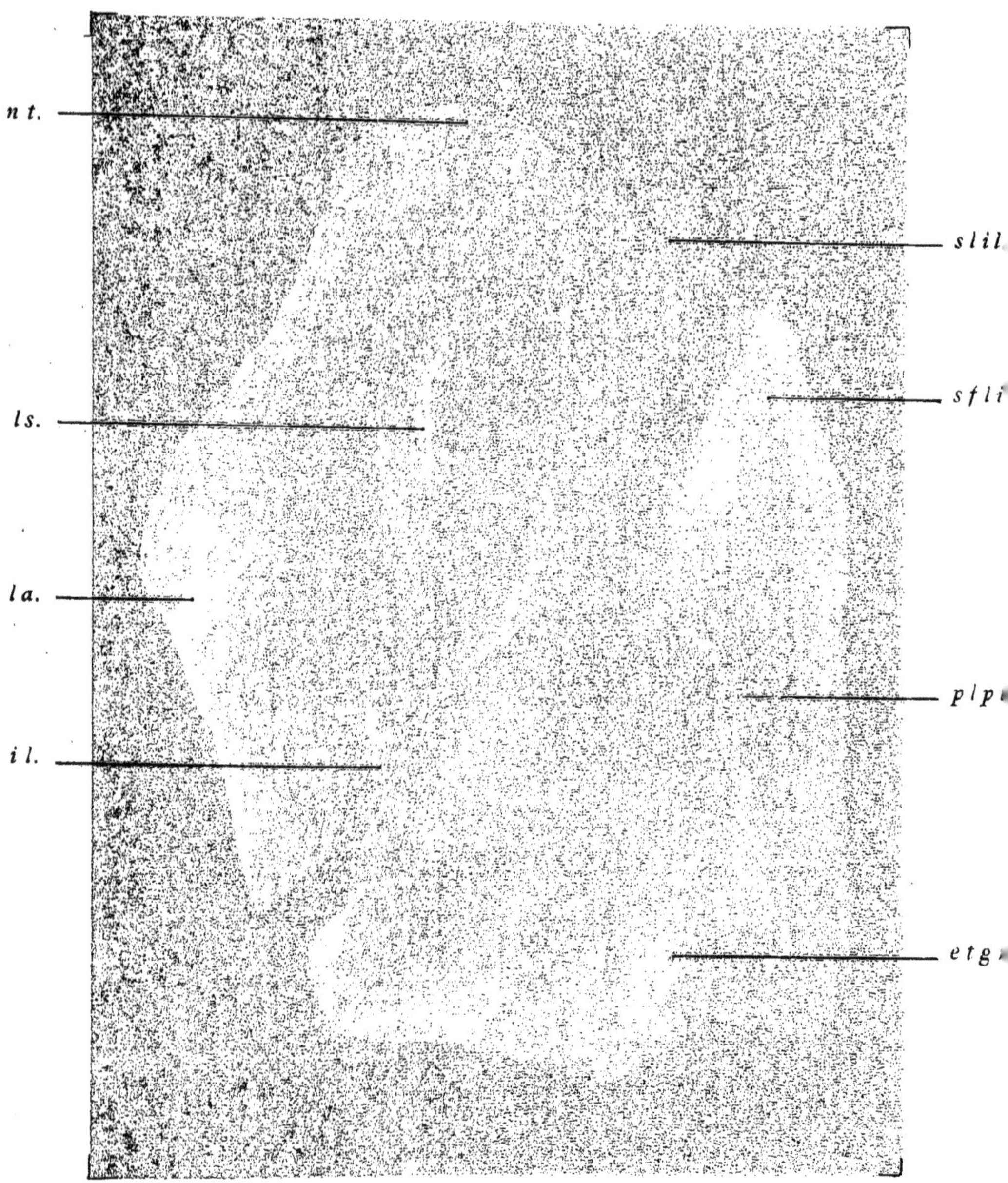

Anthracose pulmonaire.
Etat « tigré » du poumon.
Emphysème lobulaire.
Placards lactescents de la plèvre.
Symphyse partielle du lobe inférieur.

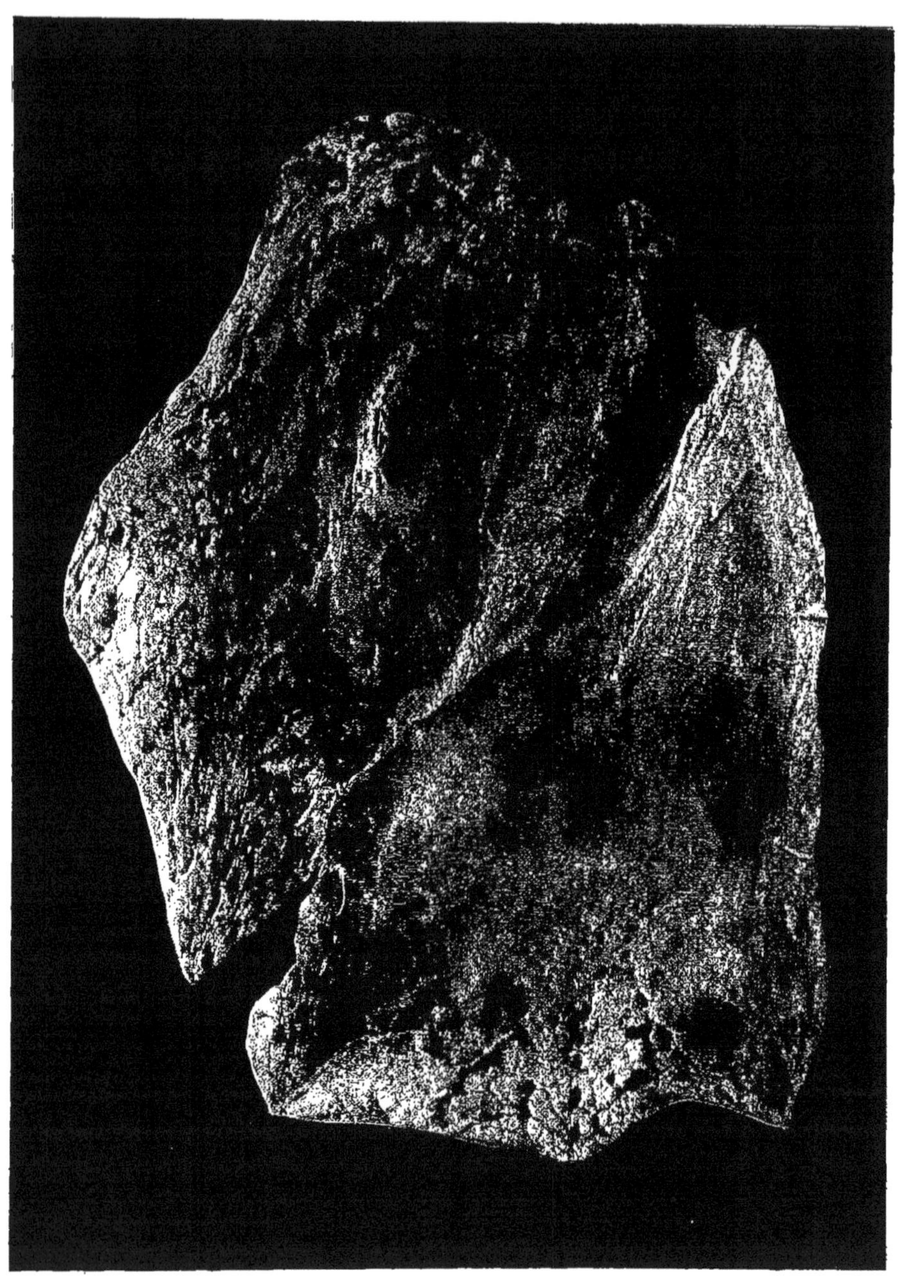

TUBERCULOSE PLEURALE

LES MUTILATIONS CICATRICIELLES DU POUMON

PLANCHE XCII

Les Cicatrices « mutilantes » du poumon, dans la Phtisie pulmonaire. Placards lactescents de la plèvre viscérale. Emphysème pulmonaire juxta-tuberculeux.

Au cours de la Tuberculose ulcéreuse, il est rare de trouver, à la surface du poumon, des cicatrices déprimées, froncées, sinueuses, ou simplement linéaires. La raison la plus appréciable de cette absence de dépressions cicatricielles tuberculeuses pulmonaires est donnée par l'abondance extrême des lésions symphysaires : la pleurite « oblitérante » comble les dépressions, rétablit l'uniformité des surfaces qu'aurait pu déformer la rétraction cicatricielle des tissus sous-pleuraux en butte à la « sclérose atrophique péri-tuberculeuse ».

A cette sorte de règle, une seule et bien remarquable exception est la lésion décrite sous le terme de « *Pneumonie ardoisée du sommet* » ; nous n'en avons rapporté qu'un exemple microscopique (Planche XXXV). A l'autopsie de lésions chroniques pulmonaires, caractérisées par l'emphysème associé à la sclérose (et, maintes fois aussi, à la dilatation chronique des bronches) il est fréquent de trouver, au sommet du poumon, libre d'adhérences, ou à peine retenu encore par quelques tractus fibroïdes, lamellaires, une sorte de *placard* dur, sec, gris-verdâtre, gris-noirâtre ou ardoisé, formé manifestement aux dépens de la plèvre et d'une couche assez peu épaisse du poumon sous-jacent. La surface de la plèvre qui recouvre ce placard de Pneumonie chronique scléro-anthracosique (parfois aussi, calcifiée) est souvent déprimée, séparée du poumon circonvoisin par une rainure, par un repli, lisse ou froncé, suivant les cas. L'étude de ces lésions scléreuses a permis d'établir qu'il s'agit d'une *Tuberculose pleuro-pulmonaire circonscrite*, très ordinairement *éteinte*, ou, du moins, en voie de guérison avancée. La plèvre qui recouvre cet îlot scléreux ou scléro-calcaire a été mutilée et symphysée; puis, peu à peu, les adhérences qui fixaient le bloc pulmonaire fibro-caséeux à la voûte pleurale se sont usées, atrophiées, jusqu'à disparaître. Seul, en ce cas, le microscope permet d'établir la marche des désordres.

Dans l'observation XCII, les altérations mutilantes de la plèvre ont été cent fois plus étendues que dans la simple pneumonie ardoisée : elles ont englobé un vrai « moignon » pulmonaire. La rainure qui entoure la portion de poumon scléro-anthracosique et tuberculeux emprunte, à gauche et en bas, à la scissure inter-lobaire supérieure, une notable partie de son trajet. Tout autour du sillon cicatriciel, le parenchyme pulmonaire est parsemé de nodules tuberculeux jaunâtres, saillants, en activité envahissante : bien qu'ils soient logés en plein tissu emphysémateux, ces îlots caséeux progressent et s'accroissent aux dépens d'une région sous-pleurale exempte des réactions inflammatoires habituelles à la séreuse viscérale. Seule, une vieille adhérence (*sfps*), au sommet du poumon, révèle la part prise par la plèvre à la genèse de cette remarquable altération.

---

m. g. p. l. *Moignon pulmonaire*, délimité par une ligne presque verticale due à la rétraction cicatricielle du parenchyme pulmonaire, au haut de la scissure inter-lobaire.

p. l. i. l. *Plèvre inter-lobaire*, déformée ; la *scissure* apparaît élargie, sinueuse; les plicatures qui la terminent, à droite, ont un aspect quasi rayonné et se continuent, par en haut, avec une longue dépression cicatricielle, verticale, circonscrivant, en avant, le moignon pulmonaire.

a. d. f. b. Vieille adhérence fibreuse de la plèvre, disposée en lame verticale, arrachée de la plèvre pariétale, au moment de l'autopsie.

e. t. l. t. Aspect sub-lactescent de la plèvre viscérale, de tous points comparable aux *plaques laiteuses du péricarde* (reliquat d'anciennes adhérences).

l. p. e. f. *Lobule pulmonaire sous-pleural, emphysémateux* : les sillons interlobulaires sont trop accusés (*anthracose inter-lobulaire*) ; les lobules voisins, sont, de leur côté, tuméfiés. distendus par l'air.

p. l. s. f. Partie inférieure de la scissure inter-lobaire inférieure, incomplètement comblée par une vieille *adhérence symphysaire*.

e. m. f. s. *Emphysème des lobules de la languette antérieure du poumon;* cette région tranche, par son aspect décoloré, sur les tonalités noires verdâtres, anthracosiques, du moignon pulmonaire et sur les îlots jaunâtres, caséeux, voisins.

n. d. c. a. s. Série de *nodules caséeux sous-pleuraux*, distribués au pourtour des dépressions cicatricielles qui délimitent le moignon pulmonaire; aucune adhérence pleurale ne s'est formée à la surface de ces saillies de matière tuberculeuse, corticales, sous-pleurales.

c. m. p. m. *Cicatrice mutilante,* verticale, circonscrivant le moignon pulmonaire, dans sa portion droite.

s. f. p. s. Adhérence symphysaire ancienne, très étroite, fixant le sommet du poumon à la voûte de la plèvre pariétale.

PLANCHE XCII

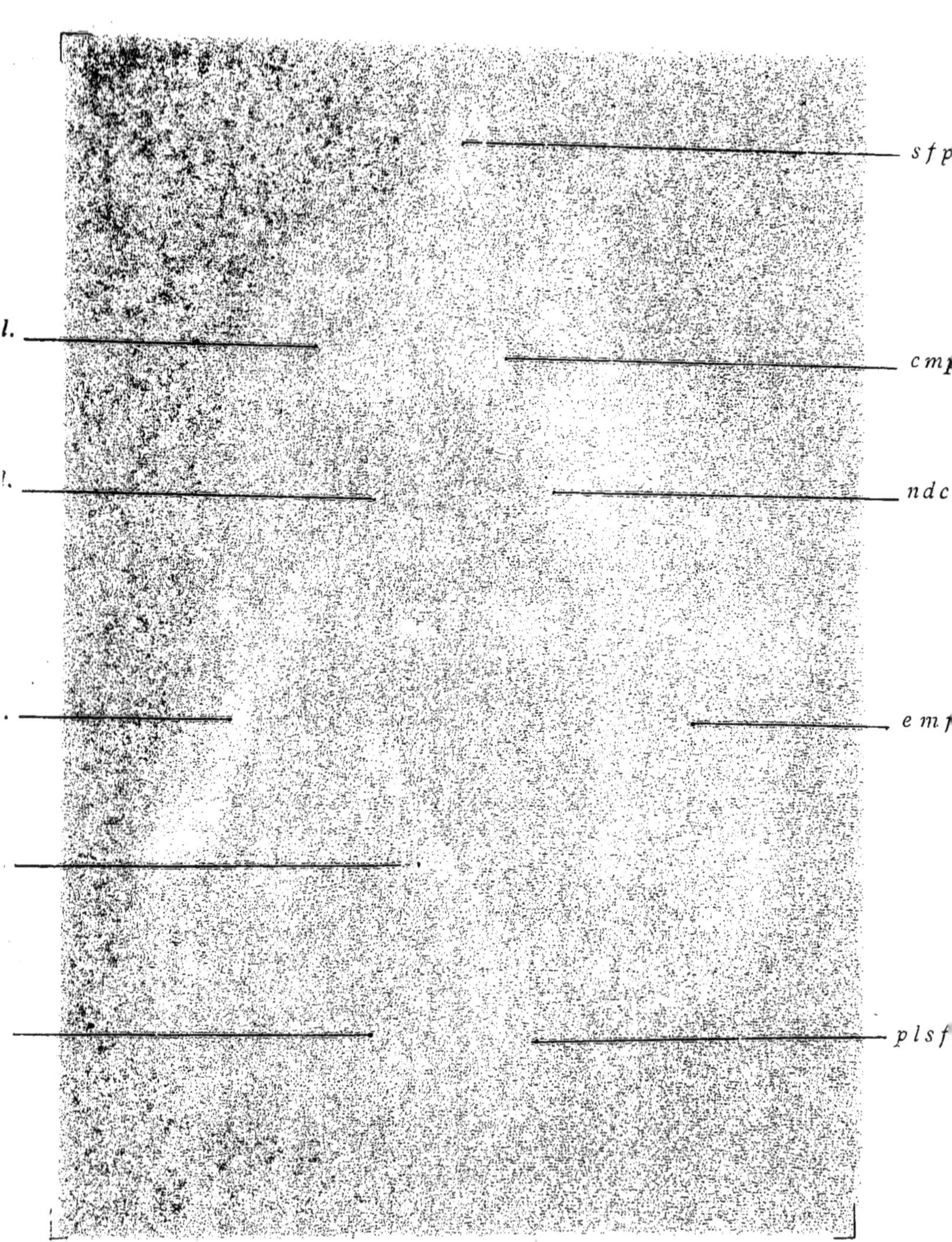

Les Cicatrices « mutilantes » du poumon, dans la Phtisie pulmonaire.
Placards lactescents de la plèvre viscérale.
Emphysème pulmonaire juxta-tuberculeux.

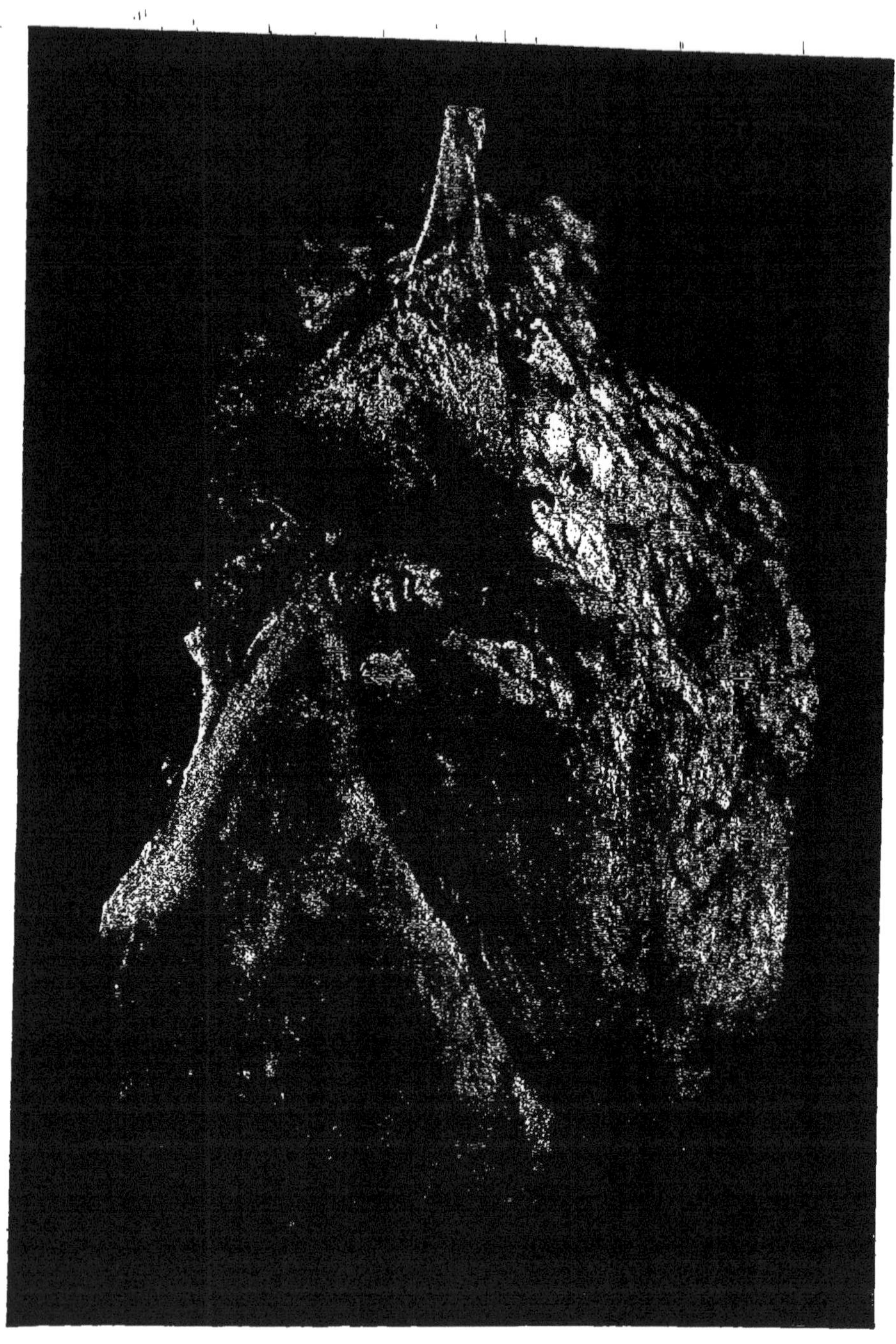

TUBERCULOSE PLEURALE

LA PLEURITE AIGUE

PLANCHE XCIII

La Pleurésie tuberculeuse et l'exsudat pleurétique récent (Histo-pathologie.)

Coloration : hématéine, éosine. — Grossissement 4:1.

La Planche XCIII et les deux qui suivent ont trait au début même de la *Pleurite aiguë* « exsudative », alors que l'œil nu découvre, à la surface du poumon, un simple « état dépoli » de la plèvre viscérale. Le dépôt de fibrine commence à se produire : il est encore à peine adhérent, et la sérosité inflammatoire qui afflue dans la cavité pleurale se dépose au fond du cul-de-sac costo-diaphragmatique.

L'*étude microscopique* de ces lésions est facile. Les Planches XXIX, LXI et LXVII, jointes à la Figure ci-contre, fournissent tous les détails désirables. La surface de la séreuse, quel que soit, d'ailleurs, l'état pathologique du poumon sous-jacent, apparaît recouverte d'un mince enduit lamelliforme, composé d'une substance anormale, aisée à reconnaître (grâce aux techniques colorantes) pour de la *fibrine*, à l'état fibrillaire et plus ou moins tassée.

Cette fibrine est une substance pathologique par excellence; on pourrait la dénommer la « matière nécrobiotique type »; car, fait aujourd'hui bien démontré, elle résulte de la mortification de certains éléments figurés appartenant au sang ou à la lymphe, voire à différents tissus (hématoblastes, leucocytes, endothéliums, cellules connectives et même épithéliums). Quelle que soit l'origine de la fibrine et que l'on admette ou qu'on repousse l'intervention d'un ferment et d'une « matière fibrino-plastique » du sang et de la lymphe dans l'apparition d'un exsudat pseudo-membraneux à la surface d'une séreuse enflammée, le fait, indéniable et constant, est le suivant. Sous l'influence d'une cause pathogène, ici bien déterminée (puisque le Bacille tuberculeux entre en scène), la membrane pleurale, hypérémiée, congestionnée, se désquame de ses endothéliums et se recouvre de ce qu'on est convenu d'appeler un *exsudat inflammatoire.* Des « fausses membranes », d'abord très fines (*fml*) se forment à la surface de chacun des deux feuillets pleuraux; en même temps, une certaine quantité de sérosité albumineuse, colorée en jaune citrin plus ou moins foncé, est exhalée par la séreuse elle-même, et s'accumule aux parties déclives de la poche pleurale, si aucun obstacle intermédiaire ne vient s'y opposer.

La *pleurite aiguë* se trouve, à cemoment constituée; et si, pour une raison quelconque, une ponction exploratrice est pratiquée à travers les tissus vivants, on peut voir apparaître dans la seringue, par aspiration, quelques grammes d'un liquide jaunâtre, citrin, parfois tellement riche en fibrine qu'à peine au contact de l'air, il se coagule spontanément.

Tel est le début de la lésion. Voyons l'*exsudat fibrineux* à l'œuvre.

A ce faible grossissement, il serait impossible de spécifier la nature tuberculeuse de l'exsudat pleurétique, minime et récent, que l'on voie s'étendre à la surface du lobe inférieur du poumon, entre *fml* et *fbtb*. En notant, toutefois, l'état pathologique, si avancé, du parenchyme respiratoire complètement imperméable à l'air et même en partie ulcéré (*cavd*), il serait, déjà, logique de présumer que la séreuse a subi, par propagation, par contiguité de tissus, des désordres de nature identique à ceux du viscère auquel elle est attachée et dont elle reçoit, normalement, la vie.

---

p. n. s. c. *Lobule pulmonaire*, totalement imperméable à l'air, atteint de *pneumonie chronique scléro-caséeuse.*

f. b. t. b. L'*exsudat fibrineux*, adhérent à la surface de la plèvre viscérale; sur ce point, la *fibrine* s'est disposée en un double amas : l'un, superficiel, est formé de « tourbillons » de fibrilles; l'autre, plus profond (adhérent à la séreuse), est composé de « lamelles » aplaties, denses, parallèles à la surface du poumon.

c. a. v. d. Ilots de nodules tuberbuleux, en voie de fonte caséeuse et d'évacuation (*cavernule*, en voie de formation).

f. m. l. *Fausse membrane fibrineuse*, lamellaire, très mince, correspondant à la lésion macroscopique décrite sous le nom de « état dépoli de la plèvre » (voy. *e. x. s. d.*, fig. LXXXIII).

n. d. t. c. *Tuberculose nodulaire, par ilots conglomérés*, avec pneumonie chronique scléreuse diffuse intercalaire; ces lésions ont été étudiées, à propos de la « Tuberculose nodulaire » (fig. XXIX) et de la formation des *cavernes* (fig. LXI).

s. f. p. l. *Symphyse pleurale inter-lobaire*, ancienne, fibreuse; le tissu scléreux peut être reconnu, déjà, à ce faible grossissement, à sa richesse en éléments cellulaires ponctuant le tissu cicatriciel, dans toute son étendue.

e. x. g. p. l. Petit coin de fausses membranes fibrineuses, s'enfonçant, de la grande cavité pleurale, dans l'écartement anguleux délimité par le sommet de la languette pulmonaire et par la saillie, arrondie du lobe inférieur.

TUBERCULOSE PLEURALE

Planche XCIII

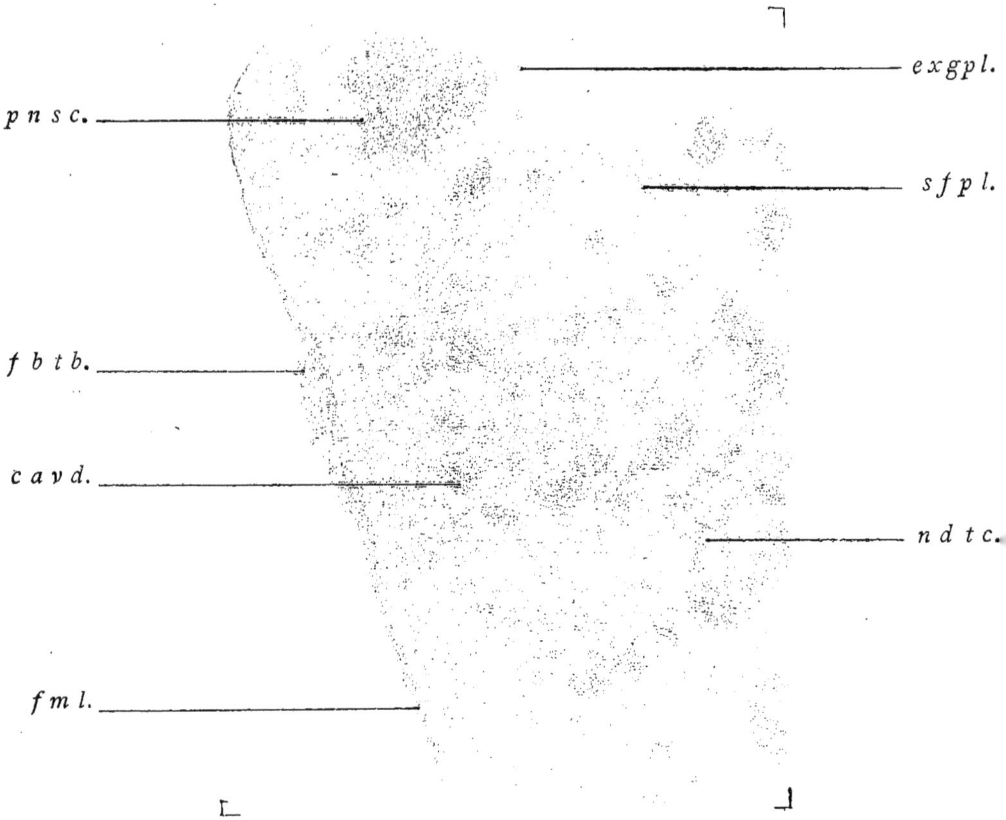

La Pleurésie tuberculeuse et l'exsudat pleurétique récent (Histo-pathologie).

(Coloration : hématéine, éosine.)

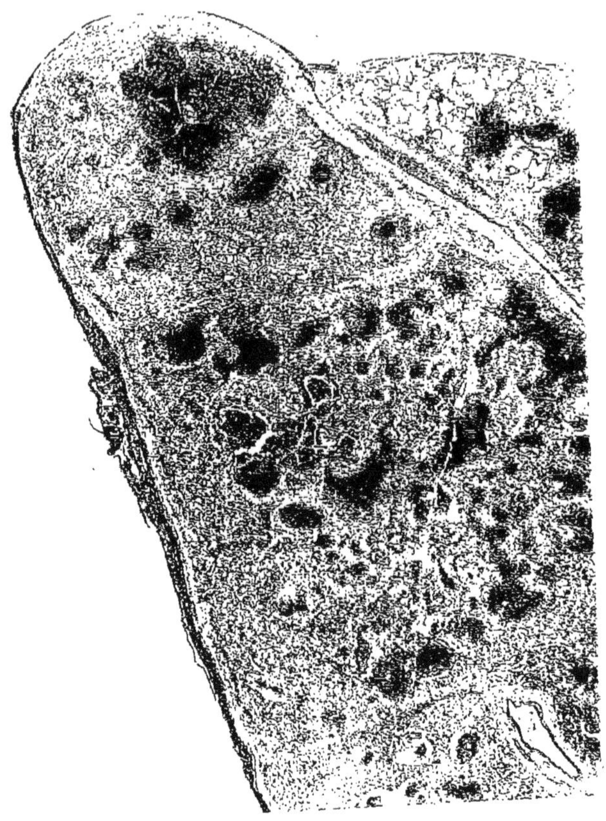

Grossissement $\frac{4}{1}$

TUBERCULOSE PLEURALE

LA PLEURITE EXSUDATIVE

PLANCHE XCIV

L'exsudat fibrineux (lamelles et fibrilles). Tuberculose chronique nodulaire et Lymphangites tuberculeuses du poumon.

Coloration : hématéine, éosine, orcéine. — Grossissement 8 : 1.

Cette Planche XCIV, fort intéressante à plus d'un titre (quand ce ne serait qu'à cause de la circonscription « bronchiolique » des nodules tuberculeux épars dans le poumon), montre un placard exsudatif fibrineux dû, sans conteste, à au moins deux « poussées » subintrantes : *fmpl*, est la couche première, déjà d'une épaisseur notable, et à laquelle *lmf* est venue se surajouter. Ces deux lames de fibrine superposées sont, chacune, de date toute récente et leur structure est identique : ce sont des *lamelles fibrineuses* tassées, aplaties parallèlement à la surface de la plèvre, et reliées les unes aux autres par des îlots de *fibrilles* tout aussi fibrineuses, mais moins serrées que les placards lamelliformes. On sent, à première vue, que la matière ainsi épanchée à la surface de la membrane séreuse dépouillée de son revêtement endothélial, a subi, contre la plèvre pariétale, un certain degré de pression, ainsi que des frottements (dont l'oreille du clinicien sait reconnaître les signes distinctifs).

Les vaisseaux lymphatiques qu'on voit appartenir à la plèvre et être atteints de *Lymphangite tuberculeuse* éclairent, pour une part, le mécanisme des désordres de la pleurite aiguë.

---

f. m. p. l. *Fausse membrane fibrineuse*, lamelliforme, dense, très adhérente à la surface de la plèvre; l'exsudat est, par endroits, comme tassé et forme un « enduit » parallèle à la surface du poumon.

l. f. g. t. Base d'insertion pleurale d'une *cloison inter-lobulaire* que l'on voit descendre verticalement, sur la figure, jusqu'au contact de l'atmosphère celluleuse d'une bronche; au-dessous de la plèvre, très épaissie, la base d'implantation de la cloison s'élargit d'une manière excessive et devient six ou sept fois plus volumineuse que la cloison elle-même; une sorte de « placard » arrondi en résulte, à l'intérieur duquel on aperçoit la coupe transversale de deux volumineux *vaisseaux lymphatiques* thrombosés; de ces deux vaisseaux, le plus gros est rempli par un bloc de matière (violet foncé) très opaque, très dense; les techniques appropriées y montrent d'innombrables leucocytes désagrégés, mortifiés, de la fibrine en voie de caséification, et des bacilles tuberculeux (*thrombo-lymphangite bacillaire*); le lymphatique de droite, le plus petit, paraît moins altéré.

b. r. s. l. Coupe transversale d'une *bronche sus-lobulaire*, distendue et en état d'infiltration tuberculeuse, bien que son armature élastique soit encore reconnaissable; les lésions bacillaires dessinent, autour de la bronche, dans les alvéoles pariétaux, un élégant *nodule péri-bronchique* caractéristique.

a. p. b. Coupe de l'*artère pulmonaire* satellite de la bronche, sectionnée au niveau d'une de ses bifurcations.

n. d. t. *Nodule tuberculeux*, trifolié, développé manifestement autour de la bifurcation d'une bronchiole intra-lobulaire, dont on suit les contours élastiques, au centre même de l'amas caséeux (coloré en rouge brique sale); la lumière de la bronche est encore un peu perméable, en bas, à droite de ce nodule.

a. l. v. f. Placard d'*alvéolite aiguë exsudative fibrino-tuberculeuse* formant, contre la zone d'infiltration lymphocytaire péri-nodulaire, une sorte de bande de lésions aiguës « réactionnelles », à la fois pneumoniques et bacillaires.

b. r. l. g. Coupe longitudinale d'une *ramification bronchique musculaire*; la lumière bronchique est, en partie, obstruée par d'abondantes mucosités et par des cellules épithéliales désquamées; le chorion de la muqueuse est irrité, car ses vaisseaux, dilatés, sont trop apparents et un nombre très considérable de leucocytes infiltrent les mailles de son tissu interstitiel.

t. b. i. l. *Nodule tuberculeux* déjà caséeux (rouge brique sale) et au centre duquel l'orcéine a coloré l'armature d'une bronche intra-lobulaire en voie de destruction caséeuse; cette disposition permet de constater la grande distension subie par la bronchiole, sous la poussée de son contenu caséo-tuberculeux.

c. l. i. l. *Cloison inter-lobulaire*, encore normale en ce point, et dont la limite est finement dessinée, à droite et à gauche, par une sorte de « limitante élastique » résultant de la suite ininterrompue des squelettes des infundibula et de leurs alvéoles terminaux.

l. f. c. a. Gros *vaisseau lymphatique sous-pleural*, distendu par un bloc fibrino-caséeux qui l'oblitère en entier : bien que ce lymphatique tuberculeux (dont les parois sont manifestement épaissies) n'appartienne pas à la plèvre proprement dite, il soulève le squelette pleural et surtout sa limitante élastique externe, de sorte que le poumon bombe, en ce point, au-dessous de l'exsudat pleurétique, de la même façon, d'ailleurs, qu'en *l. f. g. t.*

l. m. f. *Lamelles pleurétiques fibrineuses*, superposées, couchées parallèlement à la surface du poumon; de nombreuses lacunes se reconnaissent entre ces couches de fibrine lamellaire, formées par « poussées » successives.

TUBERCULOSE PLEURALE

PLANCHE XCIV

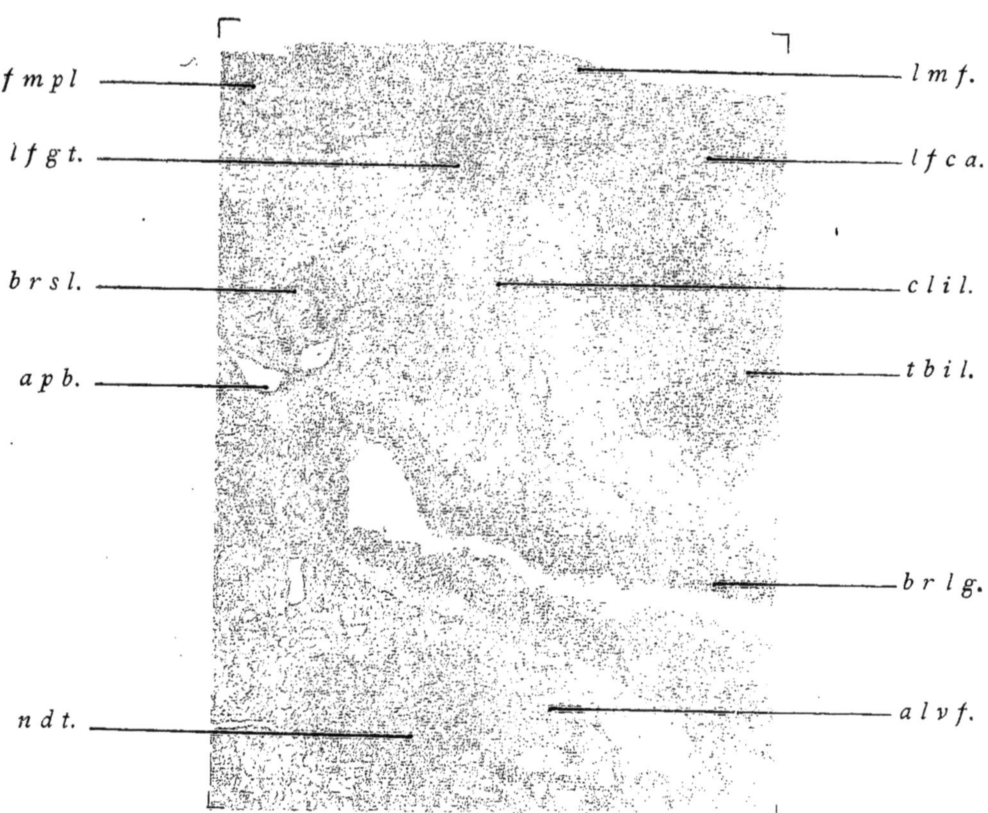

L'exsudat fibrineux (lamelles et fibrilles).
Tuberculose chronique nodulaire et Lymphangites tuberculeuses du poumon.

(Coloration : hématéine, éosine, orcéine.)

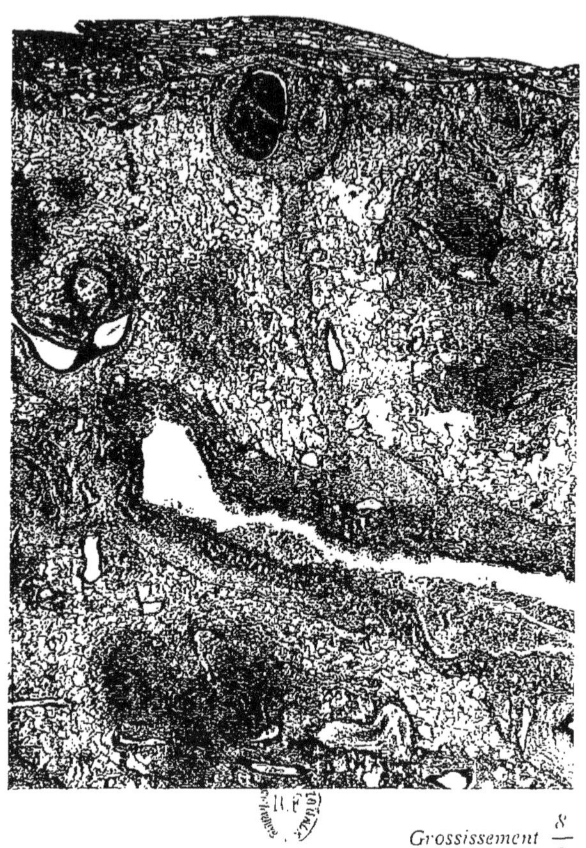

B.F.

Grossissement $\frac{8}{1}$

TUBERCULOSE PLEURALE

PLEURITE AIGUE ET FAUSSES MEMBRANES FIBRINEUSES

PLANCHE XCV

Etat « dentelé » de l'exsudat fibrineux pleurétique; lésions inflammatoires du squelette pleural; splénisation pulmonaire juxta-tuberculeuse.

Coloration : hématéine, éosine. — Grossissement 18:1.

A la surface d'un îlot de poumon atteint de splénisation aiguë juxta-tuberculeuse, la plèvre viscérale a réagi, de son côté, d'une façon non moins aiguë.

Le revêtement fibrino-leucocytaire diffère de ceux représentés sur les deux Planches précédentes, par un caractère très apparent : au lieu d'être disposé sous forme de « lames » aplaties à la surface du feuillet viscéral, quelle que soit leur minime épaisseur (voy. Pl. LXVII), l'exsudat affecte ici, un aspect papilliforme ; sa surface est hérissée de petites saillies verruqueuses, verticales, composées d'amas de fibrine assez denses, et d'une hauteur à peu près égale.

Entre ces reliefs acuminés, s'étalent de légers voiles de fibrine fibrillaire, qui rehaussent le niveau de la surface de la fausse membrane. Cet état « dentelé » de l'exsudat inflammatoire pleural rappelle, toutes proportions gardées, l'aspect dit en « tartine de beurre », ou en « langue de chat » de la surface de l'épicarde, au cours de la péricardite aiguë.

Quelle explication peut-on donner de ces deux aspects, si différents, présentés par la pleurite aiguë exsudative *récente?* La lésion inflammatoire est la même, et la cause identique. Il ne s'agit pas encore de pleurésie à grand épanchement, au cours de laquelle l'exsudat pseudomembraneux s'est modifié dans son aspect, son épaisseur, sa structure même, par suite de la compression exercée à sa surface par la sérosité épanchée dans la cavité séreuse. Cherchons ailleurs la cause de ces différences. On la trouverait, croyons-nous, dans l'état du parenchyme respiratoire sous-jacent à la plèvre enflammée. L'hyperémie pleurale, l'afflux de leucocytes interstitiels, la prolifération et la nécrose des cellules connectives restent, dans tous ces cas, sinon identiques, du moins très comparables. Le poumon lui-même semble intervenir, du moins pour une part. Tantôt, en effet, comme ici, les lobes corticaux ne sont qu'hyperémies, splénisés, en somme, encore perméables à l'air, souples et élastiques : dans ce cas, la fibrine s'accumule plutôt par îlots espacés, perpendiculaires à la surface désquamée ; tantôt, au contraire, comme dans les observations précédentes, le poumon sous-jacent est bloqué, induré : il fait « masse » et comprime contre la cage thoracique l'exsudat, en *l'étalant* davantage.

---

e. x. d. l. État « dentelé » des *fausses membranes fibrineuses* exsudées à la surface de la plèvre; la partie profonde de l'exsudat n'est pas disposée en lamelles superposées, parallèles au poumon; elle forme un « bloc », troué, de place en place, par quelques lacunes, ou fentes, logeant des leucocytes assez nombreux et des endothéliums désquamés.

i. l. c. p. Ilot de leucocytes, inclus dans le tissu pleural, probablement au niveau d'un vaisseau lymphatique; les mailles connectives étendues entre ce nodule inflammatoire et la ligne d'insertion des fausses membranes sur la plèvre sont infiltrées de nombreuses fusées leucocytaires traçant, sur la figure, un pointillé violet très apparent.

s. p. l. Le poumon sous-jacent à la pleurite, est le siège d'une *splénisation* très accusée, caractérisée, surtout, par une distension, souvent considérable, des cavités aériennes, par un épanchement de sérosité inflammatoire plus ou moins riche en éléments cellulaires (leucocytes, macrophages et épithéliums désquamés); ici, une *bronchiole acineuse* (dont on reconnaît à peu près la coupe assez arrondie) se continue, par en haut, avec un canal alvéolaire et un *infundibulum* sous-pleural.

l. e. u. c. Ilot d'*alvéolite aiguë leucocytaire*, broncho-pneumonique; à ce niveau, toutes les cavités respiratoires sont gorgées de leucocytes, dont quelques placards (à la partie inférieure de l'image) commencent déjà à subir la nécrose caséifiante; à droite de ce bloc leucocytaire, apparaît la coupe d'un petit vaisseau pulmonaire, entouré d'un cercle extrêmement épais de leucocytes.

c. l. i. a. Groupe de *cloisons inter-alvéolaires*, infiltrées d'assez nombreux leucocytes, qui mettent, de la sorte, en valeur les limites des cavités respiratoires.

b. r. a. *Bronchiole acineuse*, distendue par un œdème inflammatoire.

p. l. i. f. *Tissu pleural*, épaissi, enflammé, infiltré de nombreuses traînées leucocytaires.

n. d. i. Amas de leucocytes, retenus à la surface de l'exsudat, dans les mailles, très tenues, d'un réticulum fibrineux plus récemment exsudé que les colonnettes verticales, denses, intercalaires.

TUBERCULOSE PLEURALE

PLANCHE XCV

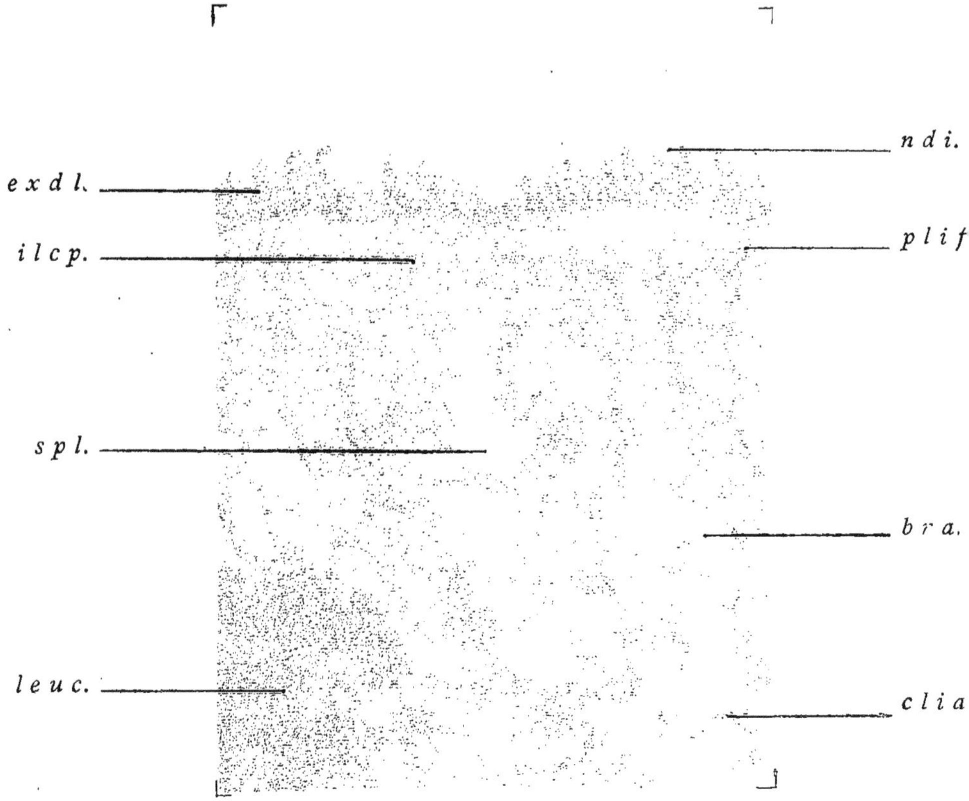

e x d l.
i l c p.
s p l.
l e u c.
n d i.
p l i f
b r a.
c l i a

État « dentelé » de l'exsudat fibrineux pleurétique.
Lésions inflammatoires du squelette pleural.
Splénisation pulmonaire juxta-tuberculeuse.

(Coloration : hématéine, éosine.)

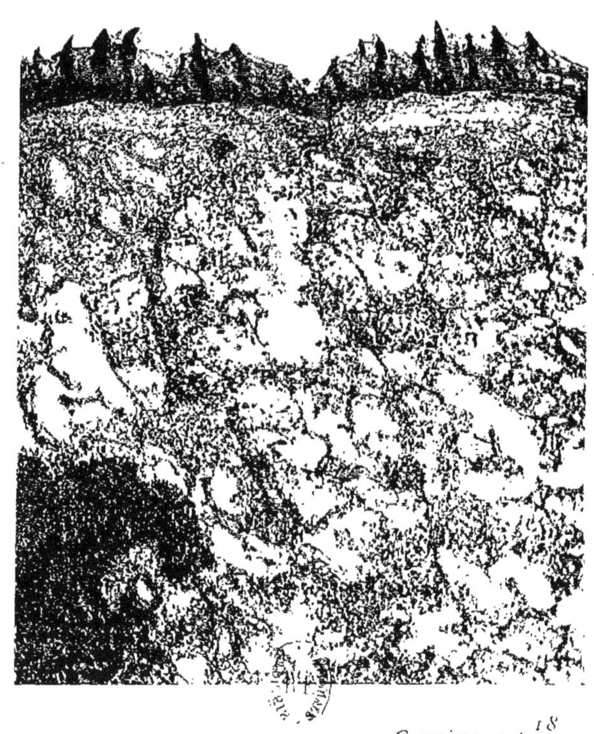

Grossissement $\frac{18}{1}$

TUBERCULOSE PLEURALE

PLEURITE ET NÉO-MEMBRANES PLEURÉTIQUES

PLANCHE XCVI

Pleurite néo-membraneuse, à la surface d'une pneumonie caséeuse; organisation des fausses-membranes pleurétiques.

Coloration : hématéine, éosine, orcéine. — Grossissement 18:1.

La Pathologie expérimentale a démontré que, *dès le quatrième jour*, les FAUSSES MEMBRANES formées à la surface d'une séreuse enflammée commencent à « s'organiser » en NÉO-MEMBRANES. Ceux des éléments du revêtement endothélial qui avaient échappé à la nécrose fibrinifiante se disposent en « séries » perpendiculaires à la surface du squelette conjonctivo-vasculaire de la séreuse; ils y forment des sortes de conduits cylindroïdes, dans lesquels ne tardent pas à venir s'aboucher les vaisseaux capillaires les plus superficiels de la séreuse, entraînés à une distension partielle et, selon toute vraisemblance aussi, à une hyperplasie concomitante de leur paroi (Voy. Pl. XCVIII).

La *néo-membrane pleurétique* représente, en réalité, une réaction cicatricielle de la séreuse enflammée. La fibrine, matière mortifiée, apparaît comme l'équivalent d'un « corps étranger » inclus, par accident, dans la cavité pleurale, demeurant virtuelle, à l'état sain. Les bourgeonnements vasculaires et connectifs de la surface de chacun des deux feuillets de la plèvre sont appelés à jouer le rôle d'un « tissu de granulation », qui serait saillant à la surface d'une muqueuse dénudée et enflammée. La conséquence normale de ce bourgeonnement fibro-vasculaire de la plèvre sera (quand tout va à souhait), l'accolement, avec inosculation vasculaire, des feuillets, à travers l'exsudat fibrineux, et leur soudure, autrement dit leur « cicatrice symphysaire ».

Cette fin normale de la pleurite aiguë est rare, dans la Tuberculose pleuro-pulmonaire, du moins pour ce qui est de la grande cavité pleurale. Elle y est très commune pour les scissures inter-lobaires, le sommet ou « voûte pleurale », et la plèvre médiastine. Pour le reste, l'épanchement séro-fibrineux, en écartant l'un de l'autre les deux feuillets, retarde longtemps leur soudure; en même temps, d'ailleurs, les bacilles de Koch y occasionnent des poussées exsudatives subintrantes (*tnob*) ou itératives (*clfb*). Ces lésions modifient, du tout au tout, l'évolution normale du « tissu néo-membraneux ». Il bourgeonne en désordre, d'une façon souvent exhubérante, sans parvenir à atteindre la surface interne du feuillet pleural opposé, tant que persiste l'épanchement séreux ou hémorragique. La résorption du liquide pleurétique annonce la victoire des réactions inflammatoires de la séreuse tuberculisée.

---

f. b. l. *Fibrine lamellaire*, formant un bloc opaque, à la surface même de l'exsudat inflammatoire de la plèvre.

n. o. m. b. Région intermédiaire entre l'exsudat récent et le « tissu néo-membraneux », organisé à la surface de la plèvre viscérale; on voit, à ce faible grossissement, des pointes conjonctivo-vasculaires s'enfonçant, sous forme de petites dentelures gris rosâtres, dans l'épaisseur des blocs de fibrine.

l. m. l. e. Lame élastique (*limitante élastique externe*) formant la surface sur laquelle, à l'état normal, s'étale la couche sous-endothéliale de la séreuse pleurale; tout le tissu développé *au-dessus* de cette limitante externe constitue une *néo-membrane pleurétique*; dans le cas actuel, elle se montre quatre ou cinq fois plus épaisse que la plèvre proprement dite.

t. n. o. b. *Tissu néo-membraneux*, organisé aux dépens d'exsudats fibrineux anciens; ce tissu conjonctivo-vasculaire de nouvelle formation possède de nombreux vaisseaux béants, dont quelques-uns sont plus larges que les vaisseaux, cependant congestionnés, du squelette pleural proprement dit; dans ce tissu « bourgeonnant », on ne trouve presque plus trace de fibrine exsudée.

p. n. c. a. Bloc de *pneumonie caséeuse lobulaire*, bien caractéristique, grâce à la technique colorante : oblitération totale des voies aériennes par la Tuberculose infiltrée (colorée en rouge brique sale); atrophie et dislocation de l'armature élastique du poumon.

f. c. a. v. Effondrement de la matière caséeuse; *début de la formation d'une cavernule*, aux dépens d'une bronchiole intra-lobulaire; la matière caséeuse est envahie par d'innombrables leucocytes (violet sale), eux-mêmes en voie de mortification pycnotique.

l. i. l. La *limitante élastique interne* de la plèvre viscérale; malgré le processus de caséification (qui détermine la fonte atrophique du tissu élastique), on peut reconnaître encore, en plusieurs points de la surface du lobule caséeux, une ligne élastique (violet noir foncé) onduleuse, continue : elle correspond à la base des infundibula et de leurs alvéoles terminaux; cette limitante élastique interne est un excellent repère dans l'étude des lésions de la plèvre.

v. p. l. Vaisseaux sanguins de la séreuse pleurale, très distendus, affleurant à la limitante élastique externe, qu'ils soulèvent même, çà et là.

c. l. f. b. Colonnettes de fibrine lamellaire, dirigées perpendiculairement à la surface de la plèvre et rappelant les dispositions columnaires de l'exsudat pleurétique récent (étudié en *e. x. d. l.*, Pl. XCV, sous le terme d' « état dentelé »).

TUBERCULOSE PLEURALE

Planche XCVI

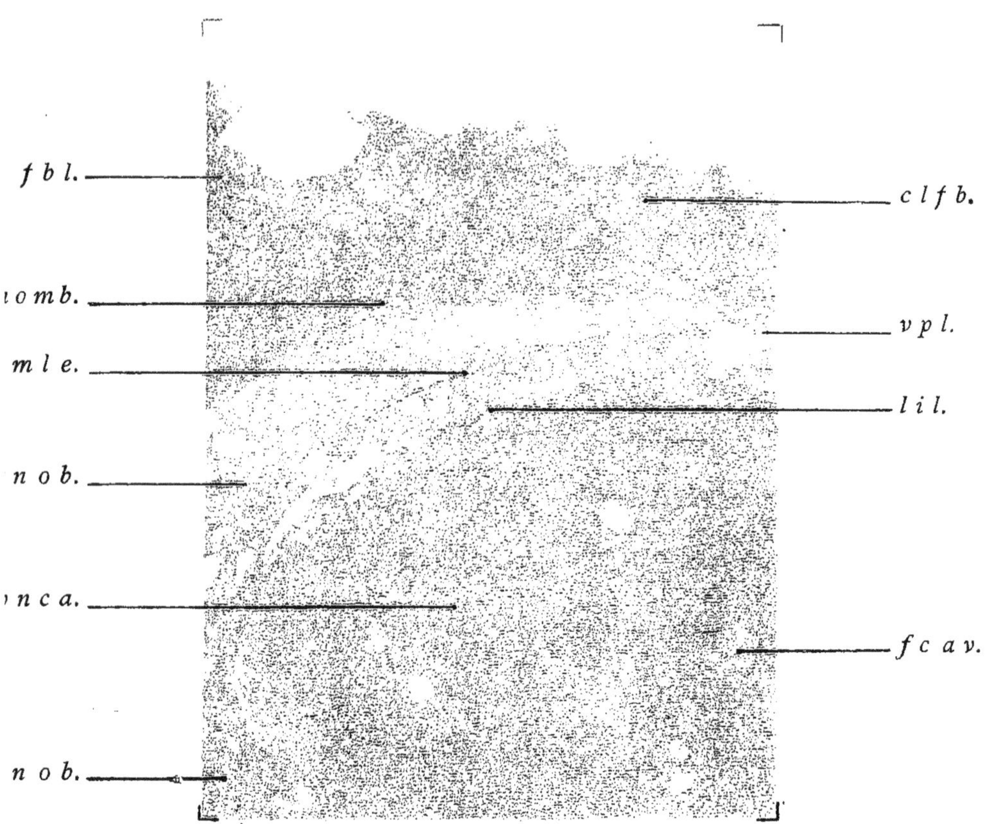

Pleurite néo-membraneuse, à la surface d'une pneumonie caséeuse.
Organisation des fausses membranes pleurétiques.

(Coloration : hématéine, éosine, orcéine.)

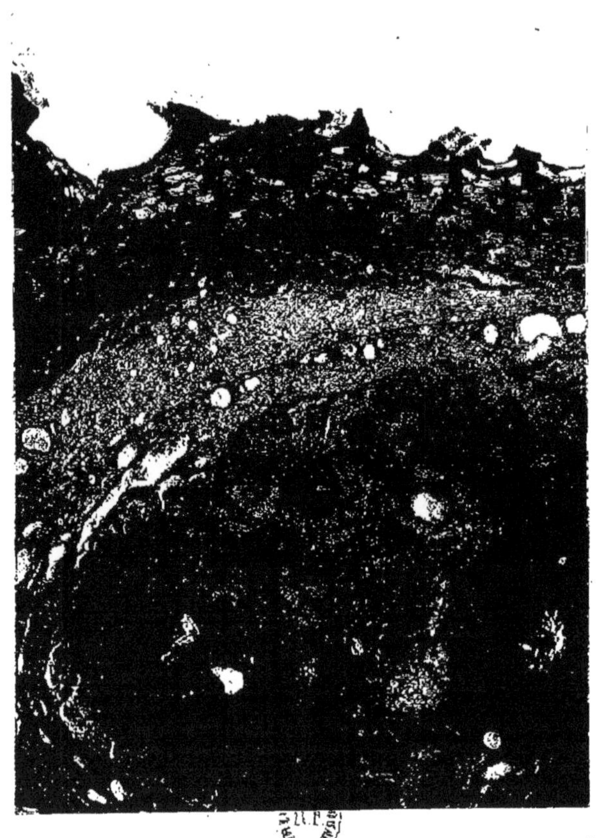

BIBL. NAT.

Grossissement $\frac{18}{1}$

TUBERCULOSE PLEURALE

LA PLEURITE NÉO-MEMBRANEUSE

PLANCHE XCVII

La néo-membrane pleurétique; ses réactivations exsudatives fibrino-leucocytaires.

Coloration : hématéine, éosine, orcéine. — Grossissement 18:1.

Au-dessus d'un bloc d'infiltration caséeuse pneumonique lobulaire, la séreuse pleurale s'est enflammée secondairement. Les placards de fibrine exsudée ont été envahis par un bourgeonnement connectivo-vasculaire qui a créé, sur place, une « nouvelle membrane » au-dessus de la *membrane pleurale* enflammée. Les hasards de la coupe microscopique ont révélé une disposition, en apparence paradoxale, des lésions. La fibrine semble plus abondante et moins « organisée » dans la partie profonde de la néo-membrane-pleurétique, qu'à sa partie superficielle. Pour expliquer cet aspect anormal, il suffit de signaler le fait que le développement du tissu conjonctivo-vasculaire et vasculaire de nouvelle formation s'effectue, à la surface de la plèvre, *autour* de la fibrine exsudée, de la même façon qu'il ferait autour d'un corps étranger inclus, par accident, dans la cavité de la séreuse. Rien d'étonnant, par conséquent, à ce qu'en certains points (comme en *nomb*) les placards connectifs aient « débordé » des îlots de fibrine en voie de résorption.

L'explication par nous fournie trouve sa justification dans l'apparition de nouveaux dépôts de fibrine (*clfb*), indice d'une poussée pleurétique itérative, à la surface de la ligne du tissu fibroïde tracée parallèlement au feuillet viscéral; selon toute probabilité, cette lamelle fibroïde s'était, déjà, recouverte d'une couche d'endothéliums cicatriciels, que la poussée nouvelle aura *fibrinifiés*.

---

n. o. m. b. La *néo-membrane*, déjà largement organisée, offre, ici, un aspect paradoxal : le tissu conjonctivo-vasculaire semble plus abondamment développé du côté de la cavité pleurale, que du côté du squelette de la séreuse ; les taches fibrineuses (rouge orangé) découpées par le tissu conjonctivo-vasculaire de nouvelle formation, sont d'autant plus épaisses, plus larges et plus nombreuses, que l'on se rapproche de la « limitante élastique externe » de la membrane pleurale, c'est-à-dire dans la profondeur.

l. m. l. e. *Limitante élastique externe* de la plèvre viscérale; cette (ligne violet noir foncé) passe, à la façon d'un pont, au-dessus d'un espace inter-lobulaire épaissi et dont le tissu conjonctivo-vasculaire apparaît creusé de larges cavités veineuses ectasiées.

b. l. l. Bordure élastique limitant, sur la gauche de la cloison inter-lobulaire, la base des infundibula d'un lobule pulmonaire disloqué, en voie de tuberculisation.

b. r. p. c. Lobule atteint de *broncho-pneumonie caséeuse* et dans lequel les lésions bronchioliques pré-pneumoniques apparaissent avec leurs caractères les plus typiques; en *b. r. p. c.*, aussi bien qu'en *e. l. b, l.*, en effet, on reconnaît le squelette, très altéré, de canaux bronchiques oblitérés et détruits par un afflux considérable de leucocytes ayant subi la nécrose caséifiante; l'infection centrifuge bacillaire, partie de ces points, irradie d'une manière irrégulière dans le parenchyme adjacent, créant ainsi de véritables *nodules pneumoniques tuberculeux conglomérés*; les toxines caséifiantes du bacille de Kock détruisent, en passant, l'universalité des tissus et des organes qui composent le poumon (voir, par comparaison, les Fig. XLIII, XLIV, XLVIII et LII).

e. l. b. l. *Fibres élastiques*, en demi-cercle, au centre d'un noyau broncho-pneumonique caséeux; ce fragment de l'armature élastique du poumon permet de reconnaître une *bronche intra-lobulaire* mutilée après avoir été surdistendue par les produits inflammatoires tuberculeux.

z. o. d. Zone péri-caséeuse, dans laquelle les lésions tuberculeuses sont moins denses, moins opaques, moins fibrino-caséeuses; elles donnent la preuve qu'il s'agit bien de lésions aiguës réactionnelles « péri-pneumoniques »; la lésion y est moins largement exsudative qu'au niveau des nodules tuberculeux pneumoniques proprement dits.

a. r. t. c. Artériole pulmonaire, caséifiée, mais dont l'armature élastique est encore bien reconnaissable.

t. r. e. l. Tronçons de fibres élastiques, reliquats de bronchioles acineuses détruites par les infiltrats tuberculeux.

s. q. p. l. *Squelette conjonctivo-vasculaire de la plèvre viscérale*, très épaissi et infiltré par de nombreux éléments inflammatoires; la limitante élastique externe de la plèvre (dessinée par une ligne horizontale violet foncé) sépare, ici, très exactement, le tissu pleural, du *tissu néo-membraneux pleurétique*.

c. l. f. b. Bloc fibrineux massif, sessile, inséré perpendiculairement à la surface de la néo-membrane; cet exsudat nouveau, dont on retrouve (à gauche) trois autres localisations beaucoup moins apparentes, fournit la preuve de la marche de la pleurésie, *par poussées successives*, si fréquemment observées en clinique humaine (*réactivation des lésions pleurétiques tuberculeuses*).

TUBERCULOSE PLEURALE

PLANCHE XCVII

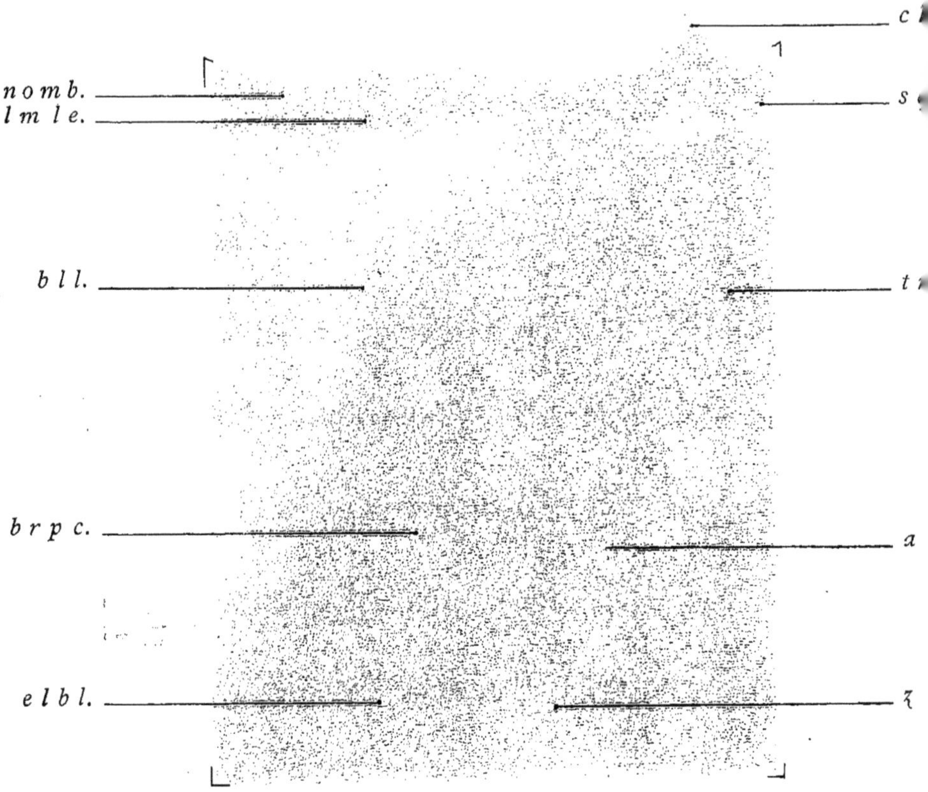

n o m b.
l m l e.
b l l.
b r p c.
e l b l.

c
s
t
a
z

La néo-membrane pleurétique.
Ses réactivations exsudatives fibrino-leucocytaires.

(Coloration : hématéine, éosine, orcéine,)

Grossissement $\frac{18}{1}$

TUBERCULOSE PLEURALE

LA PLEURITE NÉO-MEMBRANEUSE BACILLAIRE

PLANCHE XCVIII

La néo-membrane pleurétique; son organisation fibro-vasculaire; sa nature tuberculeuse.

Coloration : hématéine, éosine, orcéine. — Grossissement 50:1.

Voici, une *plèvre viscérale* atteinte d'inflammation exsudative en voie d'organisation cicatricielle. La coupe a été assez heureuse pour mettre sous les yeux la série des lésions; elle s'inscrit, couche par couche, en partant du squelette fondamental de la séreuse (*vspq*) jusqu'aux blocs fibrino-leucocytaires (*leuc*) saillants, au contact de la sérosité épanchée dans la cavité pleurale.

Au-dessus des alvéoles pulmonaires corticaux, on reconnaît, tout d'abord, la plèvre, avec ses deux « limitantes élastiques » et son squelette conjonctivo-vasculaire épaissi; ses capillaires sont distendus; ils s'abouchent dans des vaisseaux de nouvelle formation qui s'élèvent, de la surface de la plèvre, parmi un tissu fibroïde constituant l'assise de la néo-membrane pleurétique. Il est facile de suivre, plus haut, à travers les blocs fibrineux encore conservés (déjà fort distants de la séreuse pleurale), des vaisseaux « nouveaux » en continuité avec le système vasculaire de la plèvre. On comprend, par cela même, la riche irrigation du tissu néo-membraneux pleurétique.

La fibrine s'est résorbée, par îlots, et le tissu conjonctif est venu remplir les vides laissés par elle.

Enfin, la *cause* même de tous ces désordres, nécrobiotiques d'abord, puis hyperplasiques, apparaît, dans toute son évidence, sous la figure d'une cellule géante (*clgt*), bacillifère, encastrée en plein exsudat fibrineux.

---

n. o. m. b. *Tissu néo-conjonctivo-vasculaire*, insinué entre les amas fibrineux; les fibrilles connectives grêles, les nombreux fibroblastes jeunes, les quelques leucocytes épars dans les interstices, composent ce tissu jeune, qui bourgeonnait, à la surface de la plèvre, dans les fentes séparant les dépôts de fibrine en voie de résorption.

f. b. n. *Amas fibrineux*, déchiquetés et morcelés, qui cèdent devant les bourgeons conjonctivo-vasculaires intercalaires; les blocs de fibrine hyaline deviennent, peu à peu, granuleux; leur disparition complète (par résorption) ne sera, souvent, que très tardive.

n. v. s. Gros *vaisseau sanguin* de nouvelle formation, montant perpendiculairement dans la couche pseudo-membraneuse, et s'inclinant légèrement à gauche : ce vaisseau, comme tous ceux dont on voit, à droite, les sections plus ou moins obliques, naissait, à coup sûr, du squelette fibro-vasculaire de la plèvre sous-jacente.

t. f. b. *Tissu fibro-vasculaire*, formant la couche profonde, déjà ancienne, de la *néo-membrane pleurétique*; dans cette zone, formée par la couche sous-endothéliale, toute trace de fibrine a disparu, les fibres connectives sont serrées, les vaisseaux larges et béants; certains même sont, déjà, pourvus d'une membrane propre, parcourue par quelques trousseaux élastiques, à la façon d'une « limitante élastique interne ».

l. m. l. e. *Limitante élastique externe de la plèvre viscérale*, bien caractéristique, avec ses fibres élastiques enchevêtrés, donnant lieu à des sortes de treillis (violet foncée); de nombreux vaisseaux sanguins, distendus par suite de l'hypérémie pleuro-pulmonaire, trouent, de leurs cavités, le tissu pleural, épaissi, fibrosé.

v. s. q. p. *Vaisseaux sanguins du squelette pleural*; la plupart de ces vaisseaux ont leur paroi sclérosée; leur distension est donc chronique; on ne voit presque plus de leucocytes, en diapédèse, formant manchon au pourtour de ces lumières vasculaires.

l. i. l. *Limitante élastique interne*, ou profonde, *du squelette pleural*; cette lame élastique, continue, est formée, comme on peut le voir ici, par un renforcement des culs-de-sac alvéolaires et infundibulaires corticaux du lobule pulmonaire sous-jacent.

a. l. v. p. *Alvéoles pulmonaires*, distendus par un exsudat fibrinoïde, de nature caséo-tuberculeuse.

m. l. e. En ce point de la limitante élastique externe, on voit, bien distinctement, un vaisseau du squelette pleural pousser une branche dans le tissu fibroïde de la néo-membrane; le vaisseau et sa ramification sont uniquement séparés par la limitante élastique externe.

p. n. v. *Capillaire sanguin*, de nouvelle formation, poussant une pointe dans la couche profonde de la fibrine; une mince couche de tissu connectif l'accompagne.

c. l. g. t. Belle *cellule géante tuberculeuse*, incrustée en plein exsudat fibrineux pleurétique; cet élément, bien reconnaissable à sa couronne de noyaux (ici disposés en deux bandes polaires) et à son protoplasma pâle, granuleux, caséiforme, apporte la démonstration, grossièrement visible, de la nature tuberculeuse de cette pleurésie néo-membraneuse.

c. l. f. b. *Blocs de fibrine lamellaire*, quelque peu hyalins et dans les interstices desquels de nombreuses fusées leucocytaires et des globules rouges se sont logés.

l. e. u. c. Amas de *leucocytes*, accumulés autour des blocs fibrineux récemment exsudés à la surface de la néo-membrane pleurétique.

TUBERCULOSE PLEURALE

PLANCHE XCVIII

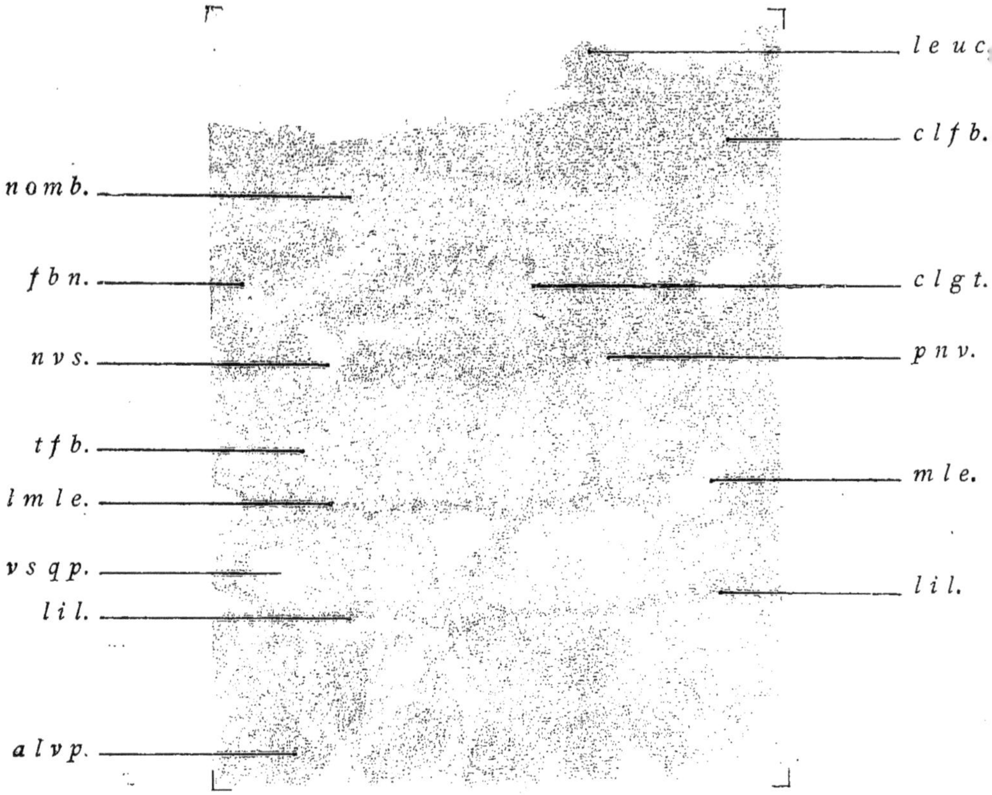

l e u c.
c l f b.
n o m b.
f b n.
c l g t.
n v s.
p n v.
t f b.
m l e.
l m l e.
v s q p.
l i l.
l i l.
a l v p.

La néo-membrane pleurétique.
Son organisation fibro-vasculaire.
Sa nature tuberculeuse.

(Coloration : hématéine, éosine, orcéine.)

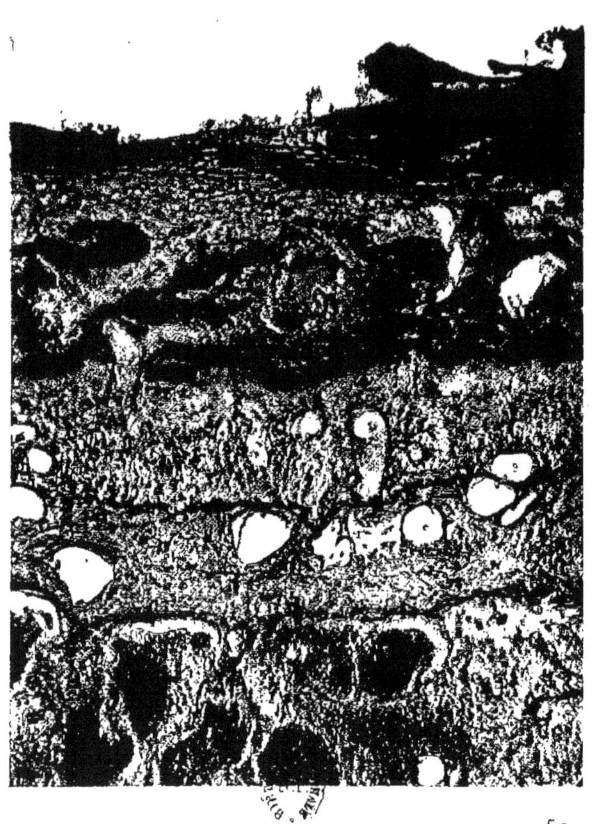

Grossissement $\frac{50}{1}$

TUBERCULOSE PLEURALE

LE PNEUMOTHORAX

PLANCHE XCIX

Pneumothorax tuberculeux. Rupture du feuillet viscéral de la plèvre par un nodule tuberculeux sous-pleural ramolli.

Coloration : hématéine, éosine, orcéine. — Grossissement 7:1.

La Planche XCIX complète, de la façon la plus précise, la lésion macroscopique représentée sur la Planche LXXXVI. Un tubercule nodulaire ramolli a produit la rupture de la plèvre viscérale et occasionné un *Pneumothorax* dit « spontané ».

La marche des lésions ne laisse place à aucun doute. Le lobule pulmonaire sous-pleural (*pnth*) s'est caséifié ; la bronchiole à laquelle il est appendu, s'est ulcérée ; le ramollissement cavitaire s'accusant, la *plèvre*, sapée par sa face profonde, infiltrée de proche en proche par les colonies bacillaires, *épaissie mais non symphysée*, a cédé et donné issue au pus caséeux et à l'air résiduel, dans la cavité séreuse.

Le pneumothorax est, en général unique ; en d'autres termes, il est exceptionnel, pour ne pas dire impossible d'assister à une double ou triple perforation d'un même poumon. Tout au plus peut-on, comme en *tplc*, surprendre une tendance à une nouvelle rupture tuberculeuse de la plèvre viscérale, non loin de la première. Par contre, il arrive maintes fois que l'orifice de la perforation s'élargisse, accru par la destruction parellaire de tout le parenchyme caséeux circonférentiel (*fist*) ; la fistule pulmonaire, en ce cas, loin de s'obturer grâce à des exsudats fibrineux superposés, persiste ; elle donne lieu à un *pyo-pneumothorax* « ouvert », exposé à toutes les complications qui menacent les pleurésies infectieuses aiguës uni ou multi-microbiennes.

On ne saurait trop insister sur l'extrême disproportion qui existe entre la minime étendue des lésions pulmonaires et pleurales causales, d'une part, et, de l'autre, la gravité des désordres secondaires souvent généralisées à la totalité de la séreuse pleurale non défendue contre l'entrée de l'air pulmonaire.

---

f. l. f. Fine lamelle de *fibrine*, exsudée à la surface de la plèvre, au voisinage de l'orifice de rupture ; ce léger « dépoli » de la plèvre est consécutif à l'irritation produite, à la surface de la séreuse, par l'irruption de la matière caséeuse pulmonaire; le tissu pleural sous-jacent à l'exsudat était cependant très épaissi, en cet endroit, de chaque côté de la perte de substance.

c. l. i. l. *Cloison inter-lobulaire*, très épaissie, limitant, par en haut, le lobule pulmonaire caséifié qui infiltra la plèvre et la rompit.

p. n. t. h. *Bloc caséeux*, gorgé de leucocytes, ayant progressivement envahi, de la profondeur vers la surface, la coque pleurale épaissie qui lui formait une barrière; on voit nettement la matière caséeuse du poumon se confondre, en cet endroit, avec le squelette pleural, lui-même caséifié (voy. *p. n. t. h.*, Pl. LXXXVI); l'orifice de perforation apparaît, ici, limité, en haut, par une pointe de la plèvre viscérale et par une mince couche de matière caséeuse pulmonaire constituant la paroi de la *cavernule sous-pleurale* cause du pneumothorax; la paroi inférieure du trajet fistuleux paraît uniquement composée de débris de matière caséeuse appartenant au nodule tuberculeux pleuro-pulmonaire ramolli.

f. i. s. t. *Trajet fistuleux*, cavitaire, au sens microscopique du mot, s'enfonçant, au delà du lobule caséifié et perforé, dans un autre lobule sous-jacent au premier et, lui-même, atteint par la caséification; on voit distinctement, sur cette coupe, les deux lobules superposés et la destruction de la cloison inter-lobulaire au niveau du passage du trajet fistulé; il est logique d'en conclure que, dans ce cas, la Tuberculose, nodulaire et bi-lobulaire, procédait par la « voie bronchique », ressortissant ainsi à une lésion dite « bronchio-pneumonique ».

t. p. l. c. Autre point de la plèvre viscérale, au niveau duquel la tuberculisation du lobule a envahi progressivement la plèvre épaissie, en la menaçant d'une prochaine perforation caséeuse.

f. m. f. *Fausses membranes fibrineuses*, lamellaires, épaisses, dont un fragment apparaît détaché (pleurite exsudative fibrino-bacillaire, secondaire au pneumothorax).

c. l. i. p. Large *cloison inter-lobulaire* profonde, dans les ramifications de laquelle on aperçoit les sections de grosses *veines pulmonaires*, encore normales.

p. n. c. p. Larges placards de *pneumonie chronique* dite « parenchymateuse », au niveau desquels toutes les cavités respiratoires sont oblitérées (par bronchio-alvéolite fibro-vasculaire); on remarquera les nodules tuberculeux qui parsèment ce tissu pulmonaire induré et imperméable; on notera qu'autour de la plupart de ces nodules, la matière caséeuse apparaît sertie par une ligne violette, qui suit exactement leurs contours poly-cycliques (zone lymphocytaire, ou d'augment, de l'infiltration tuberculeuse).

e. m. f. Petit îlot d'*emphysème pulmonaire*, satellite d'un nodule tuberculeux (emphysème péri-tuberculeux).

n. d. p. c. Nodule tuberculeux, remarquable par son volume, sa coloration rouge brique foncé et la double bordure, scléreuse et lymphocytaire, qui circonscrit, d'une manière presque régulière, ses bords sinueux; tout le tissu pulmonaire circonvoisin est imperméable.

TUBERCULOSE PLEURALE

PLANCHE XCIX

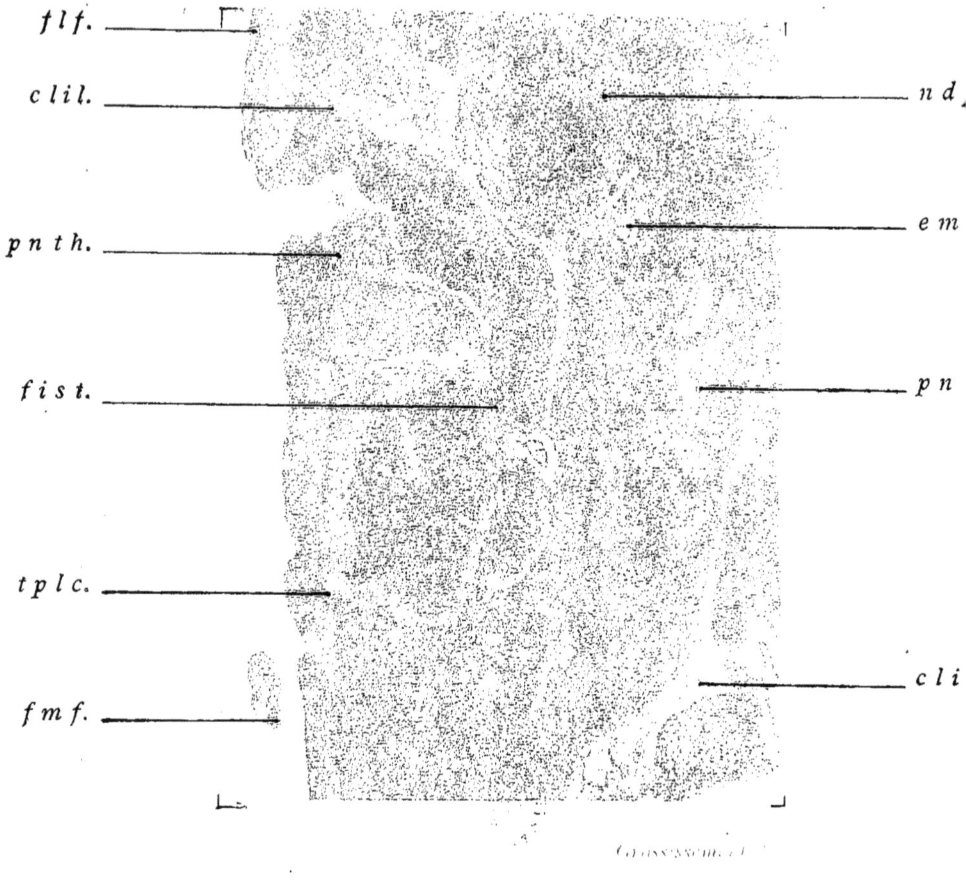

flf.
clil.
pnth.
fist.
tplc.
fmf.
nd
em
pn
cli

Pneumothorax tuberculeux.
Rupture du feuillet viscéral de la plèvre par un nodule tuberculeux sous-pleural ramolli.

(Coloration : hématéine, éosine, orcéine.)

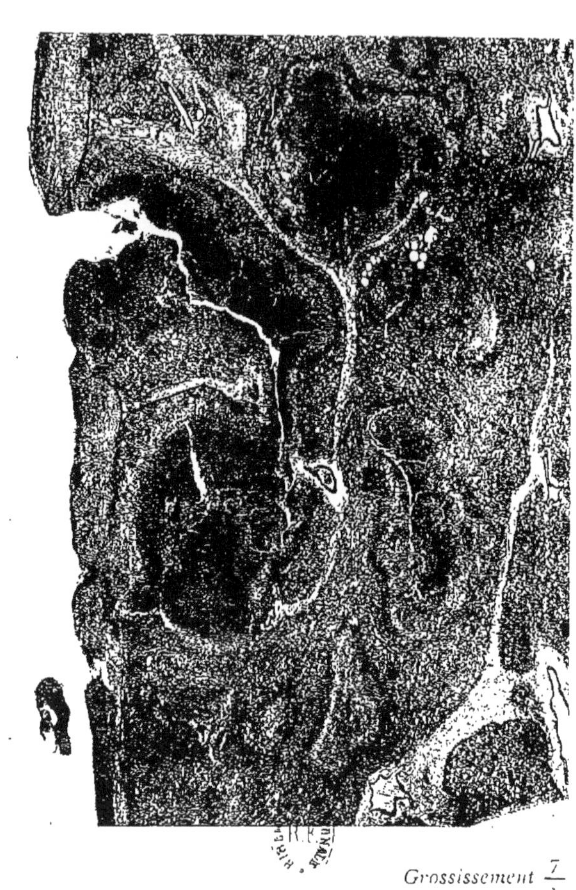

R.F. BIBLIOTHÈQUE NATIONALE

Grossissement $\frac{7}{1}$

TUBERCULOSE PLEURALE

LA PACHY-PLEURITE BACILLAIRE

PLANCHE C

Pachy-pleurite et collapsus pulmonaire. Coupe d'un moignon pulmonaire adhérent à la plèvre pariétale, dans une pleurésie chronique séreuse, avec épanchement intarissable.

Coloration : hématéine, éosine, orcéine. — Grossissement 17:1.

L'organisation fibro-vasculaire, cicatricielle en somme, des exsudats pleurétiques, quand elle n'a pas pour aboutissant normal la soudure des deux feuillets, la « symphyse » de la séreuse, donne, en clinique, naissance à une *pachy-pleurite avec épanchement permanent*. Affaissé sous le poids du liquide transsudé, le poumon reste en *collapsus* (*coll*); la plèvre viscérale, rétractée, plicaturée (*lil*), apparaît recouverte d'une épaisse « coque fibroïde », laquelle, en vieillissant, ne s'épaissira plus et deviendra de moins en moins vasculaire. Ce tissu fibroïde (souvent hyalin, ou même calcifié, par place) emprisonne le poumon et s'oppose à son expansion, même à l'occasion de la décompression exercée par la thoracentèse; aussi, l'épanchement se reproduit-il, maintes fois, d'une manière indéfinie.

On a cherché la cause de la persistance de ces afflux de sérosité sub-inflammatoire ; on l'a trouvée, sans peine, et toujours la même pour presque toutes les pleurésies séreuses : c'est la Tuberculose. Par le fait, la « membrane pachy-pleurale », étudiée à ce point de vue, se montre incrustée, de place en place (*capl*), par des îlots caséeux ou giganti-cellulaires ; ces foyers, en pleine activité pathogène, sollicitent, sans relâche, la réaction défensive de la membrane séreuse. Au surplus, le poumon, d'ordinaire, continue, lui aussi, quoique immobilisé, à jouer sa partie dans les troubles morbides dont l'épanchement pleurétique est l'expression la plus durable et la mieux appréciable pour le clinicien. Si donc, comme certains auteurs ont cru l'établir, les foyers bacillaires se trouvent « immobilisés » dans ce parenchyme pulmonaire annihilé qui les enchâsse, les tubercules pleuraux échappent, d'habitude, à une telle momification, d'ailleurs toute relative.

La carapace fibroïde, d'origine néo-membraneuse, qui enserre le poumon affaissé, fixe d'une façon indélébile, les plicatures (*lmle*, *lil*) de la plèvre viscérale. La libération du poumon, par « décortication » chirurgicale, ne saurait redresser ces sortes de *scissures pathologiques auto-symphysées*, et à l'intérieur desquelles persistent, trop souvent encore, des foyers caséeux bacillifères infectants.

---

s. f. p. Surface de la *coque pleurale*; son aspect est déchiqueté, morcelé; les néo-membranes s'y sont organisées en totalité.

p. c. p. l. *Coque pleurale*, extrêmement épaisse (*pachy-pleurite fibroïde*), recouvrant le moignon du poumon rétracté, atteint de collapsus.

c. a. p. l *Placard caséeux*, situé à la partie profonde de la plèvre épaissie, et entamant, en partie, la surface du poumon, au niveau de la base d'une cloison inter-lobulaire, preuve certaine de la nature tuberculeuse de la réaction pleurale sus-jacente.

n. d. t. b. *Nodule tuberculeux*, avec cellules géantes, logé en plein tissu pulmonaire, au-dessus d'une artère pulmonaire.

a. r. t. p. *Artère pulmonaire*, d'apparence normale, sauf au niveau de sa partie droite, soudée, semble-t-il, avec un nodule tuberculeux, en *b. r. c. a.*

b. r. c. a. *Bronche sus-lobulaire*, tuberculisée et oblitérée par un bloc, ovalaire, de matière caséeuse (bien reconnaissable à sa coloration rouge brique sale); les deux nodules tuberculeux, l'un, bronchique (*b. r. c. a.*) et, l'autre, lobulaire (*n. d. t. b.*), forment, dans ce poumon en état de collapsus, un bloc volumineux et résistant, qui est parvenu à repousser, de part et d'autre, les cloisons interlobulaires correspondantes.

c. l. i. l. *Cloison inter-lobulaire*, verticale, dessinant, dans son parcours, un certain nombre de « sinuosités » en rapport avec la rétraction et le tassement du poumon.

c. o. l. l. *Collapsus pulmonaire*; les cavités aériennes sont, toutes, affaissées; seuls, les orifices des vaisseaux apparaissent encore, béants ; l'armature élastique du poumon semble, sur certains points, plus abondante qu'à l'état normal; cette surabondance de tissu élastique est surtout visible autour des vaisseaux sanguins.

l. i. l. « Limitante élastique interne » de la *plèvre plicaturée* ; cette ligne (en violet foncé) suit exactement les saillies et dépressions alternatives (*plicatures*) dessinées par le tissu pleural resserré à la face profonde de la pachy-pleurite.

l. m. l. e. « Limitante élastique externe » de la plèvre, très renfoncée, par suite de l'état de collapsus pulmonaire qui a rétracté, de même, quelque peu la surface de la plèvre; en outre, l'inflammation chronique pleurale a favorisé un certain degré d'hypergenèse élastique; la limitante élastique externe dessine (d'une manière plus exacte que la limitante interne) les plicatures de la plèvre; la limitante interne est, en effet, coupée, de place en place, par l'insertion des cloisons inter-lobulaires; dans le fond des plicatures pleurales, le tissu fibreux de la pachy-pleurite s'est fortement organisé.

s. f. l. c. A la surface de la coque pachy-pleurétique, de nombreux nids de leucocytes se sont accumulés dans les espaces interstitiels, montrant, par là, que les lésions chroniques de la plèvre, comme celles du poumon, d'ailleurs, étaient encore en pleine activité infectante bacillaire.

TUBERCULOSE PLEURALE

PLANCHE C

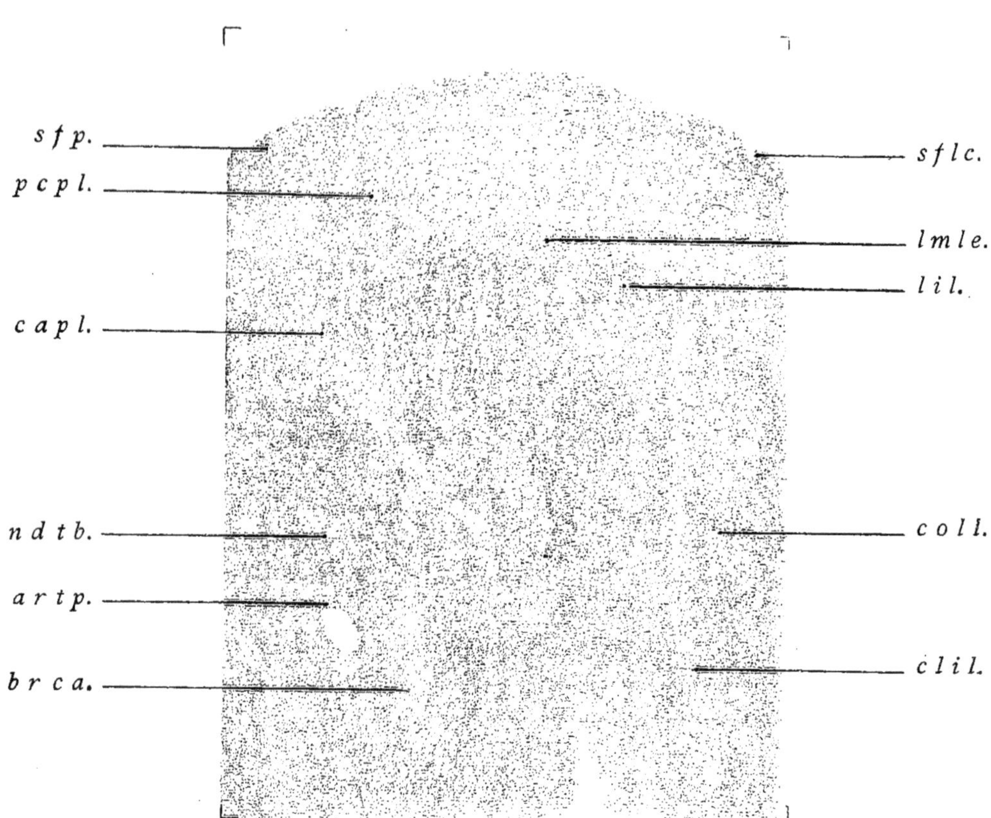

Pachy-pleurite et collapsus pulmonaire.
Coupe d'un moignon pulmonaire adhérent à la plèvre pariétale, dans une pleurésie chronique séreuse, avec épanchement intarissable.

(Coloration : hématéine, éosine, orcéine.)

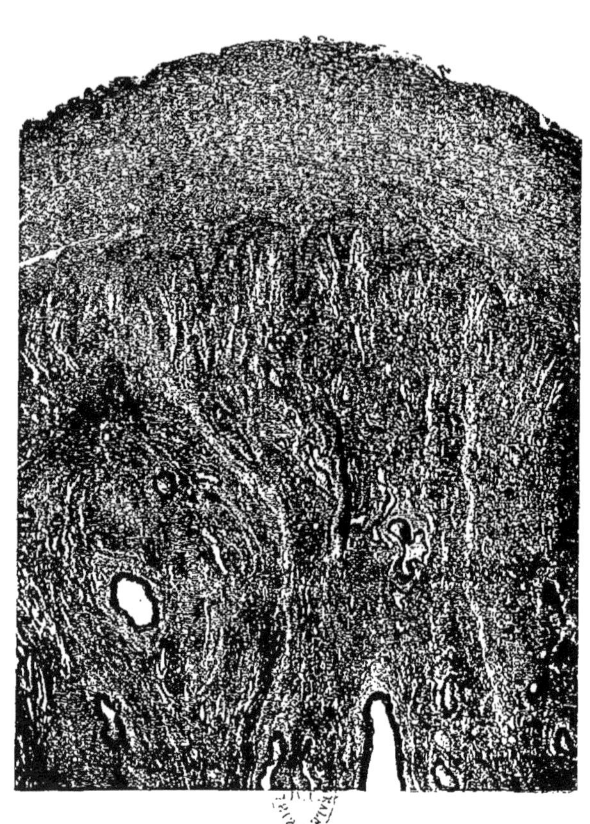

Grossissement $\frac{17}{1}$

TUBERCULOSE PLEURALE

PACHY-PLEURITE ET COLLAPSUS PULMONAIRE

PLANCHE CI

Thrombo-phlébite insulaire tuberculeuse, dans un poumon maintenu en état de « collapsus pulmonaire », au cours d'une Pachy-pleurite bacillaire.

Coloration : hématéine, éosine, orcéine. — Grossissement 40:1.

Dans les pleurésies avec épanchement considérable, ou, à plus forte raison, invétéré, le *collapsus pulmonaire* supprime, fonctionnellement parlant, l'appareil respiratoire. Le parenchyme pulmonaire se réduit à une masse informe, méconnaissable (*coll*), composée, semble-t-il, uniquement d'un feutrage élastique (coloré en violet rougeâtre foncé), au milieu duquel circule un réseau de vaisseaux sanguins, capillaires, artériels et veineux, remarquables par leurs dimensions, qui contrastent avec l'affaissement extrême des canaux aériens.

Lorsque, comme dans le cas présent, le poumon affaissé était, en outre, touché par la tuberculose, l'aspect des parties se modifie. Sur les coupes, colorées en vue de mettre en valeur l'armature élastique de l'organe (orcéine et éosine), les îlots caséeux plus ou moins récents, tassés eux-mêmes jusqu'à un certain degré, se marquent par un caractère qui ne peut laisser aucun doute : le tissu élastique disparaît à leur niveau et les parties du poumon ainsi mutilées prennent une tonalité (*pltb*) jaune-orangé sale, qui tranche vivement sur l'ensemble (violet foncé) de la coupe. La figure CI montre deux de ces placards caséeux bien caractéristiques, l'un en *pltb*, l'autre au-dessous et à gauche de *vpm*.

Il faut reconnaître que les placards caséeux encastrés de la sorte dans le parenchyme respiratoire, tout bacillifères qu'ils soient (les techniques bactériologiques permettent de le démontrer), demeurent plutôt silencieux, par le fait de l'affaissement du poumon et de l'inaction des voies aériennes. Le microscope confirme, jusqu'à un certain point, à cet égard, l'opinion des auteurs qui voient, dans le collapsus pulmonaire produit, soit par la pleurésie séreuse invétérée, soit et surtout par le pneumothorax, un procédé de « cure naturelle » de la Tuberculose pulmonaire. Il est difficile, cependant, de justifier les déductions, par trop logiques, de certains cliniciens, qui, chez les sujets atteints de Tuberculose pulmonaire peu avancée, vont jusqu'à maintenir, sans les évacuer, les épanchements pleurétiques abondants et, par ce fait, dangereux pour la vie des malades. De même, la méthode de traitement de la tuberculose pulmonaire par un pneumothorax artificiel prolongé ne saurait être acceptée sans de prudentes réserves.

Voici une preuve, décisive à nos yeux, que la Tuberculose n'est point *éteinte* par le collapsus pulmonaire : sur la Planche CI, on découvre, en pleine veine pulmonaire, une culture aiguë de bacilles tuberculeux. La lésion s'est formée aux dépens de l'endothélium vasculaire (*fltb*), et cette tuberculose miliaire aiguë sanguine fut comme le signal d'une généralisation granulique rapidement mortelle.

La compression exercée par l'épanchement pleurétique sur les altérations tuberculeuses pulmonaires apparaît des plus manifestes, dans cette Figure : le placard caséeux *pltb* s'allonge parallèlement à l'axe de la veine pulmonaire. Il est difficile de ne pas voir aussi, dans cet « étirement » d'un foyer tuberculeux, la preuve d'une extension récente de la lésion.

---

v. p. m. Large *veine pulmonaire*, coupée dans sa longueur, et donnant naissance à une petite branche, au-dessous de *v. p. m.*; le tissu élastique est, en ce point, normal; les autres couches, également saines, s'appuient sur un poumon en état de *collapsus.*

f. l. t. b. *Follicule tuberculeux*, implanté à la surface de la membrane interne de la veine: cette lésion, presque pédiculisée, est remarquable par : sa forme ovalaire; la présence d'une *cellule géante* caractéristique, située non loin du pôle supérieur; l'aspect granité, sec, caséiforme, de la presque totalité du tissu constituant la lésion; son ton rouge brique sale; enfin, l'existence d'un nombre relativement considérable de leucocytes (violet foncé) incrustés dans la partie périphérique, en bordure de la masse tuberculeuse; en réalité, il s'agit d'un minime *foyer tuberculeux nodulaire*, composé d'à peine deux ou trois follicules primitifs agminés; cette *Tuberculose aiguë miliaire sanguine*, décelée dans un poumon en collapsus, au cours d'une pachy-pleurite chronique, apporte la preuve de l'activité nullement éteinte des lésions pleuro-pulmonaires chroniques éparses dans le voisinage.

c. o. l. l. *Poumon en collapsus;* les réseaux élastiques sont bien visibles; toutes les cavités pulmonaires sont affaissées.

v. n. p. *Veinule pulmonaire*, sinueuse, béante, remplie de sang.

p. l. t. b. *Placard tuberculeux caséeux*, allongé dans le sens de la veine pulmonaire; l'armature élastique du poumon commence à disparaître, en cet endroit, détruite par les bacilles et leurs toxines caséifiantes.

b. r. p. Grosse branche collatérale, naissant de la veine pulmonaire.

TUBERCULOSE PLEURALE

PLANCHE CI

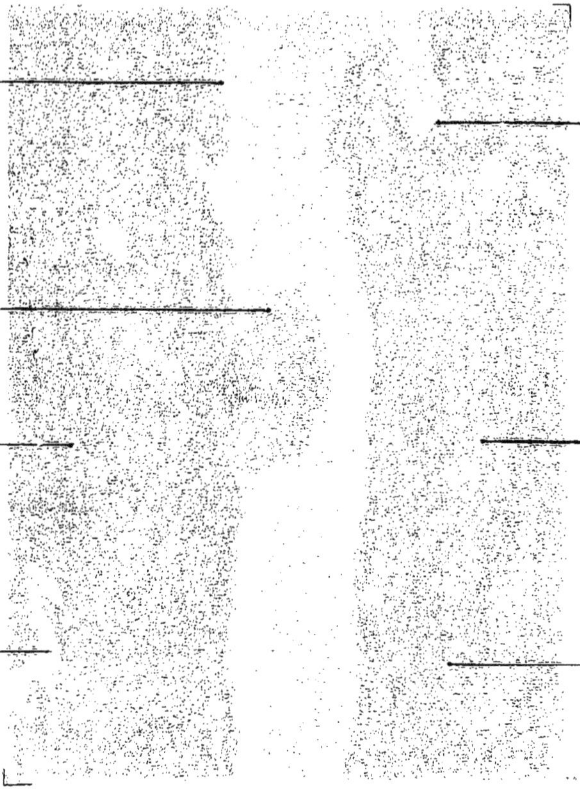

v p m.

b r p.

f l t b.

c o l l.

p l t b.

v n p.

c o l l.

Thrombo-phlébite insulaire tuberculeuse, dans un poumon maintenu en état de « collapsus pulmonaire », au cours d'une Pachy-pleurite bacillaire.

oration : hématéine, éosine, orcéine.)

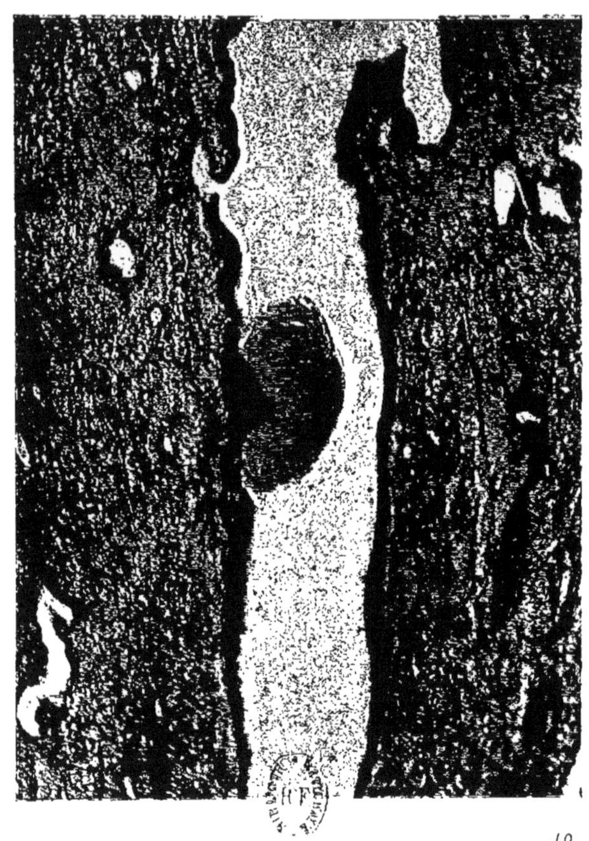

BnF

Grossissement $\frac{40}{1}$

TUBERCULOSE PLEURALE

LES SYMPHYSES SCLÉRO-CASÉEUSES

PLANCHE CII

Symphyse pleurale scléro-caséeuse; pneumonie fibro-élastigène péri-tuberculeuse; gros « tubercule cru », de Laënnec.

Coloration : hématéine, éosine, orcéine. — Grossissement 5:1.

La soudure des deux grands feuillets pleuraux, au moyen d'*adhérences fibroïdes* serrées (Pl. LXXI), ayant une épaisseur souvent considérable (Pl. LXVIII) et dont la vascularité est demeurée abondante en même temps que puissamment anastomotique (Pl. LXXII), en un mot la SYMPHYSE PURE a été maintes fois signalée et étudiée, au point de vue microscopique, dans les différents chapitres qui précèdent.

Il nous reste à connaître les détails de la SYMPHYSE SCLÉRO-CASÉEUSE, c'est-à-dire de la pleurite tuberculeuse chronique « sèche », encore en évolution bacillaire, et dont l'importance est grande au point de vue de la marche de la Tuberculose et de ses réveils soudains, souvent, en apparence, inexplicables.

La symphyse pleurale, chez les tuberculeux, est, pour ainsi parler, toujours de nature bacillaire. Elle est dite « pure », ou, simplement, « scléreuse », lorsque l'examen microscopique n'y découvre plus traces de foyers tuberculeux, même éteints : l'inflammation, dans le plus grand nombre de ces cas, a été vive; la pleurite fibrineuse, ou mieux séro-fibrineuse, a évolué vite, sans que les bacilles, cause de la lésion pleurale, aient eu l'occasion, ou les moyens, d'y pulluler et d'y créer de vastes colonies caséifiantes.

Très souvent, au contraire, l'examen attentif des lésions pleurales symphysaires permet d'y déceler quelque foyer caséeux « enkysté », encore en pleine activité. Dans ces conditions, la symphyse pleurale est dite *scléro-caséeuse*. Les Planches qui suivent, de CII à CVI, vont nous montrer les différents aspects de cette lésion, fort commune au cours de la Phthisie chronique. Les zones les plus favorisées à cet égard sont la voûte pleurale et sa base, en particulier le sinus costo-diaphragmatique et la surface du diaphragme.

A un faible grossissement, on est, tout d'abord, frappé de l'épaisseur grande, parfois considérable, de la coque symphysaire; souvent aussi, la régularité de la soudure des deux feuillets séreux est des plus notables. On remarque encore, de place en place, des placards plus pâles, ternes, autrement colorés que le tissu fibroïde : ce sont autant de foyers de bacilles tuberculeux, tassés au sein d'amas de matière caséeuse, reliquats d'anciens exsudats fibrineux. Le poumon sous-jacent est, d'ordinaire, altéré.

---

a. d. p. *Atmosphère cellulo-adipeuse péri-pleurale*, arrachée en même temps que le poumon symphysé.

s. f. p. l. Les deux feuillets pleuraux, symphysés, forment une épaisse bande, parallèle à la surface du poumon, et dans laquelle, déjà à ce faible grossissement, on reconnait de larges champs de matière anhiste, caséeuse.

p. s. c. l. Le poumon, sous-jacent à la plèvre symphysée et recouvrant, d'autre part, deux gros tubercules caséeux, est atteint d'une *pneumonie chronique simple*, non tuberculeuse, essentiellement caractérisée par l'oblitération complète et systématique de toutes ses cavités aériennes, bronchiques, bronchioliques et alvéolaires; l'orcéine montre, en plus, une hypergenèse extrêmement accusée de l'armature élastique de l'appareil respiratoire (violet rouge foncé); seules, les cavités vasculaires sont demeurées béantes, les unes vides, les autres remplies de sang.

t. b. c. r. Gros *tubercule cru*, de Laënnec; la matière caséeuse, colorée en rouge brique sale, apparaît, grâce à l'orcéine, encore parcourue par un petit nombre de lignes élastiques (beaucoup plus abondantes, pour ce tubercule, que pour son voisin).

b. r. c. a. Squelette élastique, encore bien visible, d'une *bronche sus-lobulaire*, distendue et oblitérée par la matière caséeuse.

a. r. t. p. Coupe d'une *artère pulmonaire*, bordée, en partie, par le tubercule pneumonique massif.

o. a. b. Gros *tubercule pneumonique*, de forme vaguement piriforme, caséeux dans toute son étendue; on reconnaît encore, au centre de la matière anhiste, les restes d'armatures élastiques propres à d'importants vaisseaux pulmonaires et aux ramifications bronchiques correspondantes; tous ces conduits étaient distendus par la matière caséeuse formée dans leurs cavités.

c. l. i. l. *Cloison inter-lobulaire*, de forme légèrement contournée, constituée par un tissu scléreux dense, à l'intérieur duquel l'hypergenèse élastique ne s'est point manifestée; cette plage rosâtre, lisse, *anélastique*, tranche vivement sur le fond violet foncé et réticulé formé par le poumon cirrhotique qui l'entoure.

l. i. l. Portion de la surface du poumon scléreux permettant de reconnaitre, à ce faible grossissement, la « limitante élastique interne » de la plèvre (Voy. *l. i. l.*, Planche CIV).

TUBERCULOSE PLEURALE

Planche CII

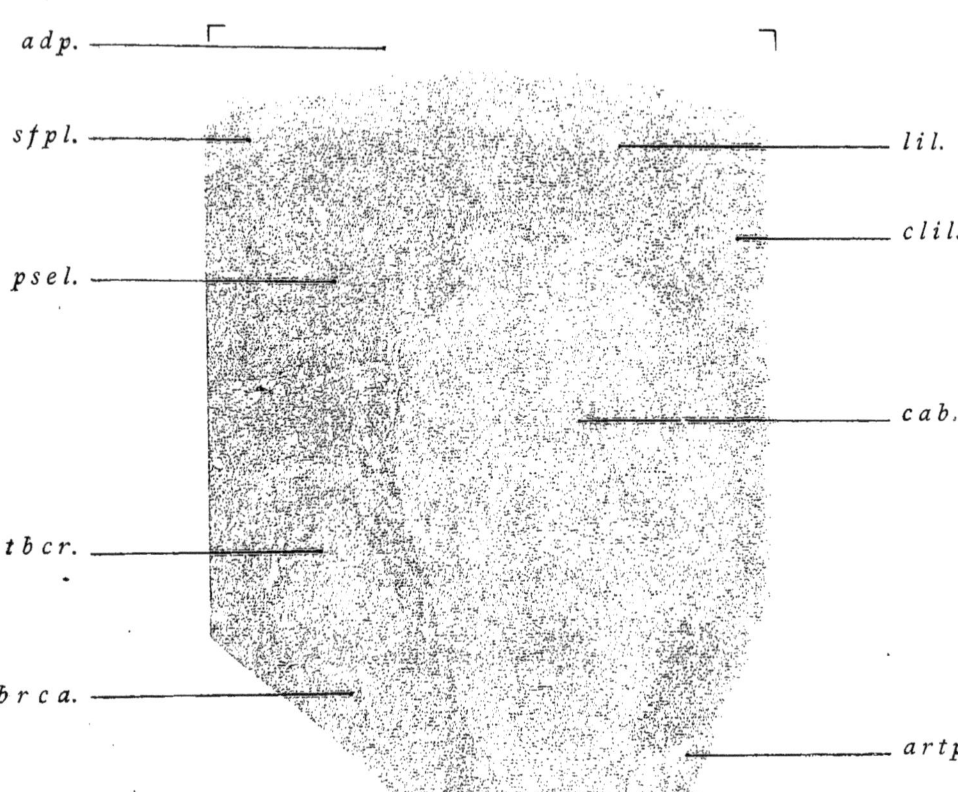

Symphyse pleurale scléro-caséeuse.
Pneumonie fibro-élastigène péri-tuberculeuse.
Gros « tubercule cru », de Laënnec.

(Coloration : hématéine, éosine, orcéine.)

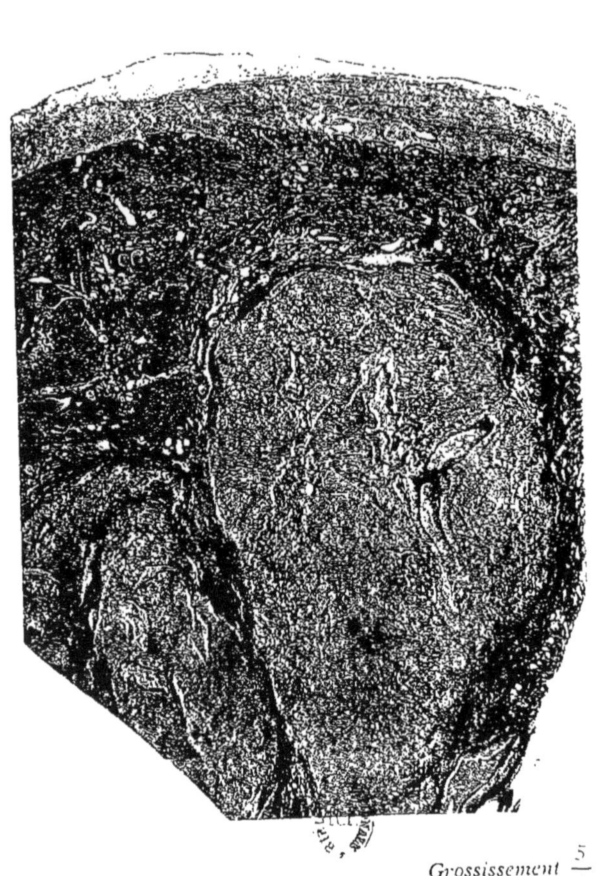

Grossissement $\frac{5}{1}$

TUBERCULOSE PLEURALE

PLEURITE CASÉEUSE

PLANCHE CIII

La Pleurésie caséeuse. Tuberculisation totale de la plèvre viscérale; sclérose tuberculeuse du feuillet pariétal; nécrose caséifiante des exsudats fibrineux.

Coloration : hématéine, éosine, orcéine. — Grossissement 20:1.

La Figure CIII permet de constater de près les lésions de la *Pleurite caséeuse* et d'en suivre le développement.

Au bas de la Figure, s'étend une bande de pneumonie chronique dite « parenchymateuse », par ce fait que toutes les cavités respiratoires, aussi bien alvéolaires que bronchioliques, sont remplies de végétations fibro-vasculaires, autour desquelles l'armature élastique du parenchyme s'est hyperplasiée. Au milieu de ces champs pulmonaires soustraits à l'hématose, tranchent deux placards : l'un est une sclérose élastigène condensée (*ilels*), l'autre (*tatr*), qui lui est adjacent, est un foyer tuberculeux, caséeux en même temps qu'anthracosique. Ces deux petits foyers inclus dans la pneumonie chronique en fixent l'origine ainsi que la cause : il s'agit d'une « réaction cicatricielle » du tissu pulmonaire installée au pourtour de colonies bacillaires tuberculeuses anciennes, non visibles sur cette coupe.

Tel est le terrain sur lequel la pleurite caséeuse a pris naissance. Un premier détail frappe le regard. Le squelette conjonctivo-vasculaire et élastique de la plèvre viscérale est profondément altéré. Si l'on peut encore suivre, dans son trajet horizontal, la « limitante élastique interne », ou profonde (que nous savons formée aux dépens de l'armature élastique des culs-de-sac sous-pleuraux des alvéoles infundibulaires terminaux), par contre, la « limitante élastique externe », qui forme avec la couche sous-endothéliale, l'assise du revêtement endothélial de la séreuse, a totalement disparu. La membrane apparaît bourrée de follicules tuberculeux (*folt*) groupés même, çà et là, en petits nodules; elle est transformée en un « tissu bacillifère » discontinu et puissamment infiltrée de germes pathogènes, bien colorables par la méthode de Ziehl.

Au-dessus de ce feuillet viscéral désorganisé à fond, s'étale un enduit épais, fibrinoïde, dans lequel on peut, sans grand'peine, reconnaître l'exsudat fibrino-leucocytaire inflammatoire aigu, satellite d'une pleurésie aiguë, mais métamorphosé, dégénéré par l'action persistante de germes spécifiques, les « Bacilles caséogènes ».

---

p. l. p. *Plèvre pariétale*, très épaisse, sclérosée, *anélastique*; de nombreux vaisseaux parcourent ce feuillet enflammé; la matière fibrino-caséeuse, que nous allons voir remplir la cavité pleurale, s'incruste dans ce tissu fibreux, sous forme de dentelures, d'ondulations, d'un rouge brique sale caractéristique.

e. x. c. a. *Exsudat fibrinoïde*, en réalité *caséeux*, comblant la cavité pleurale; dans ces placards (d'un brique sale, terne) non fibrillaires, se montrent, de place en place, des cellules géantes; l'une d'elles, bien reconnaissable à ce grossissement, affleure presque au tissu fibreux représentant le feuillet pariétal de la plèvre (*p. l. p.*).

f. o. l. t. *Plèvre viscérale*, totalement transformée en un tissu inflammatoire épais, bourré de *follicules tuberculeux*; ces follicules, bien caractéristiques, sont constitués par une cellule géante entourée d'une zone d'éléments en voie de destruction vitrifiante, granuleux (zone épithélioïde); à la périphérie de cette zone (qui commence, elle-même, à se caséifier), existe, souvent, une couronne d'ailleurs incomplète, mais épaisse, d'éléments lymphoïdes (en violet bleu foncé).

p. n. s. l. Le poumon sous-jacent à la plèvre ainsi tuberculisée est le siège d'une *pneumonie fibro-élastigène* des plus caractéristiques; il est facile d'établir que la ligne élastique, dense, onduleuse, qui sépare, du poumon, le tissu pleural granulique, correspond exactement à la « limitante élastique interne » de la plèvre, que nous avons décrite, en *l. i. l.*, Planches XCVIII et C.

t. a. t. r. Un petit *tubercule nodulaire*, *caséeux* et *anthracosique*, enfoui au sein du tissu pneumonique scléreux.

i. l. e. l. s. Ilot de *sclérose élastigène juxta-tuberculeuse*, très dense, presque opaque, où l'on ne voit plus trace d'alvéoles pulmonaires.

f. a. l. v. Cavités infundibulaires ou bronchioliques, manifestement obturées par des bourgeons fibro-vasculaires.

p. l. v. *Tissu pleural viscéral*, enflammé, épaissi, semé d'éléments leucocytaires; à ce niveau, on reconnaît la coupe d'une veine pleurale importante; au-dessus d'elle, est une fente ovalaire, parallèle à la surface du poumon, bordée par un tissu inflammatoire très riche en leucocytes, et incomplètement oblitérée par un bloc de matière fibrino-leucocytaire; cette cavité répond à un *vaisseau lymphatique pleural* atteint de *thrombo-lymphangite tuberculeuse*.

a. d. p. *Atmosphère cellulo-adipeuse péri-pleurale*, arrachée en même temps que les deux feuillets de la plèvre, qui sont, on l'a vu, l'un et l'autre tuberculeux et accolés par un exsudat fibrineux caséifié.

TUBERCULOSE PLEURALE

PLANCHE CIII

adp.

plp. plp.

exca. exc

folt. plv.

pnsl. fal

tatr. ilel

La Pleurésie caséeuse.
Tuberculisation totale de la plèvre viscérale.
Sclérose tuberculeuse du feuillet pariétal.
Nécrose caséifiante des exsudats fibrineux.

(Coloration : hématéine, éosine, orcéine.)

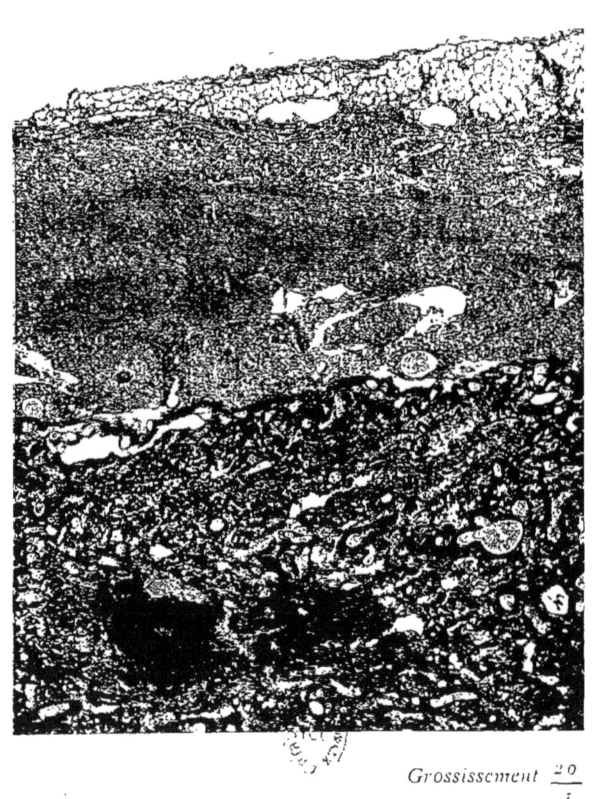

Grossissement $\frac{20}{1}$

TUBERCULOSE PLEURALE

LES PLEURITES SCLÉRO-CASÉEUSES

PLANCHE CIV

Symphyse pleurale ancienne, réinfectée par la Tuberculose folliculaire; lésions végétantes et fibrino-caséeuses de la séreuse; lymphangites pleurales tuberculeuses; pneumonie fibro-élastigène; tubercule « cru » du poumon.

Coloration : hématéine, éosine, orcéine. — Grossissement 20:1.

Ici, les lésions de la *Symphyse scléro-caséeuse* sont des mieux caractérisées.

La *plèvre viscérale*, que nous avons vue (dans la Planche précédente), mutilée par suite des invasions bacillaires folliculaires, se trouve être, en même temps, le siège d'une *thrombo-lymphangite chronique bacillifère* (*vlf*), qui montre les voies ouvertes aux embolies infectieuses.

La *plèvre pariétale* (*clg*) est infiltrée, dans toute son épaisseur, par des lésions inflammatoires dont la nature tuberculeuse ne fait aucun doute : les cellules géantes nombreuses qui parsèment le tissu conjonctif hypéremié suffiraient, au besoin, pour affirmer ce diagnostic; en outre, des fusées leucocytaires mononucléaires tracent, à la surface même du feuillet pariétal de la plèvre, de larges bandes (*lcpp*) infiltrées parmi les cellules graisseuses de l'atmosphère cellulo-adipeuse péri-pleurale.

Les deux feuillets de la plèvre ainsi tuberculisée en masse sont séparés, à gauche de la préparation (en *exca*), par un épais enduit, d'aspect fibrineux, plus fibrillaire peut-être encore que lamellaire, et dans lequel sont incrustées quelques cellules géantes totalement mortifiées. Cette fibrine altérée montre qu'à un moment donné, la *pleurite* a été *aiguë*, *exsudative*, à la façon de toute inflammation franche subie par la séreuse; mais les éléments bacillaires partout épars, ont, sans tarder, *transformé en matière caséeuse* l'*exsudat fibrineux* épanché entre les deux feuillets pleuraux. Le même phénomène, toutes proportions gardées, se passe à l'intérieur des alvéoles pulmonaires, au cours de la Pneumonie tuberculeuse. En outre, les toxines caséifiantes ont frappé en même temps de mort le squelette conjonctivo-vasculaire et élastique du poumon. De même, ici, le vieux tissu symphysaire, reliquat d'une première attaque (*nvad*), n'avait pas résisté, au moins pour une partie, à la poussée folliculaire récente qui réinfectait la séreuse.

---

l. c. p. p. *Tissu péri-pleural*, infiltré d'innombrables leucocytes, en rapport avec une poussée aiguë tuberculeuse péri-pleurale (*péri-pleurite tuberculeuse aiguë*).

p. l. f. p. Squelette de la *plèvre pariétale*, épaissi, sclérosé, infiltré de cellules géantes; en *p. l. f. p.* on découvre la coupe (un peu oblique) d'un gros vaisseau lymphatique de la plèvre distendu, enflammé, et contenant un thrombus fibrino-leucocytaire en voie de caséification tuberculeuse (*thrombo-lymphangite bacillaire pleurale*).

e. x. c. a. *Cavité pleurale*, totalement comblée, en cet endroit, par des masses fibrino-caséeuses au milieu desquelles on peut reconnaître, çà et là, un vague réseau de fibrine fibrillaire et, sur les bords, quelques cadavres de cellules géantes totalement caséifiées.

v. l. f. Le tissu de la *plèvre viscérale*, épaissi, désorganisé, friable est en voie de caséification; en *v. l. f*, on reconnaît un vaisseau lymphatique de la plèvre viscérale, sectionné obliquement, distendu et rempli (comme son congénère, de la plèvre pariétale) par un thrombus fibrino-leucocytaire bacillifère; ces lésions lymphangitiques montrent, d'une façon saisissante, les progrès emboliques de la Tuberculose pleurale, suivant les voies lymphatiques.

v. n. p. Amas de *veines pulmonaires inter-lobulaires*, obliquement sectionnées, et gorgées de sang; ces grosses veines sous-pleurales étaient, selon toute probabilité, en continuité directe avec les gros troncs vasculaires sinueux que l'on voit (en *n. v. a. d.*) monter obliquement vers les vaisseaux sanguins de la plèvre pariétale.

b. r. f. v. *Pneumonie fibro-élastigène*; les végétations fibro-vasculaires intra-bronchioliques sont, dans cette région, des plus manifestes.

l. b. c. Gros *tubercule cru*, en état de caséification déjà très avancée; quelques armatures élastiques (en particulier, une *artère pulmonaire*) sont encore visibles, au milieu de la matière caséeuse.

e. n. k. *Zone fibroïde péri-nodulaire*, formée par le poumon scléreux, et esquissant, en ce point, une sorte d'« enkystement » du tubercule.

l. i. l. *Limitante élastique interne* de la plèvre, constituée par la base des infundibula, ici affaissés et sclérosés.

n. v. a. d. Vaisseaux sanguins, distendus, anévrysmatiques, développés dans l'épaisseur d'une vieille adhérence pleurale (*symphyse partielle du poumon*, en voie de réinfection tuberculeuse; ces gros vaisseaux, aux parois extrêmement minces, établissent une large anastomose circulatoire entre les vaisseaux du poumon (*v. n. p.*) et les vaisseaux extra-pleuraux (*v. a. d.*).

c. l. g. *Cellules géantes bacillifères*, éparses dans le tissu de la plèvre pariétale en voie d'infiltration tuberculeuse.

v. a. d. *Tissu cellulo-adipeux extra-pleural*, épaissi, en voie de sclérose, mais parcouru par de volumineux vaisseaux en corrélation certaine avec les plexus veineux symphysaires de *n. v. a. d.*

TUBERCULOSE PLEURALE

Planche CIV

l c p p.
p l f p.
e x c a.
v l f.
v n p.
b r f v
v a d.
c l g.
n v a d.
l i l.
e n k.
l b c.

Symphyse pleurale ancienne, réinfectée par la Tuberculose folliculaire.
Lésions végétantes et fibrino-caséeuses de la séreuse.
Lymphangites pleurales tuberculeuses.
Pneumonie fibro-élastigène.
Tubercule « cru » du poumon.

(Coloration : hématéine, éosine, orcéine.)

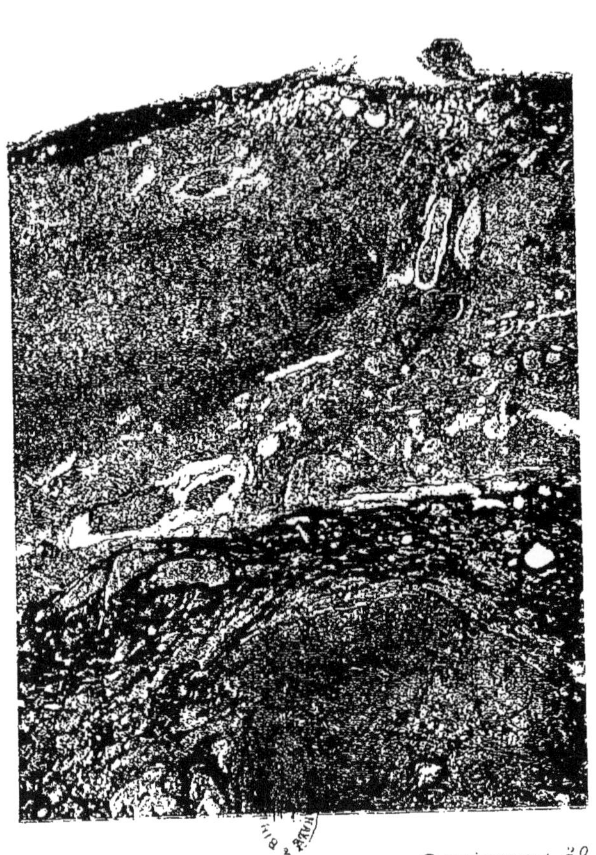

Grossissement $\frac{20}{1}$

TUBERCULOSE PLEURALE

PLEURITE SCLÉRO-CASÉEUSE

PLANCHE CV

Symphyse scléro-caséeuse de la plèvre: mutilation de la « limitante élastique interne » de la plèvre par un nodule tuberculeux pulmonaire cortical.

Coloration : hématéine, éosine, orcéine. — Grossissement 40:1.

La *Pleurite scléro-caséeuse* peut enkyster d'énormes dépôts de matière tuberculeuse, que les réactifs appropriés montrent, maintes fois, gorgée de bacilles de Koch ayant conservé toute leur virulence. Cette localisation, fort commune, de la Bacillose, est donc loin de constituer une Tuberculose locale « atténuée » ; du moins, ses foyers enkystés ne semblent perdre que très tard leur action nocive. Une des meilleures preuves qu'on en puisse donner tient dans le fait suivant : fort souvent, on surprend la lésion en train de corrodorer, par caséification, les placards scléro-cicatriciels qui l'entourent. La figure CV fournit une élégante démonstration de cette évolution progressive de l'infiltration caséifiante à travers les adhérences fibroïdes organisées dans la cavité pleurale (*fsc*).

En outre, cette même figure nous permet de constater la résistance offerte par la séreuse viscérale (des deux feuillets pleuraux, le plus facile à examiner) à l'inflammation spécifique, qui l'immobilise en la recouvrant. La présence d'une double lamelle élastique, l'une, superficielle (*limitante élastique externe*), l'autre, profonde (*limitante élastique interne*), de chaque côté du squelette fibro-vasculaire fondamental de la plèvre, sert de guide et permet les comparaisons. C'est ainsi que l'on peut établir, sans peine, l'existence d'une hyperplasie très notable, pour ne pas dire extrême, des réseaux élastiques composant (*lmle*) la limitante élastique externe; il en est de même pour la limitante élastique interne (*lil*), dont l'épaisseur anormale et les fibres comme « tressées » font un relief considérable au-dessus des alvéoles infundibulaires des lobules pulmonaires sous-pleuraux.

La figure CV montre, encore, un détail fort intéressant, parmi tant d'autres, concernant le mode d'envahissement de la plèvre par les foyers tuberculeux. En *ndt*, on voit, en effet, un îlot tuberculeux en train de détruire, de la profondeur de la plèvre vers sa surface, la limitante élastique interne de la plèvre : c'est le mécanisme invoqué par certains auteurs qui considèrent, à tort, la pleurésie comme *toujours* secondaire à une lésion tuberculeuse du poumon. Les bacilles caséifiants allaient, ici, mutilant, de proche en proche, toutes les couches constitutives de la séreuse. On sait, aujourd'hui, que la *pleurite tuberculeuse* peut, tout aussi bien, être déterminée par des lésions de son feuillet pariétal ou par des adénopathies bacillaires sous-pleurales, juxta-scissuraires, péri-bronchiques ou même intrapulmonaires; enfin, elle peut être *primitive*, par suite d' « inoculations » vasculaires emboliques, soit sanguines, soit lymphatiques.

---

s. c. l. a. Vastes *blocs scléro-caséeux*, comblant la cavité pleurale et sertis par de larges travées fibreuses infiltrées de nombreux lymphocytes; ces lésions se sont manifestement développées à la surface du feuillet pleural viscéral.

l. m. l. e. La « limitante élastique externe » de la plèvre se montre extrêmement épaissie, formée comme par des « tresses » de tissu élastique, preuve de la réaction hyperplasique inflammatoire de la plèvre, au contact du tissu scléro-caséeux étendu à sa surface (*pleurite scléro-caséeuse*).

n. d. t. *Nodule tuberculeux*, en grande partie caséeux, développé dans le poumon, immédiatement au-dessous de la limitante élastique interne; les progrès de l'infiltration caséeuse ont usé, peu à peu, l'armature élastique de la limitante interne (*l. i. l.*) hyperplasiée au même titre que la limitante externe; la matière caséeuse a envahi ainsi, de proche en proche, le tissu fibro-vasculaire du squelette pleural; la face profonde de la limitante externe commence même à être légèrement morcelée par la matière caséeuse; nul doute que l'effraction de la séreuse pleurale par la tuberculose ne s'effectue, dans le cas présent, de la profondeur vers la surface du poumon, et cela, sans rapport direct avec l'inflammation scléro-caséeuse développée dans la cavité de la séreuse.

p. s. p. Portion de poumon sclérosée par bronchio-alvéolite fibro-vasculaire; la grande majorité des cavités aériennes sont comblées par un tissu fibreux organisé aux dépens d'anciens exsudats fibrineux.

b. r. t. Cavité bronchiolique, remplie par un exsudat fibrino leucocytaire.

f. l. p. v. Petit *follicule tuberculeux péri-vasculaire.*

c. l. g. a. *Cellule géante bacillifère*, occupant la partie inférieure du nodule tuberculeux destructeur de la plèvre viscérale.

l. i. l. Limitante élastique interne de la plèvre, fort épaissie, dédoublée par un placard fibro-caséeux interstitiel.

f. s. c. Larges *travées fibreuses intra-pleurales*, riches en éléments lymphatiques, mais déjà en voie de dégénérescence caséeuse et très pauvres en vaisseaux (*pleurite scléro-caséeuse*).

TUBERCULOSE PLEURALE

PLANCHE CV

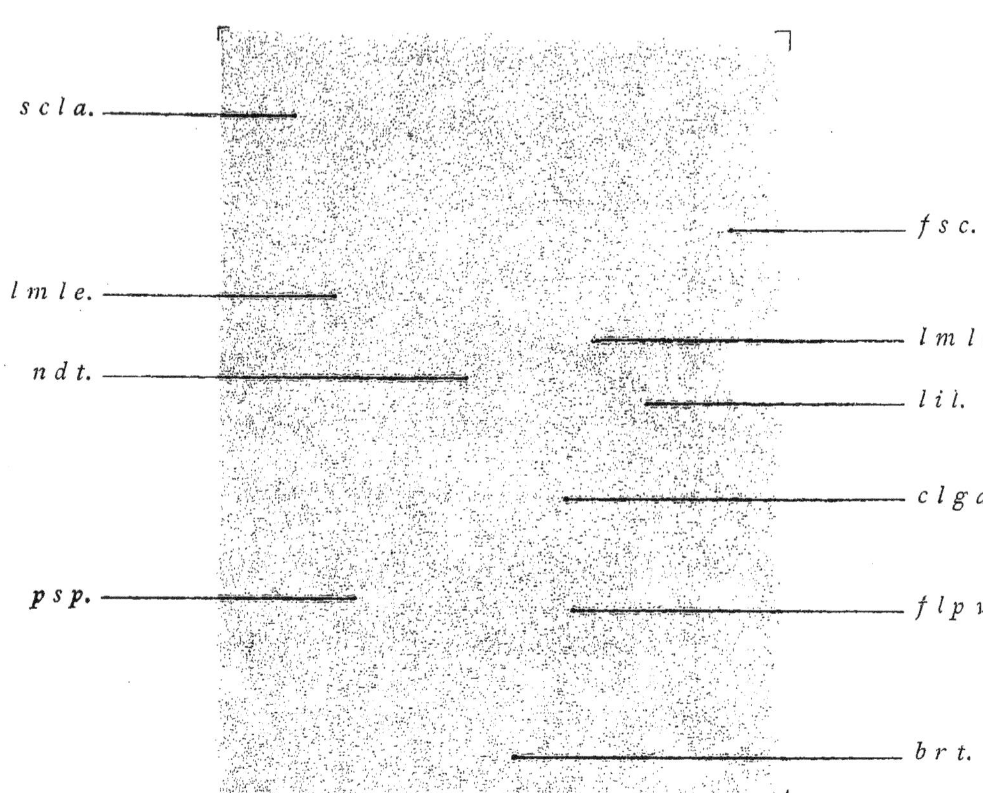

Symphyse scléro-caséeuse de la plèvre.
Mutilation de la « limitante élastique interne » de la plèvre par un nodule tuberculeux pulmonaire cortical.

(Coloration : hématéine, éosine, orceine.)

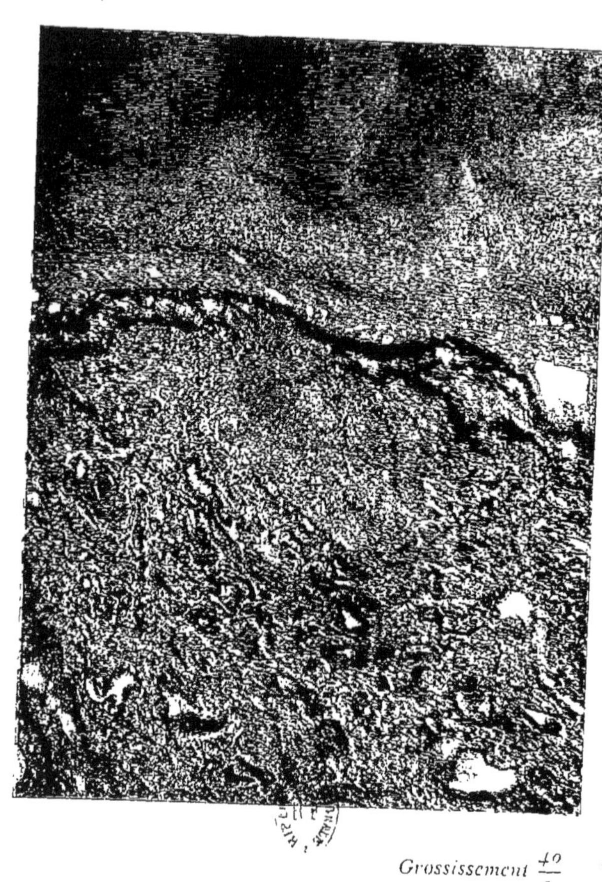

Grossissement $\frac{40}{1}$

TUBERCULOSE PLEURALE

PLEURITE CASÉEUSE PRIMITIVE

PLANCHE CVI

Gros Tubercule « enkysté » de la plèvre. Effraction de la plèvre viscérale par la masse tuberculeuse; pneumonie chronique marginale, sous-pleurale (Sclérose pleurogène).

Coloration : Van Gieson, hématéine, orcéine. — Grossissement 5:1.

Les *Tubercules enkystés de la plèvre* ne sont, à proprement parler, que des îlots de « pleurite fibro-caséeuse » très circonscrits, gorgés de matière tuberculeuse.

Ils siègent un peu partout, mais, de préférence, aux parties déclives de la cavité pleurale (v. Pl. LX); ils sont, soit très circonscrits, comme sur la Planche CVI, soit étalés, par « placards » maintenus entre des lames de tissu fibroïde très épais développées à la surface des deux feuillets pleuraux. La matière caséeuse qui les constitue se laisse plus ou moins découper par des tractus fibreux symphysaires (*mca*).

Le temps aidant, ces masses tuberculeuses subissent l'un des procédés régressifs, ou dégénératifs, habituels aux vieux foyers tuberculeux. Leur ramollissement puriforme, ou fonte purulente, peut les ouvrir, soit dans le poumon, soit hors de la cavité thoracique : à travers le diaphragme, fait exceptionnel, en formant une variété d'*abcès froid péri-hépatique*; à travers l'espace intercostal, en donnant lieu à une variété d'*abcès tuberculeux sous-pleural.* D'ordinaire, le tubercule enkysté de la plèvre, la pleurite caséeuse enkystée, tend peu à peu vers la guérison; les amas tuberculeux se dessèchent, s'infiltrent de sels de chaux, ainsi que les travées fibroïdes hyalines qui les circonscrivent; la lésion prend un aspect « ossiforme » bien décrit par les auteurs. Ces lames cassantes, irrégulières, entourées de tractus d'apparence « cartilaginiforme » ont été prises, par les anciens, pour du tissu osseux véritable. Les « os de la plèvre » sont aussi rares, plus exceptionnels, même, que les « os du poumon ». Ils existent cependant dans les scléroses pulmonaires, et même, dit-on, dans la plèvre, et se trouvent précisément au sein de ces vieilles adhérences symphysaires qui sont les reliquats d'anciennes pleurites fibro-caséeuses. Les lamelles osseuses (avec ostéoplastes et canaux de Havers) y apparaissent, en ce cas, caractéristiques.

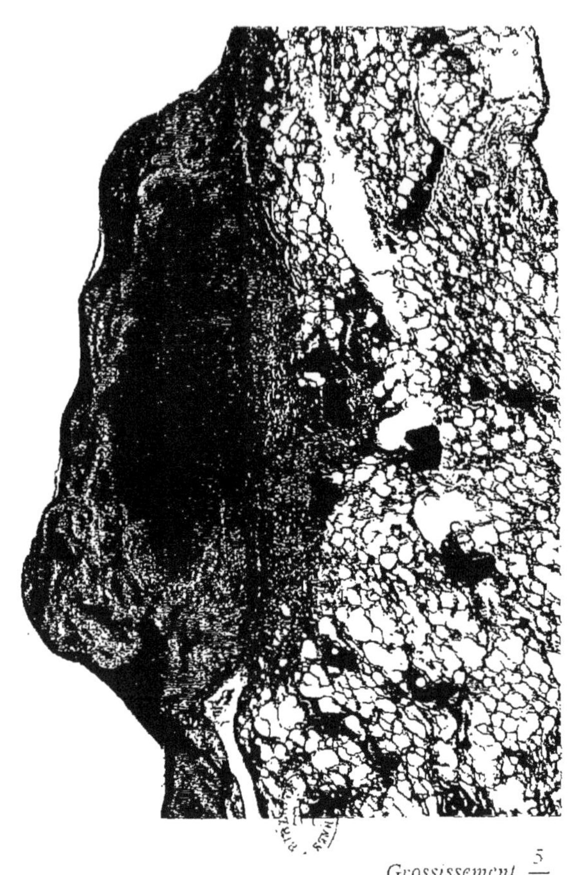

Grossissement $\frac{5}{1}$

TUBERCULOSE PLEURALE

LES TUBERCULES PLEURO-PULMONAIRES DITS « DE GUÉRISON »

PLANCHE CVII

Symphyse partielle, fibroïde, de la plèvre. Pneumonie fibro-élastigène péri-tuberculeuse. Cicatrices atrophiques étoilées du sommet du poumon (Tubercule dit de « guérison »).

Coloration : hématéine, éosine, orcéine. — Grossissement 5:1.

La Tuberculose est considérée, à juste titre, comme « la plus curable des maladies chroniques » ; on a même pu ajouter que, chez l'homme du moins, la bacillose est de toutes les infections, celle qui présente les exemples les plus fréquents de la guérison *spontanée*. L'étude histo-pathologique du poumon tuberculeux en apporte des preuves innombrables.

La Planche CVII montre un foyer tuberculeux ancien, en état de guérison apparente. Ce *tubercule de guérison* affecte, du même coup, quelques lobules corticaux du poumon et la plèvre correspondante. Au milieu d'un vaste placard de pneumonie fibro-élastigène (dont nous avons énuméré avec soin, déjà, les caractères microscopiques), se montre une cicatrice « anélastique » dont le tissu fibroïde a subi la dégénérescence hyaline. Cette cicatrice (*catf*), à peine vasculaire, dépourvue d'anthracose, est rayonnée ; sa rétractilité évidente semble avoir attiré vers elle les tissus environnants. On ne trouve, à la vérité, aucune trace de matière caséeuse, aucun amas calcaire, au centre de cette large étoile cicatricielle ; ce qui ne veut pas dire que toutes les coupes passant par ce tubercule pleuro-pulmonaire guéri fussent dépourvues de calculs ; les dépôts de sels de chaux constituent, souvent et d'une façon fort persistante, les séquelles de la Tuberculose, longtemps après la guérison définitive de la lésion.

On ne saurait trop rappeler que la guérison d'un foyer bacillaire ne comporte pas, comme conséquence nécessaire, l'extinction générale de toutes les manifestations tuberculeuses dans le reste de l'organisme. Ainsi, autour de notre cicatrice stellaire (*catf*), on peut compter (rien que sur cette coupe de la Fig. CVII), trois nodules tuberculeux qui, calcifiés et anthracosiques, sont peut-être encore très riches en bacilles virulents.

En résumé, les *guérisons locales, insulaires, de la Tuberculose pulmonaire sont des plus communes*, même au cours d'une Phtisie ulcéreuse dont la marche est progressive.

---

p. l. p. *Plèvre pariétale*, sclérosée, hyaline; les vaisseaux ont presque entièrement disparu; quelques faisceaux musculaires striés, appartenant aux muscles intercostaux dissociés par une sclérose interstitielle, se montrent, au haut de la coupe.

p. l. v. Ligne de la *plèvre viscérale*, dessinée par les deux limitantes élastiques colorées par l'orcéine; grâce à cette technique, il est facile d'établir que tous les tissus sus-jacents à la ligne horizontale étendue, à droite comme à gauche de *p. l. v.*, et gagnant, sur l'extrême droite, *p. l. v. s.*, appartiennent à une *symphyse ancienne de la plèvre*; dans ce tissu symphysaire, s'élèvent des tractus fibroïdes (rose jaunâtre) et des vaisseaux; toutefois, la limite de la plèvre pariétale n'y peut plus être décelée à coup sûr, son armature élastique ayant disparu.

p. f. e. l. *Pneumonie fibro-élastigène*, formant un large placard, à gauche d'une cicatrice étoilée fibreuse (occupant le centre de la préparation); au milieu de ce tissu pneumonique, quelques îlots d'emphysème apparaissent : il s'agit, pour la plupart, de bronchioles intralobulaires ou sus-lobulaires atrophiées, ectasiques.

n. d. t. Fragment d'un gros *nodule tuberculeux* caséeux (d'au moins 5 millimètres, à l'œil nu), visible sur le bord de la coupe et au contact d'une bronche partiellement tuberculisée et ulcérée.

n. d. k. Petit *nodule tuberculeux anthracosique et calcaire*, enkysté au sein de la pneumonie élastigène.

e. m. f. Larges alvéoles d'*emphysème atrophique péri-tuberculeux*.

e. t. s. p. Long prolongement cirrhotique, se détachant de la cicatrice pulmonaire étoilée *c. a. t. f.*, et accompagnant, dans la profondeur du poumon, une grosse ramification d'une veine pulmonaire (reconnaissable à la double ligne noire, élastique, qui la circonscrit); cette veine pulmonaire, en arrivant au bas de la cicatrice étoilée, s'y perd brusquement; elle démontre, ainsi, l'origine tuberculeuse de la cicatrice.

c. a. t. f, Cicatrice pulmonaire, fibroïde, presque invasculaire, étoilée, sous-corticale; exemple de l'aspect que peut prendre, sur une coupe donnée, un vieux *tubercule de guérison*.

p. f. e- Large champ de *pneumonie fibro-élastigène*, dense, opaque, exempte d'emphysème.

t. b. c. *Tubercule calcaire et anthracosique*, logé, non loin de la plèvre, au milieu de placards fibreux.

m. i. c. Faisceaux musculaires (*muscles intercostaux*) adhérents au tissu scléreux péri-pleural qui semble, par rétraction cicatricielle, les avoir rapprochés de la surface du poumon; les larges plages connectives qui séparent les deux îlots musculaires (au haut de la Figure) sont scléreuses, hyalines et presque invasculaires (*péri-pleurite fibroïde juxta-tuberculeuse*).

TUBERCULOSE PLEURALE

PLANCHE CVII

p l p.

m i c.

p l v s

p l v.

t b c.

p f e l.

p f e.

n d t.

c a t f

n d k.

e t s p.

e m f.

Symphyse partielle, fibroïde, de la plèvre.
Pneumonie fibro-élastigène péri-tuberculeuse.
Cicatrices atrophiques étoilées du sommet du poumon (Tubercule dit de « guérison »).

(Coloration : hématéine, éosiné, orcéine.)

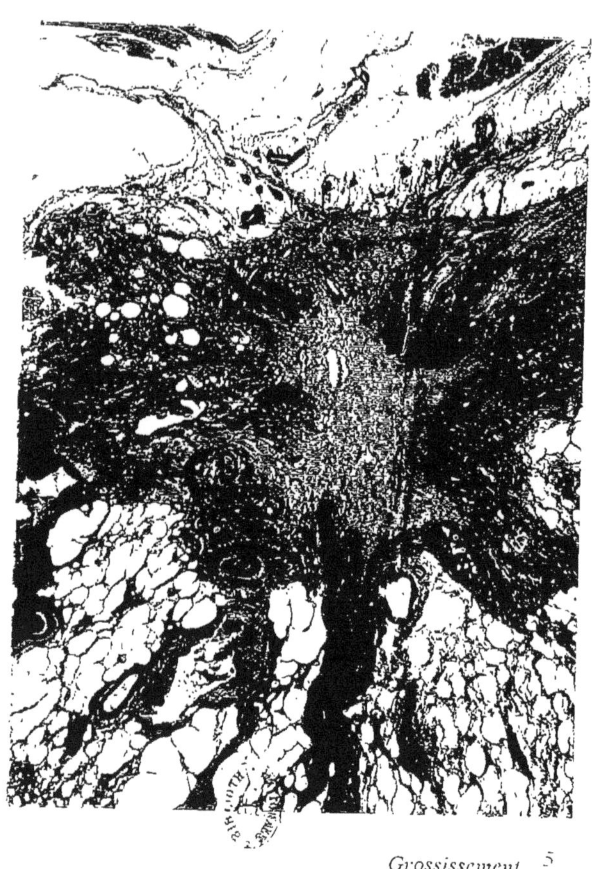

Grossissement $\frac{5}{1}$

VI

LES SÉQUELLES DE LA TUBERCULOSE PLEURO-PULMONAIRE

SES COMPLICATIONS EXTRA-PULMONAIRES

I. LES SÉQUELLES

Les longues descriptions dans lesquelles il a été indispensable d'entrer pour mettre en lumière les multiples lésions déterminées par les Bacilles tuberculeux dans l'intimité de l'appareil pleuro-pulmonaire amènent à cette conclusion : que toute atteinte portée par la moindre colonie de ces germes pathogènes au poumon ou à la plèvre ne peut pas ne pas y laisser une trace ineffaçable. Si minime qu'ait été l'attaque et si victorieuse la défense, une lésion matérielle en doit résulter, avec une *cicatrice* indélébile. Reste à savoir reconnaître les caractères de ces « séquelles » de la Tuberculose bacillaire et à les différencier des autres causes de lésions pulmonaires. L'étude de la Tuberculose en évolution éclaire à souhait la question. Les différents chapitres du présent ouvrage en ont fait itérativement mention. Il nous suffira de coordonner, ici, ces séquelles, dans leur ensemble, en mentionnant leurs principaux caractères et en signalant les Planches les plus démonstratives.

Contre le bacille, l'appareil pleuro-pulmonaire ne parvient donc à se défendre qu'au prix de *lésions cicatricielles* plus ou moins profondes. Ces cicatrices se manifestent, en premier lieu, par la formation d'un tissu conjonctif rapidement scléreux. Les *scléroses pulmonaires méta-tuberculeuses*, pour les caractériser par un terme général répondant à la notion pathogénique qui découle de leur étude, peuvent se diviser en deux groupes, bien distincts : les scléroses *atrophiques*, « mutilantes » au premier chef et, par suite, presque toujours diffuses, ou désordonnées, et les scléroses *hyperplasiques*, « plastiques » comme disaient les anciens, et « systématiques », c'est-à-dire ordonnées conformémément aux armatures fondamentales de l'appareil pleuro-pulmonaire.

Tout foyer tuberculeux constitué, serait-il réduit à un unique follicule primitif giganti-cellulaire, met en branle les réactions inflammatoires de la gangue interstitielle qui l'entoure : lobules pulmonaires, bronches, vaisseaux, plèvre, aucun des organes ne peut, en pareil cas, échapper à ce molimen de défense.

Par conséquent, la néo-genèse d'un tissu connectif rapidement sclérosé est la base de toute néoplasie tuberculeuse. Quelque discrète que soit la masse des matériaux caséifiés par les bacilles, une perte de substance doit, de toute nécessité, résulter de leur résorption : par suite, la sclérose cicatricielle qui les remplace, en cas de guérison, se développera, à la fois comme *atrophique*, et comme *mutilante*.

En développant ses zones d'invasion, la Tuberculose amplifie tous ces désordres et la cicatrice scléreuse terminale occupe un champ d'autant plus étendu (*catf*, Pl. CVII). La rétraction cicatricielle, constante dans tout foyer fibro-vasculaire inflammatoire qui a vieilli, exagérera encore, ici, les désordres morphologiques. Elle explique, de la façon la plus simple, la série des lésions macroscopiques et microscopiques du poumon « frisé » et les plicatures profondes (complication rare, il faut bien le dire) découpant la surface pleurale libre, en cet endroit, d'adhérences symphysaires.

Les « pointes » poussées par tout foyer bacillifère dans l'intimité du parenchyme pulmonaire y laissent, toujours aussi, la marque de leurs atteintes (*etsp*, Pl. CVII). Toutefois, les rayons cicatriciels irradiés de la Tuberculose fibreuse sont beaucoup plus courts et bien moins nombreux que les traînées diffusantes de la sclérose syphilitique du poumon, lésion mutilante au premier chef.

Telle est, résumée dans ses grandes lignes, la sclérose atrophique méta-tuberculeuse. Les colorants appropriés mettront en valeur, au sein de ses placards hyalins et à peine vasculaires, les restes, souvent informes, d'organes mutilés ou détruits par l'infiltration caséifiante : armatures élastiques des bronches, des vaisseaux, ou des lobules, trop souvent difficiles à bien spécifier, cloisonnements interstitiels défoncés, etc. En outre, les placards scléreux pourront s'être incrustés de nombreux *amas calcaires*, reliquats de tubercules caséeux desséchés, ou conséquence de la sénilité avancée des travées cirrhotiques atteintes de dégénérescence hyaline.

Enfin, les *poussières de charbon* qui, à l'état sain, parsèment nos voies respiratoires et en sont sans cesse expulsées, grâce à l'assistance, double et contradictoire, de nos épithéliums ciliés bronchiques et des macrophages (*cellules à poussières*), vont se fixer sur les travées cirrhotiques.

Elles tatouent, littéralement, les cicatrices tuberculeuses, pour lesquelles elles manifestent une prédilection bien plus marquée que pour toutes les autres variétés de sclérose pulmonaire. Nous étudierons, ailleurs, les lésions de l'*anthracose pulmonaire*. Il nous suffira, pour le moment, de signaler une preuve bien particulière de l'attraction extrême exercée par la Tuberculose sur les poussières anthracosiques. Souvent, dans un vieux foyer tuberculeux, de nombreuses cellules géantes bacillifères, encore virulentes, apparaissent incrustées, suivant un cercle assez épais et très régulier, de fines poussières charbonneuses enchâssées *en dedans* de la couronne des noyaux. Ces « cellules géantes anthracosiques » attendent encore une explication pathogénique satisfaisante.

Dans ce premier groupe des scléroses atrophiques mutilantes d'origine tuberculeuse, il n'est, en aucune façon, paradoxal de faire entrer l'*Emphysème pulmonaire atrophique péri-tuberculeux*. Associé d'une manière intime aux placards de sclérose cicatricielle (*emf*, Pl. XXXVII), dont il circonscrit les travées rayonnantes (*emf*, Pl. CVII), l'emphysème pulmonaire atrophique est le satellite obligatoire des tubercules dits « de guérison ». La clinique en fournit la démonstration journalière. Il accompagne, d'ailleurs, les bronchectasies (*brad*, Pl. LXX) les plus minimes, comme aussi les plus étendues (*sclef*, Pl. LXIX). Sa structure microscopique, dont la description détaillée figurera ailleurs, confirme, à tous les points de vue, ces données premières. Tout emphysème pulmonaire, quelle qu'en soit la cause, directe ou éloignée, consiste en une atrophie progressive des parois alvéolaires et bronchioliques de l'infundibulum, de l'acinus, souvent même du lobule tout entier. Cette atrophie, mutilante au sens absolu du terme, puisqu'elle supprime, parcelle par parcelle, le champ respiratoire des alvéoles, est l'aboutissant d'une sclérose atrophique des tissus fondamentaux. Les parois bronchioliques correspondantes subissent le même procédé de désorganisation, et l'ectasie anévrismatique des cavités aériennes est l'ultime expression de ces désordres inflammatoires foncièrement chroniques.

On peut, sans forcer les données microscopiques, ranger dans la même catégorie, parmi les méfaits de la sclérose atrophique méta-tuberculeuse, l'ensemble des *bronchectasies* associées à la Tuberculose pulmonaire chronique. Les poussées inflammatoires interstitielles, en infiltrant de lymphocytes les différentes couches des parois bronchiques, y déterminent, à la longue, une sclérose cicatricielle atrophique tout aussi mutilante pour les tissus constitutifs du canal aérien que nous l'avons vue être pour la paroi de l'alvéole pulmonaire. La bronchite chronique scléreuse qui en résulte acquiert, de ce fait, la même valeur pathogénique qu'ont les autres désordres étudiés plus haut. Nous verrons ailleurs les détails concernant la structure microscopique des bronchites chroniques.

Le second groupe des scléroses pleuro-pulmonaires méta-tuberculeuses a trait, non plus à d'anciennes lésions destructives, mais à des « élaborations hyperplasiques ». Dans ces conditions, inverses des précédentes, un tissu conjonctivo-vasculaire nouveau, élaboré pour la défense de l'appareil pleuro-pulmonaire, s'est produit, suivant un ordre méthodique, constant et systématique, sans, pour cela, détruire aucune des formations fondamentales du squelette respiratoire.

La réaction inflammatoire qui préside à ces hyperplasies péri-tuberculeuses peut réaliser deux types principaux de *sclérose hypertrophique* du poumon : l'un se caractérise par une « bronchio-alvéolite fibro-élastigène », l'autre, par une « cirrhose interstitielle pleurogène ».

La *sclérose hyperplasique fibro-élastigène* (*psel*, Pl. CII) est l'aboutissant ultime, la cicatrice indélébile d'une pneumonie exsudative fibrino-leucocytaire (bronchio-alvéolite aiguë) dont les exsudats inflammatoires, loin de se résorber, comme dans la pneumonie franche aiguë ordinaire, se sont organisés en tissu conjonctivo-vasculaire. Il en résulte, tout autour du foyer tuberculeux, une épaisse muraille de tissu fibreux qui, ayant bloqué à fond la totalité des cavités aériennes (*pnk*, Pl. XXIX), s'oppose, autant que faire se peut, à l'extension des colonies de bacilles. Avec le temps et, sans aucun doute, sous l'influence de l'irritation persistante entretenue par les toxines bacillaires émanées du foyer du voisinage, le tissu néo-conjonctivo-vasculaire, endo-alvéolaire et endo-bronchiolique, se tasse et s'indure (*frfv*, Pl. CIV) ; il se munit de fibres élastiques éparses, pendant que ses vaisseaux sanguins se sclérosent et que les macrophages incrustent de charbon les interstices des placards fibrosés. Simultanément, les parois des alvéoles et des bronchioles enclavées dans le bloc de sclérose pneumonique s'affaissent plus ou moins, tout en s'épaississant, par hypergenèse de leur armature élastique (*ilcls*, Pl. CIII). Les vaisseaux sanguins et lymphatiques du poumon assistent, d'ordinaire, impassibles à ces grands travaux de défense.

La quantité de tissu élastique ainsi produite en excès, sur de vastes surfaces, est considérable, quelquefois inimaginable (*pfe*, Pl. CVII). Dans le cas où le foyer tuberculeux, enkysté de la sorte, affleure à la plèvre viscérale, celle-ci (*pnard*, Pl. XXXV) peut participer, d'une manière très active, à l'hypergenèse élastique qui envahit la région.

L'histoire histo-pathogénique de la bronchio-alvéolite fibro-vasculaire, c'est-à-dire des « scléroses pneumoniques » du poumon n'est pas spécialement propre à la Tuberculose pulmonaire. Nous l'aborderons ailleurs et en tracerons les caractères distinctifs. Ici, elle se manifeste d'une façon très apparente par la prédominance extrême de l'hyperplasie élastigène des parois respiratoires. La proportion d'anthracose intra-alvéolaire qui l'accompagne, en particulier dans la pneumonie ardoisée du sommet (*sclp*, Pl. XXXV), règle les variations de teinte de la sclérose. D'ailleurs, la cirrhose élastigène péri-tuberculeuse s'associe, d'ordinaire, à des placards de sclérose atrophique et donne lieu à des lésions mixtes, mutilantes, pour une part, hyperplasiques, pour l'autre part, très communes au cours de la Phtisie pulmonaire chronique (Pl. XXXV).

La *plèvre viscérale* se montre, souvent, épaissie et sclérosée, à la surface des îlots de tuberculose pulmonaire (*plsc*, Pl. XLIV), alors même qu'aucun foyer de pleurite aiguë n'est venu compliquer la marche des lésions parenchymateuses (*sclp*, Pl. LXV). D'ordinaire aussi, au contact des colonies bacillaires, les cloisons inter-lobulaires sont élargies, fibroïdes, parcourues par des vaisseaux ectasiés (*vcl*, Pl. XLIV). Le tissu conjonctif des lames interstitielles est, maintes fois, proliféré, exubérant. Il est à remarquer que cette hyperplasie diffuse des cloisons interlobulaires est, très souvent, d'autant plus accusée qu'on se rapproche davantage de la plèvre enflammée (*cll*, Pl. XLII), sans qu'il y ait lieu, d'ailleurs, d'incriminer, pour ce fait, les rameaux ou les troncs des veines pulmonaires, hôtes normaux des espaces péri-lobulaires.

Ces notions préliminaires éclairent, croyons-nous, la question de la *sclérose interstitielle pleurogène* du poumon. Dans les observations, assez peu nombreuses, à la vérité, où les lésions tuberculeuses de la plèvre préexistaient, d'une façon manifeste, aux lésions du poumon (*cfpv*, Pl. CVI), l'origine pleurale de la sclérose pulmonaire n'est pas discutable, surtout quand il s'agit d'altérations lobulaires circonscrites, accolées à un foyer pleurétique enkysté. Les voies lymphatiques ont, sans nul doute, transmis, suivant le cours normal de la lymphe, des produits irritants pathogènes, et une sclérose pulmonaire « diffuse » en a marqué le passage. Dans quelques circonstances, plus rares mais aussi plus particulières, plus spécifiques à proprement parler, la sclérose pulmonaire se circonscrit pour ainsi dire uniquement aux cloisons inter-lobulaires et à la membrane pleurale enflammée, cirrhotique, qui leur donne insertion. Souvent alors, il est possible de reconnaître, dans l'épaisseur des travées hyperplasiées, un nombre variable, parfois considérable, de vaisseaux lymphatiques altérés (*lfgt*, Pl. XCIV). Lorsque ces conduits sont remplis de détritus caséeux (que les colorants bactériologiques montrent occupés par d'innombrables colonies de bacilles tuberculeux), la question se trouve résolue d'elle-même : la pleurite tuberculeuse a inondé, de ses germes spécifiques, les voies lymphatiques de la plèvre, puis du poumon : la sclérose, pleurogène, par son origine, est tuberculeuse, par sa cause. Les espaces connectifs péri-bronchiques et péri-vasculaires peuvent, pour la même raison, prendre, de proche en proche, part aux désordres et porter jusqu'aux ganglions lymphatiques du hile du poumon l'infection sclérogène, la cirrhose continuant à demeurer ainsi, jusqu'à la fin, systématique. Parfois, enfin, le *cancer* apparaît au sein des îlots cicatriciels pulmonaires ou bronchectasiques.

Pour compléter la liste des Séquelles pleuro-pulmonaires de la Tuberculose, il nous suffira de citer la *sclérose atrophique de la plèvre viscérale* : cette lésion est de règle à la surface des îlots d'emphysème pulmonaire cortical (*clilp*, Pl. LXX) ; elle s'accompagne, à l'ordinaire, d'une élongation atrophique des cloisons inter-lobulaires interposées entre les lobules anévrismatiques. En cas de bronchectasie ampullaire sous-pleurale, la séreuse, lorsqu'elle n'est pas recouverte par des adhérences symphysaires, subit la même sclérogenèse dystrophique (*plvs*, Pl. LXIX) et soude intimement sa face profonde à la paroi bronchique amincie, anévrismatique et sclérosée.

Telles sont, résumées à larges traits, les lésions chroniques méta-tuberculeuses de l'appareil pleuro-pulmonaire. Ces séquelles s'associent, se combinent de multiples façons, soit chez des tuberculeux entièrement guéris de leur infection bacillaire, soit chez des phtisiques encore en évolution, lente ou stationnaire. Dans ces derniers cas, elles réalisent, la *Phtisie fibreuse* compatible, maintes fois, avec une survie indéfiniment prolongée.

II. COMPLICATIONS EXTRA-PULMONAIRES DE LA TUBERCULOSE PLEURO-PULMONAIRE

L'étude détaillée des complications extra-respiratoires de la Tuberculose pleuro-pulmonaire ne saurait être abordée dans le présent ouvrage. L'ensemble de ces manifestations secondaires composerait un chapitre des plus importants et des plus étendus de la Phtisiologie. Il nous suffira d'en tracer une esquisse, fort incomplète et qui représentera, en somme, une simple énumération. Un volume entier serait nécessaire pour mener à bien l'histoire anatomo-pathologique de toutes les altérations de l'organisme imputées, à tort ou à raison, à la Bacillose des poumons.

Considérées à un point de vue général, les complications de la Bacillose pulmonaire, ou mieux pleuro-pulmonaire, la Pathologie du poumon ne devant pas être distraite de celle de son enveloppe séreuse, peuvent se diviser, tout d'abord, en deux grand groupes, selon qu'elles proviennent d'une propagation des lésions de la plèvre ou du poumon par « contiguïté de tissus », ou qu'elles résultent d'un « procédé embolique », agissant à plus ou moins grande distance des organes respiratoires.

Dans le premier groupe, rentrent les lésions *péri-pleurales* dont nous avons déjà cité maints exemples. La « péri-pleurite » peut être intra- ou extra-thoracique : les abcès froids sous-costaux, rétro-sternaux, la *médiastinite chronique fibro-caséeuse*, si souvent compliquée d'adénopathies tuberculeuses et dont Hutinel a donné une description complète, la *péricardite tuberculeuse*, la tuberculose du diaphragme et la *péritonite*, soit granulique, soit caséeuse, secondaire à la pleurite, représentent le groupement le plus ordinaire, et le mieux connu, des lésions péri-pleurales d'origine et de nature bacillaires.

Pour établir la succession de certaines de ces lésions et démontrer que le poumon a été le premier en cause, il faut se trouver en face de conditions particulièrement favorables. Il suffira de citer, pour exemple, les *adénopathies tuberculeuses du médiastin*. On sait à quelles discussions passionnées le problème de leur corrélation avec un foyer pulmonaire a servi, naguère encore, de thème. Entre les partisans de l'origine purement « aérienne » et les défenseurs de l'origine « digestive » de la Tuberculose pulmonaire, aucune entente n'est possible, sur ce sujet. Les expérimentateurs et les anatomo-pathologistes ont eu beau multiplier leurs observations, accumuler leurs démonstrations : bien des faits sont acquis, de part et d'autre; mais les deux doctrines sont irréductibles. Chacune d'elles comporte, à mon sens, une part de la vérité.

Certes, les bacilles tuberculeux peuvent pénétrer *directement*, avec l'air et les poussières inspirés, jusqu'au fond de nos ramifications bronchioliques les plus ténues : les parcelles de charbon y parviennent bien. Au surplus, la Tuberculose par inhalation, si facile à réaliser par l'expérimentation, possède des caractères spéciaux, du moins au début des lésions et, dans ces conditions, les adénopathies « similaires » de notre maître Parrot contresignent, pour ainsi dire, la marche de l'infection. Mais peut-on en inférer que tout foyer tuberculeux pulmonaire associé à une adénite caséeuse du médiastin est, *ipso facto*, un « chancre primitif du poumon »? L'anatomie pathologique répond, en montrant d'innombrables exemples de Tuberculose adénopathique *primitive*, du moins en apparence, et compliquée de formidables foyers tuberculeux secondaires emboliques, arrêtés en n'importe quel point de l'organisme, *y compris le poumon*. L'Expérimentation et la Pathologie humaine concordent, d'autre part, pour reconnaître aux bacilles de Koch la possibilité de s'insinuer en nous par une foule de voies, tant muqueuses que cutanée, au prix de lésions originelles tôt réparables et minimes, souvent, au point d'avoir supprimé tout « chancre d'inoculation ». La muqueuse rhino-pharyngée, la muqueuse conjonctivale, la buccale, la trachéale, l'œsophagienne même, peut-être, et sûrement l'intestinale, représentent autant « de portes d'entrée » par où les bacilles pathogènes font effraction, sans bruit, pour aller se loger, un temps indéterminé, dans des pléiades ganglionnaires, comme toutes les régions pré-vertébrales, par exemple, et, en particulier, le médiastin.

Dans certaines observations, qui justifieraient les considérations précédentes, les adénopathies tuberculeuses du médiastin, loin d'être une complication de la Tuberculose pleurale ou même pulmonaire, en sont, tout au contraire, la cause efficiente et paraissent agir, en quelque sorte, au moyen d'embolies lymphatiques « rétrogrades ».

Ces considérations relèvent plutôt de la Pathologie générale de la Tuberculose. Il en va de même pour les complications extra-pulmonaires résultant de l'irruption d'un foyer bacillaire dans la lumière d'une veine pulmonaire (Pl. XXIII). La Bacillose sanguine secondaire qui en découle peut transmettre, sur un point quelconque de l'organisme, ses germes pathogènes et réaliser, à distance, telle ou telle nouvelle localisation tuberculeuse (arthrite fongueuse, mal de Pott, néphrite caséeuse, maladie d'Addison, méningite tuberculeuse). Plus souvent, peut-être, assistera-t-on à une infection généralisée, qui pourra être une réinfection purement sanguine : dans ce cas, le tableau de la « Typho-bacillose » de Landouzy, ou de la Tuberculose miliaire aiguë généralisée (Granulie) viendra, d'ordinaire, terminer le cycle de la maladie.

VII

APERÇU SUR L'HISTO-PATHOGÉNIE GÉNÉRALE DE LA TUBERCULOSE PLEURO-PULMONAIRE

Arrivés à la fin de ces longues études consacrées à l'Anatomie pathologique de la Tuberculose pulmonaire, il nous paraît utile, en terminant, d'esquisser l'Histo-pathogénie générale des lésions bacillaires des Voies respiratoires. Ce sera un moyen de dégager les grandes lignes de tous ces désordres morbides et d'atténuer quelque peu l'aridité de nos précédentes descriptions, hérissées de détails microscopiques.

Le *Bacille tuberculeux*, l'ennemi, dont les attaques s'exercent, sans relâche, contre nos voies respiratoires, vient d'entrer dans la place : le poumon est envahi. Il nous faut connaître les « moyens d'action de l'attaque »; nous verrons ensuite les « procédés de défense » utilisés par l'organisme infecté.

Les VOIES D'ACCÈS, des bacilles au poumon, sont au nombre de trois : le sang, la lymphe, et les conduits aériens, non compris, bien entendu, les traumatismes directs, à peu près inconnus chez l'homme.

L'*apport par la voie sanguine* est connu; c'est le seul invoqué par la plupart des auteurs pour expliquer la Tuberculose miliaire aiguë du poumon ou de la plèvre. Les capillaires, si ténus au niveau des parois alvéolaires, fixent-ils, là, les bacilles embolisés? Ces bacilles mêmes arrivent-ils flottants, à l'état libre, dans le torrent sanguin? ou sont-ils englobés dans des leucocytes encore vivants? Sortent-ils à travers la paroi du capillaire, par leurs seuls moyens, ou entraînés par les efforts diapédétiques des globules blancs mononucléaires qui les avaient phagocytés? Autant de questions, dont la solution n'est apportée que d'une manière insuffisante par l'Expérimentation. Un fait certain est le développement d'un premier foyer pathologique, au point de fixation des bacilles véhiculés par le sang. Suivant les circonstances, la lésion primordiale, dont l'origine est embolique et sanguine, s'établira soit dans l'épaisseur du tissu interstitiel, soit dans la cavité aérienne adjacente. Pour le premier cas, l'îlot bacillifère, en s'installant, affectera, ou non, le type « folliculaire »; dans le second, il envahira l'alvéole pulmonaire et y réalisera l'une des variétés de l'alvéolite aiguë bacillaire (pneumonie tuberculeuse). De toute façon, ces différentes manifestations, productrices de lésions inflammatoires, ressortissent, déjà, aux « réactions de défense » dont dispose le tissu respiratoire.

L'arrivée du bacille *par la voie des lymphatiques pleuro-pulmonaires* est, comme on l'a vu dans les chapitres précédents, aussi indiscutable que commune. Le poumon sain possède, en lui-même, tout autant que le cœur, une vaste « éponge lymphatique », dont le rôle physiologique est moins bien connu. Il paraît évident que les réseaux lymphatiques infundibulo-alvéolaires servent à assurer certaines fonctions normales de la lymphe et des globules blancs. La disproportion extrême qui existe entre le tissu pulmonaire, presque uniquement élastique et vasculaire, et sa riche circulation lymphatique répond à une fonction physiologique encore mal élucidée. Le débit de la lymphe au sein de l'appareil pleuro-pulmonaire est, sans aucun doute aussi, soumis à des variations irrégulières, à des « remous », en rapport avec les mouvements respiratoires et circulatoires bien susceptibles d'aider, en cas pathologique, à la translation des bacilles de Koch errants, et à leur fixation.

La *voie aérienne*, la plus accessible, du moins en apparence, parce qu'elle paraît la plus naturelle, laisse encore en suspens de multiples questions, malgré les expériences réitérées auxquelles elle a donné lieu. En substituant les bacilles desséchés, ou humides, aux poussières aériennes rugueuses, aciculées même (comme le charbon), la Pathologie expérimentale reproduit, par inhalation, les lésions pneumoniques de la Tuberculose humaine. L'extrême simplicité de ces démonstrations a même quelque chose de troublant et leur succès trop certain éveille des doutes. La Tuberculose humaine commence, le plus souvent, au début de la seconde enfance, par un premier foyer, minime, circonscrit, que les travaux les plus récents s'efforcent de localiser dans la profondeur du lobe inférieur de l'un des deux poumons : là, serait le « chancre bacillifère primitif ». Admettons cette manière de voir, qui explique assez mal la localisation, presque constante, de la phtisie pulmonaire *au sommet*, chez l'adolescent et à l'âge adulte : l'origine *aérienne* de la lésion primitive en question n'en découle pas d'une manière nécessaire. Les « embolies » sanguines ou lymphatiques ont tout autant le droit d'entrer, ici, en cause que les « inhalations » bacillaires.

Il y a donc lieu de professer encore un sage éclectisme à propos de la pathogénie de la Tuberculose pulmonaire et de demander aux expérimentateurs, comme aux anatomo-pathologistes, un supplément d'observations. Les innombrables travaux qui ont déjà fouillé ce vaste champ d'investigations ont établi, sur des bases inébranlables, la multiplicité des « points de départ » de la Tuberculose pulmonaire. A cet égard, les recherches d'Albert Calmette et de ses élèves, en démontrant l'origine intestinale possible, sinon fréquente, de la Tuberculose pleuro-pulmonaire, ont rendu de signalés services.

Les Bacilles se sont donc fixés sur un point déterminé du tissu pulmonaire. Nous passerons en revue, dans un instant, leurs méfaits et la lutte dont ils vont être les agents, puis, si l'organisme l'emporte, les vaincus. Pour ce qui est d'eux-mêmes, un premier caractère biologique les spécifie : ils se multiplient, sur place, avec une effrayante rapidité, qui rappelle les plus actives de leurs cultures obtenues, *in vitro*, sur les milieux les plus favorables. La *prolifération* des colonies bacillaires greffées sur un point du tissu pulmonaire a, en effet, quelque chose d'extraordinaire, quand on la peut suivre sur un poumon vivant, par exemple dans certaines formes de Pneumonie caséeuse à marche suraiguë : un lobe entier, le poumon en totalité peut être détruit, en quelques jours, par des myriades de bacilles tuberculeux, faciles à colorer dans les crachats et, plus tard, sur les coupes microscopiques. Le tissu pulmonaire enflammé constitue pour le bacille tuberculeux, le plus favorable des milieux de culture.

A côté de cette puissance proliférative, qui fait, dans certaines conditions, du bacille de Koch, l'égal des levures de fermentation les plus actives, il est bon de mettre en valeur son *pouvoir de diffusion* à travers les tissus de l'appareil respiratoire. Suivant les cas, en effet, l'îlot de bacilles implanté dans le poumon se circonscrira sur place, ou, au contraire, étendra largement ses fusées centrifuges. Considérée de la sorte, la masse infectante se développe par séries de « sphères microbiennes » contiguës; elles composent un conglomérat dont, théoriquement, les seules limites peuvent être celles du poumon ou de la plèvre, voire même la paroi thoracique, au cas où rien n'arrêterait l'extension centrifuge des colonies microbiennes. Si, à la vérité, les cultures tuberculeuses peuvent (dans le *poumon diabétique*, par exemple), ne trouver aucun obstacle devant elles, le fait ordinaire et commun est qu'elles cantonnent, le plus souvent, sur un point circonscrit, leur première attaque, sauf à reprendre, plus ou moins tôt et sur de nouveaux frais, leurs incursions à travers le tissu pulmonaire.

Cela dit sur le bacille et sur les conditions biologiques de ses colonisations respiratoires, voyons son *mode d'action pathogène* et les méfaits mis à son actif. Le bacille tuberculeux possède, en lui-même, un pouvoir destructif redoutable dû, sans nul doute, aux substances toxiques élaborées par son protoplasma : il « caséifie » tous les éléments et presque toutes les substances organiques au contact desquelles il se trouve placé. Auclair a pu extraire, des corps bacillaires, entre autres substances toxiques, une *toxine caséifiante*, qui spécifie la primordiale des propriétés nocives du germe tuberculeux. Non, certes, que le bacille de

Koch sécrète, seul, cette substance mortifiante : elle est produite, à peu près au même degré, par le Spirochœte de la Syphilis, et maintes cellules tumorales, cancéreuses, sarcomateuses ou autres, élaborent de même, en masse, des toxines également caséifiantes. Toutefois, de tous les microbes pathogènes pour l'homme, le bacille tuberculeux paraît le mieux doté à cet égard.

La *nécrose caséifiante* consiste en une destruction rapide de tous les éléments cellulaires et de toutes les substances organiques normalement produites par ces éléments. Dès qu'une cellule est frappée, le noyau meurt, il se pulvérise par caryorrhexie ; le protoplasma se tuméfie, perd sa forme, devient anguleux et prend, d'abord, un aspect vitreux. L'élément, devenu sec, cassant, granuleux, ou granulo-graisseux, va bientôt se fondre dans la masse mortifiée commune, où, de leur côté, se confondent, en s'y pulvérisant, fibres connectives, cellules adipeuses, lamelles osseuses, gaines de Schwan, en un mot toutes les armatures des tissus normalement différenciés de la région. Seules, les fibres élastiques, rompues et mutilées, y conservent quelques tronçons épars, qui résistent, parfois, un temps indéfini. Dans ce magma de matériaux mortifiés, qui sert (tout au moins au début) de vivres aux bacilles tuberculeux naissants, les colonies microbiennes peuvent prospérer longtemps, à la condition, toutefois, qu'elles continuent à puiser, dans l'organisme parasité par elles, les substances nutritives indispensables à leur vitalité. Et les désordres progressent ainsi, les bacilles néoformés attaquant, de proche en proche, les tissus dans les interstices desquels ils s'insinuent par leurs seuls moyens. Entraînés par le flux et le reflux de la lymphe interstitielle, servis par leur gracilité même et leur rigidité, ils s'avancent, peut-être aussi grâce à un certain degré de mobilité dont leur forme, si souvent incurvée (*bk*, Pl. XIII), nous paraît fournir la preuve. Nous allons les voir, en outre, tirer profit de divers moyens accessoires mis à leur disposition par l'organisme lui-même, dans la lutte engagée contre eux.

Les moyens de défense mis au service du poumon sont d'ordre à peu près exclusivement mécanique, autrement dit histo-pathologique, la Tuberculose partageant avec quelques autres maladies infectieuses, comme la Lèpre, la Syphilis et l'Actinomycose, pour ne citer que les plus communes, le terrible privilège de ne point conférer l'immunité à l'organisme qu'elle a frappé une première fois. Nos humeurs n'élaborant pas d'antitoxines bacillaires, ou, pour mieux dire, n'en pouvant produire qu'une insuffisante proportion, le corps humain, touché par la Bacillose, ne lui devient point réfractaire. Tout au contraire, si l'on s'en rapporte à maintes observations, il semble même « sensibilisé » parfois à l'extrême par une première atteinte.

Localement, les lésions matérielles dues aux bacilles tuberculeux permettent de suivre les efforts déployés par l'organisme en vue de défendre le poumon et, du même coup, l'ensemble des tissus et organes composant la machine humaine. La défense s'exerce, d'ailleurs, à la fois sur place, aux frais de l'organe envahi, et au loin, avec l'assistance des tissus et organes leucopoiétiques, dont les globules blancs accourent, sur-le-champ, au service de la zone attaquée. L'ensemble des désordres étudiés dans les cinq premiers chapitres de cet ouvrage montre les phases du combat, les défaites et les victoires subies, de part et d'autre, par les bacilles et par l'appareil respiratoire. On peut les schématiser en quelques lignes.

Pour se fixer, le bacille tuberculeux doit commencer par frapper de mort au moins *un* élément cellulaire : tantôt, ce sera le leucocyte à l'intérieur du protoplasma duquel il s'était peut-être fixé en symbiose, jusqu'au moment où il est entré en action caséogène; tantôt, un endothélium vasculaire, sanguin ou lymphatique, ou encore une cellule fixe d'un espace connectif du tissu interstitiel, happant au passage le bacille errant, l'aura phagocyté. Irrité par ce corps étranger qui est un parasite pathogène, l'élément, quand il le peut, fait proliférer son noyau. Bientôt frappé de mort par la toxine caséifiante, il devient le point d'appel des réactions défensives du tissu; les leucocytes mononucléaires se mobilisent, accourent à l'assaut de ce premier bloc toxigène, succombent à son contact (*cor*, Pl. XIII) et forment un monceau de débris caséeux, terrain de culture pour les bacilles, et amas central, qui donnera naissance à la *cellule géante bacillifère* (*bkc*, Pl. XIV).

La cellule géante, avec sa « muraille » de noyaux accumulés, autour de la masse caséifiée, à la façon de briques mal jointes, représente une première victoire remportée par l'organisme, au prix de minimes sacrifices : victoire précaire, mais suffisate etn définitive dans de trop rares circonstances. Tout d'abord, il est manifeste que l'encerclement des bacilles par les formations leucocytaires est, le plus souvent, incomplet; de toute façon, d'ailleurs, la barrière est close d'une manière insuffisante et ne peut s'opposer à l'issue des bacilles solitaires (*bkp*, Pl. XIV), non plus qu'à la diffusion de la toxine caséifiante.

La lutte se continue donc, d'ordinaire, au delà de la cellule géante, et la zone des éléments dits épithélioïdes qui l'entoure en est l'expression première; plus en dehors, un cercle périphérique, formé de lymphocytes, trahit les progrès des germes pathogènes. Tous les éléments cellulaires situés en marge du foyer giganti-cellulaire peuvent subir les coups portés par les bacilles libérés et lancés à l'assaut du tissu environnant : l'état vitreux de ces cellules, qu'elles soient connectives, épithéliales, ou leucocytaires, annonce l'imminence de leur mortification caséogène (*folc*, Pl. V).

Ce n'est point, cependant, que le tissu interstitiel au sein duquel se développe le foyer tuberculeux n'ait cessé de résister aux progrès des bacilles. Ses cellules fixes ont proliféré (*lfc*, Pl. VI), autour de la cellule géante; ses vaisseaux capillaires ont, de même, multiplié leurs endothéliums et, autant que possible, poussé leurs pointes néo-vasculaires contre le foyer caséeux; les fibroblastes ont élaboré, de leur mieux, quelques fibrilles collagènes, afin d'y tresser un épais réseau protecteur. Les leucocytes, les mononucléaires surtout, se sont pressés dans les mailles du tissu inflammatoire, en s'efforçant d'emprisonner les détritus nécrobiotiques et les bacilles eux-mêmes. Tant d'efforts, si continus ou réitérés qu'ils aient été, sont, le plus souvent, impuissants. La nécrose caséifiante s'étend trop vite, à l'ordinaire; elle englobe tout dans ses bavures débordantes : travaux de défense, leucocytes migrateurs, éléments fondamentaux de la région succombent à l'envi. Le « follicule tuberculeux » a commencé (*folcg*, Pl. VI) ; le *tubercule miliaire*, qui lui succède, multiplie les désastres (*folt*, Pl. IX) et proclame la mort irréparable d'une partie de l'organe respiratoire.

Cette défaite, cependant, est souvent aussi une demi-victoire, par exemple quand elle montre la colonie microbienne soit immobilisée au milieu des travées du tissu pulmonaire (*elm*, Pl. IX), soit, et surtout, déjà « enkystée » par un tissu cicatriciel, dense et serré (*scln*, Pl. XXX), apte, si le temps lui en est accordé, à étouffer les colonies de bacilles et à transformer la lésion en un « nodule fibreux » totalement stérile. Trop souvent encore, les bacilles, enserrés dans le tubercule miliaire, trouveront quelque issue : ils s'échapperont à travers les méandres du tissu scléreux (*clg*, Pl. XXXIII) et iront fonder, plus ou moins loin, de nouvelles colonies, tout aussi virulentes.

Quoiqu'il en soit, la forme « folliculaire » de la Bacillose constitue, par elle-même, une lésion accessible à nos moyens de défense. Plus d'une fois même, le poumon accumule, autour des amas nodulaires tuberculeux, des travaux d'enkystement par trop exubérants. Dans ces cas, la protection a dépassé le but et la sclérose pneumonique (*pnk*, Pl. XXIX) mérite de prendre rang parmi les « complications » de la Tuberculose pulmonaire. D'autre part, les canaux vasculaires et les conduits bronchiques qui parsèment le parenchyme respiratoire favorisent, maintes fois aussi, l'extension du mal, en ouvrant accidentellement la voie aux embolies bacillaires, soit vers des régions aériennes jusqu'alors intactes (*clge*, Pl. XIX), soit, par le sang artérialisé des veines pulmonaires (*effrt*, Pl. XXXI), en généralisant les bacilles au reste du corps humain.

Malgré tous ses dangers, la Tuberculose folliculaire est, de beaucoup, la moins rebelle à l'encerclement cicatriciel. La *Tuberculose infiltrée*, non folliculaire, la seconde forme histo-pathologique de la Bacillose pulmonaire, est autrement redoutable, soit qu'elle envahisse les mailles du tissu conjonctivo-vasculaire interstitiel (*inft*, Pl. XVII), soit, et avant tout, qu'elle donne naissance à des réactions pneumoniques aiguës spécifiques, à l'*alvéolite fibrino-caséeuse*. En s'infiltrant par traînées diffusantes dans le tissu connectif, le bacille de Koch peut y frapper de mort caséeuse l'ensemble des éléments et toute la gangue, avec une rapidité telle, que la moindre réaction folliculaire, la plus minime tentative d'encerclement n'a pas le temps de s'ébaucher : pas de cellules géantes, ni de zones épithélioïde ou lymphocytaire ; tout succombe, en bloc, et les bacilles passent au delà.

A l'intérieur des cavités aériennes, les réactions inflammatoires, au contraire, s'éveillent au plus vite : elles réalisent différentes lésions étudiées par nous, plus haut, sous les termes de *splénisation* aiguë, d'alvéolite catarrhale, d'alvéolite fibrino-leucocytaire. Pour tous ces degrés de l'effort défensif de l'organe respiratoire, un fait, capital et décisif, domine : la réplétion des cavités aériennes, alvéolaires et bronchioliques, par les produits inflammatoires. Les épithéliums alvéolaires, si lamelliformes à l'état sain, se tuméfient et prolifèrent. Ils résistent peu, en présence des bacilles tuberculeux et, selon les points, restent en place ou se désquament et se perdent dans la masse des éléments, d'abord vitrifiés, bientôt caséeux, qui remplissent, jusqu'à les distendre, les cavités aériennes (*mcf*, Pl. LVI). Ailleurs, un afflux de bacilles tuberculeux dans la cavité alvéolaire se produit, considérable, soit par une sorte d'inoculation directe (dont l'Expérimentation réalise si bien les phases), soit au moyen de leucocytes qui les ont phagocytés et deviennent vésiculeux. L'accumulation de ces « macrophages vésiculeux bacillifères » donne lieu à l'une des plus intéressantes lésions pulmonaires, à l'« infiltration gélatiniforme », de Laënnec. Cette alvéolite « macrophagique » s'accompagne, toujours, d'une semblable infiltration non moins macrophagique des cloisons interstitielles correspondantes (*clil*, Pl. LV).

La dégénérescence vitreuse intervient de la sorte ; elle tuméfie et déforme les éléments ; la nécrose caséifiante les soude, bientôt, les uns aux autres, en blocs anhistes des plus remarquables (*ncvd*, Pl. LVI).

Tout aussi caractéristique est la pneumonie *fibrino-caséeuse* (*alvt*, Pl. XLVI). Nous avons démontré le mécanisme de ces lésions inflammatoires, bacillaires et *franches*, tout à la fois, jusqu'à ce que la nécrose caséifiante soit, à son tour, intervenue. L'étude de la *pneumonie caséeuse* fait connaître que l'infection bacillaire est « fibrinogène » au même titre et dans les mêmes proportions que l'infection pneumonique. Elle apporte, à nos yeux du moins, la preuve de l'origine nullement aérienne, mais bien « vasculaire » de la Pneumonie tuberculeuse, dont les altérations sont à la fois parenchymateuses, c'est-à-dire endo-alvéolaires, et interstitielles.

La « caséose », qui survient, d'ordinaire et à son heure, au cours de la pneumonie tuberculeuse, immobilise, par mortification suraiguë diffuse, non seulement tous les produits de l'inflammation réactionnelle (*acnca*, Pl. XLVII), mais encore la totalité des parties constitutives de la gangue du poumon et de l'appareil broncho-vasculaire phlogosés (*bril*, Pl. XLVIII, et *pil*, Pl. XLIX). Rien ne résiste à la puissance diffusante de la toxine caséogène, dont l'action centrifuge accompagne, pas à pas, la ruée des colonies bacillaires. Seules, et pour quelque temps du moins, les armatures élastiques de l'organe (*alvp*, Pl. XLV) résistent à l'annihilation dégénérative qui réduit, ainsi, en caséum l'universalité des tissus, normaux aussi bien que pathologiques.

Telles sont, résumées aussi succinctement que possible, les phases de la lutte aiguë, anti-bacillaire, soutenue, heure par heure, par le poumon infecté.

Une phase chronique succède à ces désastres et les *réparations cicatricielles* s'exercent à leur tour. Un tissu fibreux se développe à la périphérie de la masse caséeuse, de la même façon et dans les mêmes conditions de difficultés que nous avons vues quand il s'est agi de la Tuberculose folliculaire. Dès lors, localisée, arrêtée dans sa marche extensive (pour des causes organiques et physiologiques qui nous échappent), la Tuberculose pneumonique s'enkyste. Si, par bonheur, les voies aériennes ne lui ont pas été ouvertes, la guérison sera la dernière étape de tant de défaites et de mutilations successives. A cette guérison, tout coopère, même les lésions péri-tuberculeuses les plus chroniques, altérations qui sont comme le tribut payé à la Bacillose par le territoire non encore envahi.

L'anthracose pulmonaire elle-même, qui complique toujours les lésions scléro-tuberculeuses (*sclan*, Pl. XXXIV) aide à assurer la ruine des bacilles enkystés. La mort des microbes, au sein de la matière caséeuse, est même activée, si l'on peut ainsi dire, par les infiltrations calcaires. La cicatrice pulmonaire, qui clôt la lutte et y appose sa signature ineffaçable, peut occasionner bien des troubles, bien des lésions profondes (bronchectasie, sclérose diffuse du poumon, symphyse fibroïde de la plèvre). Peu importe, si l'organisme mutilé sort, même infirme, d'un combat dont sa survie a été le prix : une pareille victoire n'est jamais payée trop cher.

La guérison par « enkystement cicatriciel » est la fin naturelle de la Tuberculose pulmonaire. Cependant, la structure même du poumon et la multiplicité des lésions anatomo-pathologiques, que nous avons étudiées avec soin au cours de ce travail, exposent, trop souvent, le foyer tuberculeux le mieux enkysté à une complication redoutable, à la *suppuration* et à la *fonte ulcérative* des produits caséeux. Ici, l'intervention des germes pyogènes habitant normalement nos voies aériennes s'explique, de la façon la plus simple, par la contiguïté de maints foyers caséeux et des canaux bronchiques.

L'évacuation par ramollissement inflammatoire du Tubercule et son ulcération, quelle qu'en soit la forme et quelles que puissent en être les dimensions, créent la *Phtisie pulmonaire* qui condamne l'organisme à tous les dangers d'une infection microbienne mixte secondaire. L'évolution de cette « Tuberculose compliquée » expose aux aléas les plus redoutables (anévrisme de Rasmussen, pneumothorax, gangrène pulmonaire, pyo-septicémie). La guérison est toujours encore possible, cependant, même dans ces conditions défectueuses; mais elle exige, des tissus, qui bourgeonnent et suppurent, des efforts énergiques et soutenus.

Les microbes pyogènes associés au bacille de Koch agissent sur place, aussi bien que contre l'organisme entier : leurs ferments brisent, dans la plaie pulmonaire, les dernières résistances locales et leurs toxines pyrétogènes aggravent les dégénérescences viscérales, déjà façonnées par la Bacillose. Malgré toutes ces conditions si défavorables, la mort, par épuisement des forces du patient, n'est pas la terminaison inévitable de cette lutte inégale. La circonscription des lésions ulcéreuses par un épais tissu de sclérose cicatricielle peut toujours se produire, pour peu qu'on évite au poumon les mille causes d'irritation locale nouvelle apportées par les poussières aériennes, et pour peu qu'on prodigue à l'organisme les ressources énergétiques lui permettant de soutenir, sans relâche, le bon combat. Les innombrables observations de Tuberculose pulmonaire « ouverte » terminées par complète guérison témoignent de la grande curabilité de la Phtisie bacillaire ulcéreuse.

M. L.

BIBLIOTHÈQUE ... RF ...

TABLE DES PLANCHES

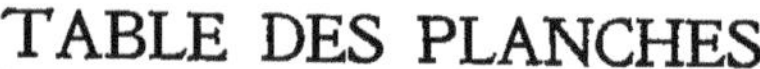

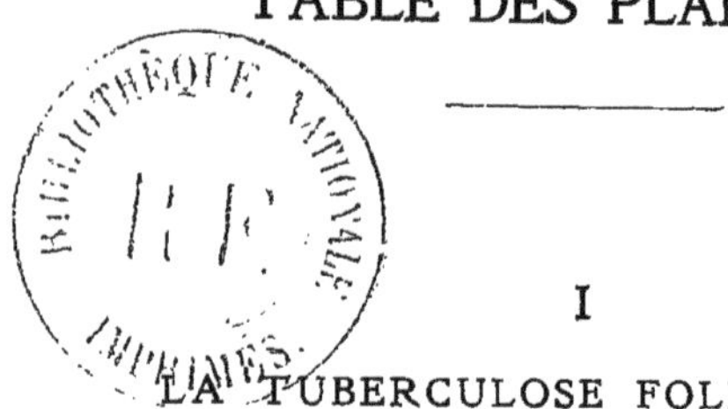

I

LA TUBERCULOSE FOLLICULAIRE

TUBERCULES MILIAIRES (Pl. I à XXIII)

II

TUBERCULOSE NODULAIRE

(Pl. XXIV à XXXV)

III

TUBERCULOSE INFILTRÉE

PNEUMONIE CASÉEUSE (Pl. XXXVI à LVI)

IV

CAVERNES PULMONAIRES

(Pl. LVII à LXXIX)

V

TUBERCULOSE PLEURALE

(Pl. LXXX à CVII)

BIBLIOTHÈQUE NATIONALE IMPRIMÉS

TABLE ANALYTIQUE

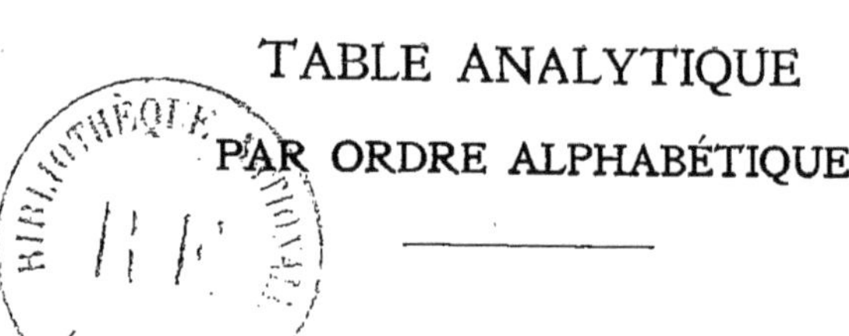

PAR ORDRE ALPHABÉTIQUE

(Les chiffres **gras** renvoient aux Explications des Planches).

A

D

E

F

G

H

I

M

N

O

R

S

T

U

V

Z

TABLE DES MATIÈRES

BIBLIOTHÈQUE NATIONALE RF IMPRIMÉS

76327. — Imprimerie Lahure, rue de Fleurus, 9, à Paris.

www.ingramcontent.com/pod-product-compliance
Ingram Content Group UK Ltd.
Pitfield, Milton Keynes, MK11 3LW, UK
UKHW022316190726
13856UKWH00001B/31